도수치료 마사지 기본 과정

Outcome-Based Massage

도수치료 마사지 기본 과정

역자 김 명 준 외

Outcome-Based Massage

Carla-Krystin Andrade, PhD, PT

Assistant Clinical Professor
University of California-San Francisco/San Francisco State University Graduate Program in Physical Therapy
Department of Physical therapy and Rehabilitation Sciences, School of Medicine, University of California San Francisco
San Francisco, California
Physical Therapist (on call)
Pacifica Nursing and Rehabilitation Center
Pacifica, California

Paul Clifford, BSc, MT

Professor, Massage Therapy Program
Sir Sandford Fleming College
Peterborough, Ontario, Canada
Private practice: Peterborough, Ontario, Canada

Photographs by Marc Boulay

영 문 출 판 사

■ 옮긴이(가나다 순)

김규용 을지대학교 물리치료학과 외래교수
김명준 을지대학교 외래교수(서울청담우리들병원 비수술센터 척추건강치료센터 부장)
김성호 삼육대학교 박사과정
김지혁 경남보건대학 물리치료과 교수
김희라 신구대학 물리치료과 겸임교수
남종철 부산외국어대학교 사회복지학과 겸임교수
서현규 대구보건대학 물리치료과 교수
허진강 한림성심대학 물리치료과 교수
홍성균 남부대학교 대체의학과 교수

Outcome-Based Massage

by Carla-Krystin Andrade, PhD, PT & Paul Clifford, BSc, MT

도수치료 마사지 기본 과정

2009년 3월 20일 초판인쇄
2009년 3월 27일 초판발행

지은이 : Carla-Krystin Andrade, PhD, PT &
Paul Clifford, BSc, MT
옮긴이 : 김명준 외
발행인 : 박 병 조
발행처 : 도서출판 영문출판사
등 록 : 1987년 12월 21일 제2-419호
주 소 : 서울시 강남구 삼성동 69-1
전 화 : (02)514-5590, 776-5590
팩 스 : (02)756-8943
E-mail : yeongmunsa@empal.com
정 가 : 27,000 원
ISBN 978-89-7224-197-3 93510

• 파본은 교환해 드립니다.

Life is short, the art long, opportunity fleeting,
experience treacherous, judgment difficult.

HIPPOCRATES, APHORISMS I.I.

TO

Dr. Ernest James Clifford, MB (1891–1981)
Dr. John Frank Kramer, PhD, PT

공헌자(Contributors)

Paula Tanksley, BA, MPT
Private practice: Tanksley Physical Therapy
Oakland, California
(Soft-tissue examination techniques and complementary techniques)

Stephen Goring, BSc, MA, MT
Private practice
Toronto, Ontario, Canada
(Client's emotional response to massage treatment)

Teresa Randall, MPT
Staff Physical Therapist
Alameda County Medical Center—Fairmont Campus
Oakland, California
(Strategies to enhance client adherence)

교정자 소개(List of Reviewers)

이 본문을 저술하는 동안 중요한 단계에서 적극적으로 피드백을 제공하고 원고를 재검토하며 도와주신 교정자들에게 진심으로 감사의 뜻을 표한다. 그들의 의견은 더 많은 논의와 토론을 하게 하였으며 마지막까지 내용을 정리할 수 있도록 도움이 되었다.

Lippincott Williams & Wilkins Reviewers

Carol J. Bancroft, PT
Coordinator, Physical Therapist Assistant Program
Delaware Technical and Community College
Wilmington, Delaware

James Creelman, PT, MS, OCS, MTC
Assistant Professor
Idaho State University
Pocatello, Idaho

James W. Farris, PhD
Assistant Professor
Arkansas State University
State University, Arkansas

Marie L. Koch, MS, PT
Assistant Professor & Director of Clinical Education
Quinnipiac College
Hamden, Connecticut

Kathy Mercuris, PT, MGS
Associate Professor
Des Moines University
Des Moines, Iowa

E. Anne Rura, MEd, PT
Instructor
Howard University
Washington, District of Columbia

Ellen Ward, PT, MHS
Academic Coordinator/Assistant Professor
Arizona School of Health Sciences
Phoenix, Arizona

Kriota Willburg, BA, LMT
Chair
Western Massage Department
Swedish Institute
New York, New York

Donna Ziarkowski-Herb, MEd, PT, CHT
Gersinger Medical Center
Danville, Pennsylvania

Clinician Reviewers

Bridget Bouyssounouse, BS, PT
Senior Physical Therapist
Kaiser Permanente: Santa Clara Occupational Health Center
Santa Clara, California

Sandi Chan, BS, PT
Senior Physical Therapist
Kaiser Permanente: Santa Clara Occupational Health Center
Santa Clara, California

Tara Detwiler, Certified Advanced Rolfer
Private practice
Toronto, Ontario, Canada

Alexandra N. Fallot, BA, MPT
Physical Therapist
Pacifica Nursing and Rehabilitation Center
Pacifica, California

Meghan Gordineer, MPT
Physical Therapy Coordinator
Kaiser Permanente: Santa Clara Occupational Health Center
Santa Clara, California

Stephen Goring, BSc, MA, MT
Private practice
Toronto, Ontario, Canada

Betty Ann Harris, BSc, MT
Mobile Massage
Peterborough, Ontario, Canada
Director, Chair of Research and Clinical Issues Committee
Ontario Massage Therapist Association

Shawn Jarman, MPT
Senior Physical Therapist
Kaiser Permanente: Santa Clara Occupational Health Center
Santa Clara, California

Lee Kalpin, MT
Park Avenue Massage Therapy
Holland Landing, Ontario, Canada
Peer Assessor, College of Massage Therapist of Ontario

Liz Lester, MT
Mulock Chiropractic
Newmarket, Ontario, Canada

Wendy Moore, BA, MSc, MD, FRCP(C)
St. Joseph's Health Centre
Toronto, Ontario, Canada

Gaye Raymond, BS, MS, PT
Director of Rehabilitation
Pacifica Nursing and Rehabilitation Center
Pacifica, California

Kenneth Resznyak, MT
West End Massage Therapy
Toronto, Ontario, Canada

Jarek Szymczak, MT, Certified Lymph Drainage Therapist (Uodder, Germany)
Manual Lymph Drainage Practitioner
Private practice
Toronto, Ontario, Canada

Paula Tanksley, BA, MPT
Private practice: Tanksley Physical Therapy
Oakland, California

머리말(Foreword)

나는 칼라 크리스틴 안드레드(PhD, PT), 폴 클리포드(BSC, MT), 닥터 안드레드, 클리포드, 그리고 그들의 편집자이며 임상의를 경험하고, 임상 전문의인 마가렛 바이블리스의 도움을 받아 '마사지 기본 과정(Outcome-Based Massage)' 이라는 머리말을 쓰게 되서 기쁘게 생각한다. 그리고 이 책의 기초자료로서 제공되는 정확한 결과를 기초로 한 내용은 추천할 필요가 있다. 이것은 내가 과학적인 연구논문을 진척시키고 증거에 입각한 운동에 대한 기준을 마련하기 위해 마사지란 주제를 재검토 하면서 본 첫 번째 자료이다. 이 책은 이론적인 프로그램의 참여 자료로 적합할 뿐만 아니라, 임상의가 훈련하는데 훌륭한 재검토 자료이고 안내서이다.

닥터 안드레드와 클리포드는 임상의가 마사지의 다른 여러 가지 형태를 이해할 수 있도록 훌륭한 개념적인 구조를 마련했다. 그들은 마사지 기술을 적용할 때 고려되어야 할 다양한 장애 모델들 뿐만 아니라, 평가를 토대로 한 결과에 대한 이론들로 윤곽을 잡았다. 결과를 평가하기 위해 윤곽을 잡는 동안, 그들은 또한 접촉의 개념과 논리적인 마사지의 범위 안에서 개발되어진 다양한 기술들을 분류했다.

마사지를 만든 사람들은 대상자 검사에 기본적으로 마사지 기술을 적용하면서 주의 깊게 기초를 세웠다. 그들은 일반적인 임상검사와 마사지를 이용한 치료를 위한 임상검사를 눈에 띄게 구별하였다. 이러한 과정에서, 적절한 장애들은 마사지에 의해 치료되도록 수용하는 것으로 윤곽이 잡혔다.

게다가, 마사지 기술에 포괄적인 묘사와 그것들의 다양함은, 각각의 기술의 장에서 특별한 임상적인 예(진단으로부터 수행, 평가, 치료계획, 그리고 치료 결과까지)로 마무리를 짓고 있다. 마사지를 만든 사람들은 그들의 치료 계획에 관한 토론에서, 마사지는 고객의 총체적인 치료의 한 부분이라고 명확하게 말한다. 게다가 마사지 치료를 하는 사람은 광범위하게 감각적이어야 할 뿐만 아니라 특별해야 하고, 장애를 개의치 않고, 회복시키기 위해 능력을 발휘해봐야 함을 강조한다.

마사지는 재활에 있어서 더 이상 가장 좋은 일반적인 치료가 아니다. 불운하게도, 현재 건강관리 환경에서, 많은 임상의들은 '손으로 하는' 치료로부터 그들의 중재 전략의 규칙적인 한 부분으로 고려되고 있다. 이러한 현상은 환자를 볼 수 있는 시간의 결핍, 변상문제, 치료기술의 수동적인 본성, 또는 다른 마사지 치료의 특별한 물리적인 효과를 지지하는 증거 자료의 결핍으로 내몰리고 있다. 그러나 우리는 안전한 환경에서 사람을 접촉하는 것은 눈에 띄는 이익을 가져올 수 있다는 것을 알고 있다. 이러한 이유 때문에 '마사지 기본 과정' 은 중요하다. 이 책에서, 과학적 연구의 중요함은 기술과 인간적인 보살핌의 측면이 매우 신중하게 통합되어져야 한다. 이러한 과학과 실용성 사이의 연결은 책의 서론에서 강조되어야 할 뿐만 아니라, 모든 각 장을 통해서 강조되어야 한다.

나는 닥터 안드레드와 클리포드 그리고 마사지의 정밀한 학술적인 자료를 준비한 그들의 팀을 추천한다. 이것은 오랫동안 준비가 되었다. 나는 임상의, 의사들, 학생, 그리고 심지어 환자들조차도 이 훌륭한 참고서에서 배울 것을 찾아낼 수 있을 것이라고 확신한다.

Nancy N. Byl, PhD, PT, FAPTA
Professor and Interim Chair
Department of Physical Therapy and Rehabilitation Science School of Medicine, University of California San Francisco
University of California San Francisco/San Francisco State University Graduate Program in Physical Therapy
San Francisco, California

감사의 글(Acknowledgments)

우리는 이 책에 관하여 우리의 견해를 이야기 하면서 Margaret Bibli에게 도움을 받았으며 프로젝트의 사실성을 확보하는데 도움을 얻었다. 우리는 연구 성과의 다양한 단계를 통해 우리의 원고를 지도해 준 Peg Waltner, Ulita Lushnychy, Amy Amico, 그리고 Lippincott Williams & Wilkins있는 모든 스탭들에게 감사한다. 우리는 사진사인 마크 볼레이의 보조와 그의 전문가적인 의견은 물론 사진 색션 요구를 듣고서 부담 없이 응해 준 것과 이 책의 많은 부분에 있어서 공헌하게 된 좋은 사진을 찍어준 것에 대해 고맙게 생각한다. 우리는 실제로 임상의와 환자와 함께 작업하였으며, 실습 환경과는 다르게 세팅되어 있는 환경에서 실습을 같이 해준 모델 고객에게 감사를 표한다; 크리스토퍼 알저, 크리시아 바크만, 소안 베이커, 낸 분, 폴 부시에로, 브라이언 버그스, 멜리사 콜, D!ONNE(Francis), 리 칼핀, 라히마 카삼, 마이클 키트니, 아미 냅, 프랭크 마린콜라, 콜린 오트람, 샤나즈 사드루딘, 제락 짐작, 그리고 제인 웰우드. 우리는 사진 색션을 찍을 수 있는 마사지 치료실과 수치료실의 사용을 허가해 준 캐나다 대학을 고맙게 생각한다. 아울러 이 책에 공헌을 한 손과 열정과 마음을 가지고 우리 교육에 응한 수많은 임상의에게 감사하며, 많은 학생과 이 책을 만들기까지 재미없는 우리의 호응에 기꺼이 준 환자에게 감사하고, 우리는 그들 모두에게 진심을 다해 감사한다. 한 사람의 노트를 보고서, 우리는 5년간 녹초가 될 정도의 힘든 과정에서 더딘 진전을 관대하게 바라봐주고 실패할 수도 있는 수많은 방법을 격려해준 우리의 가족들에게 매우 깊이 감사한다.

또한 폴의 친한 친구인 안나 쉴레이 클로프, 스테펀 고링, 케리 가베이, 패트릭 맥나마라, 마리온 무르, 웬디 무어, 데이브 몰톤, 리타 오코노, 루스 로버트, 쉘레이 스미스, 그리고 독특한 개인적인 성향을 가졌지만 해명을 듣고 고정관념을 깨고서 접촉해 준 마이크 스웨니에게 감사해 한다; 그의 친구 그리고 그를 어떤 문제로 되돌아 가도록 St. Andrew' s United, Affirm United Sunday Evening Meditation 그리고 Dharma Centre of Canada에서 안내하였다; 그리고 칼라 크리스틴은 이 프로젝트가 2가지 경우에서 정말 좋은 결과가 나올 때까지 보존하였다.

칼라 크리스틴은 전문 가이드와 보조자 역할을 물리치료실에서 그녀의 지도자였던 존 크레머에게 역시 감사했고, 그리고 1987년 이후로 전 과정에 있어서 조언을 해준 것에 감사한다; 그녀의 아들인 알란은 무한한 기쁨의 원천이었고, 매일의 기쁜 일상을 일깨워 주었다; 그녀의 남편인 렌은 그녀를 지지했고; 진정한 친구가 된 폴은 이 프로젝트 기간 동안 임신의 고통을 참았고, 새엄마로서의 기쁨과 고통을 경험했다.

서문(Preface)

일반적으로 북아메리카에서는 마사지를 "대체(alternative)" 또는 "보완(complementary)" 의학이라고들 한다. 그러나 전 세계 의학사에서 기술하는 마사지는 건강관리의 중요한 구성요소로 간주되고 있다. 실제로 마사지기법을 임상에서 사용하고자 제의한 사람들은 히포크라테스에서부터 Mezger, Kellogg, Mennell, Cyriax, 그리고 최근에는 Travell과 Simons까지 거의 대부분이 의사들이었다. 건강관리단체에 의하면 최근, 마사지기법이 더욱 관심의 대상이 되었고, 임상적으로 뚜렷한 효과를 얻을 수 있다고 하였다. 이러한 변화로 인해 마사지 교육의 필요성이 더욱 절실히 요구되어 본문에서는 일관성 있게 결과에 기초한 건강관리에 초점을 맞추었다.

공인된 교육기관은 물리치료사, 작업치료사, 물리요법사, 간호사, 마사지치료사, 카이로프랙터, 운동선수 훈련사와 같은 다양한 건강관리 전문가들이 임상 실습 범위 내에서 도수기법을 혼합한 마사지기법을 습득하기 위한 적절한 장소라고 생각한다. 더욱이 우리는 임상적 관리에 있어 특정 결과를 얻기 위해 마사지 기법을 사용할 수 있다는 것을 알게 되었으며 대부분 효과를 얻기 위해서 손을 이용하여 무의식적으로 세게 때리는 것이 아니라, 고도로 발달된 인지력과 정신운동 기술이 요구됨을 알게 되었다. 결론적으로, *결과에 기초한 마사지*는 임상적 의사결정과 정신운동 기술에 대한 설명을 세분화시켜 주며 건강관리 전문가들이 건강증진과 손상의 치료, 기능적 제한 그리고 임상적 장애와 관련이 있는 특정 결과에 대하여 치료효과를 얻기 위해 마사지기법이 필요할 것이라 생각한다.

*결과에 기초한 마사지*의 목표는 임상적으로 뚜렷한 효과를 얻기 위하여 사용하는 구체적인 마사지기법과 개념체계를 제공하기 위함이다. 이 책은 도수기법의 시술이 허가된 건강관리 전문가들에 의해 사용될 것이라 생각한다. 본문에서는 학생, 미숙한 임상인들, 임상적 시술에 있어서 결과에 기초한 접근법을 사용하기 희망하는 진취적인 임상인들에게 유용하게 사용될 수 있도록 다양한 수준과 범위의 자료들을 포함시켰다.

*결과에 기초한 마사지*는 평가단계, 치료계획단계, 치료단계, 퇴원단계를 포함한 임상적 의사결정 모델의 4단계를 제공해 줄 것이다. 이는 환자를 심사하는 동안 관련된 손상을 어떻게 확인하는지, 그런 손상을 치료하기 위해 어떤 적절한 마사지기법을 선택할 것인지, 그리고 관련된 기능적 결과를 어떻게 얻을 것인지, 여러 가지 적절한 기법과 마사지기법을 혼합하기 위한 계획은 어떻게 세울 것인지, 정확한 수기를 사용하여 마사지기법을 어떻게 적용할 것인지, 초기 치료에서부터 퇴원할 때까지의 치료과정을 어떻게 관리할 것인지 등을 알려줄 것이다.

결과에 기초한 마사지 제1부 '환자평가와 치료계획'은 임상적 의사결정의 초기 단계이며 임상적 관리의 기초단계이다. 1장은 임상적 시술에서 개념의 틀(framework)과 그 요소의 역할에 대하여 설명하고 있으며, 이는 일반적인 손

상모델, Donabedian의 임상적 관리의 기본적인 틀, 그리고 저자의 마사지를 이해하고 시술할 수 있도록 기초지식을 제공한다. 또한 이 장에서는 마사지기법을 체계적으로 분류하여 소개하고 있으며, "전통적" 그리고 "현대적" 기법의 구분보다는 반복적으로 시술되는 마사지기법으로 조직층을 치료하여 효과를 얻으려는데 기초를 두고 있다. 2장에서는 임상적 사례와 함께 임상적 의사결정 4단계의 세부내용을 제공하고, 임상적 관리 과정의 적용에 대해 설명해주고 있다. 마사지 시술에 대한 의사결정은 환자의 임상적 상태에 따라 뚜렷한 효과를 얻을 수 있다고 판단될 때 사용하며, 환자를 평가하는 테스트를 선택하거나 측정하기 위해, 임상적으로 나타난 것들을 요약하고 그것을 분석하기 위해, 임상적 증상에 대한 추측(hypothesis)을 확인하거나 반박하기 위해, 적절한 손상 수준과 관리에 따른 기능적 결과를 확인하기 위해, 효과적인 결과를 얻을 수 있도록 사용되는 치료기법을 선택하기 위해, 치료계획을 개발하기 위해, 환자를 재평가하는 것부터 중재과정 그리고 환자를 퇴원시키기 위한 계획과 퇴원시키는 것을 상세히 논의하기 위해 사용한다. 그리고 치료사와 환자의 상호 의사소통을 통해 치료에 대한 환자의 정서적 반응, 임상적 치료방법에 있어 관리의 전문적인 측면 등을 이해시키고 개인 간의 서로 다른 관점을 설명해주고 있다.

또한 이 장에서는 근골격계, 신경계, 심폐 그리고 심리신경 면역학적 손상(psychoneuroimmunological impairment) 정도의 관리결과에 대하여 소개하고 있으며 그 결과는 마사지 기법을 사용하여 얻은 결과를 말한다. 3장에서는 삶의 질을 평가하기 위해 마사지 기법을 사용하는 것과 관련된 촉진(palpation) 그리고 비촉진(nonpalpation) 접근법의 개관을 제공해 주고 있다.

결과에 기초한 마사지 제2부 치료와 퇴원은 정신운동기술(psychomotor skill)을 더욱 강조하고 있으며, 치료과정을 관리하고 세밀히 구별하는 임상적 의사결정 기술에 대하여 설명하고 있다. 4장에서는 치료사의 정신적, 신체적 준비자세, 그리고 마사지 할 때에 필요한 준비물뿐만 아니라, 치료를 받기 위한 환자의 적절한 자세와 신체노출에 따른 드래핑(draping)기법에 대해서도 설명하고 있다. 5장부터 10장까지는 표층 반사 기법, 표층 유동 기법, 신경근 기법, 결합조직 기법, 수동 운동 기법, 그리고 타진 기법(Percussive Techniques) 등과 같은 마사지 기법의 종류에 대하여 설명하고 있다. 그리고 17개 유형의 마사지 기법들을 치료에 활용하기 위해 필요한 인지적 기술과 정신운동기술을 열거하였다. 또한 이 장에서는 기술적인 구성요소, 치료결과, 적응증, 금기증, 주의사항, 보완적인 기법, 그리고 각 기법을 적용한 후 어떻게 관리할 것인지에 대해 설명하고 있다. 각 장에서의 임상적 사례는 환자의 손상과 기능제한에 따라 어떤 종류의 마사지기법을 선택할 것인지를 알려줄 것이다. 마지막으로, 11장에서는 초기 중재에서부터 퇴원할 때까지 마사지기법을 시술하는데 있어 적용순서와 치료과정을 디자인하기 위한 원칙과 방법에 대하여 설명하고 있다. 다양한 경험을 혼합시킬 때에는 그에 맞는 타당성이 있어야 하며 결과에 기초한 마사지에서 기술한 임상적 의사결정과 정신운동기술 같은 구성요소가 보완되어야 한다.

마사지 치료사인 Paul은 본문에서 마사지와 치료계획에 대한 그의 의견을 제시하였다. 그리고 임상에서 시술하고 있는 마사지 기법과 광범위한 도수기법 및 인지적 접근법을 고안하였다. 또한 그는 경험을 바탕으로 학생들에게 마사지의 정신운동 기술에 대하여 가르쳤고, 임상에서는 마사지 이론과 기법, 정형 외과적 평가, 치료계획, 치료적인 운동에 대하여 교육하였다. Paul은 고전적인 마사지, 롤핑마사지(Rolfing), 트레거(Trager) 등과 관련된 기술을 연구하고, 그의 포괄적인 훈련을 바탕으로 본문의 마사지 기법들을 개념화시켰다.

Carla-krystin은 물리치료사로서 비판적 사고(critical thinking)와 임상적 의사결정, 그리고 결과측정에 대하여 전문적으로 연구하였다.

그녀는 본문의 측정과 프로그램 평가이론에서 설명하는 치료계획과 임상적 실습을 교육하기위해 개념의 체계와 그 결과에 접근하는 방법들을 그녀의 박사 연구를 통해 발표하였다; 임상연구원 1년차일 때; 그리고 그녀는 물리치료사, 작업치료사, 간호사 그리고 의사들에게 개념의 기본 틀(framework), 임상적 의사결정, 평가와 진단의 기초, 프로그램의 질(quality)과 평가에 대한 확신, 그리고 방법론 연구에 대하여 가르쳤다. 또한 그녀는 물리치료와 마사지를 배우는 학생과 임상인들에게 임상적 기술을 가르치는데 있어 마사지의 여러 가지 구성요소를 활용할 수 있도록 자신의 배경을 이용하여 임상적 환경을 제공하였다.

우리는 수년간의 임상적 경험과 큰 신뢰감을 바탕으로 건강관리에서 마사지 기법의 중심적 역할과 전형적인 임상적 관리에 접근하게 되었다. 그 접근이 장애인의 치료와 재활에 기여하였고 이 책을 읽는 독자들에게는 길잡이가 될 것이다. 그리고 그것은 더욱 인정받는 치료 중의 하나로 예전의 개념에서 더욱 발전하게 될 것이다.

Carla-Krystin Andrade
Paul Clifford
April 2000

역자서문

신체의 근육은 사람의 생활 습관과 양식에 따라 어떻게 사용을 하고 어떤 활동을 하느냐에 따라 적응하면서 보상작용에 따라 균형적으로 발달하는가 하면 손상을 입고 통증을 유발하여 비정상적인 양상을 보이고 있다.

일상 활동 중 신체에서 가장 스트레스를 많이 받는 것이 근육이라고 할 수 있겠다. 이는 육체적뿐만 아니라 정신적인 부분에서도 많은 스트레스를 받고 있는 것이 사실이기 때문에 근육의 손상은 매우 많다. 따라서 연부조직의 병변은 많은 부분을 차지하는 만큼 흔한 발병을 보이는데 이러한 질병은 깊어짐에 따라 치료가 잘 되지 않는 결과를 가져오기도 한다. 최근 손으로 치료하는 치료는 정골의학 및 정형의학적 신경근골격계 생리적 원리의 적용과 테크닉을 발달로 전 세계의 도수치료사들이 시행하는 자연치료 대표적 자리를 확보하게 되었다.

도수치료는 개인의 특성과 성질에 맞지 않는 인위적 기구 및 기계적인 치료적용에 비하여 훨씬 더 예민하고 정교한 부드러운 손의 기술에 의해 증상 변화에 동시적 적용이 가능한 도수 기술은 그 치료효과로써 인정을 받고 있다.

그러나 연부조직에 대한 해부학적 지식을 가지고도 손을 이용한 치료적용은 그리 쉽지가 않다. 많은 경험과 시간적 경력을 요하는 과정이 테크닉과 치료의 결과를 좌우하기 때문에 근골격계에 대한 적용 중 가장 기본이 되는 근육의 성질과 기능을 잘 알아야 하며, 반복연습을 통해 손의 감각을 훈련하고, 그 기술을 이용하여 근육문제를 질적인 상태로 읽어 들일 수 있는 감각을 익혀야 할 것이다.

따라서 이 책은 그러한 연부조직을 잘 다루기 위한 다양한 방법들을 소개하고 있다. 평가 검사를 위한 방법을 익히도록 하였으며, 치료계획과 선택에 대한 방법 그리고 치료부위와 근육의 기능에 따라 적용이 편한 자세교육, 근육의 생리적 성질을 이용한 테크닉과 자극의 방법을 마사지 기법을 이용하여 치료기술을 익힐 수 있도록 이해하기 쉬운 그림과 자세한 설명으로 소개되어 있다. 또한 근육과 관절의 움직임을 이용한 운동방법을 소개하고 있어, 환자 스스로 컨디션을 유지하고 개선하는데 도움이 되고 있다.

연부조직의 올바른 손의 기술을 단계적으로 쉽게 학습할 수 있게 소개되어 있으며 이러한 연습은 도수치료의 수준을 향상시키는데 많은 도움이 될 것으로 기대해 마지 않는 바이다.

끝으로 이 책이 출판되기까지 물심양면으로 애써주신 영문출판사 박병소사장님과 직원분들에게 진심으로 감사드립니다.

2009년 역자 일동

목차(Contents)

도수치료 마사지
기본 과정

(Outcome-Based Massage)

I

환자검진과 치료계획
Client Examination and Treatment Planning

마사지를 올바르게 시행하려면 임상의는 반드시 기능적 회복의 목적을 고려해야 한다. 치료사가 행하는 모든 마사지는 이러한 목적을 염두해 두어야 한다. 마사지사는 마사지로부터 얻을 수 있는 결과와 이 결과가 기능적 회복에 영향을 줄 수 있는지에 대한 구체적인 이유를 설명할 수 있어야 한다.

DR. JAMES B. MENNELL. MASSAGE: ITS PRINCIPLES AND PRACTICE. 2ND ED. PHILADELPHIA, PA: BLAKISTONS; 1920:4.

이번 장에서는 결과에 근거를 둔 마사지(outcome-based massage)에 대한 개념적 근거를 제시하고, 임상적 치료결정 과정인 평가단계와 치료계획 단계를 다루고자 한다.

1장에서는 임상 치료에서의 개념적 근거의 역할에 관한 개략적인 설명과 결과에 근거를 둔(outcome-based massage)의 기본 토대를 제공하는 개념적 근거들을 제시한다. 여기엔 무능력 모델(the disablement model), 임상 치료의 구성 요인에 대한 도네베디언의 개념적인 틀(donabedjan's framework), 이 책의 저자가 제시한 이성적인 접촉의 개념적인 틀(intelligent touch) 등이 있다.

또한 피부 조직층에 행하는 마사지 기술에 대한 분류체계와 마사지로 성취될 수 있는 치료적 결과들을 소개한다.

2장은 본문 전체에 걸쳐 사용된 결과에 근거를 둔 마사지(outcome-based massage)에 정확하게 접근할 수 있도록 4단계의 치료적 결정 과정들, 즉, 평가단계, 치료계획 단계, 치료단계, 그리고 퇴원 단계 등을 하나하나 세밀하게 다룬다.

더불어, 마사지 기술을 사용해서 얻을 수 있는 23개의 손상 수준의 치료적 결과를 소개하고 있다.

3장에서는 마사지를 시행하는데 필요한 환자 검사의 특징적인 부분들을 확인하고, 마사지기술 사용과 관련된 손상, 기능적 제한, 불능, 그리고 삶의 질적인 문제들을 평가하기 위해 촉진와 비촉진적 접근 방법들을 검토한다.

단원 목적(Section Objectives)

이 단원을 공부한 후, 다음 목차와 같이 할 수 있을 것이다:

1. 적절한 터치의 시행에 필수적인 임상의 기술의 기준.
2. 질병, 병리생리학, 손상, 기능적 제한, 불능 그리고 삶의 질에 대한 용어 확립.
3. 임상 치료의 구조, 과정, 결과에 대한 정립.
4. 치료과정에서의 치료적인 부분과 환자와의 상호 관계 사이의 구별.
5. 결과에 근거를 둔 마사지(outcome-base massage)를 위한 4단계의 임상적 의견수립과정, 평가단계, 치료계획수립단계, 치료단계, 퇴원단계 등을 기술하기.
6. 환자의 임상적 문제에 관한 임상적 가설을 확신하기 위해서 검사와 측정 방법들을 구성하고 선택하는 방법을 기술하기.

7. 임상적 문제 항목을 만들고 임상적 소견들을 종합하는 방법들을 목록화하기.

8. 마사지로 성취될 수 있는 손상 레벨 결과와 치료될 수 있는 손상들을 목록화하기.

9. 마사지 기술을 사용해 얻어지는 기능적 결과와 손상수준을 구성하기.

10. 손상 부위를 치료하는데 필요한 마사지나 다른 적절한 기술을 선택하는 방법과 치료에 의해 구체적인 기능적 결과를 달성하고 이 결과를 치료 계획에 포함시키기.

11. 환자 재평가 후 나온 소견들이 치료 방법을 변경, 재조정, 발전시키는데 다시 사용되는 과정의 확립.

12. 환자의 퇴원 필요성, 퇴원 계획 그리고 퇴원하기 위한 결정방법을 기술하기.

13. 치료 시에 발생할 수 있는 윤리적인 문제의 확인.

14. 치료 시에 나타날 수 있는 환자의 정서적인 문제와 이런 문제들을 적절히 다루는데 필요한 방법들을 논의하기.

15. 치료 계획을 환자가 반드시 준수하도록 하기 위해 사용될 수 있는 방법들을 확정하기.

16. 마사지를 위해 환자를 검사하는데 따른 특징적 요소를 논의하기.

17. 촉진을 수행하는 방법에 대한 논의.

18. 촉진을 사용해 평가될 수 있는 손상 부위를 확정하기.

19. 마사지가 필요한 손상 부위를 평가하기 위한 다양한 비촉진적 접근 방법들을 기술하기.

제 1 장

결과에 근거를 둔 마사지의 개념적인 틀

Conceptual Frameworks for Outcome-Based Massage

김 규 용

개념적인 틀은 임상의에게 임상적 고찰의 이치에 맞게 만드는 수단을 제공하며, 개념적인 모델은 이러한 틀에서 의사소통을 가능하게 만든다. 이 교재에서 설명된 임상적 치료의 구성의 도네베디언(Donabedian)의 개념적인 틀 그리고 이성적인 접촉의 개념적인 틀 그리고 마사지 치료법의 분류에 대한 접근 등은 결과에 근거를 둔 마사지를 지도하도록 그리고 현재 임상적 치료에 대한 핵심에 놓여진 기능적인 효과의 개념을 명료케 하도록 사용될 수 있다.

결과에 근거를 둔 마사지(Outcome-Based Massage)

전통적으로, 마사지의 임상은 임상적 질환의 치료에서 특정한 치료적인 효과를 얻기 위한 방법으로 마사지의 문지르기의 전신적인 또는 국소적인 과정의 적용을 포함해 왔다. 결과에 근거를 둔 마사지는 임상의의 임상분야로 마사지 치료법의 사용을 통합하기 위한 전략으로 다양한 건강관리 훈련과정에서부터 임상의에게 기본적인 바탕을 제공하도록 구성된다. 결과에 근거를 둔 마사지는 상자 1-1에서 개략적으로 설명된 여러 가지 정의의 모습을 갖는다. 첫째로, 이러한 접근은 명백하게 이 장에서 설명되어진 마사지의 임상과 임상적 치료의 잘 맞춰진 개념적인 틀을 바탕으로 한다. 그것은 치료하는 조직의 층과 얻게되는 결과에 근거를 둔 마사지를 구분하는 한 가지 체계를 제안한다. 결과에 근거를 둔 마사지 또한 체계적인 임상적 결정-도출 과정의 이용과 임상적 치료방법으로 마사지 방법들을 통합하기 위하여 정해진 과정의 사용을 포함한다.

이론, 개념적 틀 그리고 개념적 모델 (Theories, Conceptual Frameworks, and Conceptual Model)

이론(THEORIES)

임상의는 다양한 이론에 익숙하다: 관찰되어졌던 현상들 사이의 연관성을 설명하는 사실의 조직화된 설정이다. 이론은 개념적인 틀과 혼동되어서는 않되며, 그 이유는 이러한 두 개의 제목이 이론 발달과 검사 과정의 상이한 관점에서 발달되었기 때문이다. 사실이나 통찰의 어떤 설정이 하나의 개념적인 틀 또는 실험적 일반화 하나의 설정으로 먼저 조직화되어진다. 이러한 개념적인 틀은 하나의 이론이 되어질 때까지 그리고 현상들 사이에서 연관성을 설명하도록 사용될 수 있을 때까지 검증되고 수정되어진다. 일상의 임상에서, 임상의들은 임상적인 고찰을 이해하기 위하여 그리고 어떤 주어진 상황에서 무엇이 발생할 것인가 예측하기 위하여 이론을 이용한다. 더욱이, 어떤 특정한 이론을 사용하여 이루어진 예측의 타당성을 검사하기 위한 연구를 사용할 수 있다. 예를 들어, 운동 학습이론은 거기에서 운동 학습이 발생하는 단계를 설명하며 감각과 신체 수용기의, 중추와 말초의 신경계의, 그리고 운동의 발생에서 근골격 사이의 연관성을 정의한다. 임상의는 환자가 운동 재교육에 어떻게 반응할 것인가 예측하도록 그리고 임상적 치료방법을 계획하도록 이러한 이론을 이용한다. 추가로, 운동 학습에서의 연구는 이러한 이론에 대하여 제안된 기전과 예측된 결과를 체계적으로 검사하며 그것들이 증거로 지지될 것인가 결정한다.

> **상자 1-1**
> **결과에 근거를 둔 마사지의 모습을 정의하기**
>
> - 장애 모델을 바탕으로-기능적 제한과 장애 정도에 집중한다
> - 이성적인 접촉의 개념으로 유도된다
> - 구조, 과정, 치료의 결과를 살펴본다
> - 치료하는 조직의 층과 얻게되는 결과에 근거를 둔 마사지 방법을 분류한다
> - 임상에 환자 - 집중된 접근을 적용한다
> - 체계적인 임상적 결정 - 확립 과정을 이용한다
> - 마사지 방법을 치료에 통합시킨다

개념적 틀(CONCEPTUAL FRAMEWORKS)

다른 한편으로, 개념적인 틀은 행동을 예측하도록 사용될 수 없다. 대신 어떤 특정한 설정에서 우리가 관찰하는 행동의 특정한 경향에 관한 관찰을 조직화하며 통합의 수단을 제공한다. 임상의는 여러 가지 이론, 임상적 고찰, 관찰한 행동들 사이에서 상호작용을 제안하도록 연습하는 내용이 자신들의 지식에 의존할 것이다. 그러한 틀을 조직함이 없이, 임상의가 환자들이 보여주는 증상과 치료 계획에 대한 반응과 같은 일상의 임상의 과정 동안 환자에 관하여 보게되는 셀 수 없는 관찰을 의미있게 만든다는 것은 어려울 것이다. 대부분의 임상의는 임상의 과정 중 발전하는 치료과정에 관한 자신의 개인적인 개념적인 틀을 보유한다. 자신들의 환자에게서 발생하는 것들을 관찰하고 분석하므로, 이러한 개념적인 틀을 공식화한다.

예를 들어, 만성적 통증을 갖는 환자가 자가-치유 프로그램에 대한 고착을 갖으며 임상의가 임상적 목표와 가정 프로그램을 계획함에 참여시킬 때, 더 나은 통증의 관리를 보고하는 어떤 임상의를 살펴보자. 임상의는 치료 계획설정에 참여한 환자들이 이어서 통증에 대한 환자들의 인식과 자가-치유에 대한 고착에 영향을 미치는 확대된 자율성과 통제권의 의미로 결과할 수 있다는 것을 제안하도록 자율성과 통증사이에서 연관성에 관하여 고착과 생체-심리학적 이론을 확대시키는 요인들에 대하여 심리학적인 이론을 사용할 것이다. 임상의가 개인적인 개념적인 틀을 무정형적 방법으로 사용할 수 있는 한, 이러한 사고의 틀은 공식화되어질 수 있으며 전문적인 임상의 시술을 지도하고 이론과 연구의 바탕을 이루도록 사용될 수 있다. 개념적인 틀은 개념적인 모델을 이용하여 나타내지며 의사소통 될 수 있다.

개념적 모델(CONCEPTUAL MODELS)

Earp과 Ennett에 따르면, 건강 관리에서 어떤 개념적인 모델은 개인이 어떤 특정한 건강문제와 연관된 것으로 믿고있는 개념들의 추세 사이에서 제안된 인과적인 연관성을 보여주는 도표가 된다. 그 요인들을 나타내도록 교재나 상자를 그리고 인과관계의 방향을 보여주도록 화살표 등을 이용하여, 이러한 도표는 행동들과 기타 관찰된 현상들 사이의 연관성을 설명한다. 그림 1－1에서 그 개념적 모델은 위에서 개략된 설명에서 임상의의 개념적인 틀을 나타낼 것이다.

무능력의 개념적 모델(Conceptual Models of Disablement)

무능력, 장애, 그리고 기능적인 제한의 개념을 재정의하기 위한 최근의 요구는 무능력 과정의 구성요인들과 재활의 역할 사이에서 연관성을 보여주는 여러 개념적인 틀의 발전을 가져왔다. 손상, 무능력 그리고 장애의 국제 분류(ICIDH)와 Nagi 기능적 제한 모델은 무능력의 여러 최근 모델을 위한 출발점이 되어 왔다. 한 가지 그러한 모델은 의료 재활연구를 위한 국제 센터(NCMRR)의 무능력 개념적 모델이다. 이러한 개념적 모델은 무능력의 과정의 구성요소와 어떻게 기능적 제한과 장애가 발생하는가 이해하도록 임상의를 도와주도록 존재한다. 임상의는 또한 이러한 모델들을 무능력의 과정에서 가장 효과적으로 치료할 수 있는 곳을 결정하도록 사용될 수 있다.

수정된 Nagi 모델(그림 1－2)과 NCMRR 모델(그림 1－3)은 무능력의 과정의 네 가지 기본적인 구성요소를 정의한다. 상자 1－2는 수근터널 증후군을 갖는 장부 기입 점원의 임상적인 예를 보여주며, 그것은 이러한 모델에 의하여 제안된 무능력의 과정을 설명한다.

질병생리학은 세포의 수준에서 발생한다. 그것은 질병, 증후군, 또는 신체의 정상 과정 또는 구조를 방해하는 병변이다. 수근터널 증후군의 경우에, 질병생리학은 그 부위에서 수근터널 그리고 손목 그리고 손가락 굴곡근을 가로지는 굴곡근 세망의 염증을 포함한다. 이러한 염증은 정중신경이 수근터널을 통하여 지나가므로 그 신경에서 압박으로 결과한다. 초기의 또는 이어지는 질병생리학의 결과로서 이환된 개인의 생리학적, 해부학적, 인식적 또는 감정적 구성 또는 기능 등의 손상, 상실 또는 이상이 발생한다. 임상적인 예에서, 정중신경에서 압력은 통증, 이상감각, 약화 그리고 무지구 근육과 충양근의 위축 등의 일차적인 손상으로 이끌린다. 이러한 일차적인 손상은 손목에서 감소된 관절 가동범위, 굴곡근 세망의 유착과 경직 그리고 손목과 손가락 근육 등의 무용성에 대한 이차적인 약화 등과 같은 이차적인 손상의 발달에 기여할 수 있다. 생리적 그리고 심리적 손상은 기능적인 제한으로 이끌린다: 기관 또는 기관계에 대하여 정상으로 생각되는 범위 내에서 동작이나 활동을 수행하는 개인의 능력의 제한. 개략된 일차적 그리고 이차적 손상의 결과로서, 이러한 환자는 연관된 동작의 작업, 레저 활동 그리고 정상적인 범위 내에서 손과 손목 관절 가동범위와 근력을 이용한 일상활동의 동작들을 수행하는 것이 불가능할 것이다. 어떤 사람이 사회적으로 정해진 작업, 동작 또는 역할을 기대된 수준정도 수행하는 것이 불가능할 때, 이것은 무능화로 생각된다. 임상적인 예에서 환자는 장부 기입점원과 라켓볼 클럽의 일원으로 사회적으로 정해진 역할을 수행하는 것이 불가능하다.

NCMRR 모델은 무능력 과정, 사회적 제약에 대하여 5가지 요소를 제공한다. 사회적인 제약은 사회에서 신체적인 또는 태도적인 장벽에 기여할 수 있는 한 개인의 기능적인 수준에 대한 한계가 된다. 이러한 임상의 예에서, 감소된 건강 보험의 사회적인 제약은 장부 기입 점원이 얻을 수 있는 재활치료의 양을 제한하며, 그러므로 그가 얻을 수 있는 것이 가능할 기능적인 수준을 한정할 것이다.

마지막으로, 건강과 관련된 삶의 질은 무능력 모델의 기본적인 구성요소에 주어질 수 있는 차원이 된다. Jette에 의

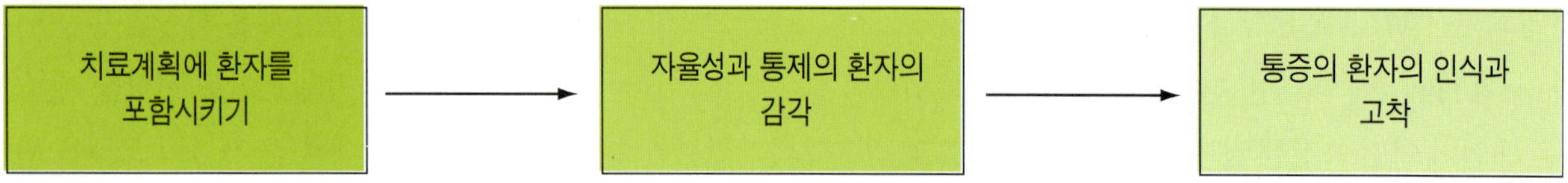

그림 1-1. 통증의 인식과 고착 그리고 치료 계획 확립에서 환자의 참여의 개념적인 모델.

하여 정의된 듯 건강－관련된 삶의 질은 결여된 건강 상태의 존재에서 다양한 사회적 역할에서부터 파생되는 만족 그리고 그 안에서 기능한 어떤 개인 능력의 객관적이며 주관적인 차원이 된다. 그러므로 건강－관련된 삶의 질은 기능적인 제한과 무능력 모두를 초래한다(그림 1－4). 예를 들어, 장부 기입 점원에 의하여 겪게된 기능적인 제약과 무능력은 자신이 저하된 삶의 질을 갖게됐으며 또는 장부기입 점원과 라켓볼 클럽의 일원으로서 사회적인 역할을 즐기며 그 안에서 기능하는 감소된 능력을 갖게된 것을 감지하도록 몰고간다. 장애와 기능적인 제약의 개념적인 모델을 강조하기에 앞서, 임상의는 환자의 보여지는 손상을 측정하고 치료함에 초점을 맞춘다. 장애의 모델은 거기에서부터 임상적인 치료를 살펴보는 새로운 관점을 제공했다. 이러한 관점은 환자의 보여지는 손상과 함께, 기능적인 한계와 무능력을 초래한 검사, 평가 그리고 치료에 대한 임상의 접근 방법을 확대시켰다. 추가로, 환자의 기능적 잠재력에서 전체적으로 사회의 충격이 더 큰 인식이 존재한다. 예를 들면, 앞서 언급된 예에서 개략된 환자의 치료에서 손상－인식의 접근법을 사용한 임상의는 임상치료 계획확정에서 환자의 신체적인 손상을 강조할 것이다. 반대로, 장애의 모델을 바탕으로 기능적인 제한을 사용함으로 환자를 치료한 임상의는 환자의 기능적인 그리고 사회적인 한계를 강조할 것이며 적절하게 치료계획에서 이러한 것들을 강조할 것이다. 이러한 두 개의 접근법에서 차이는 표 1－1에서 설명된다.

임상치료 요소의 도네베디언 구성 (Donabedian's Framework of the Components of Clinical Care)

기능장애의 모델에 덧붙여서 도네베디언의 모델 같은 임상치료의 개념적 모델도 있다. 즉, 임상치료 요소에 초점을 맞추고 있다. 임상적 결과가 많은 만족을 만들어 냈지만, 단지 도네베디언의 임상진료 요소 구성에 의해 규정된 3요소 중 하나일 뿐이다. 나머지 2요소들은 임상치료의 과정과 구성들이다. 표 1－2에서 보는 것처럼 진료계획에 의해 성취된 결과에 덧붙여서 수많은 진료의 구성과 과정의 요소들이 환자가 받는 임상치료에는 필수 요소 들이다.

치료의 구성(STRUCTURE OF CARE)

도네베디언의 개념적 구상에서 치료의 구성 부분은 치료 전달에 필요한 인적, 물리적, 재정적 요소들과 관련된다. 이것에는 완전한 의료진 구성, 임상환경 그리고 조직구성에 필요한 재정부분이 포함된다. 임상의의 최대한 치료적 의도에도 불구하고, 치료에 필요시 되는 구성요소로 인해 임상의의 치료적 접근에 영향을 끼칠 때도 많다. 예를 들면, 외래 환자의 경우 보험청구 문제, 20분의 치료시간, 치료 시 필요한 많은 보조 인력이 입원환자가 받는 60분의 치료시간, 치료 시 필요한 보조인력, 용이한 청구 문제보다 치료를 용이하게 하거나 제한시킬 수 있다. 임상의가 산재 외래 환자를 치료할 때, 직접 도수적 마사지로 치료할 시간적 여유가 없기 때문에 환자 스스로 자가 치료할 수 있도록

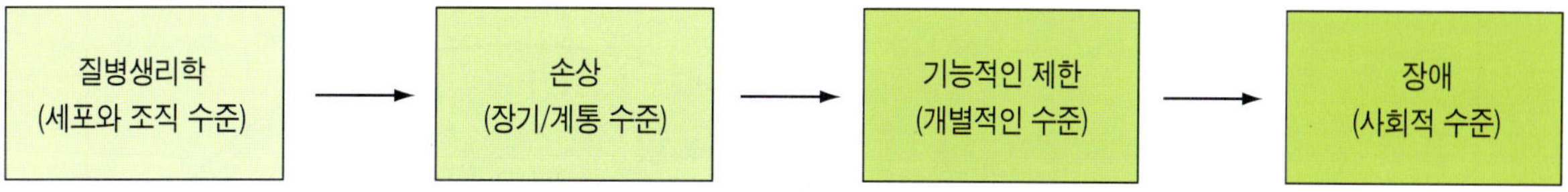

그림 1-2. **무능력의 수정된 Nagi 모델**(clinical example of disablement model). (출처: Pope A, and Tarlov A(Ed), Disability in America: Toward a national agenda for prevention, 1991:p 9 with the permission of the National Academy Press).

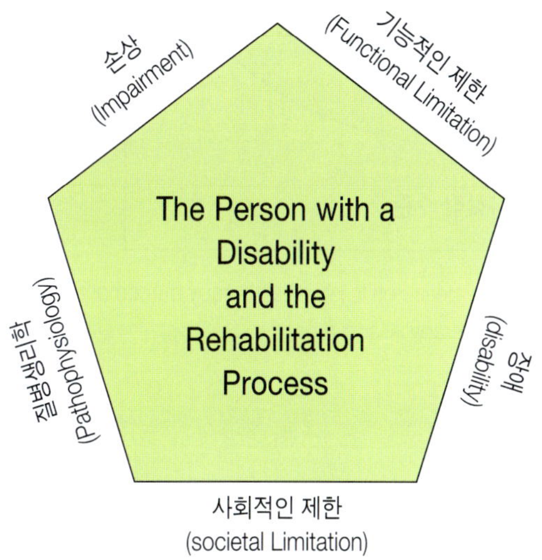

그림 1-3. **무능력과정 구성의 NCMRR 모델.**
(출처: the Research plan for the National Center ofr Medical Rehabilitation Research. National Institute of Child Health and Human development. Public Health Service NIH Publication No. 93–3509. Bethesda; MD: National Institutes of Health, Us Department of Health and Human Services, 1993).

상자 1–2
무능력 모델의 임상적인 예

환자 소개	장시간 동안 컴퓨터 키보드 치는 결과로 오른쪽 수근터널증후군을 가지고 있는 남자 30세 장부기입점원으로 고용되어 있다.
질병생리학	수근터널 손목과 손가락 굴곡근의 건을 가로지르는 굴곡근세망에 염증; 이 염증은 수근터널을 통하여 지나가는 정중신경을 압박하는 결과를 초래
손상	통증, 부종, 지각이상, 손목과 손가락의 가동범위 감소, 충양근과 무지구근의 위축, 굴곡근세망의 유착과 경직, 이차적으로 손목의 약화
기능적인 제한	습관적인 직업과 관련된 활동(특히 타이핑, 글쓰기, 충전하기) 수행하기 불가능 라켓볼의 레져활동 수행하기 불가능 일상생활동작(특히 들어올리기를 포함한 주방일, 몸치장하기) 수행하기 불가능 기능적인 활동하는 동안 통증의 경험 지속적으로 손목에 부목을 부착
장애	라켓볼 클럽의 일원과 장부기입점원의 일원으로 사회적 정해진 역할을 수행하는 것이 불가능
사회적인 제한	수근터널증후군의 치료비용에 대한 건강보험의 한정

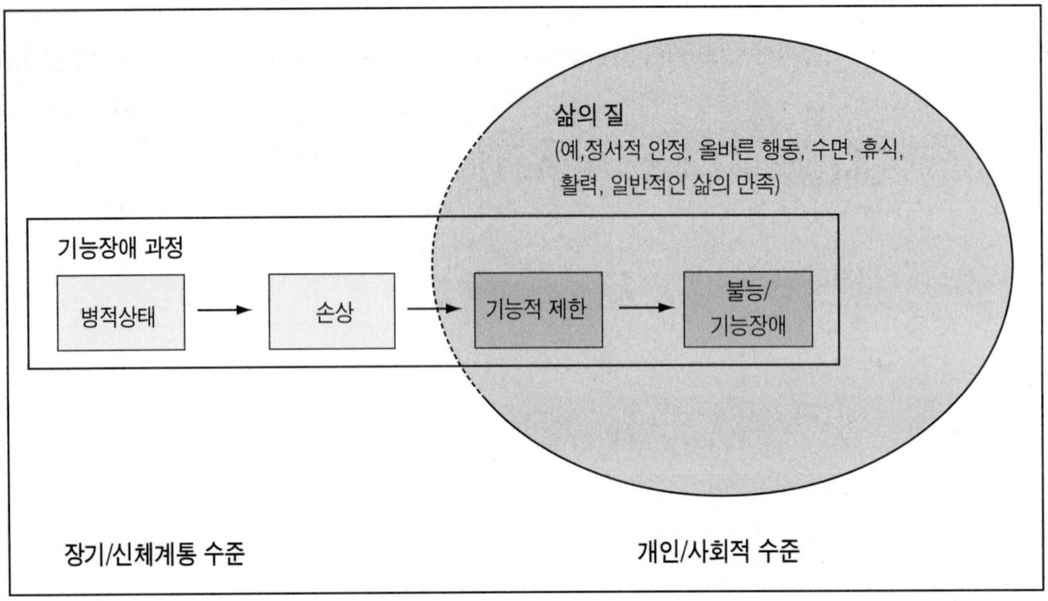

그림 1-4. **삶의 질 개념 모델** (출처: Jette AM. using health-related quality of life measures in physical therapy outcomes research. Phys Ther, 1993;73:531 with the permission of the American Physical Therapy Association.

표 1-1
손상단계와 기능적 제한 접근법과의 비교

손상 단계 접근법	*기능적 제한 접근법*
손상 · 통증 · 부종 · 감각이상 · 손목과 손가락 관절의 운동범위 감소 · 손과 손목근육의 근력 약화 · 수굴근지대의 유착과 뻣뻣함	1. 손상 · 통증 · 부종 · 감각이상 · 손목과 손가락 관절의 운동범위 감소 · 손과 손목근육의 근력 약화 · 수굴근지대의 유착과 뻣뻣함 2. 기능의 제한 · 타이핑 활동 기간 · 글쓰기 활동 기간 · 문서 정리 활동 기간 · 집안일에서 요구되는 드는 일과 관련된 환자가 들 수 있는 물건의 무게 · 몸단장 활동 시간 · 통증악화에 대한 염려로 인한 초기 기능적 활동의 제한 3. 기능상실 · 정보기재 직원으로서의 일 수행상실 · 라켓볼 클럽회원으로서의 사회적 활동 상실 4. 사회활동 제한 · 한정된 건강보험 적용 5. 삶의 질 · 감소된 기능적 능력을 인정하고 정보기재 직원과 라켓볼 클럽회원으로서의 사회적 역할의 즐거움을 누리기

표 1-2
임상치료 요소들의 보기

구 성	방 법	결 과
인적요소 · 치료진 조직 · 치료진의 인원수와 분배 · 치료진의 임상실습과 자격 부여	**치료 기술적 측면** · 치료패턴의 이용 · 적절한 환자 소개 · 임상의에 의해 실시된 적절한 검사와 평가 · 임상의가 제공하고 선택한 치료의 타당성 · 임상의의 치료패턴	**치료의 효과** · 환자의 신체 손상에 대한 치료의 효과 · 환자의 심리적 손상에 대한 치료의 효과 · 환자의 기능적 제한에 대한 치료의 효과 · 삶의 질과 관련된 치료의 효과 · 치료에 대한 환자의 만족 · 치료비의 비용효과
물질적 재정적 요소 · 치료시설의 규모 · 치료시설의 지리적 위치 · 치료시설의 조직화 · 사용가능한 장비 · 공식적인 융자 · 비공식적인 융자	**대인관계 측면** *환자* · 환자의 신체적, 심리적 특성 · 환자의 치료에 대한 기대 · 환자의 치료에 대한 참여도 *임상의* · 임상의의 대인관계 기술 · 임상의의 설명 능력 · 임상의와 환자와의 상호작용 · 임상의와 환자와의 대화 · 환자의 치료계획 준수 수준	**치료의 효율**

교육적 요소들을 더 많이 제공하고, 재활센터에 상주하는 신경손상 환자를 치료할 때는 그렇지 않다. 이런 이유로 해서 임상의는 대부분이 비록 치료적 계획 구성 요소로서는 분명치 않을 지라도, 환자를 치료할 치료적 범위를 분명히 알 필요는 있다.

치료의 방법(PROCESS OF CARE)

도네베디언에 의하면, 치료적 조치는 치료가 전달되는 방법이 된다. 즉, 임상의와 환자사이에서 발생되는 일련의 상황들이다. 임상의와 환자의 상호작용에 있어서 대인관계 측면과 임상의가 어떤 치료를 하는지의 기술적 측면을 포함한다. 치료적 방법의 중용성은 아무리 강조해도 지나치지 않다. 치료가 전달되는 방법을 조사해 보면, 임상의에게 치료적 방법을 향상시킬 수 있는 정보를 제공할 뿐 아니라 치료가 전달되는 방법을 변화시켜 더 나은 치료성과를 얻을 수 있는지를 결정할 수 있게도 한다.

치료전달의 기술적 측면 (TECHNICAL ASPECTS OF CARE DELIVERY)

치료방법의 기술적 측면들은 임상의가 시행한 검사의 적절성, 타당성과 환자가 현재 나타내고 있는 문제들에 대한 임상의의 평가, 대략적 치료계획, 임상의에 의해 제공되고 선택된 치료도입과 가장 밀접한 관련성을 가진다. 임상적 결정 내리기 과정 개요의 장에서는 검사, 평가. 치료계획 짜기, 치료적 도입이 각각의 독립된 방법들이다. 임상의가 환자의 의학적 상태와 관련해서 두드러진 손상을 적절하게 평가하지 못하면, 효과적으로 손상들에 대처하지 못하는 치료방법만을 야기할 것이다. 그리고 이런 손상들로 인해 발생되는 기능적 제한이 향상될 수 있는 여지를 제한할 것이다. 수근터널 증후군을 가진 환자의 경우에서 임상의는 단지 근력, 통증, 감각이상만을 평가한다. 즉, 치료방법이 기능적 활동 수행능력의 제한과 다른 증상도 만들어 낼 수 있는 환자의 수굴근지대의 협착이나 뻣뻣함에는 적절치 않을 수 있다. 제공되는 치료의 타당성은 환자 상태에 대한 규칙적인 재검사에 의한 지속적 근거를 가지고 평가될 수 있다. 이런 내용들은 임상의에게 정확한 치료방법을 위한 많은 기회들과 치료전달의 기술적 방법을 강화시켜 주는 기회도 제공할 것이다.

치료전달의 대인 관계적 측면 (INTERPERSONAL ASPECTS OF CARE DELIVERY)

표 1－2에서의 치료방법의 대인 관계적 측면에 관한 목록은 치료와의 상관관계의 중요성을 깨우쳐 주는 환기제 역할과 임상적 성과에 영향을 줄 수 있다는 것을 보여 줄 수 있다. 치료전달의 대인관계측면은 3가지 요소로 구성된다. 임상치료의 핵심은 환자와 그들이 가지고 있는 치료에 필요한 모든 것들. 즉, 심리적, 육체적 특징들, 가족력, 생활형태, 직장이나 집안 환경, 그리고 신앙생활 등에 있다. 더구나 환자들은 임상의가 그들에게 궁금한 점을 묻는 것과는 상관없이 단지 치료에 대한 기대감과 결과를 바라고 치료에 임한다. 임상의의 대인관계 태도는 2번째 요소이다. 임상의의 주된 목적은 단지 치료계획을 실행하는 것이 아니다. 실질적으로 임상의는 자신의 치료적 기술만큼 치료과정 동안 환자를 돕고, 동기감을 부여하고, 적절한 교육과 치료에 참여토록 하는 것이 중요하다. 환자와 임상의의 상호작용은 3번째 요소이다. 이런 상호작용의 정도에 따라 환자의 치료계획도 동기의식, 치료계획 결과의 수준을 형성할 수 있다. 그러므로 임상의는 환자가 치료과정에 참여하게 하고, 치료계획과 결과에 대한 환자의 수긍자세를 존중하고, 환자의 생활과 직업수준을 고려하며 치료과정 동안의 환자의 피드백(종합적 작용)을 알아보는 것이 현명한 처사이다. 이것이 특히 마사지 기법의 임상적 사용의 본질이다. 왜냐하면 신체접촉 방법의 사용이 치료에 대한 감정적 반응, 인격손상과 관련된 문제를 일으킬 수 있고, 환자와 임상의 사이에 적절한 경계를 설정할 필요가 있기 때문이다.

치료의 결과(OUTCOMES OF CARE)

대체로 치료의 결과들은 치료개입이나 치료에 따른 규제의 결과들이다. 치료의 결과들은 무수히 많은 방법으로 측정할 수 있다. 행정 관료들은 효과비용이나 치료의 효용성, 환자의 만족도에 더 관심을 가질수 있다. 반면에 임상의는 환자의 육체적, 심리적 손상, 기능적 제한, 장애에 대한 단기적, 장기적 치료 효과에 더 관심을 둔다. 거기에 더해 많은 임상의들은 환자의 전반적인 삶의 질과 관련된 치료효과에 관심을 둔다. 반대로 환자들은 자신의 손상, 기능적 제한, 장애, 그리고 삶의 질과 관련된 치료의 적절한 효과에 대해 자신들의 관점에서 보려한다.

이 장 첫머리에서 언급했던 손상위주, 기능적 제한 접근법은 상이한 형태의 임상적 성과의 결과이다(표 1－3). 손상위주의 접근법은 이미 평가되고, 치료된 손상들과 관련된 임상적 결과에 초점을 둔다. 일부 전문가들은 이런 손상단계의 임상적 결과를 치료 목표를 삼을 때 참고하기도 한다. 이와 달리, 비록 기능제한 접근법의 관점에서 손상들이 평가되고 치료되었다 하더라도, 후에 남는 환자의 기능적 제한 상태는 치료의 기능적 결과 내지는 치료적 결과로 취급된다.

선택된 결과의 형태에 상관없이 임상의는 치료의 결과를 지나치게 강조해서 구성과 치료방법을 배제시키지 않도록 주의할 필요가 있다. 실제로 임상의는 자신이 제공한 치료로 인해 성취된 결과의 정도가 얼마인지 확인하기 위해서나, 치료도입이 성공적인지 또는 그렇지 않은 지를 이해하기 위해 치료의 구성과 방법을 평가하고 이해할 필요가 있다. 더구나 임상의가 성취된 결과가 미흡하다는 이유로 잠재적으로 효과적인 치료도입을 버릴 위험성이 항상 존재한다. 사실 문제는 치료도입이 전달되는) 치료의 방법에 놓여있다. 그러므로 환자 중심의 치료 방법은 치료의 구성, 방법, 결과를 고려해야 할 것이다.

표 1-3
치료의 기능적 성과와 손상단계의 비교

치료의 손상단계(관점) 결과	*치료의 기능적(관점) 결과*
· 환자는 통증을 느끼지 못함	· 환자는 통증의 두려움 없이 쉽게 기능적 활동 시작
· 수근터널 부위에 부종 없음	· 환자는 부목을 대지 않고 부종의 증가 없이 20분간 키보드 작업 가능
· 환자는 무딘 감각이나 저린 느낌 없다고 함	· 환자는 부목을 대지 않고 이상감각도 호소하지 않으면서 15분간 연필로 글쓰기 가능
· 손목과 손가락의 전 범위 운동 가능(정상범위 내에서 수굴근지대의 신장성)	· 환자는 부목대지 않고 서류철 활동에 필요한 동작의 제한 외에 불평도 없이 서류함 서랍을 여닫거나 서류철을 들어올리는 것이 가능
· 손과 손목 근육의 5단계 정상 근력	· 환자는 부목없이 손목과 손의 근력이 떨어지는 불만 없이 양손으로 5파운드의 서류상자나 식료품들을 바닥에서 허리 높이까지 들어올리기 가능

마사지를 위한 개념적 구성 작업 (Conceptual Frameworks for Massage)

마사지 기술은 임상의가 환자에게 제공하는 치료도입의 요소로서 임상적 치료 과정 내에서 사용된다. 임상의는 치료도입 내용 내에서 기술의 적용, 선택, 연습에 지침이 되도록 마사지 실행과 마사지 기술의 분류에 관한 개념적 구상의 방법을 사용할 수 있다.

치료부위 접촉(INTELLIGENT TOUCH)

확실한 치료부위 접촉을 위한 개념적 구상은 마사지의 성공적인 임상적 사용에 필수적인 학습된 기술이라고 규정한다. 즉, 주의력, 집중, 식별, 검증(일치성 확인), 검사, 목적이다. 이런 개념적 구상의 근거는 이전 기술들 중 어떤 것도 수행 할 능력이 부족한 임상의들은 계속적으로 확실히 검증된 치료의 결과를 성취할 수 없다는 것이다. 결론적으로 저자들은 치료가 효과적이기 위해서는 임상의가 기술 학습뿐 아니라, 지속적으로 그런 기술들을 연습해야 한다고 제시한다.

집중(ATTENTION)

집중(attention)은 임상의가 수용하는 감각정보에 초점을 맞출 수 있는 능력과 관련된다. 감각정보 유입은 임상의의 손에 의해서만 이루어지는 것은 아니다. 임상의는 자신의 손으로 선택된 부위의 감각인식에 초점을 맞추는 능력을 배워야 한다. 그리고 지속적으로 유입된 감각의 많은 정보 형태들을 분석하고 체계화하는 학습도 해야 한다. 임상의가 상이한 해부학적 조직들과 여러 층으로 이루어진 조직을 통해서 느낄 수 있는 가장 기본적인 특징들은 조직의 온도, 질감 그리고 장력들이다. 아무 생각 없이 기계적으로 실시되는 마사지는 최적의 결과를 이끌어 내기 어렵다.

식별감각(DISCRIMINATION)

식별감각(discrimination)은 마사지 치료 결과에 근거를 둔 범위 내에서의 감각 정보의 좋은 등급을 구분하는 능력과 관련된다. 연습을 통해서 임상의는 조직의 특성과 움직임이나 적용되는 힘에 반응하는 등의 더 섬세한 형태의 감각정보를 비교하고 식별하는 것을 시작할 수 있다.

판별력은 초보 임상의들 사이에서는 아주 폭넓게 다양한 양상을 띠고 교육을 통해서 향상될 수 있다. 그리고 아무리 판별력을 처음부터 타고 났다 하더라도, 초보 임상의들은 자신들의 판별력이 개인병원을 운영할 정도가 되기까지는 많은 시간을 마사지 연습에 투입해야 한다.

확증(IDENTIFICATION)

임상의는 정상적인 조직과 비정상적인 조직의 상태를 구분할 수 있어야 한다. 게다가 임상의들은 해부학적 조직들과 조직들에 가해진 힘에 대한 반응들을 식별할 능력이 있어야 한다. 확증(identification)은 사진이 잘 나와있는 atlas 해부학 책을 참조하면서 시체를 해부하거나, 골격을 검사하고, 신체를 촉진하는 것이 포함된 정식의 해부학 실습을 하면, 가장 혜택을 볼 수 있는 확실한 접촉을 위한 요소이다.

질문(INQUIRY)

확실한 접촉은 질문하면서 하는 접촉이다. 좋은 임상의는 환자에게 계속적으로 질문하고 마사지 사용 시에도 예외 없이 질문한다. 질문하면서 하는 접촉의 사용이 환자에게 임상의가 실험적으로 접촉하는 느낌이 들게 한다거나 정작 필요할 때 확신감이 부족하다는 의미를 뜻하는 것은 아니다. 대신에 다음과 같은 질문으로 알게 되는 확실한 접촉을 위한 끊임없는 일련의 질문들을 반영한다. 이 조직은 무엇인가? 환자의 병력과 관련했을 때 이 조직의 느낌이 어떤가? 환자의 증상과의 관련성은 무엇인가? 환자의 신체부위 다른 곳에 위치해 있는 이런 형태의 조직의 느낌과 비교했을 때는 어떤가? 질문의 과정은 환자의 신체에 있는 다른 조직과 임상의가 전에 촉진했었던 다른 조직의 임상적 기억과 촉진했었던 조직과의 지속적인 비교를 수반한다.

의지(INTENTION)

확실한 접촉의 마지막 요소가 의지(intention)이다. 의지(intention)는 환자의 조직과 다른 구조조직들이 훨씬 더 정상적 반응을 가질 수 있도록 마사지 기술을 사용하는데 목적을 두는 것과 관련된다. 결론적으로 의지(intention)는 임상의가 마사지를 적용하는 동안 발생할 수 있는 조직과 구

표 1–4
마사지 기술의 손상단계 결과와 일반적 치료 효과

효과(effect)[a]	설명(description)	예(example)
역학적[b]	물리적으로 조직을 압박, 장력(신장), 전단력, 구부림, 비트는 것으로 발생된 효과	림프액 복구 증가 기관지 분비 활성화
반사적[b]	신경계에 의해 발생되는 기능적 변화	진정상태, 각성(감각에 반응하는 상태), 골격근 수축의 촉진 감소된 근경축
생리학적[b]	생체역학적인 신체대사 처리과정의 변화	결합조직의 원형회복력 증가 사회적 상호작용의 개선
심리학적	행동, 감정, 정신에 발생되는 효과	신체의 자기 이미지 개선
정신신경 면역학적	호르몬 수치와 면역기능의 변화로 수반되는 감정상태의 변화; 이 용어는 '이완' 처럼 단순한 감정상태가 복잡한 여러 조직의 현상을 대표한다는 것을 강조하는 것이다.	T–세포 기능 향상 코티졸 호르몬 수치와 불안상태 감소

a 마사지기술로 다양한 효과를 생산하고, 동시에 여러 기전의 작용을 통해 종종 성취된 결과이다.
b 국소적 효과이며 도수치료의 적용부위나 일반적으로 몸 전체에서 일어난다.

조조직의 기능적인 향상 상태에 대해 분명한 개념을 가지고 있는 가에 달려 있다. 또한 임상의는 이런 향상된 느낌이 치료의 기능적 결과와 손상단계 결과와 어떤 관련성이 있는지 이해할 필요가 있다. 의지(intention)를 확실히 가지고 있는 임상의는 정상조직과 비정상 조직이 마사지에 어떻게 반응하는지, 그리고 어떻게 하면 이상적인 조직의 반응에 근접할 수 있도록 마사지할 수 있는지 알고 있다.

마사지의 기술의 분류 (CLASSIFICATION OF MASSAGE TECHNIQUES)

개념적 구조는 임상적 치료기술의 분류체계의 근거를 제공한다. 그로 인해, 임상의는 치료도입 시 환자에게 제공하는 치료기술을 선택할 때 참고사항으로 이런 분류체계를 사용한다. 최근 10년 동안 마사지 기술은 고전적, 현대적 방법으로 구분하는 관점에서 기술들을 분류한 개념적 구조 작업과 치료기술의 치료적 효과를 근거로 해서 체계화되고 있다. 결과를 근거로 한 마사지의 객관적 시각을 위해서 이 교재에서의 분류체계는 어느 정도 이런 접근방법의 한계성을 피하려 노력하고 있다.

이 교재는 의도적으로 마사지 기술을 고전적, 현대적의 고정화 된 방법으로 나누어지는 것을 피하면서 선택된 조직구조에 분류체계방법을 반영하려고 시도해 오고 있다. 그렇게 함으로써 저자들은 마사지나 신체치료기술에 대한 몇 가지 혁명적인 접근방식이 실질적으로는 현대의 마사지 실행에 영향을 주고 있고, 이런 접근 방법들이 인정받는 건 시간문제일 뿐이라는 것을 인식하고 있다. 그럼에도 불구하고 저자들은 이런 접근방법들이 마사지 기술을 위해 자신들이 제안했던 6개의 범위로 체계화 될 수 있는 오래된 기술들의 정묘하고 세련됨을 나타낸다고 주장한다. 이런 분류화는 폭 넓게 다양하게 쓰여지는 방법들을 일관성 있는 분류 체계로 통일시키는 것이 중요하다는 저자들의 믿음을 반영하고, 그것이 현재 결과에 근거를 둔 마사지에 대한 접근방법을 내용적으로 뒷받침한다는 것이다.

마사지의 치료적 효과는 기계적, 생리적, 심리적으로 규정될 수 있다. 이 목록에 일부 저자들은 반사효과와 원기회복효과(energetic effect)를 추가한다. 치료적 효과나 마사지로 얻어질 수 있는 손상 단계 수준은 무시해선 안 된다. 왜냐하면 환자가 현재 나타내고 있는 병적 상태에 적응성을 가졌던 치료결과를 극대화시키기 위해 마사지의 목적성 있는 접촉이 아주 정밀한 방법으로 적용되어야 하기 때문이다. 그러나 마사지의 기술들이 단지 치료적 효과만을 근거로 분류되어서는 안 된다. 시행된 기술들이 가져다 주는 효과가 상당히 많기 때문이다. 예를 들어, 국소부위의 신경수용기들을 자극시킬 수 있는 상당히 가벼운 접촉에도 단계적으로 심리적, 생리적 효과를 낳을 수 있다. 이런 이유로 해서 이 교재는 그림 표 1–4에서 보는 것처럼 단지 부분적으로 치료의 손상단계 결과나 치료적 효과로 규정된 것을 근거로 한 마사지 기술의 표시를 체계화하고 분류하는데 기본 골격을 제공한다. 마사지 기술을 위해 제시된 분류체계와 이런 기술들을 표시하는 순서는 해부학적, 학문적 관심, 운용방법에 덧붙여 치료효과와 결과를 근거로 한다.

치료기술의 해부학적 분류화는 치료사가 관여한 조직과 관련해서 체계화된 기술의 결과이다. 이 경우의 맞물림(engage)은 특정형태의 조직에 대한 임상의의 추진행위와 도수치료의 역학적 힘의 방향을 가리키는 것을 의미한다. 이것을 근거로 해서 마사지 기술을 처음엔 표피조직의 방향으로 주고, 나중엔 손상된 심부조직에, 그리고 최종적으로는 다발조직(multiple tissue)에 제공한다. 운용적 관점에서는 임상의는 비슷한 현상들을 관찰하고 촉진하는데 필요한 기술을 하나로 묶는 것이다. 최종적으로 학구적 접근 방법은 복잡한 기술이 요구되는 마사지 기술시행 전에 훨씬 단순한 기술의 습득을 요구하는 기술을 먼저 시행한다는 것이다. 이런 기준들은 특정형태의 조직이 포함된 4개의 광범위한 마사지 기술의 분류를 규정하는 것이 사용될 수 있다. 즉, 표층조직 반사 기법(superficial reflex), 표층조직 유동 기법(superficial fluis), 신경근 기법과 결합조직 기법들이다.

이 기준은 또한 다발조직층이 포함된 마사지 기술에 있어 2개의 분류를 발생시킨다. 즉, 수동적 운동 기법과 타진 기법(percussive)이다. 이런 각각의 분류들 속에 있는 기술들은 특별한 치료적 효과를 가진다. 즉, 처음 4개의

상자 1-3
마사지 기술들의 주요분류

1. **표층조직 반사 기법**
   정적접촉
   표층조직 스트로킹
   섬세한 진동
2. **표층조직 유동 기법**
   표층조직 에플루라지
   표층조직 림프 배액법
3. **신경근 기법**
   광범위 접촉 압박법
   페트리사지
   스트립핑
   특정부위 압박법
4. **결합조직 기법**
   피부 말기
   근막 기법
   직접적 근막 기법
   마찰법
5. **수동운동 기법**
   흔들기(shaking)
   리듬감 있는 가동법
   흔들기(rocking)
6. **타진 기법**
   타진

분류들은 불안감소와 같은 정신신경면역학적 효과를 낳기도 한다.

1. 표층조직 반사 기법 : 이것은 오직 피부조직만이 포함되고, 반대 자극으로 인한 무통 효과와 같은 반사효과를 낳을 뿐 역학적 효과는 없다.

2. 표층조직 유동 기법 : 이것은 피부, 표층근막, 심부근막의 외피층 바로 위 피하지방이 관련된다. 이 기술은 표층의 림프관에 역학적 효과를 주고 정맥순환에 효과가 있을 수도 있다.

3. 신경근 기법 : 이것은 근육과 근육안의 조직과 관련된다. 이 기술은 수축성분의 기능, 결합조직의 수액공급, 림프관 복구에 영향을 주고, 복합적 반사효과를 발생시킬 수도 있다.

4. 결합조직 기법 : 이것은 결합조직의 표층, 심부층과 관련된다. 이것은 역학적으로 결합조직의 원형복구와 신장성, 수액공급활동에 영향을 주고 복합적 반사효과를 발생시킬 수도 있다.

5. 수동 운동 기법 : 이것은 환자의 참여 없이도 실질적인 조직이나 관절의 움직임을 발생시킨다. 이것엔 다발조직과 구조물들이 관련되고 수액흐름, 결합조직, 근 긴장도의 신경적 조절 등에 폭넓은 범위의 효과를 가진다.

6. 타진 기법 : 이것은 빠르게 조직을 이완시키고 변형시키는 기술이다. 이것은 기술이 적용되는 힘에 따라서 상이한 조직들이 관련된다. 이것은 주로 역학적으로 기관지 점액 배출과 기도확보에 도움을 주는 심폐재활에 사용된다. 이것은 유용한 신경근 반사 효과를 낳을 수도 있다. 이런 분류와 각 분류 내에서 선택된 기술들은 상자 1-3에 요약되었고, 각각 관련된 장에서 폭 넓은 마사지 기술들을 포함한다.

결론(Conclusion)

장애의 NCMMR 모델, 도네베디언의 임상치료 요소의 개념적 구조작업, 확실한 접촉의 개념, 그리고 마사지 기술의 분류체계는 결과에 근거를 둔 마사지를 위한 개념적, 구조적 토대를 제공하기 위해 상호협력해야 한다. 이런 구조로 해서 임상의는 환자의 손상, 기능적 제한과 사회적 제한을 평가하고 손상이 치료사가 치료 개입할 필요가 있는지를 결정하기 위해 이 정보를 사용한다. 임상의는 환자의 기능적 상태에 관한 정보를 치료에 의해 달성할 수 있는 것을 합리성을 예상할 수 있는 기능적 결과를 규정하는데 사용한다. 임상의는 환자의 손상을 환자의 기능적 능력을 향상시키고 손상을 감소시키는 의미로서 취급한다. 임상의들은 치료기술의 선택에 신중을 기하기 위해 손상을 재평가하고, 이미 확인된 치료의 기능적 결과가 만족할 만하고 치료가 종결될 수 있는지를 결정하기 위해 기능적 제한을 재평가 한다.

치료도입과정을 통해서 결과에 근거를 둔 마사지를 사용하는 임상의는 치료의 구성과 방법을 치료를 하고 계획을 세울 때 고려사항에 넣는다. 임상의들이 임상치료에 마사지 기술을 접목시킬 때는 성공적인 마사지 기술의 사용을 촉진시킬 수 있는 기술들의 발달을 증진시키는 확실한 접촉의 기본구조를 사용한다. 최종적으로, 결과에 근거를 둔 마사지를 사용하는 임상의는 치료개입을 위한 기술의 선택을 마사지 시행중인 조직과 적용 시 관찰되는 현상, 그리고 결과적으로 얻을 수 있는 임상적 성과의 관점에서 치료기술을 체계화한 마사지 기술의 분류체계를 근거로 결정하면서 효과적으로 임상치료의 확증된 결과를 성취할 수 있는 능력을 강화한다.

참고문헌(References)

1. National Institute of Child Health and Human Development. Research plan for the National Center for Medical Rehabilitation Research. Public Health Service NIH Publication no. 93-3509. Bethesda, MD: National Institutes of Health, US Department of Health and Human Services, 1993.
2. Donabedian A. Evaluating the quality of medical care. Milbank Q 1966;3:166–206.
3. deDomenico G, Wood EC. Beard's Massage. 4th ed. Philadelphia, PA: WB Saunders, 1997.
4. Portney L, Watkins M. Foundations of clinical research: applications to practice. East Norwalk, CN: Appleton & Lange, 1993.
5. Earp J, Ennett S. Conceptual models for health education research and practice. Health Educ Res 1991:6(2):163–171.
6. Nagi S. Disability concepts revisited: implications for prevention. Executive summary. In: Pope A, Tarlov A, eds. Disability in America, Washington DC: National Academy Press, p 1.4, 1991.
7. American Physical Therapy Association. Guide to physical therapist practice. Phys Ther 1997;77(11):ix–xii.
8. Jette AM. Using health-related quality of life measures in physical therapy outcomes research. Phys Ther 1993;73: 528–537.
9. Maitland G. Peripheral manipulation. 2nd ed. London: Butterworths, 1981.
10. Sullivan P, Markos P. Clinical decision-making in therapeutic exercise. East Norwalk, CT: Appleton & Lange, 1995.
11. Tappan FM, Benjamin P. Tappan's handbook of healing massage techniques. 3rd ed. Stamford, CT: Appleton & Lange, 1998.
12. Field TM. Massage therapy effects. Am Psychol 1998; 53(12):1270–1281.

제 2 장

임상적 결정과정

The Clinical Decision-Making Process

김 규 용

임상적 결정과정은 임상의가 환자의 검사, 치료, 퇴원 과정을 배우는 것이다. 결과에 근거를 둔 마사지를 위해 제시된 결정과정은 특별히 마사지 기술을 임상실행으로 통합하는 문제를 다루고 있다. 이 장은 결과에 근거를 둔 마사지를 위해 4단계에 걸쳐 발생되는 치료방법의 기술적, 대인관계적 측면을 논하고 있다(평가단계, 평가계획 단계, 치료단계, 퇴원단계). 또한, 시행된 검사와 치료계획 개요 그리고 임상의에 의해 제공되고 계획되어진 치료적 도입의 적절성과 타당성을 강화하는데 필요한 지침들을 제공한다. 그리고 이 장에서는 임상적 치료과정 동안 발생되는 환자의 윤리적, 감정적, 교육적 필요사항에 임상의가 어떻게 대처해야 하는 지를 기술하고 있다.

임상적 결정과정(The Clinical Decision-Making Process)

임상적 결정내리기, 임상적 추론 그리고 *임상적 문제해결*들은 여러 저자들이 임상의가 환자의 상태에 관한 정보를 분석하고 통합하는 방법의 모델들을 기술하는데 사용해 왔고, 분석의 결과를 환자를 위한 치료 방법을 향상시키고 공식화하는데 사용했다. 결과를 근거로 한 마사지를 위한 임상적 결정내리기 모델은 임상적 추론과 앞장에서 논의된 마사지의 개념 구조체제를 통합한다. 이 모델은 마사지 기술을 3단계의 임상치료로 통합하는 것과 관련된 임상적 결정 내리기 과정의 요소들을 대략적으로 설명한다. 모든 임상적 결정내리기 모델들처럼 비록 이 모델이 일련의 수단으로서 도표로 표현되고 있지만, 천편일률적인 방법으로 사용되기 위해 계획된 것은 아니다. 대신 임상의는 임상적 결정내리기에 관한 연구 조건을 지침으로 삼아 이 모델을 사용해야 한다. 우선 연구자들은 임상적 결정에 관여해 온 임상의들이 동시에 몇 가지 수단들을 자주 실행한다는 걸 관찰해 왔다. 게다가 이런 임상의들은 단 한번의 결정과정보다는 반복적인 결정 내리기 과정을 사용했다. 다시 말하면, 여러 번 같은 방법의 결정내리기 과정을 되풀이 했고, 매번 반복하고 자신들이 이미 가지고 있는 정보들을 그런 식으로 확장하고 자신들이 세운 가설을 더 정확하게 만들어 갔다.

임상 치료과정의 개요(Overview of the Process of Clinical Care)

치료과정, 임상적 과정은 치료가 전달되는 방식이다. 환자와 의사 사이에서 발생되는 행위들이다. 이것은 환자와 의사 사이의 상호작용에 관한 대인관계 측면과 의사가 치료를 어떻게 제공하는지에 관한 기술적 측면들을 포함한다. 치료 과정의 기술적 측면은 일부분은 시행된 검사, 치료계획 개요, 임상의에 의해 제공되고 계획되는 치료도입의 적절성, 적당성과 관련된다(표 1−2). 임상치료 과정의 대인관계적 측면들은 3가지 요소들을 포함한다(환자, 의사 그리고 환자와 의사). 결과에 근거를 둔 마사지를 위한 결정내리기 모델은 4단계에 걸쳐 발생하는 치료과정의 기술적, 대인관계적 측면을 기술한다(평가단계, 치료계획 단계, 치료단계, 퇴원단계).

임상치료 과정의 사회적 배경 (Social Context of the Process of Clinical Care)

환자와 의사는 전형적으로 임상치료과정에서 중심인물들이 된다. 그들은 흔히 치료적 상관관계로 관련되면서 임상적 상관관계에 속한다. 임상의는 자신의 임상적 지식, 도수치료기술, 대인관계 방법을 임상적 상관관계에 도입하고 임상적 결정내리기 과정을 임상치료과정을 통해서 환자에게 과정을 알려주기 위해 사용한다. 환자들은 자신들의 대인관계 방법을 질환에 대한 심리적, 육체적 반응과 치료과정뿐만 아니라 임상적 상관관계까지 도입한다. 그렇다고 임상치료 과정이 이들 두 사람 사이에서만 일어나는 상호작용에 한정된 것은 아니다. 전형적으로 이런 과정은 상당히 큰 사회적 배경 내에서 발생한다(그림 2−1). 우선 건강관리체제는 임상의, 환자와 상호작용할 수 있는 여러 분야의 건강관리 전문가들을 포함시킬수 있다. 덧붙여서 환자는 임상치료 과정에 참여하면서 영향을 줄 수 있는 제 3자들, 인척들, 간병인들 같은 사회적 인력망을 가지고 있다.

임상치료 과정에 포함되는 상호작용의 복잡성은 임상시

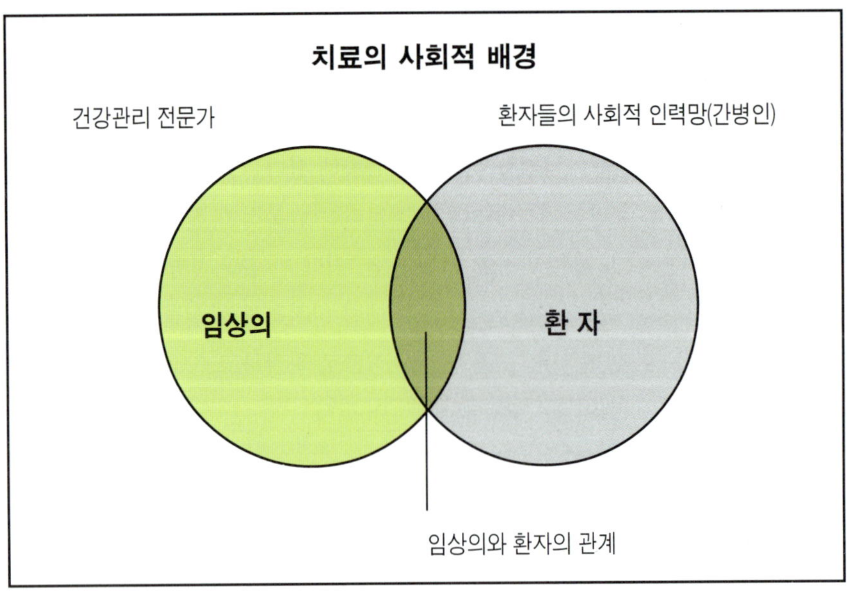

그림 2-1. 임상치료의 과정에서 상호작용.

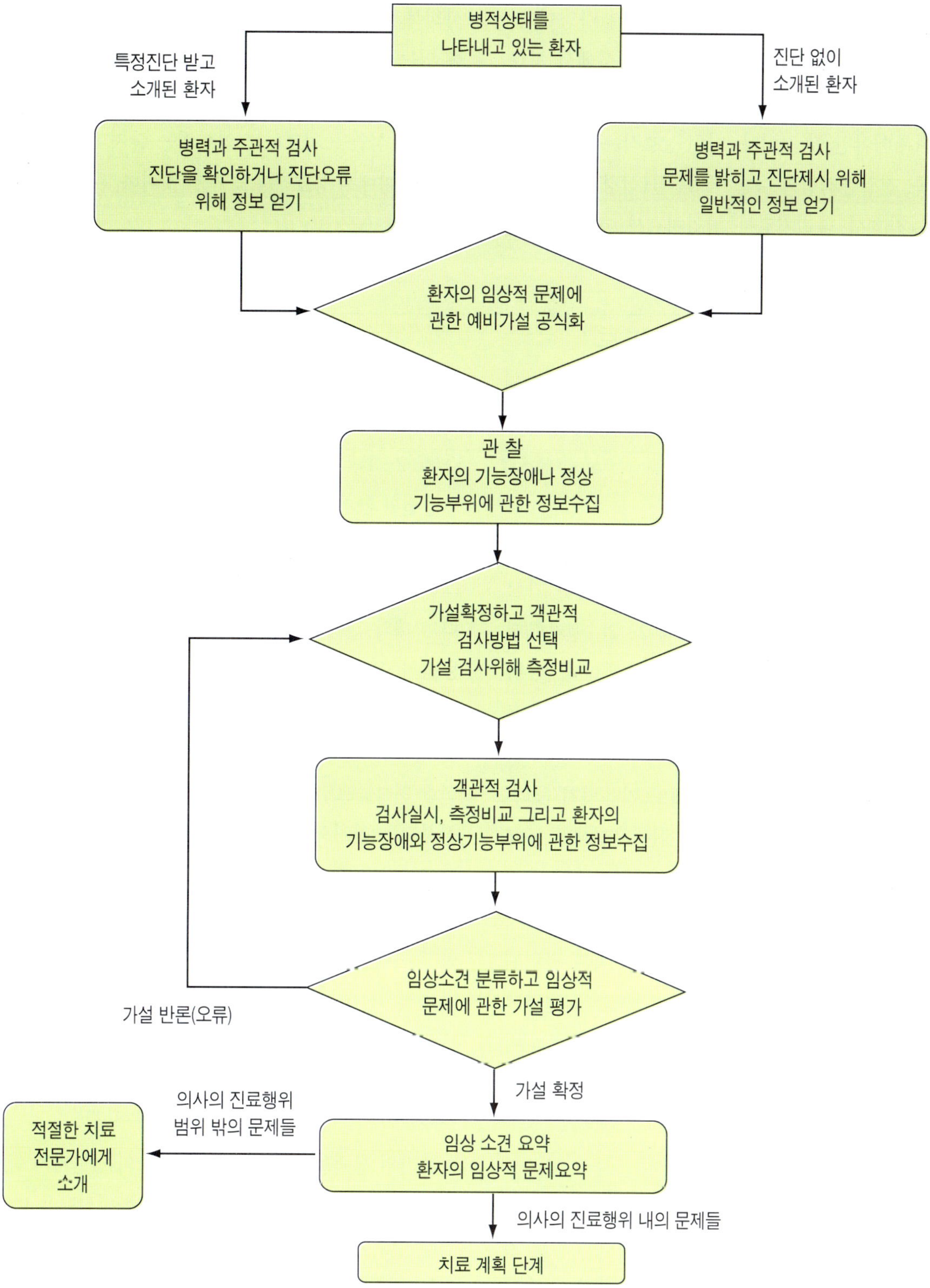

그림 2-2. 임상결정과정모델 : 평가단계(상자 2-1 to 2-7)

설, 환자, 환자가 나타내는 의학적 상태에 따라 다양할 것이다. 예를 들어, 중추성 노인질환으로 재활시설에서 치료받는 환자를 담당하는 임상의는 치료과정 동안 수많은 상호작용을 다루어야만 할 것이다. 이런 상호작용들은 환자, 환자의 가족, 건강관리팀의 다른 구성원들(신경과의사, 신경외과의사, 간호사, 물리치료사, 작업치료사, 호흡치료사, 사회복지사, 보조기사, 레크리에이션 치료사), 재활시설 내에 있는 치료구성원, 그리고 가족을 위한 일부 지역사회 봉사원들을 포함한다. 반면에 외래 진료실에서 족저근막염을 가진 성인을 치료하는 임상의는 단지 환자와 혹은 내과의사 사이에서 상호작용을 가질 것이다.

임상치료의 기술적 측면들 (Technical Aspects of the Process of Clinical Care)

평가단계 (EVALUATIVE PHASE)

평가단계는 임상치료과정의 근거를 제공한다. 평가단계에서 취해지는 방법들은 환자의 임상적 문제에 관한 가설의 확정과 공식화 내에서 얻어진다(그림 2-2). 평가단계는 환자를 검사하는 것을 시작으로 임상적 문제의 확인, 임상소견의 요약기준, 계속적인 치료 유무의 결정들까지 포함한다.

평가단계의 중요성은 아무리 강조해도 지나치지 않다. 환자가 임상적 치료를 위해 왔다면 대개는 자신에게 문제가 있다는 걸 인정하는 것이다. 환자를 검사하고 임상소견을 평가해서 임상의는 환자의 임상적 문제를 확인하고 치료 계획 짜기와 치료결과 확인의 근거가 될 환자와 관련된 손상, 기능적 제한, 장애를 확정한다. 결론적으로 적절하고 적당하면서 포괄적인 평가단계 조치들의 실행은 잠재적 치료 효과를 극대화 시키는데 도움을 줄 수 있다.

환자의 검사(CLIENT EXAMINATION)

평가단계는 환자를 검사하는 것으로 시작된다. 즉, 환자의 건강상태와 병적상태의 병력 청취, 전신검사를 통해 정보를 수집하고 검사하고 측정 비교한다. 임상의에 의해 실시되는 검사의 범위는 임상의의 진료행위 범위에 의해 결정된다. 즉, 임상의의 전문분야, 실시된 검사형태, 환자의 진단(환자의 상태의 급성, 중증성, 복잡성, 안정성), 환자의 전반적 건강상태, 임상시설의 특성에 의해 결정되는 것이다(표 2-1). 가령, 요양의료시설에서 파킨슨 질환이 있는 노인질환 환자가 받는 초기의 여러 전문분야에서 실시되는 신경학적 검사는 현재의 상세한 병력과 과거의 건강상태 그리고 기능 활동 수준을 포함시킨다. 즉, 환자의 대화 능력 상태와 전반적인 신체 상태를 체계적으로 검사하고 운동범위, 운동근육 기능, 반사활동, 감각 정상도, 보행, 이동, 균형, 피부 건강도, 일상생활 활동, 보조기구 등 이 모든 것을 평가하기 위해 검사하고 측정 비교한다. 이런 행위들은 연골 연화증으로 정형외과에서 외래 진료를 받는 청소년에 실시되는 임시의 검사보다 훨씬 더 상세한 문제들을 다루고 검사범위도 더 넓을 것이다. 임시적 검사는 근육활동 능력, 관절건강도와 가동성, 치료의 주된 목적인 일상생활 활동 범위에서의 손상과 관련된 검사와 측정비교들을 포함한다.

병력청취와 검사의 주관적 요소 (History Taking and Subjective Component of the Examination)

환자의 병력을 청취하기 전에 임상의는 환자가 특정진단을 받고 소개된 것인지를 파악한다. 특정진단을 받았다면, 임상의의 병력청취와 주관적 검사에 해당 진단명과 관련된 질문이 포함될 것이고 환자의 현재 진단을 확정하거나 반박할 만한 정보를 얻어 내는데 초점을 둘 것이다. 반면에 환자가 특정 진단 없이 소개됐다면, 임상의는 환자의 현재의 문제점을 확인시켜 주고 임상진단을 내릴 수 있는 일반적 정보를 얻어내려고 한다(상자 2-1). Chapter 3의 마사

표 2-1
환자 검사의 범위와 내용

	초기검사	*중간검사와 재검사*	*퇴원시 검사*	*후속 검사*
범 위	상세한 탐구적 검사	치료의 가능적결과와 손상단계 결과를 확인하기 위한 절차	치료로 달성된 손상단계 결과나 기능적 결과, 그리고 제공된 치료에 대한 상세한 검사	앞서 달성된 치료의 기능적 결과와 손상단계 결과의 지속성, 지속적 치료의 필요성을 확인하는데 필요한 검사
실시시간	치료시작 전 실시	초기 치료 후 짧은 휴식 기간에 실시	환자가 퇴원하기 전 치료의 마지막 단계에 실시	치료기간 후에 실시
목 적	· 환자의 진단에 대한 확정/반박 · 치료계획을 위한 토대 제공과 중간검사를 위한 근거를 위해 환자의 손상, 기능적 제산과 기능적 범위를 측정하고 확인하기 · 합리적으로 기능적 결과를 확인하기위해 환자의 과거, 현재의 기능수준을 측정하고 확인하기	· 초기 검사에서 확정된 기본사항을 참고로 환자의 손상이나 기능단계의 변화를 확인하고 측정하기 환자의 치료목표 달성과 결과를 결정. · 환자의 치료과정에의 적극적 참여를 확인. · 치료계획이나 결과를 변경할 필요가 있는지 결정하기 위함	· 치료목표의 진전과 결과의 측정을 통해 환자의 퇴원적극성 결정 · 환자의 퇴원의 필요성을 확인하고 측정하기 위해 초기 검사에서 확정된 기본사항을 참고로 환자의 손상과 기능적 수준의 변화를 측정하고 확인하기 위함	· 가장 최근의 퇴원시 검사에서 확정된 기본사항을 참고로 환자의 건강상태, 손상, 기능적 장애의 변화를 측정하고 확인하기 · 환자가 주위환경의 적응도 수준과 안전 정도 결정하기 · 지속적 치료의 필요성을 결정하기 위함
구성요소	· 병력, 진단의 확정, 반박에 필요한 정보 얻기나 특별한 것이 없을시에 진단의 확정 위해서 진단의 확정, 반박위한 검사와 측정 · 그렇지 않으면 진단의 확정, 손상, 기능적 제한, 장애, 삶의 질을 측정하고 확인	· 손상, 기능적 제한, 장애의 변화를 결정하기 위함	· 병력-치료의 요약 정리 · 퇴원의 필요에 대한 환자의 인식도에 대한 논의 · 퇴원시 환자의 손상, 기능적 수준, 장애, 삶의 질을 결정하기 위한 검사와 측정	· 병력-건강상태의 변화, 환경에의 적응, 안정 정도에 관한 정보 얻기 · 손상, 기능적 제한, 장애, 삶의 질의 변화를 측정하고 검사

상자 2-1
병력 청취와 주관적 검사

환자는 2달 간의 점진적인 목통증 발병 병력이 있는 수퍼마켓에서 현금출납원으로 일하는 28살의 여성. 그녀의 소견서엔 '경부통증-평가하고 치료' 하고 되어 있다. 소견서에는 특정진단이 없기 때문에 임상의는 환자가 신경근증이나 연부조직 손상이 있었는지를 확인하기 위한 질문과 방사통, 24시간 통증 양상, 통증으로 인한 자세의 영향, 감각이상의존재가 포함된 질문을 한다. 환자는 목통증에 관하여 이야기 할 때 팔꿈치 아래로의 방사통, 감각이상이나 경부신전이나 측굴 시 통증 증가 등을 포함시키지 않는다. 대신에 점점 시간이 흐르면서 경부와 견갑통증, 근경직과 경부운동범위 감소, 경부근육 강직, 경부 근경축과 일시적 두통을 호소한다.

상자 2-2
예비적 임상 가설

병력과 주관적 검사의 소견을 바탕으로 임상의는 환자의 증상들이 활동성 근막 통증유발점의 존재 때문이라는 가설을 세운다.

근막 통증유발점은 '단단한 띠(taut band)' 의 촉진 가능한 과민해진 마디와 연관성이 있는 근골격 내의 과흥분성 지점이다. 통증유발점은 통증과 관련성이 있고 신경 올가미를 만들며 근약화를 초래하고 현저한 운동범위 제한과도 연관성이 있다.

촉진하지 않아도 통증이 심한 활동성 통증유발점은 다음과 같은 원인을 가진다:

- 근육의 유연성과 근력 감소
- 압박 시 관련통 증가. 이 경우엔 통증유발점 특유의 통증방식으로 관련통증을 발생시킬 것이고, 관련된 운동신경과 자율신경 반응을 발생시킨다.
- 충분히 자극된다면, 활동성 통증유발점 부위의 근섬유에 국소적 연축반응이 있다.

상자 2-3
환자의 관찰

임상의는 환자가 신경근증 보다는 경부근막통증을 가지고 있는지를 확인하기 위해 객관적 관찰에 의한 자료를 모은다. 근약화, 머리의 전굴과 오른쪽 상부 승모근 부위에 근경축이 없다는 임상의의 관찰을 근거로 임상의는 환자가 오른쪽 상부 승모근과 견갑거근에 활동근막 통증유발점을 가지고 있다는 설명을 위해 자신이 세운 임상적 가설을 다시 되짚어 본다.

상자 2-4
객관적 검사와 측정

임상의는 근막 통증유발점의 유무에 확신을 줄 수 있는 객관적 검사와 측정 방법을 선택한다. 또, 환자의 승모근과 견갑거근에 '단단한 띠(taut band)'와 마디, 연축반응 발생, 압박에 대한 민감 정도와 통증유발점 촉진 시 통증 전이 양상들이 있는지 촉진해 본다. 그리고 운동범위와 근력을 측정하고 환자가 운동범위 감소, 오른쪽 승모근과 견갑거근(견갑골 거상과 후인) 약화를 가지고 있는지를 기록한다. 또한 상지, 피절, 근절을 검사하고 신경근 병변이 없다는 것을 확인하기 위해 경부 압박이나 견인을 해보고 음성소견을 기록한다. 임상의가 환자의 기능 장애 부위를 보충하기 위해 정상기능 부위를 사용할 수 있기 때문에 환자의 정상적 부위 상지의 운동범위와 근력을 기록한다. 또한 환자가 현금출납원으로서의 직업적 환경, 즉, 오른손으로 물건을 들거나 옮기고, 직장까지 운전해 가기, 머리 위 사물에 손 뻗기 등과 관련된 기능적 업무를 적절히 수행할 수 없는 사항들을 기록해 둔다.

지를 위한 환자 검사 개념의 검토는 마사지를 위한 병력 청취를 고려할 때 발생되는 문제점에 대한 참고사항을 제공한다. 환자의 병력은 이미 작성된 치료 계획 내에서나 아니면 따로 분리해서 서류화될 수 있다.

예비적 임상가설(Preliminary Clinical Hypothesis)

존재하는 모든 임상결정행위 모델들은 임상적 가설을 검사하고 공식화 하면서 일정형태의 데이터를 수집하는 것을 포함한다. 현재 사용되는 모델 속에서 임상의는 타병원에서 내린 진단과 병력 및 주관적 검사로부터 수집된 정보를 바탕으로 예비가설(환자의 중요한 임상적 문제에 관한 임상의의 가설)을 세운다(상자 2－2).

환자의 관찰(Client Observation)

일단 이런 예비적 임상가설을 세우고 나면 임상의는 그의 가설을 뒷받침 할 수 있는 다른 객관적 실마리가 있는지 확인하기 위해 환자를 관찰할 것이다(상자 2－2). 초기 검사단계에서 임상의는 지나치게 협소한 관점을 가지지 말아야 한다. 환자의 관찰은 다른 대안적 가설을 세울 수 있는 정보를 얻을 수 있을 정도로 보편적이어야 한다. 그러나 임상의가 세운 가설에 상응하는 특정한 임상적 징후를 확인할 정도는 되어야 한다. 이런 관찰은 자세정렬, 근육부피와 형태, 그리고 3장과 개별적으로 마사지를 다루는 장에서 개요된 다른 부분들도 포함한다. 이런 관찰을 근거로 임상의는 환자의 임상적 문제에 관한 가설을 정밀하게 할 수 있을 것이다.

객관적인 검사와 측정(Objective Tests and Measures)

다음 단계에서 임상의는 임상적 가설을 확정하거나 반박하기 위한 정보 수집 쪽으로 방향을 잡는다. 즉, 객관적 검사와 측정의 적용과 선택이다(상자 2－4). 사용된 검사와 측정의 형태 행해진 순서는 환자의 성격과 병적상태에 따라 다르다. 특히 신경학적, 근골격계, 심폐기능, 심리적 상태를 위해 임상의가 사용하는 검사는 접근방법에서 차이가 있다. 예를 들어, 물리치료를 위한 근골격계 검사는 자세분석, 시각적 관찰, 운동범위 검사, 근육동작 검사, 촉진 등을 순서에 따라 실시하는 것들로 구성될 수 있다. 대조적으로 물리치료를 위한 심폐검사는 시각적 관찰, 촉진, 타진과 청진으로 구성될 수 있다. 게다가 성인, 소아, 노인환자들을 진단할 때도 검사접근법의 변동성이 존재한다. 적절한 검사와 측정의 선택은 검사에 있어 가장 어려운 요소 중 하나다. 그 어려움은 정보의 부재가 아닌 많은 교재 속에 있는 임상평가에 관한 특별검사와 임상적 징후에 관한 상당량의 정보에 의해 좌우될 수 있는 가능성에 놓여 있다. 임상의는 적절한 검사기술을 생각해 내고, 환자의 반응을 기록하고 정확하게 소견을 해석하는데 어려움을 겪는다. 환자의 임상적 문제에 관한 한 개 내지 두 개의 가설을 세우면, 임상의가 검사기술의 선택을 정확히 하는데 도움을 줄 수 있다. 데이터를 다루기 쉬운 상태로 유지한다면 처음에 선택해야 할 자료를 효과적으로 찾을 수 있고, 통상적으로 병적 상태를 확정하고 반박하는데 사용되는 몇 가지 검사들을 실시할 때도 도움이 될 수도 있다. 양성의 소견이 있다면, 임상의는 환자의 손상, 기능적 제한, 그리고 기능범위에 관한 더 보편적 정보를 수집할 수 있다. 이런 확증적 검사에서 음성소견이 나타났다면, 임상의는 추가로 필요한 검사를 할 것인지 가설을 변경시킬 것인 지를 결정할 수 있다.

임상의가 분명한 임상적 가설을 세우지 못하는 상황이라면 정밀 검사 방법이 환자가 가지고 있는 증상의 특성을 평가하고 일부 신체조직의 정상도를 결정하는데 빠른 수단이 될 수 있다. 3장은 학생들이 검사기술을 선택할 때 지침으로 삼을 수 있는 마사지와 관련된 검사 기술들 중 일부에 관한 정보를 제공한다.

소견의 평가(EVALUATION OF FINDINGS)

임상적 가설의 확정 (Confirmation of the Clinical Hypothesis)

검사의 결론시점에서 임상의는 환자의 임상적 상태로 인한 손상들을 분석하고, 자신의 임상적 가설을 확정하든지 반박하든지를 결정한다(상자 2－5). 물리치료사와 같은 일부 건강치료 전문가들은 환자를 검사해서 얻은 소견들을 증후군이나 결집형태로 분석하고, 체계화 한 결과나 과정들을 진단이라 칭한다. 검사로부터 얻은 소견들이 임상의

상자 2-5
임상적 가설의 확정

임상의는 환자의 임상적 상태에서 발생되는 중요한 손상들을 확인한다. 또한 통증의 발생(경부통증, 두통), 근경축, 근강직, 운동범위 감소, 근력감소, 들어올리고 뻗는 능력 부재가 오른쪽 상부 승모근과 견갑거근의 활성근막 통증유발점 때문이라는 임상적 가설을 확정한다.

의 임상적 가설을 뒷받침 해주지 못한다면, 임상의는 다시 가설을 재편성해야 하고, 적절한 검사와 측정을 선택하고 실행하는 반복적 과정을 밟아야 할 것이다. 환자가 확실히 규명된 임상적 상태를 나타내지 않는 상황도 있다. 이런 경우엔 임상의가 특정한 임상적 상태의 치료와 확인에 초점을 맞추기 보다는 환자가 나타내는 손상, 기능적 제한 그리고 장애를 치료하는데 보편적인 목적을 두고 치료계획을 짜는 것이 적절할 수 있다.

적절한 임상소견의 요약
(Summary of Pertinent Clinical findings)

일단 임상의가 임상적 가설을 확정하게 되면, 적절한 임상소견의 요약을 얻을 수 있다: (손상, 기능적 제한, 장애(상자 2-6)). 이런 요약은 작성된 치료계획 내에서 문서화되거나 따로 분리해서 문서화 할 수 있다. 다른 임상적 접근방법들처럼 결과에 근거를 둔 마사지에서도 환자의 기능적 제한을 일으키는 손상에 관한 확인 작업이 실패하게 되면, 처음에 목적한 치료의 기능적 결과를 달성하는데 효과적이지 못한 치료기간의 연장을 가져올 수 있다. 임상적 예에서 임상의가 신경근증의 여파로 환자가 기능적 제한이 있다고 실수로 판단하게 된다면 환자의 증상을 경감시키지도 못하고, 기능적 단계를 향상시키지도 못하는 치료적 처방을 제공하게 될 것이다.

치료의 적절성(Appropriateness for Treatment)

임상의에게 소개된 모든 환자들이 꼭 치료가 필요한 것은 아닐 것이다. 그러므로 임상의는 환자의 검사에서 나온 소견을 검토하고 직접적인 치료기술의 적용, 치료적 교육, 각 부서의 조화와 같은 치료적 노력으로 환자가 혜택을 받았는지를 결정한다(상자 2-7). 일단 치료가 적절하다고 임상의가 확신한다면, 치료계획을 짜기 전에 임상의는 환자의 임상적 상태를 치료할 임상적 자격과 법적 권리를 가지고 있는 지에 관한 문제를 다룰 필요가 있다. 치료를 위한 법적 권리는 임상적 문제의 치료 시 임상의가 사용하기를 원하는 검사기술과 치료기술들이 임상의의 전문직업적 영역 내에 있는지와 관련된다.

전문적 직업행위 범위는 임상개업지역 관할 법에 기술되어 있다. 건강 치료 전문직업은 공공보건을 보호하고 자격부여, 등록, 전문 인력의 교육 등의 통제에 의한 안전 등에 관한 실행령을 가지고 있다. 각각의 전문의를 위해 이런 실행령은 필요한 등록, 면허증, 자격부여, 실행할 수 있는 치료, 교육조건, 실행령 위반 시 적용되는 제재 등을 요약해 놓고 있다. 치료를 위한 법적 권리는 마사지 실행이 관련된 곳엔 확실치 못한 부문이다. 왜냐하면 일부 마사지 기술들이 진료행위 범위 내에서 일련의 건강치료 전문가인 임상의가 상이한 질환을 다루는데 사용될 수 있다. 그러나 그들은 특정한 자격증이나 고급교육을 받지 않는다. 반면에 다른 일반인들은 할 수 없을 것이다. 다양한 임상적 상태를 지닌 환자를 위해 운동트레이너, 마사지사, 간호사, 작업치료사, 물리치료사, 카이로프랙터와 다른 신체치료가 제공하는 표층조직 쓰다듬기 치료적 방법에 혼합되어 이완을 촉진하기 위해 제공된다. 대조적으로 림프액 부종을 다루기 위한 표층조직 림프액 배출기술의 적용은 이런 일부 건강치료 전문가들의 진료행위 영역 밖의 일 일 수도 있다. 또 다른 진료 행위 범위의 측면은 임상의가 다른 전문의가 자신의 환자를 더 적절히 잘 치료할 수 있는지를 결정할 필요가 있는 것과 관련된다. 이런 상황은 임상의의 진료행위 외에 있는 임상적 문제들의 치료를 위해 다른 건강치료 전문가에 소개하는 것을 보장하는 것이다. 진료행위 범위와 관련된 복잡한 문제를 고려할 때, 임상의들은 그들이 임상행위 중 부딪히게 되는 상이한 임상적 질환을 위해 사용되는 마사지 기술에 대한 법적권리를 결정할 때 임상전문직에 대한 실행령을 참고해야 한다. 법적인 문제에 덧붙여서 임상의는 임상적 문제가 있는 환자를 치료할 자신의 자격

상자 2-6
객관적 검사와 측정

주관적 정보

- 안정 시 운동범위 끝부분 그리고 기능적 활동 시 경부 통증
- 시각적 통증 척도(visual analog scale)에 8 정도의 강도로 기록되는 통증
- 증가된 경부통증으로 10분 동안 점포의 현금출납 행위 불능, 운전불능 기록
- 도보 시 경부근육 긴장, 피로 시 경부근육 긴장
- 일시적 두통(측두골 부위)

객관적 정보

기능장애 부문

- 머리전굴 자세
- 오른쪽 승모근에 촉진 가능한 근경축
- 승모근과 견갑거근에 촉진 가능한 '단단한 띠'
- 오른쪽 승모근 통증유발점 촉진 시 퍼지는 통증의 양성패턴 호소
- 견갑거근 통증유발점 촉진 시 퍼지는 통증의 양성패턴 호소
- 상부승모근과 견갑거근의 통증유발점 부위 촉진 시 연축반응
- 능동적 경부운동범위 감소 : 굴곡 50%, 신전 75%, 오른쪽 회전 75%, 왼쪽 측굴 50%,
- 오른쪽 상부 승모근과 견갑거근의 근긴장
- 감소된 근력 ; 오른쪽 견갑거근 - 견갑골 거상 = 등급 4−,
  오른쪽 승모근 − 견갑골 거살, 후인 = 등급 4−,
- 오른쪽 상부 승모근과 견갑거근의 활성 통증유발점 : 등급 2 통증유발점(정상측과 환측 차이→ $4kg/cm^2$ 〈 차이 〈 $6kg/cm^2$ 오른쪽 승모근 압력통각계 수치 = 1 ; 오른쪽 견갑거근 압력통각계 수치 = 0.8
- 경부통증 증가로 10분 미만의 운전능력 부족
- 서서 오른쪽 팔 사용하여 반복적으로 상지운동을 10분 미만으로 수행불능(점포에서 현금출납원으로서 필요한 행위)
- 경부통증으로 인해 오른쪽 팔을 1피트 위로 뻗는 동작 불능(머리 위 선반에서 물건 꺼낼 때 필요한 동작)
- 경부통증으로 인해 오른쪽 팔을 사용하여 어깨높이 위로 5파운드 물건 올리기 불능(머리 위 선빈에 물긴 딤긴 싱자 놓을 때 필요한 동작)
- 경부통증으로 인해 오른쪽 팔을 이용해 15파운드 물건을 옮기거나 들어올리기 불능(소비자의 구매품을 쇼핑수레에 놓을 때 필요한 동작)
- 목 통증으로 인해 오른쪽 팔을 사용해 3파운드 물건을 허리 높이로 3회 이상 들어올리거나 옮기는 행위 불능(소비자 물건 확인하고 쇼핑주머니에 넣을 때 필요한 행위)

관련 기능 부문

- 정상범위 내에서 견관절, 주관절, 손목과 손의 운동범위
- 정상범위 내에서 견관절 굴곡근, 신전근, 외전근, 내전근, 주관절 굴곡근, 신전근 회내근, 회외근, 손목 굴곡근, 신전근, 요척편위근, 엄지굴곡근, 신전근, 외전근, 내전근, 손가락 굴곡근, 신전근의 근력

상자 2-7
치료의 적절성

여기에선 임상의가 외래 정형외과 환자에 전문성을 갖고 있고 어느 정도 통증유발점 치료에 대한 교육을 받은 물리치료사이기 때문에 근막성 경부통증을 지닌 환자의 치료는 전문적 직업행위 범위와 임상적 자격 내에서 행한다. 만약 근막성 경부 통증을 가진 환자가 모호한 신진대사 장애의 징후를 가지고 있는다면 훨씬 더 세밀한 검사와 치료를 위해 환자를 내과의에게 소개하는 것이 적절할 것이다.

에 관한 윤리적 결정도 해야 한다. 이것은 임상적 기술과 임상전문가로서의 한계성에 관한 현실 사이의 균형 감각이 요구되는 주관적 결정이다. 바꾸어 말하면, 임상의의 선택된 기술의 적용이나 질환에 대한 치료적 개입에 대한 자격이 실행령의 조항으로 인정하기에 충분하지 않다는 것이다. 즉, 임상의는 이런 치료를 적절하게, 안전하게 그리고 효과적으로 사용하기 위해서 충분한 교육을 받아야 한다.

가설 도출에 있어서의 일반적 실수들 (Common Errors in Hypothesis Generation)

임상 결정과정의 연구는 가설도출과 증명에서 발생되는 몇 가지 일반적 실수들을 어떻게 피할 수 있는 지에 대한 지침을 제공한다. 숙련의와 초보의사와 비교를 보면, 숙련의는 자료를 수집할 때 객관적 정보와 환자 자신의 임상적 상태에 대한 인식과 기능적 제한에 관한 정보들을 포함시킨다는 것을 알 수 있다. 이런 다른 정보들로부터 나온 소견을 통합하는 것은 숙련의가 임상적 가설을 확증하는데 도움을 준다. 초보의사와는 달리, 숙련의들은 그들이 수집한 정보들을 선택해서 검사하는 동안 발생되는 문제들을 확실히 규명하기 위한 표준검사구조 작업을 시작할 수 있다. 이 방법은 초보의사들이 상당량의 부적절한 자료에 갇히게 되는 빈번한 상황에 놓이지 않도록 해준다. 검사초기에 환자의 임상적 문제에 관한 약간의 가설을 도출하는 것은 임상의에게 가설을 재검토하는데 더 많은 기회를 주거나 임상적 소견에 의해 뒷받침되는 가설에 도달하게 해준다. 반면에, 검사하는 동안 임상의에 의해 저질러지는 몇 가지 일반적 실수들도 있다. 너무나 많은 가설들은 임상의가 특정의 검사와 측정들을 사용하기 어렵게 하고 결과적으로 불필요한 정보들을 수집하게 된다.

치료계획단계 (TREATMENT PLANNING PHASE)

너무 무분별하게 가설을 설정하는 것은 임상의가 환자의 임상적 상태에 관한 잘못된 결론에 도달 하게끔 만드는 모순된 소견을 만들 수 있다. 또한 부정확한 결론은 가설의 부정확을 인정하고 새로운 가설을 찾는 노력보다는 임상의가 가설의 존재를 정당화하기 위해 소견을 부풀려 해석하는 실수를 저지를 때 발생된다. 치료계획 단계에는 환자의 손상과 기능적 제한, 가장 좋은 효과가 있을 것 같은 치료기술과 적절한 치료를 위한 손상의 확인을 포함시킨다.

결과에 근거를 둔 마사지를 위한 치료계획 단계는 평가단계와 이미 작성된 치료계획의 마무리 단계에서 얻은 임상적 소견의 요약으로부터 시작한다(그림 2-3).

임상적 문제 목록(CLINICAL PROBLEM LIST)

임상의가 치료기술의 선택을 시작하기 전에 치료계획의 기본사항으로 사용할 수 있는 환자의 손상, 기능적 제한, 그리고 장애에 관한 임상적 소견을 임상적 문제 목록으로 체계화 할 필요가 있다. 우선, 임상의가 환자의 기능부위와 기능장애 부위를 구별하거나, 직접적인 치료기술의 적용에 반응할 수 있는 부위들과 그렇지 않은 부위들을 구분하는 것이 중요하다.

치료의 필요성이 없는 기능부위를 그냥 내버려 두기보다는 임상의가 능동적 치료로 고칠 수 없는 손상들을 위한 보조적 용도로 이런 부위를 사용하는 것이 현명한 일이다.

일단 임상의가 기능장애 부분을 확인했다면, 환자의 손상과 기능적 제한사이의 구분을 짓는 임상의에겐 중요한 일이다. 결과에 근거를 둔 마사지의 치료 계획 시 사용되는 방법은 확인된 손상을 치료하기 위한 치료기술의 선택과 확인된 기능적 제한을 치료의 기능적 결과의 조성을 위한 기본사용으로 사용하는 것이 될 것이다. 독자는 손상이 초기나 그 후에 발생의 병태생리의 결과로 인해 발생하는 손상이 있는 개인의 생리적, 해부적, 인식능력, 감정구조나

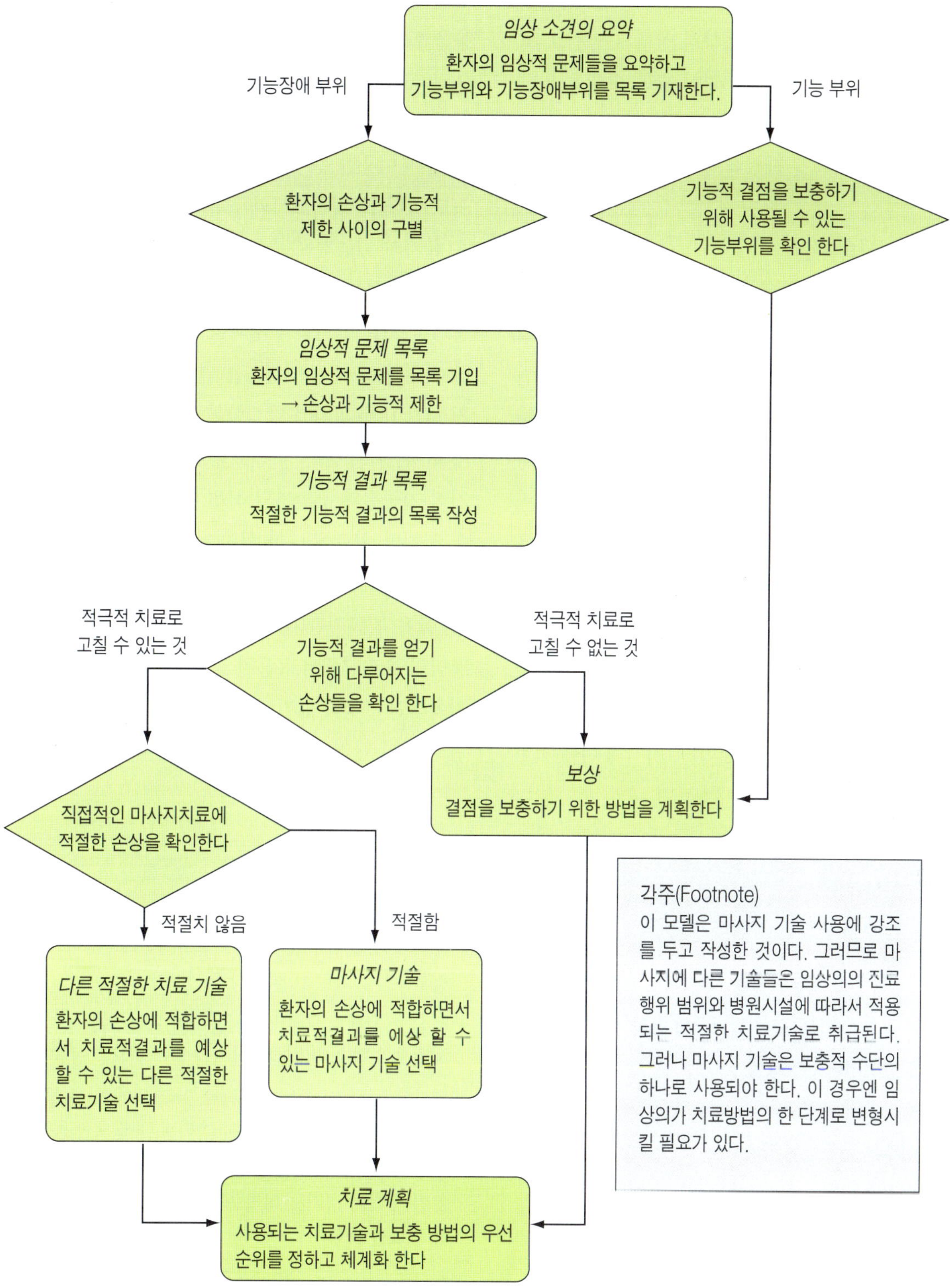

각주(Footnote)
이 모델은 마사지 기술 사용에 강조를 두고 작성한 것이다. 그러므로 마사지에 다른 기술들은 임상의의 진료 행위 범위와 병원시설에 따라서 적용되는 적절한 치료기술로 취급된다. 그러나 마사지 기술은 보충적 수단의 하나로 사용되야 한다. 이 경우엔 임상의가 치료방법의 한 단계로 변형시킬 필요가 있다.

그림 2-3. 임상결정과정모델: 치료계획단계(상자 2-6 to 2-14)

기능의 손상이나 비정상을 뜻한다는 걸로 기억한다. 기능적 제한은 기관이나 기관체계가 정상적 상태의 범위로 고려되는 상태에서 취하는 행동이나 일상 활동 수행을 위한 개인 능력의 제한이다. 임상의가 위에 언급된 일들을 끝마쳤다면, 임상적 문제 목록을 작성할 수 있다(상자 2-8).

치료의 기능적 결과의 확인 (IDENTIFICATION OF FUNCTIONAL OUTCOMES OF CARE)

이제부터 임상의는 환자와의 공동노력으로 적절한 치료의 기능적 결과를 확인하고 이런 결과들을 달성하는데 필요한 시간의 양을 예상하는데 초점을 맞출 수 있다(상자 2-9). 이런 결과들은 환자를 검사할 때 기록되었던 기능적 제한과 일치해야만 한다. 표 2-2에서 기능적 결과의 보기들이 제시되어 있다. 그 결과들을 이루는데 필요한 시간은 환자의 현재와 과거의 기능수준을 고려하는데 필요한 기본 내용이 될 것이다. 즉, 상태의 중증도, 복잡성, 안정성과 명확성, 퇴원목적, 그런 질환을 가진 개인의 예후에 관한 문헌, 그리고 환자가 잠재적으로 갖고 있는 치료성취도를 임상적 결함에 의한 임상의의 판단 등이다. 거기에 더해서 임상의는 임상진료에 관한 논문이나 전문잡지에 있는 연구내용을 통해서 방향을 잘 잡을 수 있고 미국 물리치료 협회의 물리치료행위를 위한 길잡이와 같은 전문 인력을 위한 일반적 치료행위의 지침이 되는 임상교재와 특정한 임상상태를 위해 이용할 수 있는 수많은 임상행위 지침서를 참고할 수도 있다. 물리치료사와 같은 일부 건강관리 전문 인력들은 환자의 기능적 수준을 예측하고 향상되는데 걸리는 시간을 예상하는 과정을 예후라고 알고 있다. 그러나 환자의 장기적 치료의 기능적 결과를 확인하는 데는 중요하지 못한 것이다. 그래서 임상의는 단기적 결과를 확인하고 주어진 시간 내에 환자가 달성할 수 있는 향상 수준들을 예상해야 한다. 이 부분은 꼭 필요한 일이다. 왜냐하면 치료의 장기적 기능결과가 환자의 퇴원 정도를 판단하는데 쓰여 질 수 있지만 치료에 대한 환자의 지속적이고도 즉각적인 반응을 평가하는 데는 가치가 없는 것이 될 수 있기 때문이다. 짧은 치료기간 내에 달성할 수 있는 단기 결과는 치료방법의 효과면에서 유용한 초기수준점을 제공하며 치료의 지속적인 수정과 발전에 중요한 보조수단이 될 수 있다. 이런 치료의 단기적 결과를 달성하기 위한 시간소요는 환자

상자 2-8
임상적 문제 목록

손상

- 통증 : 경부통증과 측두부 두통
- 근신장성 감소 : 승모근과 견갑거근의 경직
- 자세 부정렬 : 머리 전방자세
- 오른쪽 승모근의 근경축
- 능동적 경추부 운동범위 감소
- 근육활동 감소
  - 오른쪽 승모근과 견갑거근의 근력과 내구성 감소
  - 근육 건강도 감소: 오른쪽 승모근과 견갑거근의 활동성 통증유발점

기능적 제한

- 경부통증 증가로 10분 이상 운전불가
- 서 있는 자세로 오른팔을 사용하여 10분 이상 반복적인 상지 운동수행 불가(현금출납계원 일에 필요한 동작)
- 경부통증으로 오른팔을 1피트 머리 위에 있는 물건에 뻗는 동작 불가(선반 위에서 물건 꺼낼 때 필요한 동작)
- 경부통증으로 오른팔을 사용해 어깨 높이 위로 5파운드 물건 올리기 불가능(머리 위 선반에 물건 담긴 상자 올릴 때 필요한 동작)
- 경부통증으로 오른팔 이용하여 5파운드 물건을 옮기거나 올리기 불가능(환자의 구매 물건을 쇼핑카에 놓을 때 필요한 동작)
- 경부통증으로 오른팔 사용해 허리 높이로 3파운드 물건을 3회 이상 옮기거나 들어올리기 수행 불가능(환자의 구매품 확인하고 쇼핑백에 넣을 때 필요한 동작)

상자 2-9
치료의 기능적 결과

임상의는 환자가 현재 나타내고 있는 기능적 제한과 진찰적인 통증발생 2달 전에는 정상적인 기능능력을 가졌었고 근막성 경부통증 외에는 좋은 건강상태를 가진 환자의 관찰을 근거로 아래에 요약된 기능적 결과들을 확인한다.

기능적 제한

- 경부통증 증가로 10분 이상 운전불가
- 서 있는 자세로 오른팔을 사용하여 10분 이상 반복적인 상지 운동수행 불가(현금출납계원 일에 필요한 동작)
- 경부통증으로 오른팔을 1피트 머리 위에 있는 물건에 뻗는 동작 불가(선반위에서 물건 꺼낼 때 필요한 동작)
- 경부통증으로 오른팔을 사용해 어깨 높이 위로 5파운드 물건 올리기 불가능(머리 위 선반에 물건 담긴 상자 올릴 때 필요한 동작)
- 경부통증으로 오른팔 이용하여 5파운드 물건을 옮기거나 올리기 불가능(환자의 구매 물건을 쇼핑카에 놓을 때 필요한 동작)
- 경부통증으로 오른팔 사용해 허리 높이로 3파운드 물건을 3회 이상 옮기거나 들어올리기 수행 불가능(환자의 구매품 확인하고 쇼핑백에 넣을 때 필요한 동작)

치료의 기능적 결과

단기결과(2주)

- 통증요소 없이 30분간 운전가능
- 30분 동안 현금출납원으로서 계산하는 일 가능(적절히 휴식을 취한다)
- 5파운드 물건 들어올려 어깨 높이의 선반에 놓는 것 가능 – 경부통증 호소 없이 1회 반복
- 경부통증 호소없이 머리 위 1피트 높이에 팔 뻗어 물건 닿기 가능
- 경부통증 호소없이 오른팔을 사용하여 허리 높이로 8 파운드로 물건을 들어올리거나 옮기기 가능
- 경부통증 없이 오른팔을 사용하여 5파운드 물건을 허리 높이로 5번 반복하여 이동하는 것 가능

장기결과(4주)

- 경부통증 호소없이 1시간 30분에서 2시간 동안 운전가능
- 적절히 쉬면서 통증 호소없이 2시간 동안 현금 출납일 가능
- 8파운드 물건을 올리고 어깨 높이 선반에 놓기 – 통증없이 5회 반복가능
- 경부통증 호소없이 오른팔 사용하여 2피트 머리 위에 있는 물건에 닿기 가능
- 경부통증 호소없이 오른팔 사용하여 16파운드 물건을 허리 높이로 들어올리거나 이동 가능
- 경부통증 호소없이 오른팔 사용하여 5파운드 물건을 허리 높이로 15회 반복적으로 이동하기 가능

의 상태의 중증성, 복잡성, 안정성 그리고 명확성에 따라 다양할 것이다. 내용적으로 환자의 기능적 단기 변화의 예상되는 비율, 치료개입 횟수, 예상되는 치료지속시간과 임상도구 등에 따라 다양할 것이다. 목적은 측정 가능한 결과의 설정과 할당된 시간 안에 상당한 정도로 성취될 수 있는 의미있는 증진효과에 있다. 예를 들면, 단기간의 치료로 주목할 만한 기능적 결과를 얻을 수 있는 외래환자나 단기치료가 필요한 환자를 위해선 주단위로(1주일에 한번) 결과를 설정하는 것이 적절할 수 있다. 대조적으로 월 1회의 결과 설정은 만성 질환의 치료로 숙련된 요양시설에 있는 노인성 질환 환자를 위해서 더 의미있는 것이 될 수 있다.

일반적인 의문점은 치료의 기능적 결과에 마사지가 적절한지를 임상의가 어떻게 결정하느냐는 것이다. 현실적으로 문제는 기능적 결과를 달성하는데 있어 다루어져야만

표 2-2
치료의 기능적 결과의 실례

일상생활 활동	*일반적인 결과*
· 목욕하고 옷입는 몸단장 동작 수행 능력 증가	· 향상된 병적상태의 자시관리
· 들어올리고 자판치는 일과 관련된 동작수행능력 증가	· 병적 재발 위험성 감소
· 여가 활동 수행 능력 증가	· 건강문제와 관련된 결정과정 개선
· 앉고 서는 이동수행 능력 증가	· 건강관리 비용과 시설이용 횟수 감소
· 옆에서 옆으로 구르거나 기는 것과 같이 수면동작 수행능력 증가	· 적응성, 의존성, 보조성, 보호와 보조장구나 장비에 대한 필요성 감소
· 보행, 이동 동작 수행 능력 증가	· 임상적 상태의 재발을 인정하고 치료적 개업을 찾는 능력
· 용변보고 목욕하기 위한 이동처럼 기능적 동작 행위 수행능력 증가	· 집중치료의 필요성 감소
· 요리 위한 동작 수행능력 증가	
· 기능적 활동시 움직임의 질과 양의 증진	
· 기능적 활동시 안정성 증가	
· 업무 수행에 필요한 감독수준 감소	
· 자세유지와 활동에 필요한 내구성 증가	

출처: American Physical Therapy Association. Guide to physical therapist preactice. Phys ther 1997;77(11):3-14.

하는 손상들이 마사지를 중요한 치료기술로 선택 사용하여 치료하는 것이 적절하냐는 것이다. 손상에 마사지를 사용하는 관련성에 관한 결정은 결정과정 단계 후에 다룬다.

치료할 수 있는 손상들과 치료의 손상단계 결과 확인
(IDENTIFICATION OF TREABLE IMPAIRMENTS AND IMPAIRMENT-LEVEL OUTCOMES OF CARE)

치료의 기능적 결과가 확정됐다면, 임상의는 치료의 기능적 결과의 달성을 용이하게 하기 위해 치료될 필요가 있는 손상과 능동적 치료로 이런 손상들이 치료될 수 있는지 능동적 치료로 치료될 수 없어 보상적 방법이 요구되는 손상과 각각의 손상이 치료된다면 예상되는 결과를 확인하기 위해 다시 한 번 확정 이전의 내용을 살피는 작업을 한다(상자 2-10).

전통적으로 임상의는 그들이 환자를 검사하는 동안 관찰된 손상들을 토대로만 치료기술을 선택했고, 치료목표를 세웠었다. 환자 치료를 장애모델에 맞춰 치료한 결과는 이때 확인된 기능적 제한과 기능장애에만 한정해 치료한 것이다. 그럼에도 불구하고, 임상의는 환자들의 기능적 제한을 다루면서도 근본적인 손상들을 계속적으로 치료하고 확인해야만 한다. 아직까지 확인되지 않은 것은 개선된 손상과 기능적 단계의 향상 사이에 직접적인 상관관계가 있느냐는 것이다. 치료계획에 있어서 균형 잡힌 접근방법은 환자의 손상들을 단지 손상이나 기능적 제한에 초점을 맞추는 것보다 치료의 기능적 결과의 성취를 용이하게 하는 수단으로서 확인하고 치료하는 것이다. 또한 임상의는 능동적 치료로 교정될 수 있는 손상들과 보상적인 수단을 계획해야만 하는 손상들을 구분해야 한다.

근막성 경부통증을 가진 환자의 임상사례는 모든 환자들이 능동적인 치료로 치유될 수 있다는 것을 명백히 보여준다. 좀 더 복잡한 사례는 오른쪽 뇌혈관 사고로 수술 받은지 3개월 된 65세 환자의 경우이다. 이런 환자를 치료하는 치료사는 초기 손상으로 인해 왼쪽 의족하수, 약증, 원시적 운동패턴, 체간과 손상된 사지의 근긴장 증가, 왼쪽 어깨

아탈구로 인한 통증, 손의 부종을 확인했다. 이런 증상들 중에서 족하수는 더 이상의 회복기미가 없고 능동적 치료로도 더 이상 교정될 수 없는 것으로 알려졌다. 결과적으로 치료사는 족하수를 보행보조기와 발목-발 보조기로 보상이 필요한 손상으로 고려한다. 또한 치료사는 손상을 보상하기 위해 외적 보조기나 장치를 사용하면서도 환자의 이용 가능한 기능부위 중 하나를 사용할 수도 있다.

예를 들어, 물리치료사는 족하수가 있는 하지의 이동을 촉진시키는 방법으로 골반과 하지근육군의 좀 더 기능적인 면을 이용하여 보행연습을 시킬 수 있다. 비록 임상의가 환자의 상태개선을 판단하는 주요순간으로 이미 확인된 치료의 기능적 결과를 이용할 수 있지만, 아직까지는 치료의 손상단계 결과를 확인하는 것이 효과적일 수 있다(상자2-11). 그런 다음 임상의는 손상단계 결과와 관련되는 환자의 상태개선이나 미비점을 환자에게 제공되는 치료기술에 환자가 잘 반응하는지를 결정짓는 근거로 사용한다. 표 2-3은 손상단계 결과의 몇 가지 보기를 담고 있다.

마사지에 적절한 손상의 확인
(IDENTIFICATION OF IMPAIRMENTS APPROPRIATE FOR MASSAGE)

결과에 근거를 둔 마사지를 임상적 결정과정 모델에서 치료계획단계 역시 마사지 기술 적용에 가장 적절한 손상들의 확인을 포함시킨다. 이런 결정은 마사지 치료로 예상되는 손상단계 결과와 마사지 기술이 손상에 직접적이거나 간접적인 효과가 있는지에 관한 임상의의 지식에 바탕을 둔다. 여기엔 3가지 선택 가능성이 있다. 즉, 마사지가 손상에 직접적인 영향이 있다. 마사지가 손상에 간접적인 영향이 있다. 아니면 마사지가 손상에 전혀 효과가 없다. 이 3가지이다. 마사지를 주된 치료기술로 해서 치료될 수 있는 손상들과 그렇지 않은 손상들을 구분하는 것은 임상의가 치료의 기능적 결과의 개선의 결과를 낳을 수 있는 치료방법을 새로 만들거나 치료기술의 우선순위를 정하고 치료도입 시 사용 시기에 관한 도움을 줄 수 있다.

마사지 사용에 적절한 손상과 관련된 결정은 중요한 일이기 때문에 임상의가 어떻게 이런 결정을 내릴 수 있는지

상자 2-10
기능적 제한과 관련 손상들

기능제한	*관련손상들*
운전행위 수행 불가능	• 통증 : 경부통증과 측두부 두통 • 자세부정렬 : 머리 전방 돌출 자세 • 경추의 능동운동범위 감소 • 오른쪽 승모근의 근경력 • 근긴장도 감소 : 오른쪽 승모근과 견갑거근의 활성통증유발점
선 자세에서 반복적인 상지 운동 수행 불가능	• 통증 : 경부통증과 측두부 두통 • 자세부정렬 : 머리 전방 돌출 자세 • 경추의 능동운동범위 감소 • 오른쪽 승모근의 근경련 • 근긴장도 감소 : 오른쪽 승모근과 견갑거근의 활성통증유발점 • 근활동의 감소 : 오른쪽 승모근과 견갑거근의 근력과 지구력 감소
들어올리는 동작 수행 불가능	• 통증 : 경부통증과 측두부 두통 • 근신장성 감소 : 승모근과 견갑거근의 근경직 • 오른쪽 승모근의 근경련 • 근활동의 감소 : 오른쪽 승모근과 견갑거근의 근력과 지구력 감소 • 근긴장도 감소 : 오른쪽 승모근과 견갑거근의 근력과 지구력 감소

상자 2-11
치료의 손상단계 결과

- 경추와 머리 자세 정상화
- 오른쪽 승모근에 근경련 촉진 안됨
- 오른쪽 승모근과 견갑거근 촉진 시 활성 통증유발점 징후 없음 : 단단한 띠 촉진 가능, 통증 전이의 양성 패턴 또는 근연축 반응, 압력통각계 사용 시 차이 손상측 〈 정상측의 2kg/cm²
- 능동 경추운동 범위 : 굴곡 100%, 신전 100%, 오른쪽 회전 100%, 왼쪽 측굴 100%
- 오른쪽 승모근과 견갑거근의 정상신장도
- 근력 : 오른쪽 견갑거근 –견갑골 거상 등급 5, 오른쪽 승모근 – 견갑골 거상, 견갑골 후인 등급 5

표 2-3
마사지로 치료될 수 있는 손상들과 관련된 치료의 손상단계 결과

손상	*결과*
근골격계	
· 협착 / 반흔조직	· 조직가동성 증가 · 반흔조직 감소
· 결합조직 정상도 손상	
근막 움직임 제한	· 근막 분리와 길이 늘리기
비정상적인 결합조직 밀도	· 결합조직 밀도 재형성의 촉진
피부, 천 · 심부 근막 가동성 감소	· 결합조직 가동성 증가
· 관절 정상도 손상	
관절낭과 인대의 염증	· 관절낭, 건, 인대의 염증 감소 징후
관절낭과 인대의 움직임 제한	· 관절낭과 인대의 제한 감소 · 관절 가동성 증가 · 관절 정상도 증가
· 관절 가동성 손상	
수의적 관절운동범위 감소	· 관절 가동성 증가
· 근육 정상도 손상	
근신장력 감소	· 근신장력 증가
건질환	· 염증징후 감소와 건 치유 촉진
통증유발점	· 관절가동성 증가 · 활성 통증유발점 감소
· 근육좌상과 파열	· 근육의 염증 징후 감소와 치유 촉진
· 근활동 손상 (근력, 힘, 지구력)	· 근신장력 강화, 통증감소, 근경련 감소, 관절가동성 강화, 관절 긴장도 정상화, 활동성 통증유발점 감소 등의 효과에 따른 근육활동 강화 · 주동근 / 길항근 기능의 균형
· 휴식 시 근육의 비정상적인 긴장과 근경련	· 근경련 감소 · 근육 안정 시 긴장도 정상화 · 관절 가동성 증가

표 2-3 (계속)

손상	결과
· 통증	· 통증유발점 같은 기능장애의 주된 치료를 통해 통증 감소 · 반대자극의 무감각증 · 통증인식의 감소로 신체 전반적인 진정효과
· 자세 부정렬	· 자세 정렬 정상화 · 자세 인식도 증가
· 신경근 압박이나 신경올가미로 인한 손상감각	· 근막 제한과 통증유발점으로 인한 신경과 신경근 압박으로 인한 감각 정상화
· 팽윤 부종, 관절삼출, 림프부종	· 림프관 복구 증가 · 정맥 혈관 복구 증가 · 관절 삼출액 감소 · 부종감소 · 관절 건강도 증가 · 관절 가동성 증가
신경계	
· 비정상적인 신경근 긴장 : 경직, 강직, 간대성 경련	· 신경근 긴장 정상화 · 고유수용기와 외수용기 자극 기술에 의한 운동반응 변화 · 주동근 / 길항근 근기능의 균형화
심폐계	
· 기도 확보 손상	· 근신장력 강화, 통증감소, 근경련 감소, 관절가동성 강화, 관절 긴장도 정상화, 활동성 통증유발점 감소 등의 효과에 따른 근육활동 강화 · 주동근 / 길항근 기능의 균형 · 근경련 감소
· 호흡곤란	· 근육 안정 시 긴장도 정상화 · 관절 가동성 증가
· 흉곽 가동성 감소(골의 비정상적 질환없다)	· 흉곽 가동성 증가 · 근육 신장성 증가 · 환기량 증가
정신 신경 면역	
· 스트레스	· 신체의 전반적인 향상 · 이완에 대한 인식 증가 · 코티졸, 에피네피린, 노르에피네피린 수치 감소
· 걱정	· 걱정 줄이기 · 이완에 대한 인식 증가 · 코티졸, 에피네피린, 노르에피네피린 수치 감소
· 우울	· 코티졸 수치 감소
· 면역 억제	· 코티졸 수치를 감소시킴으로써 면역 기능 자극
위장계	
· 앉아있는 자세로 인한 위장계 비가동성	· 연동 운동 촉진
중추신경계	
· 운동전 예비동작 부족 · 미숙아 발육 부진 · 혼수 상태	· 신체 전반적인 각성과 주의력 강화 · 체중 증가 촉진하고 미주신경활동, 감각신경 조직 증가에 의한 신체발달 · 감각신경 각성과 주의력 강화

에 관한 더 많은 보기들을 제시한다. 아킬레스건의 외과적 수술 후에 물리치료의 마지막 단계에 있는 통증, 협착, 감소된 근육신장성을 동반한 손상을 지닌 환자의 경우를 생각해 보자. 결합조직과 신경근육기술이 근육신장성 증가와 치밀 결합조직의 재형성 촉진에 사용될 수 있다. 그러니까 협착과 감소된 근신장성은 마사지를 주요한 치료수단으로 사용하기 적절한 손상상태이다(상자 2-12). 이런 상태에는 마사지가 손상에 직접적인 효과를 줄 수 있을 것이고 다른 기술들은 보충적 수단으로 사용될 수 있다.

예를 들면, 상완 관절 탈구 교정 후에 근경축과 통증, 사용억제로 인해 감소된 근 수행력을 가진 환자의 손상에 마사지 기술이 간접적인 효과가 있는 경우도 있다. 이런 상태에는 표피반사 기술이 통증, 근경축, 사용억제를 감소시키는데 사용될 수 있고, 근 수행능력 향상을 촉진한다. 만약 마사지가 손상에 2차적 효과가 있다면, 임상의는 마사지를 치료 도입 시에 보충적인 방법으로 선택할 수도 있다. 이 경우에 감소된 근수행능력을 다루기 위한 주된 치료기술은 치료적 운동법이 될 것이다.

최종적으로 만약 환자가 말초신경병변으로 신진대사에 발생된 문제로 인해 근력 약화의 손상을 가지고 있다면, 마사지가 적절치 않을 것이다. 왜냐하면 마사지 기술이 신경학적 문제로 야기된 근약화에 효과가 있다는 객관적 근거가 없기 때문이다. 마사지 기술이 객관적 근거를 가지지 못하고 손상에도 효과를 보여주지 못한다면, 임상의는 마사지를 치료방법에 포함시킬 만한 당위성을 갖지 못할 것이다. 마사지 기술의 예상되는 손상단계 결과의 전반적인 요약은 임상의가 손상에 마사지 치료가 적절한 지를 결정할 때 도움을 주도록 표 2-3에 나타나 있다.

결정 내리기 과정의 이 시점에서 임상의는 위에서 언급된 것처럼 손상과 관련해 확인된 기능적 결과에 마사지가 적절한지를 확정할 수 있다.

치료기술의 선택(SELECTION OF TREATMENT TECHNIQUES)

일단 임상의가 마사지 기술이 직·간접적인 효과를 줄 수 있는 손상을 확인했다면, 치료방법으로 사용될 수 있는 기술의 선택과정을 진행할 수 있게 된다(상자 2-13). 임상

상자 2-12
손상에 적절한 마사지

손상	*마사지의 역할*
통증 : 경부통증과 두통	• 활성 통증유발점의 존재로 인한 통증에 직접적 효과
승모근과 견갑거근의 근 신장력 감소	• 근신장력에 직접적인 효과
자세 부정렬 : 머리 전방 돌출 자세	• 단축된 체간 근육과 전경부 근육 길이 확장에 직접적 효과 또한 통증유발점의 불활성화의 결과를 낳는 2차 효과도 있다. 왜냐하면 통증의 감소가 통증유발점 통증으로 야기된 보상적 자세 변화를 축소시키게 될 것이기 때문이다.
오른쪽 승모근의 경축	• 근경축에 직접적 효과
경추 능동 운동범위 감소	• 운동범위 감소와 발생된 체간 근육과 전경부 근육의 단축에 길이 신장의 직접적 효과 또한 통증유발점 불활성화의 2차 효과도 있게 될 것이다. 왜냐하면 감소된 운동범위가 부분적으로 통증유발점 통증과 보상적 근사용 억제의 결합의 원인이 되기 때문이다.
근 수행 능력 감소 : 오른쪽 승모근과 견갑거근 근력 감소	• 근약화가 통증유발점 통증과 불사용으로 인한 것일 수 있기 때문에 2차적 효과를 가진다.
근육 건강도 감소: 오른쪽 승모근과 견갑거근에 활성 통증유발점	• 활성 근막 통증유발점에 직접적 효과

상자 2-13
치료기술의 선택

마사지 기술	다른 적절한 치료기술
• 표층조직 스트로킹	• 통증유발점에 습열찜질
• 표층조직 에플루라지	• 급성 근경축에 냉찜질
• 광범위 압박	• 승모근과 견갑거근에 특정 근신장
• 페트리사지	• 자세 재교육
• 스트립핑	• 능동 ROM 운동
• 특정부위 압박	• 근력강화 운동
• 휴대용 마사지 기구로 자가적 특정부위 압박	• 자기 관리 교육
	• 기능적 (활동) 동작

의는 손상에 어울리는 적절한 마사지 기술을 고를 때 3가지 요소를 고려한다. 즉, 환자의 손상에 적합한 마사지 기술의 예상, 손상단계 결과, 환자의 임상적 상태에 마사지 기술 적용 시 금기증이나 주의사항 확인, 임상의의 법적 권리와 치료기술 사용 적격자 등 3가지이다.

이 교재의 11장과 치료기술 장, 치료과정과 치료종결(퇴원) 계획은 임상의가 치료기술의 선택은 용이하게 할 수 있도록 각각의 기술제공으로 인한 치료의 예상 손상단계를 기술하고 있다. 그러나 단순히 마사지 기술 치료의 손상단계 결과와 손상을 일치시키는 것으로만 환자의 증상에 마사지 기술이 적절하다는 것을 충분히 보장해 주지는 않는다. 어느 마사지든 시행하려 하기 전엔 임상의는 환자의 임상적 상태에 마사지 기술의 적용에 있어 금기 사항이나 보편적인 주의 사항을 고려할 필요가 있다. 다양한 임상적 상태에 적용되는 마사지 기술의 금기사항과 보편적 주의사항들의 일부는 표 2-4에 요약되어 있다. 특정 마사지 기술에 대한 주의사항과 금기사항들도 관련 기술 장에서 검토된다. 이런 사항들이 치료에 대한 주의사항과 금기사항을 고려하는데 필요한 출발점이지만, 임상의가 즉각적으로 환자에게 마사지 기술을 적용할 때는 자신의 판단력을 필요로 한다. 환자의 상태가 지속적인 의료적 조치가 요구된다면, 임상의가 치료에 대한 주의사항과 금기사항에 관한 지침을 위해 의학적 조치에 책임이 있는 임상의에게 조언을 구하는 것이 적절하다는 것이 유용한 경험법칙이다. 또한 임상의는 마사지 기술 적용 시 손상 받을 수 있는 어떤 해부학 구조가 있는 지를 고려할 필요가 있다. 가령 피부에 근접해 있는 말초신경 위로 특정 압박이나 마찰법의 적용은 생리적 신경차단의 결과를 낳을 수 있다. 반면에 직접적이고도 지속적인 압박의 사용이 금기시되는 신체부위 위에 '위험부위' 로서 일부 정보가 기술된다면, 임상의는 이런 부위들에 마사지 기술이 금기가 되는지를 결정하는데 판단자료로 이용할 수 있다.

치료기술 적용 경험이 없는 학생들과 초보임상의들은 주의나 금기부위 그리고 위험부위 위치에 마사지 기술을 적용할 때 조심스러운 접근법을 취해야 한다.

치료계획의 유기적 연결성 (ARTICULATION OF THE PLAN OF CARE)

치료계획이 단지 마사지 기술로만 이루어질 것은 아닐 것이다. 임상의는 치료의 확인된 결과를 이루는데 필요할 수 있는 기능적 활동교육과 운동치료, 전기치료, 환자교육 같은 다른 치료기술들도 선택해야 한다. 다른 임상전문의들이 사용하는 치료기술들도 현재 사용되는 임상교재에 잘 기록되어 있다. 치료기술의 목록이 치료계획을 조성하지 않는다. 즉, 임상의가 이미 작성된 치료계획 안에 치료의 특정요소를 기록하고 산술할 필요도 있다(상자 2-14).

치료개입 기간(현재의 치료단계)과 치료도입횟수는 환자의 임상적 상태의 명확성, 치료에 대한 내성, 예후 그리고

표 2-4
반사와 역학적인 마사지 기술을 위한 주의사항과 금기사항

국부 질환	*일반적 질환*
금기사항	**금기사항**
염증성 관절염, 전신성 낭창	응급조치가 필요한 급성질환 : 과민증(알레르기), 간질성 발작, 기흉, 심근경색, 실신, 천식(지속)상태, 뇌혈관 손상발생, 당뇨성 혼수상태, 인슐린 쇽, 충수염
로이터 증후군 통증	신장 발육 부전
급성 신장염	호흡계 발육 부전
동맥류	빈혈(원인에 따라)
베이커 낭종	합병증을 동반한 당뇨병
자궁 외 임신	자간증
식도 정맥류	혈우병
동상	출혈
국소 피부 전염질환	상당한 전이성 암
국소 감염	중독
국소적 과민성 피부 상태	간부전
악성종양	패혈증
개방성 상처나 궤양	심한 죽상경화
말초 신경병증	쇽
정맥염, 혈전정맥염, 동맥염	심한 열(〉101.5℉ 또는 38.3℃)
항염증 주사후(24-48시간)	전신성 전염/감염 질환
최근의 화상	불안정한 뇌혈관 손상
진단되지 않는 혹	불안정한 과긴장
	불안정한 심근경색
주의 사항	**주의 사항**
급성(수핵) 디스크 탈출	천식
급성 염증성 질환	죽상경화
윤활제와 클린저에 대한 알러지 반응	암, 만성적 신장질환
항염증 주사 부위, 버거씨 병	환자가 신경, 심혈관, 심리적, 신장기능약 섭취
만성적인 복부와 소화기관 질병	혼수상태, 약물 중지
만성적 관절염 질환	폐기종
만성적 설사	간질
만성적이고 장기간에 걸친 만성적 표재성 혈전증	과긴장
좌상, 자궁 내막증, 이완성 마비	저긴장
골절 - 깁스, 붕대 하거나 붕대 제거 직후	면역 억제
탈장	염증성 관절염
관절 불안정성이거나 과가동성	다발성 경화증
신장감염 또는 담석	골다공증
유방염, 작은 외과수술	뇌혈관 손상 후
골반 염증 질환	심근 경색 후
함요형성 부종	임신과 출산
문맥압 항진증	정신병 질환
핀이나 봉합용 꺽쇠 존재	최근의 머리 손상
오래된 변비	경직이나 강직
최근의 낙태나 자연분만	
3차 뇌신경병	

Data from references 9-12.
Note: A technique that is not contraindicated is not necessarily appropriate for the treatment of a given condition.

표 2–5
선택된 위험 부위

머리와 목	*몸통*	*사지*
· 전후 삼각 지역이 포함된 경부 · 눈 · 기관지 · 후두골의 경상돌기	· 액와 · 검상돌 · 12번(floating) 늑골 · 12번 늑골 부위의 신장 · 배꼽 · 백선 · 좌골결절	· 내측상과에 척골신경 · 서혜 삼각지대에 대퇴 동맥신경, 정맥

Data from references 9, 10, and 13.

상자 2–14
치료 계획

병력

현재 병의 병력 : 2달 전에 환자는 일시적 두통, 경부근경축, 경부 근육 강직, 경추 능동 관절가동범위 감소, 근긴장이 동반된 국소적 경부와 견관절 부위의 잠재성 통증이 발생했었다. 의사에 의한 진찰과 근이완제 투여가 거의 효과가 없어서 물리치료로 치료를 전환했다.
현재 치료약 : 통증을 위한 아세트아미노펜 투여
현재 기능적 상태 : 목통증으로 직업과 관련된 작업 수행 어렵고 시간도 감소
과거 병력 : 특이사항 없음. 과거 경부나 상지 손상 없음. 물리치료 경험 없음.
과거 기능 수준 : 수퍼마켓에서 전시간 출납계원 일. 어려움 없이 직업과 관련된 일 수행 가능

검사 소견

주관적 소견

통증 : 안정 시 경부통증, ROM 운동 끝부분과 기능적 활동 시에 통증 : 시각적 통증 척도(VAS) 통증 강도 8을 기록, 일시적 두통(측두부)
근육긴장 : 걷거나 피로할 시 경부근육 긴장
기능제한 : 증가된 경부통증으로 10분 이상 운전하거나 가게에서 현금출납인 일 불가능

객관적 소견

자세 : 머리 전방 돌출 자세
촉진 : 오른쪽 승모근에서 근경축 촉진 가능, 승모근과 견갑거근에 단단한 띠(taut band) 촉진 가능. 오른쪽 승모근 통증유발점 촉진 시 관련통증의 양성패턴 호소, 오른쪽 견갑거근 통증유발점 촉진 시 관련통증의 양성패턴 호소, 오른쪽 승모근과 견갑거근에 있는 통증유발점 촉진시 연축반응.
근육감각도: 오른쪽 승모근과 견갑거근에 Grade 2 통증유발점(정상측과 손상측 6 kg/cm^2 > 4 kg/cm^2 차이), 오른쪽 상부 승모근 압력통각계 수치 = 1, 오른쪽 견갑거근 압력 통각계 수치 = 0.8
관절운동범위(ROM) : 능동 경추 ROM 감소 ; 굴곡 50%, 신전 75%, 오른쪽 회전 75%, 왼쪽 굴곡 50%, ROM 끝부분에 통증 동반, 다른 범위는 전부 가능하고 통증없음
근육 신장력 : 승모근과 견갑거근의 근긴장
근력 : 오른쪽 견갑거근 근력 감소 – 견갑골 거상 = 등급 4–; 오른쪽 승모근 근력 감소 – 견갑골 거상, 견갑골 후인 = 등급 4–; 견관절 굴곡근, 신전근, 외전근, 내전근, 주관절 굴곡근, 신전근, 회내근, 회외근, 손목 굴곡, 신전근, 요척 평향근, 엄지굴곡근, 신전, 외전, 내전근 ; 손가락 굴곡, 신전근 근력 = 등급 5

(계속)

상자 2-14 (계속)
치료 계획

기능제한

- 목 통증의 증가로 10분 미만의 운전 불가능
- 목 통증으로 10분 미만의 서서 오른쪽 사용하여 반복적인 상지 운동수행 불가능(가게에서 현금 출납계원 일을 할 때 필요)
- 목 통증으로 머리 위 1피트에 있는 물건에 오른쪽 손 뻗기 불가능(선반에서 물건 꺼낼 때 필요)
- 목 통증으로 어깨 높이 위로 오른쪽 팔 사용하여 5파운드 물건 들기 불가능 (선반에 물건 상자 놓는데 필요)
- 목 통증으로 오른쪽 팔 사용해 15파운드 물건 들어올리거나 옮기기 불가능 (구매자 물건을 쇼핑차에 놓는데 필요)
- 목 통증으로 허리 높이로 3파운드 물건을 오른쪽 팔 사용해 3회 이상 들어올리거나 옮기는 동작 불가능

치료 결과

치료결과의 손상단계

- 경추와 머리의 자세 정상화
- 오른쪽 승모근에 근경축 촉진 안됨
- 승모근과 견갑거근의 촉진 시 활성 통증유발점 징후 없음 : 단단한 띠(taut band) 촉진 가능, 전이통증의 양성반응, 연축징후 : 통각계 사용 시 손상측과 정상측 $0<2kg/cm^2$ 차이
- 능동 경추 ROM : 굴곡 100%, 신전 100%, R 회전 100%, L 측굴 100%
- 오른쪽 승모근과 견갑거근의 근신장력 정상화
- 근력 : R 견갑거근 – 견갑골 거상 = 등급 5, R 승모근 – 견갑골 거상, 견갑골 후인 = 등급 5

치료의 기능적 결과

단기적 결과(2주)

- 통증없이 30분 간 운전가능
- 통증없이 적절히 쉬면서 30분 간 가게에서 현금 출납계일 가능
- 목 통증없이 1회 반복하여 어깨 높이의 선반에 5파운드 물건 올리거나 놓기
- 목 통증없이 오른팔을 1피트 머리 위에 놓여진 물건에 닿기
- 목 통증없이 오른팔을 사용하여 8파운드 물건을 허리 높이로 올리거나 이동가능
- 목 통증없이 오른팔을 사용하여 5파운드 물건을 허리 높이로 5회 반복하여 이동가능

장기적 결과(퇴원 : 4주)

- 목 통증없이 1시간 30분에서 2시간 까지 운전가능
- 목 통증없이 적절히 쉬면서 2시간 동안 가게에서 현금출납계 일 가능
- 목 통증없이 5회 반복하여 2시간 동안 가게에서 8파운드 물건 옮기기 가능
- 목 통증없이 5회 반복하여 2피트 머리 위에 8파운드 물건 옮기기 가능
- 목 통증없이 5회 반복하여 15파운드 물건을 옮기기 가능
- 목 통증없이 5회 반복하여 5파운드 물건을 15회 반복하여 옮기기 가능

치료 계획

치료 qd, 2 × week for 4 weeks ; 자가치료 프로그램과 전일 노동위한 퇴원

마사지 기술

- 표층조직 스트로킹
- 표층조직 에플루라지
- 광범위 압박법
- 페트리사지
- 스트립핑
- 특정부위 압박법
- 휴대용 마사지 기구로 자가적 특정부위 압박

상자 2-14 (계속)

치료적 운동

- 승모근과 견갑거근 근육에 대한 특정 근신장
- 자세 재교육
- 능동 관절운동범위(ROM) 운동
- 근력강화 운동
- 전기적 요법
- 통증부위에 통증유발점 활성과 통증을 감소시키기 위해 습열찜질
- 급성 근경련에 냉찜질

기능적 연습

- 현금 출납계원으로서 효과적인 직업활동에 필요한 들어올리는 작업의 기능적 연습

교육

- 통증과 통증유발점 관리에 있어 자가치료 교육

치료의 확인된 결과, 복잡성, 안정성, 중증성과 일치해야 한다. 치료기간과 치료도입횟수에 영향을 줄 수 있는 다른 요인들에는 환자의 인식상태, 이 전에 존재한 임상상태, 가능성 있는 퇴원목적, 전반적인 건강상태, 그리고 손상지연 가능성이 포함된다. 또한 임상의는 사용되는 각각의 치료기술의 횟수와 기간뿐만 아니라, 각각의 치료도입 시 마사지의 지속기간과 범위를 결정해야 한다. 11장 치료과정과 퇴원계획은 이런 문제들에 관한 더 많은 정보를 제공한다. 최종적으로 임상의는 치료방법이 이런 요인들을 적절하게 다루었는 지를 확인하기 위해 환자의 가정이나 직장환경, 사회적 배경 그리고 개인적인 치료목표들을 고려할 필요가 있다. 이런 작업들이 실패하게 되면 환자의 자기관리 충실도와 치료계획에의 참여도에 부정적인 영향을 끼칠 수 있다.

치료단계(TREATMENT PHASE)

치료단계는 임상의가 치료계획은 끝마친 후에 시작되는 치료, 재검사, 치료진행의 지속적인 순환형태로 잘 기술된다(그림 2-4). 이 단계의 종결부분은 확실하게 기술되지는 않는다. 대신 치료단계에서 퇴원 단계로의 점진적인 이동이 기술되어 있다.

치료기술과 재검사 기술의 선택 (SELECTING TREATMENT AND REEXAMINATION TECHNIQUES)

임상의가 일단 치료계획을 마쳤다면 치료를 시작할 준비가 된 것이다. 무엇보다도 치료를 시작할 때 우선시되는 마사지가 보충적 치료기술의 부분집합을 선택한다. 치료의 초기 단계의 목표가 환자의 치료적 내성의 측정과 치료기술의 환자의 손상에 효과가 있는지를 확인하는 것이기 때문에 가장 직접적으로 효과가 있을 것 같은 치료기술을 선택하는 것이 적당하다. 치료 도입단계에서 임상의는 환자가 치료에 긍정적인 반응을 보이는지를 결정하기 위해 사용할 수 있는 주관적, 객관적 검사기술도 확인한다. 이때 치료개입과 상태호전에 대한 환자의 객관적 시각을 알아보기 위한 질문도 확인한다. 이때 치료개입과 상태호전에 대한 환자의 객관적 시각을 알아보기 위한 질문도 포함시킨다. 이 정보는 아주 중요하다. 왜냐하면 이런 요인들이 치료개입에 대한 환자가 가지는 문제점을 나타내는 신호일 수 있고 임상의에게 어떻게 하면 환자의 치료 준수도를 향상시키거나 치료계획에 참여시킬 수 있는지에 관한 지침을 제공할 수 있기 때문이다.

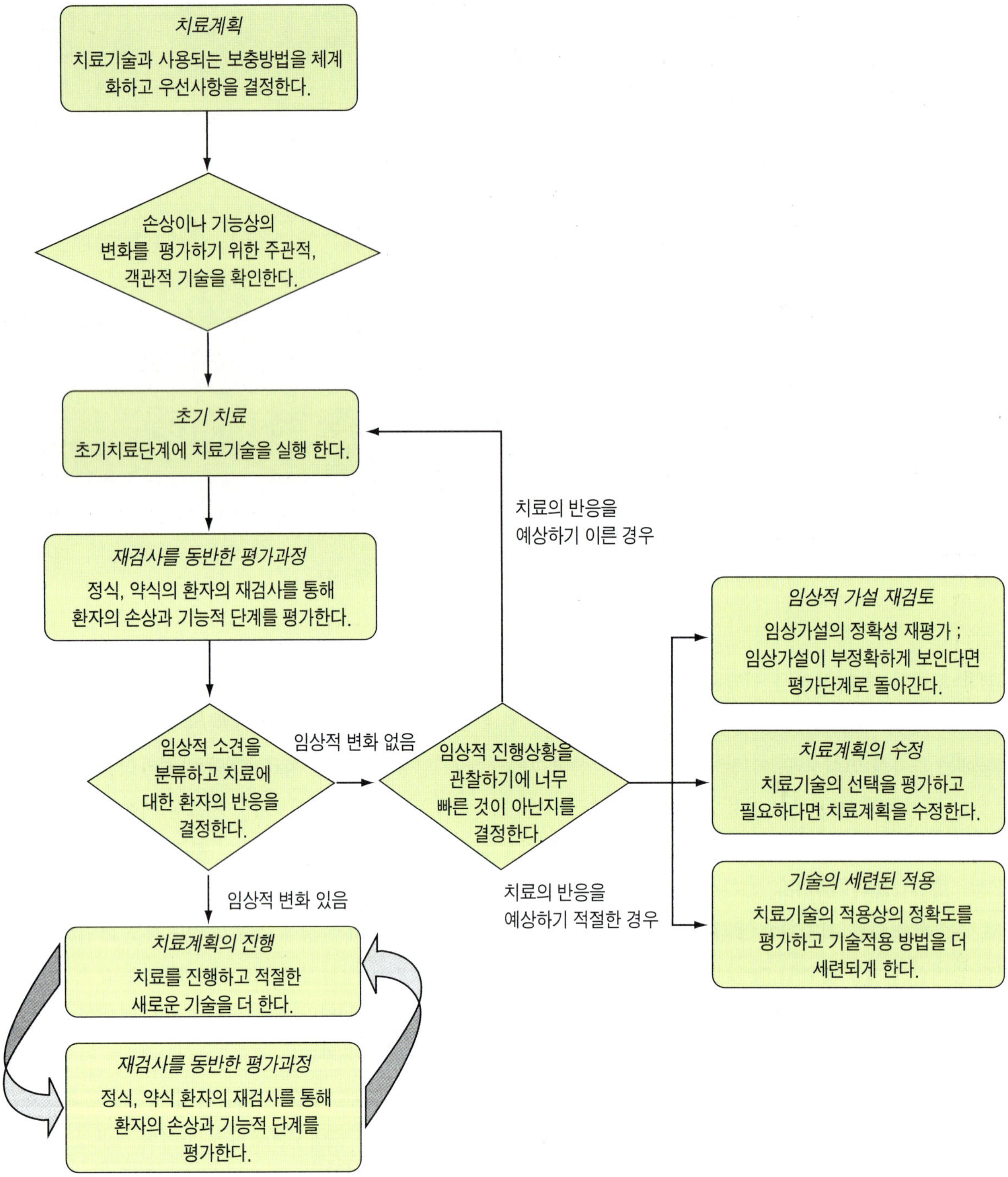

그림 2-4. **임상적 치료결정과정모델 : 치료단계(상자 2-14 to 2-17).**

치료와 재검사의 초기단계
(FIRST STAGE OF TREATMENT AND REEXAMINATION)

위에서 언급된 것처럼, 치료의 초기단계에 임상의는 치료계획의 적절성을 평가하고 환자의 치료적 내성도 측정한다. 치료개입의 강도는 환자의 상태의 급성정도에 따른다. 즉, 더 급성으로 아픈 환자에겐 적은 강도를 사용하고 반대인 경우엔 다르게 적용한다. 덧붙여서 치료사는 너무 많은 치료기술을 한번에 적용하지 않도록 주의해야 한다. 왜냐하면 환자가 치료기술에 긍정적인 반응을 가질지 역반응을 가질지를 확인하기 어렵게 할 수 있기 때문이다(상자 2-15). 또한 임상의는 환자의 치료에 대한 반응을 결정하기 위해 정식, 약식 검사를 실시한다.

임상의는 치료도입 동안 어느 때든지 약식으로 환자의 검사를 실시할 수 있다. 3장, 마사지를 위한 환자검사개념의 검토에서는 촉진과 마사지 기술 자체로만 적용된 치료에 대한 환자의 반응과 전반적인 치료도입에 대한 반응에 관한 정보를 제공할 수 있다고 기술한다. 이런 약식검사들은 치료도입 기간 동안 언제든지 적용할 수 있다. 일단 환자가 임상의가 합리적으로 측정 가능한 임상적 변화를 예측할 수 있는 정도에 이르렀다면, 임상의는 재검사의 목적으로 선택한 측정과 검사를 사용하여 훨씬 더 정식적인 재검사를 실행한다(상자 2-16). 재검사는 환자의 손상과 초기 검사에서 확정된 기준으로부터의 기능적 단계에서의 변화의 측정과 확인에 초점이 맞추어진다(표 2-1). 임상의는 재검사를 확인된 결과의 성취에 방향을 맞춰진 환자의 호전상태와 치료과정에 대한 환자의 적극성을 결정하는 수단으로 사용한다. 또 이 정보를 치료계획이나 확인된 결과의 변경을 결정할 때 근거자료로 사용할 수 있다. 재검사의 결과가 어떤 임상적 변화를 보여주지 못한다면, 먼저 임상의는 변화를 관찰하기에 너무 빠른 단계가 아닌지를 결정해야 한다. 만약 상황이 이렇다면, 임상의는 처음에 설정했던 치료기술로 다시 치료를 시도해보고 정식적인 재검사를 하기 전에 추가적으로 또 다른 치료기술도 고려해야 한다. 그러나, 임상의는 환자가 임상적 변화를 보여주기에 충분한 시간이 됐다고 믿는다면, 치료계획의 적절성을 임상의는 재평가해야 한다. 환자가 치료에 별로 반응을 보이지 않을 때 , 임상의가 고려할 수 있는 원인들은 (a) 임상의의 임상적 가설이 부정확하다는 것이다. (b) 치료기술이 환자의 상태에 적절치 않다는 것이다. (c) 임상의가 치료기술을 정확하게 적용하지 못했다는 것이다. 임상의의 임상적 가설이 부정확하다면, 임상의는 환자의 임상적 상태를 확인하기 위해 다시 평가단계로 돌아갈 필요가 있을 것이고 검사과정을 반복할 필요도 있을 것이다. 임상의는 더 적절한 치료기술을 선택하고 치료계획을 변경해서 부적절한 치료기술의 선택을 교정할 수 있다. 최종적으로 만약 임상적 가설과 치료기술에 대한 임상의의 선택이 정확하다고 보여 진다면, 치료기술의 적용을 더 세련되게 할 필요가 있을 뿐이다.

지속적인 치료진행과 재검사 (ONGOING PROGRESSION AND REEXAMINATION)

임상의가 치료계획의 방향이 적절하다고 확인한다면, 치료진행, 약식이나 정식의 재검사의 순환작업을 시작한다(상자 2-17). 이 순환고리를 통해 임상의는 적절한 시간차를 두고 환자의 손상과 기능단계 둘 모두의 평가를 확실히 할 수 있다. 이상적 방법이라면 각각의 치료개입은 약식 검사와 치료기술 아니면, 환자 교육의 변경이나 계획진행의 요소들과 조화를 이루는 것이어야 한다. 11장, 치료과정과 퇴원계획은 아주 상세히 이런 문제들을 다루고 있다. 치료기술을 적용할 때 임상의는 약식으로 환자의 반응을 평가하고, 여기서 얻은 정보를 치료개입과 치료기술의 적용을 다시 잘 조절하는 근거로서 사용한다. 이런 약식 검사들은 환자가 지닌 기능적 제한과 손상들의 증가로 인해 임상적 상태가 재발하는 시기는 확인하는데 사용될 수 있다. 확정된 치료의 기능적 결과와 관련해서 환자의 상태 개선에 관한 정식검사 시기를 임상의가 규정한 치료의 결과의 시기에 달려있다. 퇴원은 임상의의 치료에서 다른 임상의나 자가 치료에 의한 치료로 환자를 변화시키는 것을 포함한다. 퇴원단계는 환자가 퇴원하는 날 전에 시작한다. 즉, 퇴원계획을 시작하는 날부터 실제 퇴원하는 날까지 시기를 확장한다. 불행히도 퇴원과정을 언제 시작할지를 결정하는데 사용되는 정확한 공식은 없다.

퇴원단계 (DISCHARGE PHASE)

퇴원계획은 치료과정의 초기과정의 아주 이른 시기나 아니면 상당히 늦은 시기에 시작될 수 있다. 임상의 경우에서 임상의는 비교적 짧은 치료시기로 인해 아주 이른 과정에 퇴원계획을 시작할 수도 있다(그림 2-5). 많은 요인들이 임상의가 퇴원단계를 언제 시작할지를 결정할 때 영향을 줄 수 있다. 우선 임상의는 치료의 기능적 결과와 관련된 환자의 성취도, 퇴원을 위한 심리적, 교육적 준비성 같은 환자의 특성을 고려해야 하고, 퇴원 후에 환자가 사용할 수 있고, 또 필요한 자료도 고려한다.

덧붙여서 임상의는 임상적 체계의 속성과 예상되는 치료 시기의 기간으로 발생되는 한정성을 무시할 수 없다. 모든 치료개입이 환자의 퇴원을 준비하기 위한 것이라는 데에는 논란의 여지가 있지만, 효과적인 퇴원의 촉진과 관련된 특별한 작용도 존재한다. 환자가 치료의 기능적 결과를 거의 달성해갈 때 (약 75% 성취), 임상의는 환자의 퇴원에 대한 관심사와 필요성에 대한 논의를 시작할 필요가 있다. 이것은 더 많은 퇴원계획이나 임상체계가 요구될 필요가 있는 복잡한 양상을 지닌 환자가 아주 짧은 치료를 원한다면, 초기에 발생할 수 있다. 비록 모든 환자의 퇴원의 필요성이

상자 2–15
초기 치료와 검사 기술

마사지 치료기술

- 급성 경련 부위 표층조직 스트로킹
- 경련 부위 주변에 광범위 접촉 압박

보충 기술

- 승모근과 견갑거근을 위한 특정 근신장
- 근경축을 위한 냉적용
- 통증 조절을 위한 자가치료 교육

검사기술

주관적

- 통증호소
- 치료와 상태 호전의 인식

객관적

- 근경축
- 통증유발점의 민감성
- 통증유발점의 통증 전이 양상
- 운동범위

상자 2–16
초기 치료 도입에 대한 환자의 반응 (1주차)

치료기술

- 치료부위에 표층조직 쓰다듬기
- 통증유발점 부위와 근경축 부위외 부위에 광범위 접촉 압박
- 근경축 부위 외 부위에 페트리사지
- 승모근과 견갑거근에 특정 근신장
- 근경축 부위에 냉찜질
- 통증조절을 위한 자가치료 교육

약식 검사 결과

- 환자가 근경축에 냉찜질 사용에 대한 부정적 반응, 통증유발점 통증을 악화시킨다; 근경축을 위해 표층조직 스트로크
- 통증유발점 부위에 습열 찜질이 통증 감소에 효과가 있을 것이다.
- 처음에는 환자의 통증유발점이 너무 민감해서 특정 압박을 견디지 못한다.
- 환자는 승모근과 견갑거근을 위한 특정 근신장을 적절하게 수행할 수 있다.

정식 검사 결과

- 기능활동 시 통증 호소 감소 – 시각적 통증 척도 측정 시 6.5 강도의 통증 기록
- 발통정 민감도 감소 – 압력 통각계 수치 승모근 = 1.4 , 견갑거근 = 0.9
- 근경축 감소
- 통증 전이 양상 – 변화 없음

임상의의 결론

- 환자는 치료에 반응을 보인다. 즉, 통증유발점 치료가 적절하다.

(계속)

상자 2－17
치료 진전과 재검사

치료 기술

2주

마사지 기술

- 광범위－접촉압박법
- 페트리사지
- 특정부위 압박법

다른 치료적 접근

- 승모근과 견갑거근을 위한 특정 근신장
- 통증 조절 위한 통증유발점에 온열찜질
- 자세 재교육
- 능동 ROM 운동
- 기능 활동
- 가정에서 할 수 있는 ROM 운동과 근신장법 프로그램 추가

3주

마사지 기술

- 광범위－접촉압박법(지속 시간 감소)
- 페트리사지(지속 시간 감소)
- 스트립핑(지속시간과 깊이 증가)
- 특정부위 압박법(지속시간과 깊이 증가)

다른 치료적 접근

- 승모근과 견갑거근을 위한 특정 근신장
- 근신장 준비를 위한 온열 찜질
- 자세 재교육
- 기능 활동
- 근력 강화 운동
- 마사지 기구를 이용한 자기 특정 압박법이 더해진 자가 치료교육

환자 재검사의 결과

2주

치료의 기능적 결과

- 목 통증없이 30분 간 운전 가능
- 목 통증없이 서서 45분 간 반복적 상지 운동 수행 가능
- 목 통증없이 어깨 높이의 선반에 5파운드 물건을 5회 정도 들어올리거나 놓는 것 가능
- 목 통증없이 오른팔을 1피트 머리 위에 있는 물건에 손뻗기 가능
- 목 통증없이 오른팔을 사용하여 5파운드 물건을 허리 높이로 들어올리거나 이동 가능
- 목 통증없이 오른팔을 사용하여 5파운드 물건을 허리 높이로 10회 이동 수행동작 가능

다른 검사 소견들

- 직장일의 시간 증가 후에 최근의 통증 재발
- 주말에 VAS 측정치에 통증강도 5 기록
- 통증유발점 민감도 감소－압력통각계 수치 승모근 = 2 , 견갑거근 = 1.5
- 통증 전이 양상－통증유발점 촉진시 통증 강도 감소
- 능동 경추 ROM : 굴곡 75%, 신전 90%, R 회전 90%, L 측굴 75%
- 근력 : R 견갑거근－견갑골 거상= grade 4, R 승모근－견갑근 거상, 견갑골 후인= grade 4

3주

치료의 기능적 결과

- 목 통증없이 1시간 동안 운전 가능
- 목 통증없이 서서 1시간 25분 간 반복적 상지 운동 수행 가능
- 목 통증없이 어깨 높이의 선반에 10 파운드 물건을 5회 정도 들어올리거나 놓는 것 가능
- 목 통증없이 오른팔을 1.5 피트 머리 위에 있는 물건에 손뻗기 가능
- 목 통증없이 오른팔을 사용하여 10 파운드 물건을 허리 높이로 들어올리거나 이동 가능
- 목 통증없이 오른팔을 사용하여 15 파운드 물건을 허리 높이로 15회 이동 수행동작 가능

다른 검사 소견들

- VAS 측정치에 통증 강도 3.5 기록
- 통증유발점 민감도 감소 － 압력통각계 수치 승모근 = 2.5 , 견갑거근 = 1.8
- 승모근 통증유발점 촉진 시 전이 통증없고, 견갑거근 통증유발점의 약간의 통증 감소
- 굴곡 90%, 신전 100%, R 회전 100%, L 측굴 75%
- 근력 : R 견갑거근－견갑골 거상 = grade 4+, R 승모근－견갑근 거상, 견갑골 후인=grade 4+

임상의가 다루기엔 적절하지 못할 수 있지만, 이런 정보는 자가 치료교육, 다른 전문 치료사에게 소개하거나 다른 방법을 모색할 때 중요할 수 있다. 환자가 치료의 기능적 결과를 거의 달성해 간다면 임상의는 소개병원을 알려주고,

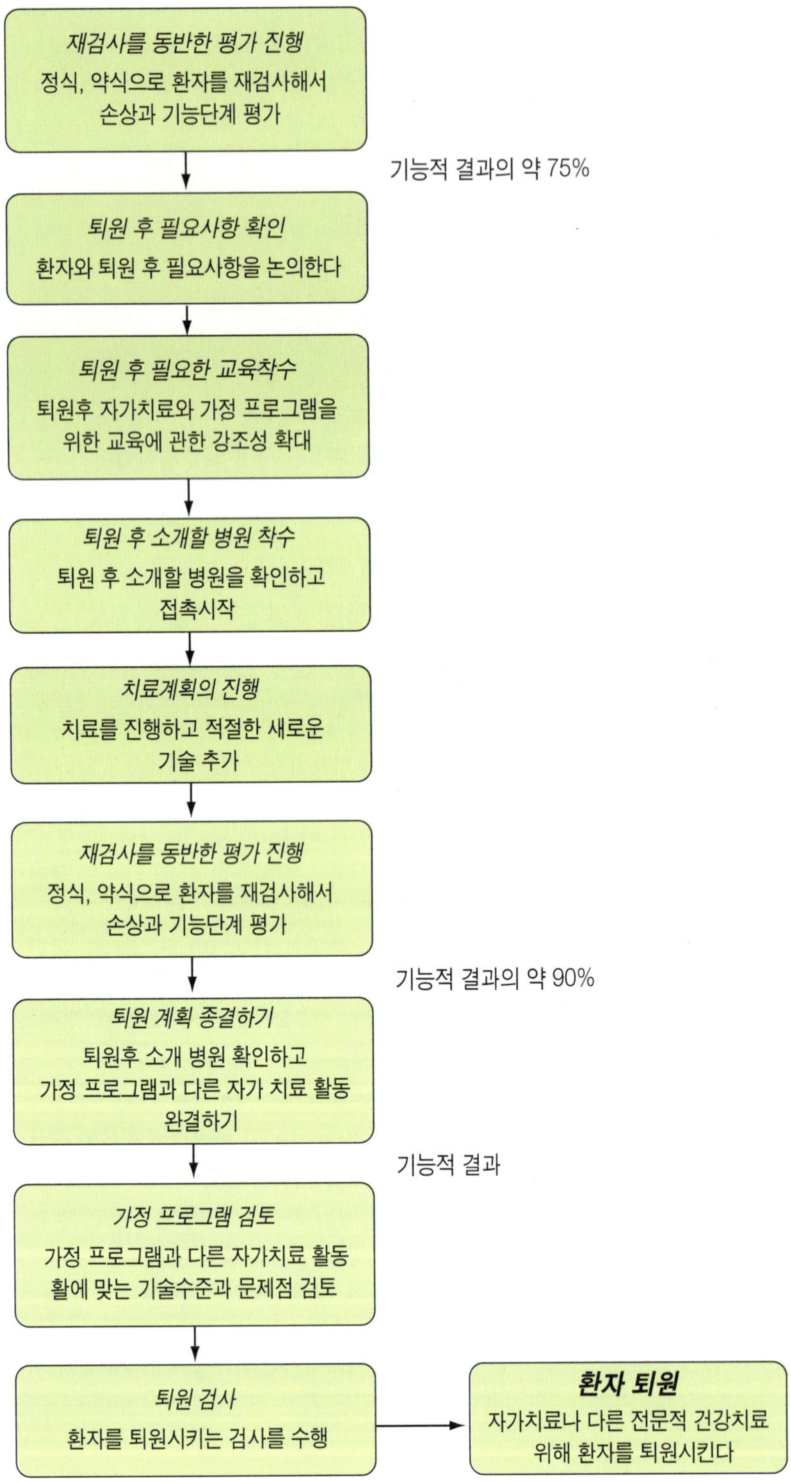

그림 2-5. 임상결정과정모델 : 퇴원단계(상자 2-17 and 2-18).

필요장비를 확인하고, 장비 구매 방법을 알려주고, 가정 프로그램 내용을 마무리 지어야 하고, 퇴원 시 자가 치료교육을 시작해야 한다. 퇴원하기 전의 마지막 치료시기에 강조할 부분은 상당량의 교육적 요소를 포함시키는 쪽으로 옮겨갈 것이다(상자 2-18). 예를 들어, 환자가 다른 임상의나 2차 진료소, 가정진료소(3차)로 소개된다면, 퇴원과정에는 다른 임상의와의 구두 대화나 챠트 작성이 포함될 것이다.

환자가 치료의 기능적 결과를 충족하지 못했는데도 퇴원을 시킬 수 있을까? 임상의가 치료의 기능적 결과의 달성이나 환자의 요구나 보험적용기간 만료와 같은 다른 요인들을 토대로 치료시기를 종결시키는 것에는 많은 논쟁과 논의들이 있다. 이상적인 방법이라면 임상의가 환자가 달성하는 치료의 기능적 결과를 퇴원을 위한 지침정도로 사용하는 것이다. 그러나 퇴원 전에 확정된 치료의 기능적 결과를 환자가 충족시킬 필요가 없는 경우도 있다. 이런 상황에 *(a)* 환자가 자신의 건강상태나 병적상태를 고려했을 때 기능적 결과를 이룰 수 없다는 것을 인식할 때, *(b)* 환자의 기능적 단계가 기능적 결과를 이루기 전에 정체기에 도달할 때, 그렇지만 퇴원할 정도로 충분한 일상생활을 할 수 있다. *(c)* 환자가 의학적 혹은 심리적인 원인으로 인해 기능적 결과 목표 수행을 진행할 수 없을 때, *(d)* 환자가 지속적인 치료를 거부할 때, *(e)* 임상의는 환자가 치료로 더 이상의 효과를 얻지 못한다고 믿을 때 등 여러 요인들이 포함된다. 궁극적으로 임상의는 자신의 판단, 환자로부터의 정보, 그리고 퇴원시기를 결정할 때 지침으로 삼는 검사소견들을 이용해야 한다. 결정적으로 퇴원을 위해 적절한 챠트의 이론적 해석이 필요하다.

환자가 확정된 치료의 결과를 충족했는데도 임상의가 치료를 계속하는 것이 정당할까? 확정된 치료의 결과가 환자의 임상적 상태의 명확성, 안정성, 복합성, 중증성과 일치하고 퇴원 필요성에 적절하다면, 지속적 치료가 윤리적인 입장에서 정당화될 수 없다. 치료의 종결을 눈앞에 둔 임상의가 치료의 종결에 확신을 가지지 못한다면 예측했던 결과와 임상의가 다룰 수 있는 범위에서 환자가 지속적인 치료적 필요성을 가지는지 아니면, 다른 의사나 의료기관에 소개시킬 필요가 있는 지를 결정하기 위한 임상의의 진료범위를 재평가해야 한다.

지속적인 치료(ONGOING CARE)

임상의는 4단계의 임상의 결정과정을 제공되는 치료의 속성이나 환자가 지닌 임상적 상태 때문에 지속적인 치료의 시기가 요구되는 환자를 위해서 변경해야 한다. 지속적인 치료시기가 요구되는 환자에는 발달장애를 가진 소아환자, 건강상태가 악화될 위험상태에 있는 만성적이고 말기의 질환을 가진 환자, 건강상태가 악화되거나 낙상의 위험성을 지닌 노인환자, 척수손상, 두부손상, 절단이나 다른 외상성 손상의 결과로 인해서 지속적인 장애나 건강치료가 필요한 환자들이 포함된다. 게다가 만족스런 치료개입을 받은 환자들도 지속적인 치료시기가 요구될 수 있다. 임상적 결정과정은 지속적인 치료시기가 요구되는 환자가 퇴원단계에 있다 해서 본다는 것은 아니다. 첫째로 임상의의 퇴원계획은 후속치료의 구성이나 최소한의 토론이 포함되어야 한다. 둘째로, 임상의는 환자의 후속 검사를 계획하고 사용하면서 한 번 더 평가단계를 가져야 한다.

후속 검사는 최종적인 퇴원검사에서 기록된 단계에의 환자의 손상, 기능제한, 장애와 삶의 질의 상태가 악화되고 있는지 임상의가 결정하는 검사로 초점이 맞춰진다(표 2-1). 이런 검사에서 얻은 임상적 소견을 근거로 임상의는 환자가 새로운 치료가 필요한지를 결정한다.

환자가 지속적인 치료를 필요로 하지 않는다면, 임상의는 이런 소견을 기록하고 이 소견이 확실하다면 더 나은 후속조치를 구성한다. 반면에 환자가 상태의 악화를 보인다면 임상의는 임상적 결정과정에서의 치료계획 단계를 시작하고 그리고나서 치료와 퇴원단계로 조치를 취한다. 치료개입이 만족스러울 경우엔 지속적 치료의 필요성을 건강상태의 악화에 두지 않고 환자 자신이 현재의 건강상태의 유지나 향상을 위한 수단으로서 환자가 더 나은 치료(치료기술, 교육, 의료기관의 조화 · 협조의 직접적 적용)을 원하는 지를 확인하는데 필요성의 근거를 둔다.

상자 2-18
퇴원계획과 퇴원

	4주 : 치료도입 1	4주 : 치료도입 2
치료 기술	**마사지 기술** • 페트리사지(지속시간 감소) • 광범위 접촉 압박(지속시간 감소) • 특정부위 압박(지속시간과 적용깊이 증가) • 압착법(지속시간과 적용깊이 증가) **다른 적절한 치료기술** • 자세 재교육 • 기능적 동작 운동 • 근강화 운동 • 자가치료 교육—인간공학(직장에서의 작업환경 교육)교육, 재발을 확인하고 재발을 관리하는 교육의 검토를 추가	**다른 적절한 치료기술** • 자가치료의 검토 : 통증관리, 인간공학, 가정에서의 근신장, ROM 운동, 휴대용 마사지 기구로 자가 치료적 특정부위 압박 • 가정에서의 자가 치료 프로그램
환자의 재검사 결과	**재검사 소견** • 퇴원 시 고려사항: 인간공학적으로 올바르지 못한 현금계산대, 이것은 통증을 악화시키고 어떻게 재발을 방지할 수 있는지와 관련있다. • 모든 자가 치료활동을 정확하게 보여줄 수 있다. • VAS에 통증강도 1 기록 • 통증유발점 민감도 감소 — 압력통각계 수치 승모근 = 2.7 견갑거근 = 2.0 • 상부 승모근이나 견갑거근 통증유발점의 촉진 시 전이성 통증 없음.	**퇴원시 검사소견** *치료의 기능적 결과* • 근신장과 자세제어 기구를 이용하면서 목 통증없이 2시간 30분 간 운전가능 • 현급출납계 이용을 목 통증없이 2시간 동안 할 수 있음: 적절한 휴식과 근신장, 자세제어기구 사용한다: 현금계산대를 인간공학적으로 조절한다. 이따금씩 피로할 때 목 근육의 뻣뻣함을 호소한다. • 현금출납원으로서 일할 때 필요한 드는 일 수행 가능 1. 8 파운드 물건들고 어깨 높이의 선단에 놓는 것 가능 - 목 통증 없이 5회 2. 오른팔을 2 피트 머리 위에 있는 물건에 뻗을 수 있다. 3. 오른팔로 15 파운드 물건을 목 통증없이 허리높이로 들어올리거나 옮기는 것 가능 4. 오른팔로 5 파운드 물건을 목 통증없이 허리높이로 20회 반복해서 들어올리거나 옮기는 것 가능 *다른 검사 소견* • 시각적 통증 척도(VAS)에 통증 강도 0.5 기록 • 경추와 머리 자세 정상화 • R 승모근에 근경련 촉진 안됨 • 승모근과 견갑거근 촉진 시 활성통증유발점 징후 없음 : 단단한 띠 촉진 가능, 통증전이의 양성패턴, 연축반응, 압력통각계 사용 시 손상측과 정상측 차이 0 > 2kg/cm² • 통증유발점 민감도 수치 현상 유지 - 압력 통각계 수치 승모근= 2.7, 견갑거근 = 2.0 • 능동 경추 ROM : 굴곡 100%, 신전 100%, R 회전 : 100%, L 측굴 100% • R 승모근과 견갑거근 정상적 근신장력 • 근력 : R 견갑거근 - 견갑골 거상=등급 5, R 승모근 - 견갑골 거상, 견갑골 후인 = 등급 5

임상치료과정의 대인관계 측면 (The Interpersonal Aspects of the Process of Clinical Care)

평가단계(EVALUATIVE PHASE)

평가단계에서 대인관계 측면은 임상적 과정으로 임상의의 적절한 준비성과 환자의 적당한 참여와 관련된다(그림 2-6).

치료계획단계(TREATMENT PLANNING PHASE)

치료계획단계의 대인관계 측면은 치료나 평가에 환자가 동의하여 정보를 얻고, 환자 자신의 병적 상태 인식을 적절하게 이끌어 내고 환자와 치료계획을 같이 의논하는데 초점을 둔다(그림 2-7).

치료단계(TREATMENT PHASE)

치료단계의 대인관계 측면은 임상적으로 적절한 치료적 문제와 윤리적 문제의 상관관계를 유지하고 임상의에 의한 지속적 자가 치료의 적절성을 확인하는데 초점을 맞춘다(그림 2-8).

병적상태가 있는 환자

1 ↓

임상의는 환자를 임상적 과정에 참여시킨다.

↓

임상의는 환자에게 임상과정과 환자의 권리에 관한 것을 알려준다.

↓

임상의는 평가에 대한 환자의 동의를 얻는다.

↓

임상의는 환지의 병적상대의 인식과 원하는 치료결과를 알아낸다.

↓

환자는 정확한 정보를 제공한다.

↓

임상의는 환자에 대한 적절한 검사를 기록하고 완결한다.

↓

임상의는 적절히 환자와 대화하고, 탈의시키고, 환의를 입혀주면서 검사를 위한 임상적 경계범위를 확정한다.

1 단계는 순차적이다

그림 2-6. 치료과정 : 평가단계

임상의는 임상소견을 근거로 특정결과를 이루기 위해 적절한 치료계획을 전개해 간다.

1 ↓

임상의는 환자와 같이 임상소견과 치료계획을 검토한다.

↓

임상의는 환자에게 치료에 대한 위험성, 부작용, 유효성, 대안방법에 관한 것을 알려주고 치료를 중단할 지를 결정한다.

↓

임상의와 환자는 환자가 중요시 여기는 부분이 포함된 적절한 치료 결과에 대해 협상한다.

↓

임상의는 최종적인 치료계획을 기록한다.

↓

환자는 치료에 동의한다.

↓

환자는 치료계획의 참여에 동의한다.

1 단계는 순차적이다

그림 2-7. **치료의 과정 : 치료계획단계**

퇴원단계(DISCHARGE PHASE)

이 단계의 종결은 분명하게 한정하지는 않는다. 대신 치료단계에서 퇴원단계로의 점진적인 변화가 있다. 퇴원단계는 환자가 퇴원하는 날 전에 시작한다. 퇴원 계획의 초기에서 실제의 퇴원하는 날로 기간을 확장한다. 이 단계 동안 다루어지는 상호대인관계 문제들은 적절히 치료적 상관관계의 종결을 달성하는 것과 관련된다(그림 2-9).

모든 치료단계와 관련된 문제들(Relevant Issuse for All Phases)

이 장에서 제안한 임상적 결정과정의 4단계 모두와 관련된 임상치료과정에서의 3가지 중요한 측면이 있다. 첫째는 임상의의 진료행위다. 임상의와 환자와의 상호관계에 지침이 되는 윤리적 고려가 포함된다. 치료에 대한 환자의 감정적 반응과 이 반응에 대처하는 임상의의 접근방법이 두 번째 측면이다. 마지막으로, 치료에 대한 환자의 충실도와 충실도를 강화하기 위해 임상의가 사용할 수 있는 전략적 방법이다. 이 모든 문제들은 달성되는 치료의 결과의 범위에 영향을 줄 수 있다. 그러므로 임상의가 이런 문제들을 다루기 위한 전략과 임상치료 과정의 모든 측면들을 통합하는 것이 현명한 일이다.

윤리적 문제(ETHICAL ISSUES)

환자와 임상의의 상관관계는 임상의의 치료자로서의 예정된 역할과 환자에 의해 요구되는 임상의의 정보와 기술의 소유 그리고 환자의 손상, 취약성과 임상의에 대한 의존도 등에 의해 복잡한 관계를 형성한다. 결론적으로 윤리적 문제를 임상치료 과정에서의 어느 특정 단계로 한정시킬 수는 없다. 대신 이런 문제들은 임상의와 환자의 상호작용 이전, 이후 어느 시점에서든 다루어져야 한다. 환자와 임상의 모두는 그들의 임상치료과정의 참여로부터 나온 결과에 대해 책임과 권리를 가지고 있다. 이런 권리와 책임의 중요성은 의료 전문인력들이 모든 전문인력 구성원들이 지켜야 할 임상진료행위에 있어서의 윤리적 행동에 대한 일련의 지침들에 분명한 입장을 가지고 있어야 한다는 사실에 의해 강조된다. 환자는 환자와 임상의의 상호관계에 있어 임상의에 의해 피해를 입거나 희생을 당하지 않도록 자신을 보호하면서 높은 수준의 치료를 확실히 받을 수 있는 권리를 갖게 된다. 해부학적, 사생활, 정보, 신뢰와 존중이 포함된 환자의 권리가 상자 2–19에 요약되어 있다.

그러나 환자가 임상의와의 상호작용에 있어 책임이 없는 것은 아니다. 상자 2–20에서 제시된 환자의 책임에 대한 기본내용에서 환자는 자신의 권리에 따른 행동에 책임을 져야 하고 역으로 임상의를 존경으로 대해야 한다. 임상의

임상의는 윤리적 행동을 위한 기본지침을 준수한다.

1 ⟶

임상의는 환자와 대화하고 적절히 환의를 입게 하면서 치료도입 동안 임상적 경계범위를 유지한다.

⟶

임상의는 각각의 치료도입 시 필요한 (도구)자재를 적절히 준비한다.

⟶

임상의는 치료과정 동안 적절한 신체적, 심리적 자가 치료 방법을 사용한다.

⟶

임상의는 신체역학과 도수치료기술, 안전한 방법으로 치료를 전달하는 방법을 적절히 이용한다.

⟶

임상의는 환자를 염려하고 보살피는 책임감을 보여준다.

⟶

임상의는 적절히 간호 인력을 배치하고 보조 관리자들을 감독한다.

⟶

임상의는 치료에 대한 환자의 감정의 반작용에 적절히 대처한다.

⟶

임상의는 환자가 치료에 참여토록 촉진하고 치료를 꾸준히 받도록 한다.

⟶

임상의는 임상결과의 향상을 위해 환자의 지속적인 피이드백(feedback)을 이끌어 낸다.

⟶

임상의는 환자에게 적절한 교육을 제공한다.

⟶

임상의는 제공된 치료와 환자의 반응에 대한 기록을 계속해서 새로운 내용으로 유지한다.

⟶

임상의는 소개시켜준 임상의와 적절한 대화를 유지한다.

⟶

환자는 책임감 있는 태도로 치료에 참여하거나 치료 참여의 거부로 인한 결과를 받아들인다.

⟶

1 단계는 순차적이다

그림 2-8. 치료의 과정 : 치료단계

임상의는 환자가 퇴원의 필요성을 인지하고 있는지 확인한다.

↓ 1

임상의는 환자에게 퇴원 후 요구되는 치료를 알려준다.

↓

임상의는 임상소견을 근거로 적절한 초기퇴원 계획을 준비한다.

↓

임상의와 환자는 퇴원 목적과 퇴원준비를 협상한다.

↓

임상의는 최종적인 퇴원 계획을 기록한다.

↓

임상의는 환자의 신체적, 심리적인 칠요사항을 다루면서 환자의 퇴원을 준비한다.

↓

환자는 퇴원 전 교육과 준비활동에 참여한다.

↓

임상의는 퇴원 전 검사를 종결하고 챠트에 기록하면서 환자가 확정된 기능적 결과를 달성했는지 결정.

↓

임상의는 환자와 임상의의 상화관계를 적절히 종결하도록 노력한다.

↓

임상의는 적절한 후속치료를 위해 환자를 다른 임상의나 치료사에게 소개한다.
마사지 치료가 만족스러운 경우엔 임상의는 적절한 간격을 두고 통원치료를 권한다.

↓

임상의는 다른 임상의나 치료사에게 후속치료를 위해 적당한 챠트 내용을 제공한다.

1 단계는 순차적이다

그림 2-9. 치료의 과정 : 퇴원단계

는 환자와의 상호관계에서 가장 많은 책임감의 부담을 지니고 있다. 왜냐하면 이런 상호관계 내에서 임상의가 가지고 있는 우월한 힘의 남용이 없도록 할 필요가 있기 때문이다. 임상의는 환자의 권리가 충족됐는 지를 확인할 책임감을 갖고 있을 뿐만 아니라, 이 장의 범위에서는 벗어난 임상의의 전문직업과 사회전체에 대한 책임감도 갖고 있다. 불행히도 임상의의 권리는 거의 토론되지 못했다. 임상의의 해부학적 진료행위의 폐해가 늘어나는 상황에서 임상의의 권리가 최선의 임상적 판단을 할 수 있도록 하고 강압, 이해충돌, 과도한 영향력 행사나 부적절한 스케줄 요구가 없이 진료를 할수 있는 환경에서 일하도록 하는 시각을 잃지 않는 것이 중요하다(상자 2－23).

치료에 반응하는 환자의 감정 (CLIENT'S EMOTIONAL RESPONSE TO TREATMENT)

임상의는 자주 마사지 기술의 적용에 반응하는 환자의 감정 상태에 미처 준비를 하지 못한다. 이 장에서 제공하는 정보는 치료에 반응하는 감정상태의 개요와 환자에 대처하

상자 2-19
환자의 권리

- 치료에 대한 공평한 접근과 접근 용이성
- 자율권 : 시술자 선택의 자유 ; 치료 시 결정과정에 참여할 권리, 임상의의 의견에도 불구하고 치료를 거부하거나 그만 둘 수 있는 권리, 다른 시술자와 상담할 수 있는 권리
- 안전한 치료환경에서 치료받기
- 환자의 동의 없이 환자에 관한 어떤 정보노출이 없는 비밀 보장성
- 치료의 연속성
- 필요 이상으로 오랫동안 탈의 상태에 있지 않도록 할 권리가 포함된 품위 존중
- 개인 신분보장, 시각적인 면과 청각적인 면, 치료와 관련이 없는 어떤 정보로 누설하지 않는 것이 포함된다.
- 환자의 가치관과 문화적 신념을 존중한다.
- 환자의 권리를 통보받을 권리
- 환자의 상태나 임상의가 제공하는 진료, 치료, 위험성, 부작용, 대안, 연구가 행해진 것인지, 퇴원 후 필요한 치료 그리고 치료하지 않을 시 발생되는 결과에 관란 시기 적절하면서 정확한 정보

상자 2-20
환자의 의무

- 진료 거부 시, 진료 변경 시, 아니면 대안방법 선택 진료 시 발생되는 결과를 수용한다.
- 임상의나 다른 의료진들을 존경하고 배려한다.
- 임상의가 제공하는 지시사항을 준수한다.
- 임상의나 의료기관에 충족되는 재정적 의무를 다한다.
- 의료기관의 행동 규칙을 따른다.
- 임상의에게 정확한 정보를 제공한다.

상자 2-21
환자에 대한 임상의의 의무 (환자와의 상호작용과 관련된 문제들)

- 환자를 염려하고 진료에 책임감 있는 자세를 보여준다.
- 치료에 대한 보장을 하지 않고 잠재적 치료효과를 정확히 전달해 준다.
- 인진하게 치료하지 못할 싱황 하에 놓어 있을 때는 환자를 치료하지 않는다.
- 환자의 가치관, 신념과 요구사항을 경청하고 존중해 준다.
- 적절히 임상적 경계 범위를 유지하고 환자와의 어떠한 성적 접촉을 피한다.
- 환자 중심의 예방적 치료를 제공한다.
- 환자에게 선택자유의 기회와 치료에 대한 환자의 승낙에 대한 기회를 제공한다.
- 치료에 대한 환자의 감정적 대응에 적절히 반응한다.
- 환자의 사적 존중의 유지와 적절한 임상적 경계를 위해 환의를 이용한다.

상자 2-22
환자에 대한 임상의의 의무 (일반적 문제들)

- 환자에게 최선의 이익이 되도록 행동한다.
- 이해충돌이 챙기지 않도록 한다.
- 책임감을 가지며 적절한 검사, 치료, 증상호전을 위한 진료, 퇴원계획을 제공한다.
- 환자의 진료에 대한 정보를 소개시켜 줄 임상의와 논의한다(비밀보장 유지 내에서).
- 진료인력을 배치하고 보조인력이나 실습생을 적절히 감독하며 그들이 제공하는 진료에 책임을 진다.
- 모든 환자의 소견들을 정확하게 적절하게 문서화한다.
- 높은 수준의 자격능력을 유지하고 확보한다.
- 기록된 내용과 정보의 비밀을 유지하고 공개하기 전에 꼭 서명허가를 받는다.
- 인종이나 기타의 이유로 환자 진료를 거부하지 않는다.
- 환자의 임상적 상태가 조건(예방, 치료, 현상유지, 상태양호)이 확실히 보장되지 않는다면 치료하지 않는다. 그럼으로써 의료제공의 과다사용을 피한다.
- 환자 중심의 예방적 치료를 제공한다.
- 경제적 이득보단 환자의 요구에 충족되는 서비스를 제공한다.
- 가급적 최상의 치료수준을 제공한다.
- 다른 임상의에게 필요하면 조언을 구한다.
- 환자에게 제공되는 진료에 책임을 진다.
- 환자와 임상의 간의 상호관계가 종료되거나 환자가 퇴원할 때 적절하게 다른 임상의에게 소개한다.
- 정확한 판단력을 사용한다.
- 임상의의 진료범위 내에서 환자를 진료하고 환자의 상태가 자신의 능력 밖에 있거나 법적 진료행위 범위를 넘어설 때는 다른 임상의에게 소개한다.

상자 2-23
임상의의 권리

- 독립적으로 임상적 판단을 내릴 수 있다.
- 임상의의 가치관, 존엄성이나 유리성에 손상을 준다면 환자를 치료하지 않는다.
- 강압, 이해충돌, 지나친 영향력 행사 그리고 병원의 경제적 이익을 위해 지나친 서비스 제공의 압박이 없는 환경에서 일을 할 수 있다.
- 환자나 동료에게 존경과 배려를 받아야 한다.

는 몇 가지 기본 전략을 얻을 수 있도록 하였다.

이 장의 앞에 '치료에 대한 적절성' 장에서 논의된 원칙은 환자의 정신사회적 요구에도 적용된다. 임상의는 자신의 직업적 진료행위의 한계 내에 있는지 그리고 치료도입기간 동안 발생되는 환자의 정서적 요구 사항을 다루어야 할 때, 임상 교육을 받았는 지를 확실시 해야 한다. 특히 임상의는 환자를 내과의사나 정신사회적 진료를 제공할 수 있는 건강 전문가에게 적절히 소개할 때를 인지해야 한다.

감정조절을 위한 신체적 조건
(THE PHYSICAL BASIS OF EMOTIONAL CONTROL)

신체와 감정 사이의 관련성을 이용하고 이해하는데는 많은 상이한 접근방법들이 있다. 이런 접근방법들엔 심리적 측면을 전통 중국 치료법, 생체감정 이완의 치료적 접근에 통합시키는 신체치료사와 신체치료를 자신들의 접근방법인 생체 에너지학, 핵심 에너지학에 통합시키는 심리치료사 그리고 다른 신체중심의 심리치료, Jungian 치료, Gestal 치료 그리고 primal 치료들이 포함된다. 신체치료를 심리치료, 감정치료에 포함시켜 통합시키는 임상의는 이런 접근방법들을 수많은 치료적 관점에서 얻어낸다. 이런 접근

방법들의 언어와 개념들이 상이할 수 있지만, 상호적으로 배타성을 가지지 않고 인간이 가진 다양한 경험을 통해 설명될 수 있다. 여기서 기술된 접근방법은 상당한 정도의 빌헬름 리히(Wilhelm Reich)의 연구에 근거를 둔다. 그는 만성적인 근육 긴장의 패턴이 심리적 장애와 관련되어 있다는 프로이드의 연구가 였다.

Reich는 이런 근육긴장의 패턴들이 단순히 환자의 신경성 증상이 아닌 실제적으로 환자가 실제적으로 가지고 있는 심리적 장애와 어린 시절의 심리적 충격과 관련된 감정적 경험들을 회피하기 위한 수단이라는 것을 깨달았다. 신체치료를 심리분석 작업과 연계함으로써 Reich는 환자가 회피하고 있는 감정을 알도록 하여 감정적, 심리적 반응의 결과로 생긴 만성적 근긴장의 패턴을 치료하게 되었다. 이런 관찰결과를 근거로 신체와 감정 사이의 연관성에 관한 이론을 만들었다. Reich는 모든 살아있는 유기체의 신체는 팽창과 수축의 지속적인 순환 속에서 맥동 내지는 진동한다고 제시했다. 정상수준의 신경계 활동 시 이런 맥동을 관찰하기가 어렵다. 그러나 이런 맥동의 강도는 개인의 감정적 반응의 강도가 증가하면서 더불어 증가한다.

예를 들면, 한 개인이 아주 강렬한 흥분이나 공포감을 느낄 때는 온몸에 전율을 느끼게 되며 숨을 헐떡거릴 때는 가슴을 부풀릴 것이다. 그리고 Reich는 사람들이 육체적 반응의 맥동의 조절을 배움으로써 감정의 조절을 배울 수 있다고 했고 심지어 이런 감정들을 회피하는 이유가 확실치 않을 때도 가능하다는 이론을 세웠다. 본질적으로 인간은 그들이 조절하려고 하는 감정과 관련된 특징한 골격구조 주변의 억제 근육군을 긴장시켜서 몸에서 일어나는 맥동을 조절할 수 있다. 이런 근육의 긴장에 의한 조절은 단기간이나 장기간 그리고 습관성이 될 수도 있다. 심지어 수면 시에도 이완되지 않는다. 이 근육의 긴장은 신체 일부의 자발적인 움직임을 감소시키고 일반적으로는 골격구조를 경직되게 만들고 상대적으로는 호어딩(hording)이나 아모닝(armoning)으로 알려진 고정된 자세를 만드는 결과를 낳을 수 있다. 결국엔 몸 전체의 자세는 심리적 태도에 반영될 수 있다. 그러나 모든 근육의 긴장이 감정조절을 달성하려는 시도로 인한 결과는 아니다. 한 개인의 근육긴장 패턴은

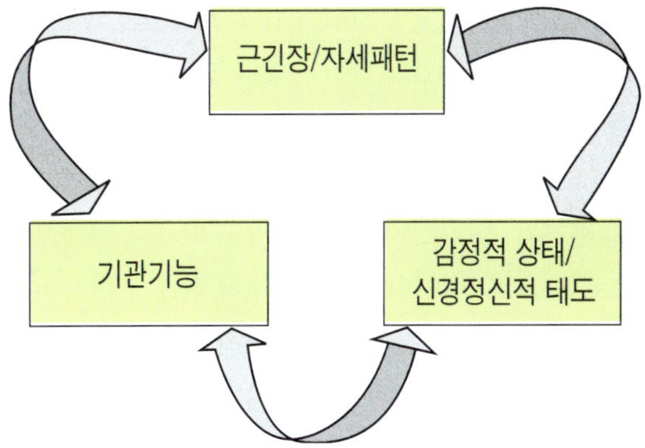

그림 2-10. 전통중국의학에서 감정과 신체사이의 관계

유전적 소견, 보상적 변화, 손상 그리고 직업에 의해 생기는 신체적 스트레스와 관련될 수도 있다.

더군다나 심리적 태도가 근긴장에 영향을 줄 수 있을 뿐만 아니라, 그 반대의 경우도 일어날 수 있다. 전통 중국의학에서는 장기체계의 불균형이 심리적·감정의 에너지의 불균형으로 근골격계 체계의 불균형과 긴장도 형성의 결과를 발생시키는 것으로 생각했다(그림 2-10).

신체 구조 변화로 인한 일반적인 문제들
(GENERAL IMPLICATIONS OF CHANGING BODY STRUCTURE)

Rolf와 다른 이들은 개인의 신체의 구조를 변화시키는 근막길이나 장력의 변화가 세상 모든 사람들의 행동방식을 변화시킨다고 주장했다. 그들은 개인이 특정방식으로 신체를 느끼고 일상적인 신체감각을 경험하는데 익숙해지고 있다고 믿었다. 덧붙여서 의식이 안정되어 있는 동안에 개인은 그들이 확인할 수 있는 감정적 반작용의 일반적인 래파토리가 있다고 했다. 그들의 신체구조가 변화될 때 개인은 새로운 신체적 경험(따뜻함과 따끔거리는 느낌)이나 이전에는 알지 못했던 부위의 감각을 경험할 수 있다. 신체구조의 이런 변화들은 개인들이 정상적으로 인식하는 변화들 이외의 느낌이나 사고력을 갖게 하는 잠재성의 강화가 동반된다. 이런 생각들과 느낌들은 너무나 미세하여 인식하기가 어렵다. 예를 들면, 다칠 것 같은 일시적 느낌이나 상대방에 솔직해지는 섬세한 느낌들이다. 반면에 신체구조의 변화가 감정적으로 반응을 촉발시키는데 너무 강하여

일시적으로 사회활동을 어렵게 만들 수 있다.

그러므로 임상의는 마사지 기술의 적용이 환자의 신체구조의 변화로 기인할 감정적 반응을 촉발시킬 수 있는 잠재성을 가지고 있다는 것을 항상 인식해야 한다. 또한 임상의들은 환자의 조직으로부터 손을 뗐을 때에 감정적 반응과 접촉했을 때의 일반적인 신체나 성적 학대로 인하여 식욕부진의 병력을 가지고 있는 사람들 같은 신체적 연상(신체관련문제)을 가진 환자에겐 감정적 연상을 갖게하는 경향이 있다. 그러나 만성적인 근막 긴장의 완화가 항상 감정적 반응을 야기시키지는 않을 것이다. 왜냐하면 인간은 신체의 맥동을 조절하는것 이외에 감정반응 조절에 수많은 방법을 가지고 있기 때문이다. 감정적 반응을 조절하기 위한 의식적, 무의식적 방법엔 감정적으로 흥분시키는 자극 인식의 거부와 적절한 감정조절, 숨을 참고 다른 감정으로 대처하려는 것들도 포함한다.

환자의 감정적 변화의 파악(분별)
(RECOGNIZING THE CLIENT'S EMOTIONAL PROCESS)

Reich의 이론적 관점에서는 공개적 감정표출의 표시가 쉽게 인지되고 애매한 감정표출은 인지가 쉽지 않다는 감정표출(공개적인 것에서 애매한 것)의 연속성이 있다고 했다. 신체에 애매한 감정표출이 동반되는 일반적인 맥동과 무의식적 움직임의 느낌과 표시들엔 호흡들의 증가, 인후와 복부의 콜록콜록하는 울림, 침 삼키기, 눈물 흘리기, 한숨이나 신음소리 같은 소리 발생, 무의식적인 근경축, 가려움, 냉온 감각, 그리고 에너지의 움직임들이 포함된다. 이런 것들은 단순히 신호들과 감각들을 신체적으로 표출하는 것이다. 즉, 교감신경계의 활성화에 따른 긴장상태에서 부교감신경계의 활성화에 따른 이완상태로 이동하는 것이다. 임상적 도구로 마사지가 사용될 때 환자에게서 전형적으로 발생되는 이런 신호들과 감각들은 신체적 이완상태 이외에 다른 어떤 상태를 만들지 않는다. 환자의 신체적 신호들과 감각들이 감정의 심리적 만족 때문이라는 생각과 믿음이 수반 될 때에도 감정표출은 발생한다.

또한 환자는 감정을 표출하기 보단 참고 억제하는 신체적, 행동적 표시들을 나타낼 수 있다.

신체에서 발생되는 무의식적 움직임이나 맥동을 제한하려는 시도는 침착하고 조용해지며, 호흡을 고르고, 근육의 경직을 보이고, 관련성 없는 상황으로 의식을 집중하고, 대화의 방향을 바꾸는 것과 같은 반작용을 초래한다. 이런 방법들이 효과를 거둔다면, 개인은 적절할 정도의 감정의 만족도를 유지하게 될 것이다. 감정적 표출을 억제하기 위한 환자의 욕구가 마사지가 포함된 치료 목표와 모순을 일으킬 수 있다. 예를 들어, 만약 환자가 자신의 몸에서 일어나는 무의식적 움직임과 맥동을 제한하려고 일정한 정도로 근긴장도를 유지하고자 한다면, 이것은 긴장된 근육의 충분한 이완을 목표로 한 것과는 모순되는 것이 될 수 있다. 임상의가 감정표출을 억제하고 신체적 반작용을 조절하려는 환자의 욕구를 해결되지 않은 두려움과 다루기 어려운 감정의 영역 때문이라고 보고 있다면, 임상의는 환자의 이런 방법의 필요성을 훨씬 더 잘 배려하게 될 수 있다.

감정표출의 대처(DEALING WITH EMOTIONAL RELEASE)

감정적, 심리적 문제를 익숙치 못한 임상의가 다룰 때 가장 적절한 대응 방법은 환자가 복받치는 감정을 편안하고 안전하게 표현할 수 있는 분위기를 제공하는 것이다. 이 방법은 아래에 정리해 놓은 방법을 사용해 달성될 수 있다.

Feedback을 제공하여 환자를 격려
(Encouraging the Client to Give Feedback)

치료시기 동안 환자에게 효과적이지 못했던 것을 이야기할 수 있는 수용적이고 솔직한 분위기를 만들어 툭 터놓고 대화를 진행할 수 있도록 한다. 덧붙여서 치료기간 전이나 동안에 환자에게 치료에 대한 동의를 구함으로써 치료의 어떤 점이라도 거부할 수 있는 권리를 환자에게 재확인시키고, 환자에게 안전한 느낌이 들도록 한다.

감정의 억제나 회피에 대한 환자의 욕구를 존중한다
(Respecting the Client's Need to Avoid or Contain Her Emotions)

환자가 감정을 억누르거나 피하는 방법을 사용할 필요가 있을 때가 있다. 그리고 임상의는 이런 필요가 긴장 이완의 목표와는 모순된다는 것을 알게 된다. 역설적으로 감정을 억제하거나 회피하려는 환자의 욕구를 수용하면 감정과 연관된 긴장을 감소시킬 수 있고, 더 나은 긴장이완의 결과를 얻을 수 있게 되는 경우도 있다.

감정억제의 대처(Dealing with Containment)

임상의가 환자의 감정상태의 진찰이 포함된 진료적 협약을 환자와 논하지 않는다면, 임상의는 단순히 환자가 감정표출을 경험할 때 발생되는 것들에만 관여할 수밖에 없다. 누구나 강렬한 감정을 경험한 사람들에게 관여할 때는 독특한 방법을 가지고 있지만 일반적인 마사지와 관련된 상황 안에서는 환자의 감정적 반작용을 강화시킬 수 있는 어떤 작용도 회피하려는 방법이 포함된다. 예를 들어 환자에게 질문을 해서 감정의 만족도에 관여하는 것은 환자의 감정적 반작용을 강화시킬 뿐만 아니라, 임상의의 질문이 환자의 감정적 상태나 욕구와는 잘 어울리지 않는다면 상호대인관계의 역동성을 어렵게 할 수 있다. 덧붙여서 감정적 반작용이 집중된 환자의 신체부위에 관여하는 것 또한 환자의 감정적 반응을 잠재적으로 강화시킬 수 있다. 환자의 감정적 반작용의 강화가 바람직한 것이 되는 경우에는 사전에 환자에게 동의를 구해서 환자가 느끼는 감정을 적절하게 스스로 조절하게 하고 나서 상황에 적합하도록 감정적 반작용의 수준을 정하는데 도움이 되게 한다.

감정표현과 함께 편한 정도의 인식(Knowing One's Comfort Level with Emotional Expression)

자신의 한계범위를 적절하게 알려주는 것은 환자에게 호감을 주면서 치료기간 내에 감정적 표현과 감정적 변화에 관한 임상의의 한계가 어디까지 인지를 이해하게 되는 결과를 낳을 수 있다. 이 기술은 임상의가 필요한 정보를 표현하고 다시 재표현하는 방법을 알고 있어야 될 뿐 아니라, 불편한 감정이 시작되는 시기를 인식해서 환자에게 침착하고 수용적인 태도로 정보를 전달하는 시점을 알고 있을 필요가 있다는 것을 말해준다. 적절한 통지는 임상의가 갑작스럽게 당황함과 위축감을 느낄 때 발생할 수 있는 상호대인관계의 차단을 피할 수 있도록 해준다. 이런 관계의 차단이 환자에게 임상의의 감정이 무엇이 잘못되었다고 느끼게 하고 해결되기 어려운 상호대인관계의 결과를 낳을 수 있기 때문에 이것은 중요하다.

감정적 표현에의 관여 (Being with Emotional Expression)

이상적이라면 임상의가 아무런 제재없이 환자의 감정을 수용하는 것이다. 이런 수용적 태도를 환자에게 전달하는 훌륭한 방법이 '거울보기' 이다. 구두표현이나 신체적 접촉을 통해 환자의 현재 감정상태의 인지나 심정적 이해를 환자에게 반복적으로 되먹임 시키는 것이다.

이런 방법은 환자와의 의사소통을 반복하거나 재표현하는 방법에서 환자의 감정표현에 상응하는 섬세한 마사지 운동의 적용까지 분류될 수 있다. 어떤 경우에는 환자가 감정 상태를 표현하는 동안 마사지를 멈추는 것이 환자를 존중하는 의미가 될 수도 있다. 어떤 방법이 사용되든 임상의는 환자의 감정의 실제적인 만족에 관여하기 보다는 환자의 감정표현의 강도수준과 감정상태에 임상의 자신이 적절히 반응하고 있는지를 확실히 알 필요가 있다. 이것은 환자가 강한 감정상태에 놓여 있을 때 특히 중요할 수 있다. 왜냐하면 임상의가 환자와 조화를 이루는데 실패할 때 문제들이 발생할 수 있기 때문이다. 예를 들어, 만약 임상의가 환자가 감정표현의 강도를 높일 때 관여의 강도를 현저하게 낮춘다면, 환자는 자신의 감정표현이 다소 받아들여 지지 못한다는 것을 느낄 수 있다. 반면에 만약 임상의가 환자의 감정표현의 강도를 능가할 만큼 관여의 강도를 현저하게 높인다면, 환자는 무언가 좀 더 감정표현을 해야만 한다는 강박감을 느낄 수 있다. 이것은 환자가 임상의를 실망시켰다는 느낌이나 임상의가 자신에게 진심으로 관심을 보이지 않는다는 것을 느낄 때 감정의 역동적인 변화를 일으키게 할 수 있다. 연습을 통해서 임상의는 환자가 자신에게 필요로 하는 것이 무엇인지 환자에게 물을 때 사용할 수 있는 표현의 목록을 개발할 수 있다. 이런 말들의 표현이나 시간조절은 연습을 통해 향상되지만, 초보임상의는 이런 의사표시를 시도하는 것이 비록 서툴더라도 중요하다. 그렇게 함으로써 환자는 임상의와 공개적인 통신망을 가질 수 있게 된다. 감정은 일반적으로 정점을 지나 더 많은 반영기가 뒤따르는 강도를 가진다. 일반적인 경험법칙은 환자가 감정표현의 격하기에 있는 동안은 상당량의 구두에 의한 의사표시에서 자유롭고 신체적 도수치료를 어렵게 하는 여지를 주는 것이다. 흔히 환자들은 강렬한 감정표현의 시기가 지난 후에 그들의 경험에 관하여 이야기해달라는 제의를–비록 그 제의를 받아들이지 않더라도–고마워한다. 만약 환자가 그렇게 하고 싶어한다면, 감정에 관해 이야기하는 것이 경험을 좀 더 깊이 있게 통합하는데 도움을 줄 수 있다. 그리고 임상의의 진심어린 청취와 감시가 상호대인관계의 관련성의 의미를 유지하는데 도움을 준다.

최종적으로 임상의는 항상 환자와의 상호관계에 있어서 적절한 역할을 알고 있을 필요가 있다. 임상의에 의한 약간의 관여는 환자의 고립감을 감소키지만, 적절한 관여는 아마도 조절하기가 가장 어려운 기술일 것이다. 임상의가 직면한 가장 큰 위험성은 환자와 임상의의 역할에 있어서의 애매한–애매하지 않을 수도 있지만–전도이다. 임상의의 관여가 감정의 동조에는 필요치 않기 때문에 너무나 개인적인 일엔 관여치 않는 편이 낫다. 임상의가 임상적 치료기간과 관련 없이 발생된 무언가에 대한 감정적 반응을 깨달았을 때는 도움이 되는 동료, 정신적 지주, 관리자와의 대화 같은 그런 느낌들을 다루는 적절한 수단을 알아보는 것이 중요하다.

환자의 유착을 높이는 전략 (STRATEGIES TO ENHANCE CLIENT ADHERENCE)

불행히도 거의 기억될 것 같지 않은 정보의 형태가 지침과 충고이다. 환자가 정보를 많이 얻을수록 훨씬 더 잊어버리기 쉽게 된다. 일반적으로 환자들은 자신이 처음에 들었던 말들과 가장 중요하다고 생각되는 것들을 기억한다. 비록 많은 의학적 지식을 지닌 환자가 더 많은 정보를 생각해 낼 수는 있어도 기억되는 정보의 양과 나이나 지성과는 아무런 연관성이 없다. 더군다나 적절히 염려하는 환자가 상당히 걱정하는 환자나 염려하지 않는 환자보다 더 많은 정보를 생각해 낸다. 임상의가 불확실한 지침을 줄 때는 환자의 충실도는 감소한다. 반대로 명확한 충고는 충실도를 증가시킬 수 있다. 이런 이유 때문에 단순하면서, 직접적이고, 반복적인 지침이 가장 효과적이다. 예를 들어 "매일 아침에 일어날 때 이 운동을 10회 해야 한다."는 지침을 "매일 이 운동을 몇 회 해라" 보다 더 쉽게 생각해 낼 것이다. 더군다나 비록 치료방법이 간단할 지라도, 환자가 치료방법의 다양한 측면이 왜 중요한지에 대한 확신이 서지 않을 때는 지침에 따르는 것을 힘들어 한다. 예를 들어, 냉찜질의 적용을 위한 지침에 앞서 "의자 위에 발을 올려놓고 발목에 얼음주머니를 놓으면 발목에 있는 통증과 부종을 경감시키는데 도움이 됩니다"라는 설명의 부가는 환자가 그런 지침들을 준수하는 것이 왜 유익한지를 분명히 알 수 있게 한다. 처방된 치료방법의 특성을 변경하는 것이 충실도를 증가시킬 수 있다.

치료 프로그램의 기간이 증가하거나 치료방법의 복잡성이 증가하면 충실도가 감소하기 때문에 임상의는 진료계획을 순차적 단계로 쪼개어 복잡한 치료방법을 단순화해야 한다. 임상의는 환자의 일상 활동을 침범하는 것으로 생각되는 치료가 충실도가 약하다는 소견과 환자의 생활스타일에 적합한 가장 단순한 치료방법이 가장 효과적이라는 판단을 근거로 해서 치료 프로그램을 환자의 활동과 생활 스타일에 통합시킬 때 발생하는 문제들을 받아들이는 모습을 보이거나 치료방법의 변경을 환자에게 도움을 주기 위해 사용할 때 긍정적인 반응을 보인다. 비록 임상의가 흔히 과소평가하는 것일 지라도, 환자가 중요시하는 정보들이 있다. 그러므로 환자교육도 치료에 대한 단순한 보충적 요인이 아니라 치료도입이 될 수 있다. 임상의가 환자교육을 중요한 치료도입으로 다룰 때는 소집단방식이 효과적인 접근방법이 될 수 있다. 소집단 형태는 수회에 걸쳐 반복적으로 정보를 들을 수 있게 해주고 지식을 강화시킬 수 있는 기회를 제공한다. 집단형식이든 임상의와 일대일 방법이든 환자가 질문하기 어려워하는 것도 다른 환자가 질문을 할 수 있다. 집단참여는 비슷한 상황의 사람들과 환자가 같이 있게 함으로써 공동체의 의미를 부여받을 수 있게 한다. 만성적 상태의 성공적인 자기관리에 자주 필요한 특정기술의 숙련도는 소집단 활동기간을 통해 얻을 수 있다. 기술 습득이 소집단 방법의 중요한 목표라면, 시간의 대부분을 연습과 환자에게 되먹임효과를 공급하는데 보내야만 한다. 이와 관련해서 환자들을 기술연습을 위해 그리고 계획실행을 발전시키기 위해 쌍으로 나누는 것이 효과적일 수 있다.

결론(Conclusions)

결과에 근거를 둔 마사지를 위해 제안된 임상적 결정내리기 과정은 임상진료의 평가, 치료계획, 치료, 퇴원단계를 통하여 임상의가 지침으로서 사용할 수 있게 한다. 이 과정의 목표는 임상의가 마사지 기술을 주치료나 보조적 치료기술로써 효과적으로 임상적 진료에 통합시킬 수 있게 하는 것이다. 비록 이런 과정속의 수단들이 연속적으로 제공될 지라도, 그 과정은 임상의가 몇 가지 단계를 동시에 수행해야 하는 반복적인 과정이다. 이 장에서 제안한 결정내리기 모델은 임상의가 진료를 어떻게 제공하는지에 관한 기술적 측면과 환자와 임상의의 상호작용에 관한 상호 대인적 측면에 관해 요약해 놓고 있다. 그렇게 함으로서 실시된 검사, 진료계획 개요 그리고 임상의에 의해 제공되고 계획되는 치료도입의 적절성과 타당성을 강화시키기 위한 지침을 제공하게 된다. 덧붙여서 임상진료과정의 상호 대인적 측면에 관한 논의는 임상의가 임상적 상호작용에 적절히 대처하고 임상진료과정 동안 발생되는 환자의 윤리적, 감정적, 그리고 교육적 요구에 대처하기 위해 사용할 수 있는 여러 가지 방법들을 요약하고 있다.

참고문헌(References)

1. Donabedian A. Evaluating the quality of medical care. Milbank Q 1966;3:166–206.
2. Jensen GM, Shepard KF, Gwyer J, Hack LM. Attribute dimensions that distinguish master and novice physical therapy clinicians in orthopedic settings. Phys Ther 1992;72:711–722.
3. May B, Dennis J. Expert decision-making in physical therapy—a survey of practitioners. Phys Ther 1991;71:190–206.
4. Payton O. Clinical reasoning process in physical therapy. Phys Ther 1985;65:924–928.
5. Sullivan P, Markos P. Clinical decision-making in therapeutic exercise. East Norwalk, CT: Appleton & Lange, 1995.
6. American Physical Therapy Association. Guide to physical therapist practice. Phys Ther 1997;77(11):3–14.
7. Magee D. Orthopedic physical assessment. 3rd ed. Philadelphia: WB Saunders, 1997.
8. National Institute of Child Health and Human Development. Research plan for the National Center for Medical Rehabilitation Research. Public Health Service NIH Publication no. 93-3509. Bethesda, MD: National Institutes of Health, US Department of Health and Human Services, 1993.
9. Fritz S. Fundamentals of therapeutic massage. St. Louis: Mosby-Lifeline, 1995.
10. Tappan FM, Benjamin P. Tappan's handbook of healing massage techniques. 3rd ed. Stamford, CT: Appleton & Lange, 1998.
11. Werner RE, Benjamin BE. A massage therapist guide to pathology. Baltimore: Williams & Wilkins, 1998.
12. de Domenico G, Wood EC. Beard's massage. 4th ed. Philadelphia: WB Saunders, 1997.
13. Salvo SG. Massage therapy. Philadelphia: WB Saunders, 1999.
14. Herskovitz S, Strauch B, Gordon MJV. Shiatsu-induced injury of the median recurrent motor branch. Muscle Nerve 1992;October:1215 (letter).
15. Simons DG, Travell JG, Simons LS. Travell and Simons' myofascial pain and dysfunction: the trigger point manual, vol 1: Upper half of body. 2nd ed. Baltimore: Williams & Wilkins, 1999.
16. Canadian Occupational Therapy Association. CAOT code of ethics. Ottawa: Canadian Occupational Therapy Association, 1996.
17. Quality Assurance Committee of the College of Massage Therapists of Ontario. Code of ethics and standards of practice. Toronto: College of Massage Therapists of Ontario, 1999.
18. American Association of Drugless Practitioners. Code of ethics. Gilmer, TX: American Association of Drugless Practitioners, 1990.
19. Canadian Physiotherapy Association. The code of ethics and rules of conduct. Toronto: Canadian Physiotherapy Association, 1989.
20. Commission on Standards. Occupational therapy code of ethics. Bethesda, MD: American Occupational Therapy Association, 1994.
21. International Chiropractors Association. ICA code of ethics. Arlington, VA: International Chiropractors Associa-

tion, 1985.
22. Ethics and Judicial Committee. Guide for professional conduct. Alexandria, VA: American Physical Therapy Association, 1999.
23. American Massage Therapy Association. Code of ethics for massage therapists. Evanston, IL: American Massage Therapy Association, 1995.
24. Nursing Practice Division. Code of ethics. Washington, DC: American Nursing Association, 1985.
25. Brennan BA. Hands of light: a guide to healing through the human energy field. Toronto: Bantam Books, 1988.
26. Updledger J. Somatoemotional release and beyond. Palm Beach Gardens, FL: UI Publishing, 1990.
27. Raheem A. Soul return: integrating body, psyche and spirit. Lower Lake, CA: Aslan Publishing, 1987.
28. Baker EF. Man in the trap. New York: MacMillan, 1967.
29. Lowen A. Bioenergetics. New York: Penguin Books, 1976.
30. Peirrakos JC. Core energetics. Mendocino, CA: LifeRhythm, 1987.
31. Kurtz R. Body-centered psychotherapy: the Hakomi method. Mendocino, CA: LifeRhythm, 1990.
32. Mindell A. Dreambody: the body's role in revealing the self. Boston: Sigo Press, 1982.
33. Smith EW. The body in psychotherapy. Jefferson: McFarland, 1985.
34. Janov A. The primal scream; primal therapy: the cure for neurosis. New York: GP & Putnam's Sons, 1970.
35. Reich W. The function of the orgasm. New York: Orgone Institute Press, 1942.
36. Reich W. Character analysis. 3rd ed. New York: Simon and Schuster, 1972.
37. Goring S. Relational characterology and embodiment (an interpersonal interpretation of the characterological and somatic theories of Alexander Lowen and Stephen Johnson). Unpublished masters thesis. Vermon College of Norwich University, 1994.
38. Keleman S. Emotional anatomy. Berkeley, CA: Center Press, 1985.
39. Seam M. Bodymind energetics: towards a dynamic model of health. Rochester, NY: Healing Arts Press, 1989.
40. Rolf IP. Rolfing®: the integration of human structure. New York: Harper and Row, 1977.
41. Wolf E. Treating the self: elements of clinical self psychology. New York: Guildford Press, 1988.
42. Hulka BS. Patient-clinician interactions and compliance. In: Haynes RB, Taylor DW, Sackett DL, eds. Compliance in health care. Baltimore: The Johns Hopkins University Press, 1979:62–77.
43. Bond WS, Hussar DA. Detection methods and strategies for improving medication compliance. Am J Hosp Pharm 1991;48:1978–1987.
44. Sluijs EM. A checklist to assess patient education in physical therapy practice: development and reliability. Phys Ther 1991;71(8):561–569.
45. Strategies to promote self management of chronic disease. Atlanta, GA: Center for Health Promotion and Education and Centers for Disease Control, 1982.
46. Ice R. Long-term compliance. Phys Ther 1985;65(12):1832–1839.
47. Turk DC, Salovey P, Litt MD. Adherence: a cognitive-behavioral perspective. In: Gerber KE, Nehemkis AM, eds. Compliance: the dilemma of the chronically ill. New York: Springer, 1986:44–72.
48. Becker MH. Theoretical models of adherence and strategies for improving adherence. In: Shumaker SA, Schron EB, Ockene JK, eds. The handbook of health behavior change. New York: Springer, 1990:5–43.
49. O'Brien MK, Petrie K, Raeburn J. Adherence to medication regimens: updating a complex medical issue. Med Care Rev 1992;49(4):435–453.
50. Haynes RB. Determinants of compliance: the disease and the mechanics of treatment. In: Haynes RB, Taylor DW, Sackett DL, eds. Compliance in health care. Baltimore: The Johns Hopkins University Press, 1979:49–61.
51. Meichenbaum D, Turk DC. Facilitating treatment adherence: a practitioner's guidebook. New York: Plenum Press, 1987:41–68.
52. Grueninger UJ. Arterial hypertension: lessons from patient education. Patient Educ Counsel 1995;26:37–55.
53. Sluijs EM, Kok GJ, van der Zee J. Correlates of exercise compliance in physical therapy. Phys Ther 1993;73(11): 771–782.
54. Donovan JL. Patient decision making: the missing ingredient in compliance research. Int J Technol Assess Health Care 1995;11(3):443–455.

제 3 장

마사지를 위한 임상 진단 개념의 복습

Review of Client Examination Concepts for Massage

김 명 준

이 장은 마사지가 주치료 또는 상호보완적인 치료로서 사용할 때, 임상 진단 시 고려해야만 하는 개념에 대한 내용이다. 이러한 논제는 마사지를 위한 검진에 초점을 맞추었다; 마사지와 관련이 있는 장애; 연부조직을 연상할 수 있는 환자의 병력 이야기; 마사지가 필요한 장애(impairments)와 기능적 제한 그리고 무능력(disability) 촉진과 비촉진의 접근 사용. 임상가는 환자를 검진하기 위한 접근의 개념을 통합할 수 있는데 환자의 상태와 임상가의 전문적인 연습 범위와 전문적 연구 분야에 적합한 것이라야 한다. 수많은 임상 교과서를 보면 다양한 전문적인 건강관리를 위한 근골격계, 신경학적, 심폐 그리고 심리학적 상태를 검진하는 테크닉을 적어 놓고 있다. 독자들은 자신의 연습 한계 내에서 환자를 위한 검진의 접근법과 테크닉의 자세한 내용을 이 장에서 참고하게 될 것이다.

마사지를 위한 임상 검진의 초점 (Focus of the Client Examination for Massage)

제 2장은 임상적 결정 과정에 대한 내용으로 단계적인 실시를 포함한 임상 검진의 목적을 약술하고 있다. 우선적 또는 보충적 치료 방법으로 마사지 사용이 기대되는 임상 검진 실행은 검진을 위한 관례적인 접근법에 보다 많은 연부조직 검사 기술이 요구된다. 효과를 위해서 임상가는 검진의 초점을 다음과 같은 목적을 가지고 자세히 설명하고 있다:

1. 환자의 임상상태와 관련된 연부조직의 기능부전(dysfunction) 확인
2. 마사지가 치료로서 좋은 효과가 나타날 또 다른 우선적, 이차적 장애(impairment) 확인
3. 마사지 효과가 기대되는 장애(impairment)와 관련이 있는 기능적 제한과 무능력(disability) 확인

연부조직 기능과 기능부전 평가는 촉진(palpation)과 같은 검사(test)와 측정(measures)을 사용할 수 있는데 이런 경우는 직접 연부조직에 적용한다. 추가적으로 임상가들은 정상적인 표준의 근골격계, 신경학적, 심폐, 심리적 검사와 측정을 통하여 연부조직의 기능부전(dysfunction) 정도를 분석하기 위한 검진결과 해석을 확대해 갈 수 있다. 임상가는 검사의 관례적인 접근방법을 변화시켜야 만하는 이유는 환자의 임상적 상태에서 연부조직 기능부전의 결과에 달려 있다. 예를 들면, 적절한 연부조직 기능부전과 장애에 대한 지나친 집착은, 다양한 치료를 실패한 사람과 현재 만성 목, 견부통을 가지고 있는 사람보다 걷기훈련으로 인공삽입물에 변화가 온 무릎 아래 절단환자를 오래 서 있

게 하는 것과 같은 검사는 적절한 것이 아니다. 그렇지만, 환자를 검진 시 짧게 하면서도 항상 마사지 사용의 가능성과 연부조직 기능부전의 정도를 고려해야 한다.

마사지와 관련된 장애(Relevant Impairments for Massage)

제 1장에서 무능력 모델에 관하여 논의하였는데, 이는 Outcome-Based Massage 책을 위한 개념을 형성하는 골격에 해당하며, 병리생리학은 발생될 수 있는 특별한 장애에 주어진 임상적 상태와 관련이 있었다.[1,2] 바꾸어 말하면, 이러한 장애는 기능적인 제한(limitation)과 무능력(disability)의 결과로 볼 수 있다. 환자 검진 시, 임상가들이 확인하고 측정을 해야 하는 것이 바로 손상(impairment)이다. 그러나 임상가의 기록이 기술적 마사지 치료의 범위가 모든 장애를 말하는 것은 아니다. 반대로, 임상가가 마사지 테크닉으로 치료가 될 수 있는 직접 관련된 환자의 기능적 문제를 확인하지 못했다면, 치료는 효과적으로 해결하도록 하여야 할 것이다. 분류된 장애라 할지라도, 치료계획 절차상 나중에 쓰일 마사지 테크닉 치료를 받아드릴 수도 있고 그렇지 않을 수도 있는데, 이것은 보고되거나 관찰된 장애가 연부조직 장애와 연관이 있든 없든 이러한 고려는 유용한 것이 된다. 표 3-1은 마사지 테크닉과 관련된 장애 종류를 요약하였으며, 관련된 검진테크닉을 간단히 정리하였다. 이러한 장애 검진과 연관된 문제점과 기능적 제한, 무능력에 관련된 주제, 마사지 테크닉 사용 관점은 이 장의 뒤에서 논하겠다.

마사지를 위한 환자의 병력 문제점 (Issues in the Client History for Massage)

다양한 전문 건강관리의 병력(history)에 대한 미묘한 차이(nuances)들은 수많은 교과서에 자세히 나와 있다. 환자 병력 표준을 이끌어 내는 과정에서 임상가는 마사지 테크닉을 사용함이 적절하다는 상태에 대한 암시적 정보를 이끌어 낼 수 있는 질문을 할 수 있다. 상자 3-1에는 연부조직 병변에 대해 좀 더 나은 검진을 할 수 있도록 하는 것들을 간단히 나열하였다.

마사지를 위한 장애 평가의 촉진 이용 (Using Palpation to Assess Impairments for Massage)

숙련된 촉진은 하나의 예술이며, 많은 검진 기술이 요구되고, 모든 마사지 테크닉의 효과적인 실행을 위하여 기술(skill)이 사전에 필요하다.[3-5] 촉진은 환자를 검진하고 치료하는 과정을 통해 장애를 평가하고 재검사하는데 사용될 수 있다. 게다가, 마사지를 하면서 지속적인 촉진을 하게 되면 비도수 치료 이상의 큰 이익을 볼 수 있는데 이것은 마사지를 하면서 치료 중재의 지속적인 세련미를 얻고 마사지에 대한 환자의 반응을 이용할 수 있기 때문이다.

촉진의 목적에 따라 결정되는 촉진 수행 방법은 매우 많으며, 객관적인 촉진와 환자의 컨디션과 촉진 강도의 정도와 임상가의 능력에 따라 달라진다.[6-8] 그렇지만, 촉진을 수행하는 방법에도 불구하고, 촉진의 모든 종류는 일반적인

표 3-1
마사지 관련 장애의 검진 테크닉과 결과

장애(Impairment)	결과(Outcome)	검사와 측정(Tests and Measures)
근골격계		
유착/상처(scarring)	조직 운동 증가 상처 감소	· 시각적 조사 · 크기 측정 · 초음파 영상검사 · 자기공명영상(MRI) · 관절내시경
장애가 있는 결합조직 근막 제한 비정상적인 결합조직 밀도 피부 움직임 감소, 표층과 심부층 근막	근막 신장과 분리 조밀한 결합조직 개조 촉진 결합조직 운동성 증진	· 정적, 동적 자세 정렬의 시진 · 촉진 · 피부 움직임
장애 관절 관절낭 또는 인대 염증 관절낭과 인대 제한	염증의 증세 감소와 관절낭, 건 또는 인대 치유의 촉진 관절낭과 인대 제한 감소 관절운동성 증가 관절완전성 향상	· 촉진 · 선별적 조직 긴장 검사 · 인대 안정성 검사 · 자기공명영상 검사 · 관절내시경 검사 · 관절조영검사(arthrography) · 방사선 긴장검사(stress radiography) · 초음파영상검사 · 장애관절 운동성 검사 확인
장애 관절 운동 수의적 관절가동범위 감소	관절운동성 증가	· 일반 고니오메타 · 평행사변형 고니오메타 · ROM의 시각적 측정 · 손가락 바닥 닿기의 거리(fingers-to-floor distance) · Schoeber(테이프측정)방법 · 능동적 부가운동 측정 · 과압력 끝느낌 촉진 · 2,3D computer-aided motion 분석 · 컴퓨터화된 자유도 6 전자장 트랙커 · 자가 측정 ROM · 경추 ROM 측정장비 · 단일, 이중 경사측정기 · 골반 촉진 검사기 · 관절측정기
손상된 근육 근육 신장성 감소 근염좌 및 창상건염 (ten-dinopathies) 통증유발점 (trigger points)	근육신장 증가 염증의 증세 감소와 건 치유의 촉진 염증의 증세 감소와 근 치유의 촉진 통증유발점 활성 감소 관절움직임 증가	· 근육신장 검사 · 선택적 조직 긴장 검사 · 촉진 · 통증유발점 검사; 비틀림 반응, 단단한 띠가 존재함, 통증방사 패턴, 근전도 · 예민성 압박 검사(pressure algometer) · 일반 에르고메터 · 등속성 동적측정기 · 동적 초음파영상 진단기

표 3-1 (계속)

장애(Impairment)	*결과(Outcome)*	*검사와 측정(Tests and Measures)*
장애 근육 운동 (근력, 힘, 지구력)	근육의 운동성이 향상되며, 부수적으로 근육의 신장력 증가, 통증 감소, 근염좌 회복, 관절 운동 향상, 관절 기능 정상화, 활동성 통증유발점 회복 등 주동근/길항근 근기능의 균형	· 도수 근육 검사 · 포켓용 동력계(handheld dynamometer) · 등장성 운동의 반복 · 계량 혈압계 · 핀치계(pinch meter) · 인지한 활동량 자가 측정 보고 · 등속성 동력계 · 등비활성기기(Isoinertial devices) · 페달성 기기(peldaling devices) · 근전도 · 2 또는 3차원 컴퓨터 운동분석과 힘분석 가능한 운동학, 동적인 보행분석
비정상적인 휴식- 근긴장과 근경련	근경련 감소 휴식 근긴장 정상화 관절 운동성 증가	· 촉진 · 조직적응계(tissue compliance meter) · 근전도 · 체온기록계(thermography)
통증	기능부전의 우선적 치료에 의한 통증 감소, 예-활동적 통증 유발점 유도자극제의 무통(counterirritant analgesia) 통증 인지감소에 따른 진정작용계(systemic sedation)	· 통증 행동 · 장소, 질적문제, 통증의 행동에 따른 인터뷰 · 통증표 ((인터뷰와 관련된) pain diagram) · 통증의 강도와 정서적 요소에 관한 자가 측정 보고 · 기능적으로 통증의 영향에 관한 자가 측정 보고 · 촉진 · 압박 예민성 검사(압력 통각계) · 선택적 조직 긴장 검사 · 통증 검사 및 측정 · 신경조직 긴장 검사 · 신경 자극 검사 · 통증유발점 검사; 비틀림 검사, 단단한 띠 존재, 관련통 패턴, 근전도 · 동적 표피 근전도 · 전기생리학 연구(electrophysiological studies) · 체온 기록계
자세 부정열 (postural malalignment)	자세의 정열 정상화 자세 의식 증가	· 정적, 동적 자세의 시각적 관찰 · 자세 측정 눈금판 · 자세 분석 양식 · 일반 고니오메타 · 수직선 · 경사측정계 · 테이프 측정법 · 사진 · 비디오 이미지와 프레임 분석 · 2, 3차원 컴퓨터 동작 분석 · 3차원 전자 고니오메타 · 엑스레이 선 그리기 분석 · 폴스 플랫홈(force platforms) · 기능적인 자세 분석 측정기

(계속)

표 3-1 (계속)

장애(Impairment)	*결과(Outcome)*	*검사와 측정(Tests and Measures)*
감각장애, 2차적인 신경 질환 또는 신경근 압박 종창	근막장애와 통증유발점에 의한 신경, 신경근 압박의 2차적 회복을 위한 감각 정상화	· 피부분절 검사: 가벼운 터치, 핀자극, 온도 · 가는 실 검사(Filament testing(pressure)) · 신경 촉진 · 신경긴장검사(neural tension testing) · 근절검사(myotome testing) · 전기생리학적(신경전도) 검사 · 전기신경검사(electroneurotomy) · 단파진동검사(single-frequency vibrometry tests) · 자기공명영상진단기(MRI)
부종: 관절삼출물, 림프부종	임파회복 증가, 정맥회복 증가 관절삼출물 감소 부종(edema) 감소 관절상태 회복 관절운동 증가	· 시진(visual inspection) · 부피분석(volumetric analysis) · 둘레(girth) 검사: 테이프, 줄 측정, 보석링(jeweler's ring) · 촉진 · 다중파 생체전기 임피던스 분석 · 자기공명영상진단 레이져 디플로 유압기
신경학적(Neurological)		
비정상적 신경근 긴장 경련,강직, 클로누스 (clonus, "간대경련")	신경근 긴장(tone) 정상화 고유수용 감각 및 외수용성 (exteroceptive) 자극 테크닉에 의한 운동 반응 변화 주동근/길항근 기능의 균형	· 촉진 · 수동적 단계 ROM 검사. 예, Ashworth Scale · 급속 스트레치 검사(quick stretch tests) · 반사(reflexes) · 진자 검사(pendulum test) · 등속성 동력측정기(dynamometer) · 이동식(handheld) 동력측정기 · 등속성 동력측정기 장착 근전도 · 표준 운동조절 측정기 · 표준 자가측정기
심폐기능적 (Cardiopulmonary)		
기도간격장애	호흡증가/ 가스 교환 기도 간격 증가/분비액 (secretions) 활동 증가 호흡곤란(dyspnea) 감소	· 기침의 상태와 빈도에 대한 인터뷰 · 기침상태의 시진 · 가래의 양과 질에 대한 시진 · 호흡율과 호흡상태를 촉진 시진 · 숨소리의 청진법(auscultation) · 펄스 산소농도계(pulse oximetry) · 무호흡(dyspnea) 율 크기의 자가 보고 · 동맥혈 가스(arterial blood gases) · 폐기능 검사 · 생활의 질 자가보고 측정 · 표준 자기 관리 측정법

표 3-1 (계속)

장애(Impairment)	결과(Outcome)	검사와 측정(Tests and Measures)
호흡곤란(Dyspnea)	기도 간격 확장으로 인한 호흡곤란 감소	· 호흡패턴과 숨쉬기 노력에 대한 시진 · 노력의 인지에 대한 자가 보고와 호흡곤란 비율의 정도(scales) · 호흡곤란 결과 측정의 자가보고 · 호흡율 · 산소 포화(saturation) · 동맥혈 가스(gases) · Capnography
늑골강 움직임 장애 (비정상적 뼈 외)	늑골강 운동 증가 근신장력 증가 환기력(ventilation) 증가	· 호흡중 측늑골, 흉골, 횡경막의 운동성 촉진과 시진 · 호흡중 늑골운동 촉진 · 호흡중 늑골강 둘레(girth) 변화
신경정신과적 (Psychoneuroimmunological)		
스트레스	체계적인 진정(sedation) 긴장완화 인식 증가 코티솔(cortisol), 에피네프린, 노에피네프린 감소	· 인지하고 있는 스트레스 증세와 정도의 인터뷰 · 스트레스 측정 자가보고 · 갈바닉(galvanic) 피부 반응 · 심박수 · 혈압 · 지압 · 피검사; lipid peroxide, prolactin, cortisol, testosterone, glycated hemoglobin · Salivary cortisol levels

상자 3-1
연부조직 기능부전를 암시하는 환자 병력에 관한 문제점

- 오래 서 있을 수 있는 상태를 알아보고, 그 후에 이러한 것을 단단한 만성 연부조직으로 결론지울 수 있다.
- 오래된 감염 병력.
- 초기에 나타난 특이하고, 국소적인 통증에서 좀더 방산되고 일반화된 통증까지 전반적인 통증의 변화를 알아 본다.
- 만성 통증의 병력.
- 걱정 또는 스트레스와 결부된 통증의 병력을 알아 본다.
- 다발적인 부상 또는 수술 등 복잡한 병력을 가진 특발성 통증(idiopathic pain), 예, 환자에게 상처를 남기는 것.
- 동작 검사(motion testing) 시 확정할 수 없는 결론과 주관적인 증상이 모호할 때 부분적으로 애매모호한 증상의 병력.
- 일치되지 않는 많은 평가나 효과 없는 다양한 치료 병력.
- 다수의 모순적 평가 또는 비효과적 치료 병력.
- 동일 기간 이후 명백한 자세 변형의 점진적 증상 발현.
- 연부조직 병변의 포괄적인 치료를 하지 않은 사전 치료. 예, 건초염에 대한 마찰(friction) 방법이 없었던 초음파치료
- 병력을 조사하는 동안, 임상가는 팽팽한, 딱딱한, 철사줄 같은 연부조직의 느낌을 조사하며, 그러한 느낌과 증세 사이의 관련성을 찾는다.
- 골 교정장애(bony malalignment)의 병력, 다리 길이 차이, 측만증 또는 치아부정교합(dental malocclusion)와 같은 것.
- 정신적 상처의 병력.

특성이 같이 공유되고 있다. 촉진은 감각 정보의 미세한 작은 변화를 구별하는 능력 또는 차별적인 임상가의 기술에 초점이 모아지는데, 선택된 객관성의 촉진이 있고, 특징을 찾아내고, 정상과 비정상을 구별한다. 촉진은 상대적으로 본질적인 것에 있으며 움직임을 포함하며, 접촉 표면 또는 임상가의 주의력에 있다.[9,14] 이 장에서 강조하는 것은 환자 검진에 있으며, 촉진의 논평(comments)은 환자의 검진 만큼 치료의 과정에서도 밀접한 관계가 있다.

촉진의 기본 원칙 (BASIC PRINCIPLES OF PALPATION)

촉진은 움직이면서 검사하는 것이며 바쁘지 않게 하고, 갑작스럽지 않은 방법으로 조용히 마음을 듣는 것이다.[3] 촉진의 제한점은 각 환자와의 관련성이 어떤지와 기능과 형태에 대한 임상가의 지식에 달려 있다는 것이다.[3] 임상가가 촉진을 행하면서 효과적인 촉진의 배경이 되는 다양한 질문의 대답을 찾는다. 구조와 질은 어떤가? 촉진으로 찾아낸 것이 다른 구조와 질하고 어떤 차이가 있는지? 이런 결과가 환자의 병력과 관련하여 어떤 것인지? 이 구조가 환자가 보여준, 말한 기능에 어떻게 영향을 미치는지? 계속 연습을 한 후, 임상가는 지적인 촉진(intelligent touch)으로 구조의 차이를 연습하면서 좀 더 숙달이 될 것이다. Conceptual Frameworks for Outcome-based Massage 제 1장에서 설명되었다.

촉진을 이용한 표면 접촉 (CONTACT SURFACES USED FOR PALPATION)

촉진으로 손만을 사용해 모두 이완시킨다. 임상가의 우세손은 일반적으로 둘 중에서 더 예민하기 때문에, 이것은 매우 가려내기 힘든 대상을 촉진하기 위해 사용된다.[15] 촉진을 행하면서 두손은 서로 비슷한 일을 하는데 쓴다. 좌측 그리고 우측을 비교할 경우나 서로 다른 일을 할 때 사용될 수 도 있는데 한 손은 신체 부분을 움직이고 다른 손은 움직이는 동안 나타나는 동작을 평가하기도 한다.

사실상 손은어떤 표면이든지 촉진하는데 쓰인다 : 손가락 그리고 엄지, 손바닥, 손바닥융기, 작은융기 또는 손등. 임상가가 선택한 손의 표면은 촉진의 특별한 목적과 관련성이 많다. 예를 들면, 손가락과 엄지 끝의 납작한 면은 가장 차별적인 능력[3]을 가지고 있다. 다른 손은 촉진시 시지와 엄지를 같이 또는 손 전체를 사용하면 핀서(pincer)[16]와 같이 집게 역할이 된다.

촉진의 힘(FORCE OF PALPATION)

마사지 테크닉에는 촉진을 하는 동안 조직에 가해지는 힘주기의 방법이 있는데 이것은 손안에서 일어나는 작업을 정확하게 하는 것과 관련이 있다. 힘주기 방법은 여러 가지로 다양하게 있다: 속도(rate), 압력, 방향, 시간.[3]

속도(RATE)

촉진의 서로 다른 속도는 서로 다른 정보를 얻기 위해 사용한다.[3,4] 촉진으로 자세히 살피거나(scanning) 스트로킹을 가하는 종류는 큰 범위를 빠르게 움직일 수 있는데, 임상가가 넓은 부위의 정보를 결정하고자 할 때 사용된다. 휴식중 환자의 등 전체의 근육 긴장을 평가할 때 또는 양쪽 조직의 외형 비교를 위해 사용된다. 촉진을 하며 자세히 조사하는 것 또는 타법으로 정적인 촉진을 하는 것은 역시 결과를 왜곡한다. 반대로, 정적인 촉진은 박동과 호흡의 리듬같이 손의 움직임을 포함하지 않으며 움직이는 현상자체를 촉진할 때 사용한다.

압(PRESSURE)

임상가는 일반적으로 선택한 조직과 구조를 접촉하기 위해 필요한 최소의 압을 사용한다. 그래서, 좀더 가벼운 힘은 가능한 표층을 촉진하기 위해 사용되고, 좀더 강한 힘은 심부층을 촉진하기 위해 사용된다. 임상가의 터치(touch)는 임시로 하는 것도 아니며 갑작스럽게 해도 안된다. 임상가는 환자의 조직을 압박할 적절한 양의 적용이 필요할 때가 있을 것이다. 이 경우에 임상가는 임상가의 체중으로 압박된 환자의 조직 정도를 측정할 필요가 있다. 임상가의 몸 전체는 조직의 움직임을 감지하는데 사용되고 있다. 이러한 촉진의 형태는 엄밀한 도수 촉진에 반대되는, 고유수용감각기 촉진이라고 불린다.

방향(DIRECTION)

촉진의 힘은 수직 또는 환자 조직에 수평 또는 전단력(shearing)과 같은 방향을 적용할 수 있다. 임상가는 환자의 조직에 수직방향에서의 촉진을 적용할 때 위에서 아래 방향의 압박이 적용된다. 예를 들어, 부종의 진동이나 얽은 자국이 있는 것(pulse or pitting)을 촉진을 할 때, 또는 통증유발점의 예민감을 측정할 때 이런 것을 사용한다.

임상가는 조직을 끌어당기고 특별한 조직층을 따라 긴장을 주기 위해 수평방향으로 촉진 힘을 적용할 수 있다. 끌어당기기(drag)는 조직의 수평방향으로 힘을 적용하는 임상가의 행위이고, 조직층에 적용된 힘의 반응이 일어나 길어 짐에 따른 저항 모두를 설명하는데 사용되는 전문용어이다. 내외적 요소는 촉진을 하는 동안 일어나는 드래그(drag) 양의 증가와 감소에 따른 결과라고 할 수 있다. 예를 들어, 외적 요소들은 드래그를 증가시키고 감소시키면서 피부의 습기와 오일, 윤활제(lubricant) 같은 것을 포함한다. 드래그를 하면서 다른 손으로는 내적요소가 되는 근위축(dystrophy)을 촉진한다.[17] 드래그 평가(assessment of drug)는 피부와 근막과 같은 결합조직의 검사와 같은 내적 부분이라고 본다.

임상가는 역시 환자의 조직 위에 전단력을 주어 촉진을 사용할 수 있다. 전단은 조직의 다른 쪽으로 미끄러 지면서 인접해 있는 수평한 조직을 포함, 인접한 얇은 층(laminar) 구조를 이동시키는 결과를 만든다.[18] 드래그를 특별한 조직층에 적용할 때, 인접한 그리고 수평한 조직과 조직층 사이에서 전단(shear)이 일어난다. 임상가는 근육의 긴장과 크기(bulk)를 평가할 때 압박(compression)이 결합된 전단력을 이용할 수 있다. 실기연습에서 보면, 어떤 촉진과 마사지 테크닉도 압박, 끌기, 전단과 같은 요소들이 결합(combine)된다.

적용시간(DURATION)

촉진을 행하면서 절대 바쁘지 말아야 하는데, 대부분의 촉진은 수초 넘어 그 이상의 시간이 필요치 않다. 확실히, 조직의 촉진시간이 길어지면 환자 검진에 혼동을 일으키게 한다. 이것은 자세를 유지하며 일어나거나, 압박은 임상가 손의[9] 조직 수용기에 적응이 나타나는 결과가 되고, 자연스러운 상태가 변질되어 조직속에서 변화를 야기시키게 된다.[3] 예를 들면, 심부층에 있는 근막 통증유발점을 촉진할 때 두가지 요소가 있다. 압력을 유지하고 있는 동안 이런 것을 치료하기 위해 사용되는 특별한 압박 테크닉을 가진 기능과 중복이 된다. 짧은 촉진의 예외는 결합조직 속의 장벽(barriers)을 촉진하기 위해, 조직의 생화학적 자연상태(nature) 때문에 1분 이상 할 수 있다.[4] 이런 경우에는, 촉진이 곧 치료가 된다(palpation merges into treatment).

다른 감각으로부터 정보통합 (INTEGRATION OF INFORMATION FROM OTHER SENSES)

임상가의 눈은 사후손상 부종(posttraumatic swelling)과 같은 촉진 결과의 확실한 형태에 도움이 될 수도 있다.[21] 시진(visual inspection)은 잡아당기는 것으로, 결합조직의 작은 내적 운동과 같은 것은 좀더 혼동되기 때문에 촉진 시 임상가의 주의를 간섭할 수도 있다.[28] 효과적인 촉진은 임상가의 감각과 적절한 상호관계에 의한 결과이다.

촉진의 대상 (OBJECTS BEING PALPATED)

임상가는 특별한 대상의 촉진을 통하여 환자의 손상을 확인한다. 촉진의 대상은 촉진을 하면서 임상가의 초점이 되는 감각 영역을 찾는 것이다. 촉진의 대상은 반드시 신체적인 것 만이 아니다; 대신에 움직임의 저항과 같은 것이거나, 온도나 현상과 같은 특성이 있을 수가 있다. 촉진 방법에 대한 임상가의 선택은 촉진 대상의 본성(nature)에 영향을 받는다. 예를 들면, 그런 것은 엄지의 심부 압박 이나 빠른 손바닥 접촉방법을 사용하여 표층 근막의 장벽을 촉진하는 것으로 피부의 온도를 촉진하는데는 어려움이 있다. 따라서 그 결과로써 임상가는 촉진을 시작하면서 연구의 대상을 특별히 해야 하며, 촉진의 대상에 적절히 일치시키는 촉진 테크닉이 선택되어야 한다.

온도(TEMPERATURE)

온도촉진은 감염상태[21]와 순환(circulation) 그리고 조직 기능 상태를 제공해 준다.[15] 온도촉진을 위한 접근은 여러 가지가 있다. 한 가지 방법으로, 임상가가 환자의 피부를 직접 접촉하는데 손등을 이용한다.[21] 압력은 매우 가볍게 사용하는 방법이 되어야 겠다; 그렇지 않으면 혈관확장이 일어나며, 판단에 혼동이 올 것이다.[17] 다른 방법으로는 몸의 표면을 4인치(10 cm) 간격으로 우세(dominant)손의 손바닥을 이용한다.[15] 이러한 테그닉에서 임상가의 손동작은 혈관확장과 차단 그리고 효과의 재복사(reradiation)를 계속 피하여야 한다.[15,17]

외형과 크기(CONTOURE AND BULK)

외형과 크기는 환자의 몸의 크기와 전체 형태를 나타내며, 손바닥 전체을 쓰는 것 같이, 넓은 표면을 접촉하여 비교적 빠른 움직임으로 촉진하는 최고의 검사가 가능하다. 환자 몸의 시각적인 검사(visual inspection)로부터 얻은 결과는 외형 윤곽을 촉진한 정보와 서로 관계가 있다.

본질과 일관성(TEXTURE AND CONSISTENCY)

본질과 일관성은 나타나는 층의 깊이에 상관없이, 조직의 밀도에서 보면 다양성과 관련이 있다. 바꾸어 말하면, 좌골결절(ischial tuberosity)에 붙어있는 슬괵근(hamstring)과 피부 두개의 본질을 적절히 설명하는 것이다.

조직 본질의 일반적인 두 종류(categories)에는 염증이 현저하게 임상적으로 관련되어 있는 것과 관계되 있다. 급성 염증은 일반적으로 조직속의 관밖으로 분출된 액체에 의해 조직의 부드러움에도 서로 다른 등급이 나타난다. 이런 본질은 "팽창된(distended)", "푹신한(spongy)", 또는 "늪과 같은(boggy)" 이라는 전문용어로 설명된다. 반대로 만성 염증은 일반적으로 조직속에 콜라겐의 침전에 의한 결과로 "딱딱함(hardness)"의 다양한 등급으로 나타난다. 만성 염증과 관련있는 조직의 딱딱함에 대하여 어떤 이는 "경화된(indurated)", "끈끈한(ropy)", 그리고 "힘줄이 많은(stringy)" 등으로 말한다.

액체상태(FLUID STATUS)

임상가는 액체의 압력 또는 액체의 긴장 등의 팽창을 측정하기 위해 촉진을 사용할 수 있다. 부구감 검사(ballottemen test)와 같은 액체 검사는 액체과다를 촉진하기 위해 표면을 넓게 접촉하는 것과 한 곳에서 또 다른 곳을 누르기도 한다. 이런 검사는 임상가가 액체의 압력을 이용해 국소적 액체과다의 량을 측정할 수 있으며, 관절외 또는 내에 위치하고 있는지 그리고 부종(edema)인지 삼출물(effusion)인지를 알아내기 위해 측정할 수 있다. 또한 임상가는 우묵한 곳(pitting)이 있는지 없는지 알아내기 위해 디지털 압력기(sustained digital compression)를 사용할 수 있다.

점성도(viscosity)는 반액체물(semiliquid materials)의 "두께(thickness)" 와 "점착도(stickiness)"를 참조한다. 임상가는 촉진으로 점성도를 측정할 수 있다. 이것은 유용하다. 근육과 결합조직이 국소 열적용과 신경근 또는 결합조직 마사지 테크닉과 같은 중재(intervention)에 의한 반응으로 점성이 줄어 들면서 유용해 진다.

연부조직 층("층 촉진") (SOFT TISSUE LAYERS – "LAYER PALPATION")

전통적으로, 연부조직이라는 용어는 뼈 또는 관절면이 아닌 조직을 설명하는데 사용되어 왔다.[4] 좀 더 특별하게 연부조직은 상피세포(epithelium), 결합조직 그리고 수축성조직(contractile tissues)을 포함하고 있다. 환자의 신체를 촉진 할 때 임상가들은 종종 표피에서 깊은 곳으로 연결된 조직층 연속을 보여준다. 임상가들은 층의 특성이 단단함, 밀도, 특질(texture), 그리고 움직임으로 서로 다른 층에서 각 특성 차이를 이용할 수 있다. 이런 조직층은 다음과 같은 것들이 있다.

상피(epithelium)는 작은 세포 사이 물질 간에 잘 씌워진 덕분에 주상(columnar) 또는 편평(squamous) 세포가 밀접하게 만들어져 있다.[9] 결합조직은 여러 개의 서로 다른 형태의 세포로 구성되어 있는데, 점착성 물질의 세포간질(matrix) 속에 묻혀 있는 섬유아세포(fibroblast)와 지방세포 그리고 엘라스틴과 콜라젠 섬유들과 같은 것들이 되며, 많은 요소에 대한 반응에 변화를 주는 점도(consistency)이다. 신경, 혈관 그리고 림프관은 결합조직 속에서 발전되었다. 수축성 조직은 근육으로 구성되어 있으며, 근막 층을 싸고 있고, 건(tendon)과 관련이 있으며, 골막에 부착되어 있다.

그림 3-1과 같이 피부는 상피조직(epithelium), 표피조직(epidermis) 그리고 진피조직으로 되어 있는데 결합조직의 첫 번째 층이 된다.[19] 피부 깊이는 표면근막(superficial fascia)에 펼쳐져 있는데 지방과 물을 저장하고 있으며, 신경과 혈관의 경로를 제공하며, 몸의 일 부분이며 포함되기도 한다. 골격근(striated muscle)은 피부의 움직임을 조절하는데, 넓은 목근(platysma muscle)과 같은 것을 말한다. 심부근막을 덮고 있는 층은 심한 결합조직이며, 근육과 표층 근막 사이에 있다. 심부근막을 덮고 있는 층은 근섬유 사이에 있는 심부근막과 표층 근막으로 연결되어 있다. 심부 근막의 첫 번째 기능은 근육이 자유롭게 움직이도록 허락하며 근육의 기시(origin)를 제공하는 것인데, 건막(aponeuroses), 피부지지(retinacula) 그리고 뼈사이막(interosseous)은 모두 심부 근막이다. 근육 주의의 심부 근막은 골막에 연결되어 있다. 근육이 없는 부분에서도 심부근막을 덮고 있는 층은 골막과 연결되어 있다. 결합조직은 윤활관절(synovial joint)에서도 발견된다; 예를 들면, 윤활막과 외인인대(extrinsic ligament)는 결합조직이 변화된 것이다.

피부(Skin)

임상가는 피부를 촉진할 때 최소한의 힘을 사용하여야 한다.[4] 그렇게 하여 피부의 두터움에 정상적인 진동 등을 기록한다. 예를 들면, 발바닥과 발등에서; 탄력의 반발력, 나이와 관련된 다양한 것; 그리고 피부 부착의 단단함, 이를 테면 팔꿈치와 두피와 같은 것을 말한다.[17] 임상가는 피부 표면의 촉촉함 정도와 피부 자체의 수화작용 정도를 평가해야 한다. 따라서 이러한 것은 환자의 영양상태와 순환정도에

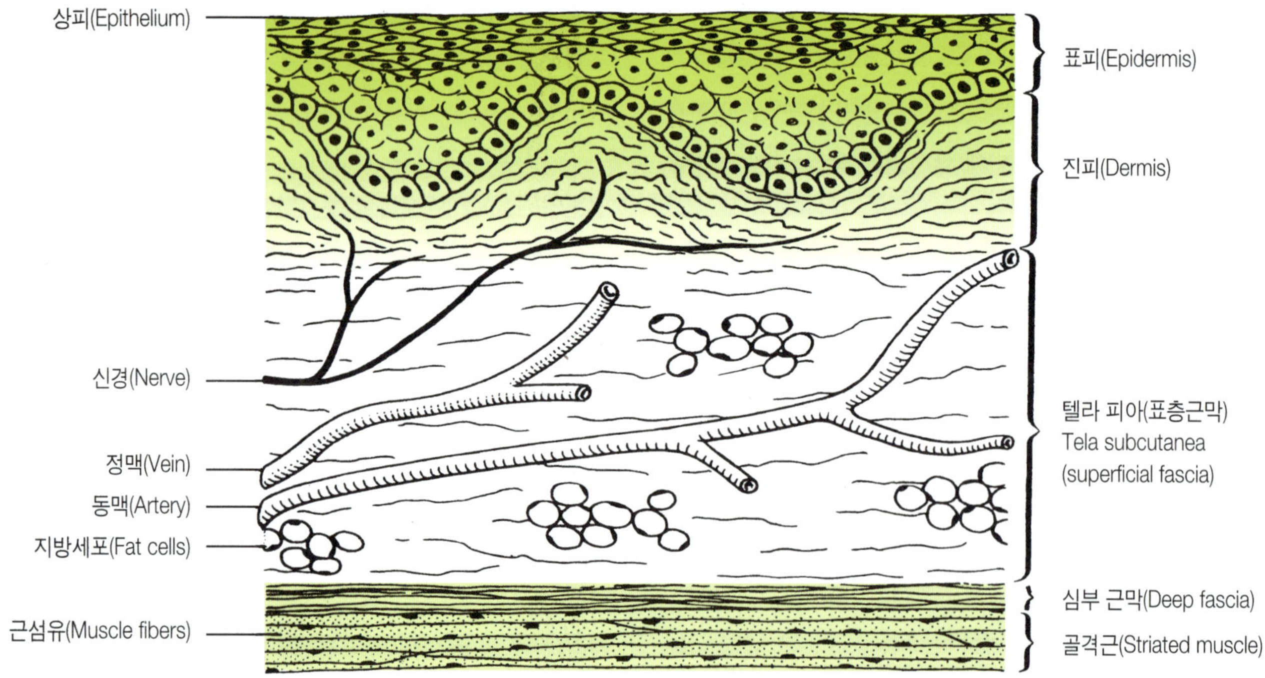

그림 3-1. 조직층의 해부학. (출처: Thomson JS. Core Textbook of Anatomy,1977: p 15 with the permission of Lippincott Williams & Wilkins).

영향을 미치기 때문이다. 임상가는 진피(dermis)와 표피(epidermis)를 구별할 수 있는데 이는 피부의 가장 위 표면을 부드럽게 수평으로 끄는 동작을 사용함으로써 가능하다.

임상가는 움직임에 있어서 다음 결과에 의해 딱딱한지 저항이 있는지 기록을 함으로써 분절 또는 신경근 기능부전[4]과 내장기능의 불균형[3]을 평가할 수 있다:[4]

1. 근본적으로 문제를 직접 미끄러지게 하거나 속박하지(engaging) 않고, 피부를 한 방향으로 동시에 수평하게 스트레치시킨다.
2. 피부 반동(recoil)을 시킨다.
3. 장벽(barrier)에서 피부를 스트레치하면서 그 자세를 유지한다.
4. 어떻게 곧바로 피부가 늘어나기 시작했는지 적는다.

표층 근막(Superficial Fascia)

임상가는 압박하는 힘을 증가시키면서 지방(fat)은 그대로 둔채 표피의 근막만 자극할 수 있다. 왜냐하면 부종은 종종 이 조직 층 안에 남아 있기 때문이다. 임상가는 조직의 "피부의 긴장감(turgor)" 또는 액체 압력을 측정할 수 있다. 또한 다른 부위와 비교하여 표피의 근막층의 두께를 측정할 수 있다. 움직임 검사(mobility test)는 표층 근막 평가를 위해 1 ~ 4 이상 단계로 요약할 수 있다. 덧 붙이면, 임상가는 근원 조직 위의 표층 근막을 접고, 들어올리고, 굴리는 움직임을 측정할 수 있다[18] (제 8장 결합조직 기술의 "피부 굴리기"를 볼 것). 인상가는 피부에서 언은 정보를 가지고 표층 근막에서 얻은 결과를 비교하여야 한다.

심부 근막 층 (The Investing Layer of the Deep Fascia)

부드러움, 딱딱함 그리고 이어진 경계선은 표층 근막과 근육사이에 있으며, 정확하게 짚을 수 있게 연습을 하여야만 한다.[5] 근막 평가는 결합조직 마사지를 위한 임상 평가 과정의 한부분이다.[3] 결합조직 층의 운동성(mobility)은 위에서 설명된 표피 층에 적용한 비슷한 테크닉을 사용하여 평가할 수 있다. 심부 근막층 평가 방법의 차이는 좀 더 세련된 촉진 기술이 요구되는데 그것은 사이에 끼여 있는 조직이 더 많기 때문이다. 임상가에 의해 조직의 제한이 확인되는데 이는 종종 좀더 표피 층에서 발견된 제한과 관계가 있다. 이러한 제한은 아마도 근긴장, 분절 기능부전, 또는 내장기 불균형에 근원을 갖고 있는 것으로 보인다.[3]

근육(Muscle)

임상가는 손과 손가락에 전달되는 압박 힘과 전단력(shearing forces)에 대한 근 반응을 적어 놓음으로써 촉진을 하는 동안 안정된 근육을 평가한다. 촉진을 하면서, 손은 근육 전체를 가볍게 누르거나 구부린다.[4] 또는 손가락과 엄지를 사용하여 근조직 속으로 천천히 넣을 수 있으며 근섬유를 따로 따로 찢어 놓을 수 있다.[3] 근 긴장의 안정 상태가 더 높음과 조직의 밀도가 더 증가됨과 단단함은 촉진을 통하여 알게 될 것이다. 사람과 사람의 차이 그리고 개인간 신체의 한 분절간 차이에서 오는 긴장도는 크게 다양하기 때문에 근육의 안정시 긴장도가 증가 그리고 감소하는가는 서로 상대적인 것이다. 염좌와 무긴장증(atonia)은-좀 더 심한-임상가에 의해 더욱더 쉽게 구별된다. 상승된 안정시의 긴장상태(tone)는 폭 넓고 다양한 임상적 상태, 부상, 퇴행성 질환, 그리고 스트레스의 결과에서 올 수 있다.

근 촉진 시 안정상태의 근 긴장을 측정하는 다른 방법으로, 임상가는 심한 부종(high turgor; fluid distention)이 있는지 없는지를 기록할 수 있다. 그리고 이런 것은 운동 후 상태 또는 염증 상태인지를 알려줄 수 있다.[17]

골막(Periosteum)

이 조직 층은 근육이 많이 없는 곳에서 촉진으로 쉽게 접근 할 수 있다. 임상가는 뼈의 단단한 부위 위에 겹쳐 있는 얇고, 밀도가 조밀한, 해면층을 손가락 끝 압력을 사용하여 촉진할 수 있다.

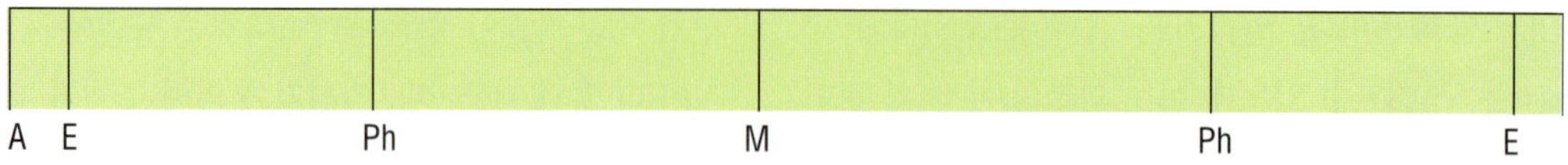

그림 3-2. 정상 조직 장벽. *A,* 해부학적 장벽; *E,* 탄력적 장벽; *Ph,* 생리학적 장벽; *M,* 중간범위. 출처: Greenman PE. Principles of Manual Medicine, 2nd ed., 1996: p43 with the permission of Lippincott Williams & Wilkins.

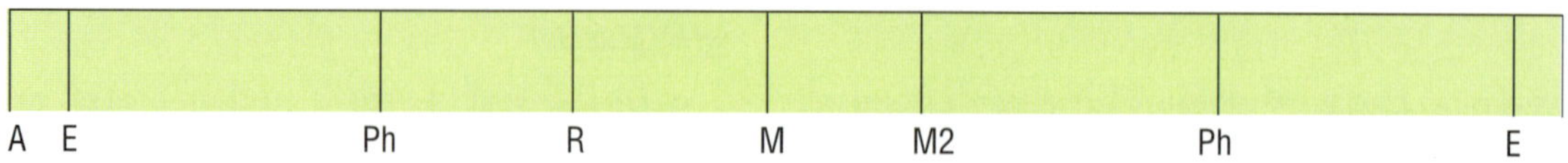

그림 3-3. 저항적 조직 장벽. *A,* 해부학적 장벽; *E,* 탄력적 장벽; *Ph,* 생리학적 장벽; *R,* 저항적 장벽; *M,* 중간범위; M2, 병리학적 중간범위. 출처: Greenman PE. Principles of Manual Medicine, 2nd ed., 1996: p43 with the permission of Lippincott Williams & Wilkins.

조직의 가동성과 저항 장벽 (TISSUE MOBILITY AND RESTRICTIVE BARRIERS)

정상 연부조직 가동범위 (Normal Soft-Tissue Range of Motion)

연부조직은 관절의 가동범위와 유사한 가동범위를 가지고 있다. 가동범위 안에서 정상의 연부조직은 운동을 제한할 수 있는 3개의 장벽과 저항을 가지고 있다(그림 3-2).[4,5] 임상가는 조직 가동 저항에 촉진되는 포인트에 이러한 조직 장벽은 "속박(engaging)" 되어 있다.[4] 생리학적 장벽(*Pb* : physiological barrier)은 정상적인 상태에서 유용한 가동범위를 결정하게 되는 저항이다. 바꾸어 말해서, 가동범위는 두개의 생리학적 장벽 사이에 놓여 있는데 중간 범위(*M* : midrange)에서는 저항이 가장 적다. 탄력 있는 장벽(*E* : elastic barrier)은 임상가가 조직을 속박하거나 느슨한 것을 잡았을 때, 능동적 가동 범위의 끝 부분에서 느끼는 저항이다. 해부학적 장벽(*A* : anatomical barrier)은 정상 가동범위의 마지막 저항이며, 뼈, 인대, 또는 연부조직에 의해 느껴진다. 해부학적 장벽을 넘어선 가동은 조직에 상처를 주는 결과를 가져온다.

저항적 장벽(Restrictive Barriers)

저항적 또는 병리학적 장벽은 연부조직 장애가 있을 때 관찰된다.[5] 저항적 장벽은 피부, 근막, 근육, 인대, 또는 관절낭 어느 곳이든 정상적인 생리학적 장벽 사이에서 나타나며, 조직 속의 유용한 가동범위를 제한시킬 수 있고 중간범위(midrange)가 변할 수 있다. 더 나아가 저항적 장벽의 존재는 가동의 질이 변하기도 하며 조직의 가동 범위 끝에서 "느껴진다". 이것은 관절에서 발견되는 정상적 끝느낌과 비슷하다. 저항적 장벽*(R)*의 예와 중간범위*(M2)* 위치의 충격(impact)은 그림 3-3에서 보여 준다.

장벽 이완 현상(Barrier-Release Phenomenon)

임상가는 조직 가동의 저항을 촉진한 지점에서 조직 장벽을 느낀다.[4] 임상가가 조직 장벽에 압력을 유지하면, "이완"이 잠복기 이후에 나타나며, 조직의 건강상태와 성질(nature)이 변할 것이다. 이러한 이완은 저항이 감소된 결과이며, 촉진의 압력 증가 없이 원래의 장벽위치를 넘어 조직이 움직일 수 있게 된다. 이러한 현상은 장벽-이완 현상으로 잘 알려져 있다.

조직의 서로 다른 형태는 지속적인 압력에 서로 다르게 반응 할 것이다. 예를 들면, 결합조직은 대부분 지속적인 압력에 반응을 잘하며 느리게 나타나며, 크립(creep) 또는 점탄성 크립이라고 불리우는 조직의 스트레치를 촉진한다. 이러한 스트레치는 그림 3-3에서 보듯이 탄력적 장벽

(E)을 지나서 나타난다. 병적인 또는 저항적 장벽의 경우에 있어서,[21] 이러한 이완은 30초 이상 또는 더 길게 유지할 수 있으며, 통증 감소와 조직 가동을 정상적으로 만들 수 있다. 결합조직이 모든 연부조직의 한 부분이 되면서부터 어떤 크립(creep)은 그 조직에 있는 결합조직의 양에 대한 비율이 모든 연부조직 속에서 명확해 질 것이다.

장벽－이완 현상은 수평 끌기, 수직 압력 또는 비트는 힘을 피부 표면에 작게 또는 크게 접촉하는 적용을 하면서 관찰 될 수 있다[4] 따라서, 촉진은 손가락으로 누르는 것 보다도 더 많은 것을 통하여 조직 가동범위의 끝 느낌을 확인하는데 유용하게 사용된다. 예를 들면, 평가는 근막 표면에 손바닥 끌기를 사용할 수 있다. 장벽－이완 현상은 결합조직을 촉진할 때 대부분 사용된다 그러나 그것은 어떤 조직이나 또는 구조에 적응 될 수 있다.

조직 가동성 촉진 (Palpation of Tissue Mobility)

임상가는 환자의 신체 내의 조직 또는 구조에 압박을 가하거나 힘으로 끌거나, 두가지를 합치는 방법을 적용할 수 있다. 그러면 결과적으로 가동성이 유지된다. 이렇게 함으로써, 조직 안에 정상적인 가동성 범위가 있는지 또는 저항적 장벽이 존재하는 지를 관찰할 수 있다. 저항적 장벽이 촉진된다면, 임상가는 그 느낌의 가동범위를 적어 놓아야 하고 그것은 가동 범위을 통한 운동성의 질, 그리고 저항적 장벽이 속박 받고 있는 점을 말하고 있다.[5]

해부학적 구조 (ANATOMICAL STRUCTURES)

해부학적 구조를 체계적으로 촉진하는 능력은 마사지를 사용하는 임상가에게는 없어서는 안되는 절대적인 것이며, 촉진 평가를 정확하게 하는 직접적 영향(direct impact)력을 가지고 있다. 그리고 많은 치료 결과들이 성공적인지 아닌지 모를 지라도 해부학적 구조의 촉진은 포괄적인 교과서에 자세히 나와 있으며, 이것은 조직 형태간에 차이를 알아내는 능력임과 동시에 한 조직과 조직 주위 구조을 정확하게 식별하는 능력을 말한다.

촉진을 통하여, 임상가는 뼈, 관절 공간(관절 선), 인대, 건(골막과 근육 연결을 포함한), 건막(널힘줄; aponeurosis), 근막(사이막－septa, 집, 초－sheathes, 지지띠－retinacula) 신경, 혈관, 그리고 내장기 등의 확인이 가능하다. 이런 것은 각각의 구조적 그리고 조직학적인 관계에 있어 "느낌"에 특성이 있다. 해부학적 구조의 촉진 압박에 의한 접촉을 사용한다. 표면의 접촉과 압력 선택은 촉진을 하고 있는 조직에 따라 다르다.

신체 리듬(BODY RHYTHMS)

임상가는 최소한에서 중정도의 압력과 적당한 크기의 접촉으로 하는 정적 촉진(static palpation)을 사용하면서 호흡과 맥동(pulse)을 평가한다. 맥동을 촉진하면서 힘의 양 조절은 매우 중요하다. 과도한 압력을 사용하면 부정확한 결과를 낳는다. 맥동(pulse)은 한 손을 사용하는 방법으로 평가한다. 그러나 호흡을 촉진할 때는, 두손을 사용할 수도 있으며, 늑골강의 반대편에 놓고, 다면적 검사(3－D test)를 실시한다.[22] 이러한 기술은 가끔 초보자들을 혼동시키는데 맥동과 호흡은 그 위치에서 멀리 떨어진 곳에서 촉진될 수 있다.

숙달된 기술을 갖고 있거나 특별한 훈련을 거친 임상가는 넓은 접촉과 정적 촉진(static plpation)을 사용하면서 태생적으로 조직 운동이 훨씬 더 약한 맥박을 촉진할 수 있게 한다.

떨림과 근육부분수축 (TREMORS AND FASCICULATIONS)

근육부분수축은 국소적이다. 단일 운동축삭에 의해 신경자극을 받은 근세포의 수축의 결과이다. 그래서 전체 근육이 포함되지 않은 결과에서 오는 잠재의식의 근수축이다.[20] 떨림은 반대로, 주동근 군과 길항근 군의 수축이 불수의적(involuntary) 수축으로 온 결과에 의한 관절의 규칙적인(rhythmic) 운동이다. 떨림과 근육부분수축 모두 다양한 표면 크기(size)를 사용하여, 최소에서 중간정도의 압력을 정적(statically) 적용방법으로 촉진된다.

진동(VIBRATION)

임상가는 2가지 진동타입을 촉진할 수 있다: 염발음(crepitus), 진탕음(fremitus). 염발음은 일정치 않은 미세한 진동이다. 이것은 건(tendon)의 표면 또는 건초(sheath) 또는 관절의 분절표면(articulating surface)의 거친 미끄러짐(roughened gliding)과 관련이 있다.[21] 염발음은 가끔 듣기도 하며 촉진 할 수 있다. 또 다른 촉진 가능한 진동은 진탕음이다. 폐의 진동과 같은 것은 임상가가 환자가 말을 하거나 반응하는 것들은 늑골강(rib cage) 위에서 촉진될 수 있다.[22]

촉진에 대한 환자의 반응 (CLIENT'S RESPONSE TO PALPATION)

촉진은 환자로부터 다양한 말과 생리적인 반응을 불러내기 때문에 임상가는 관찰을 확실히 하고 해석을 잘 해야 한다. 국소 반사 징후는 피부 변색(얼굴 하얗게 되거나 홍조를 띄는 것)[3] 또는 발한과 메스꺼움처럼 자율신경반사의 경우를 포함한다. 신경근 반응은 연축(twitching),[16] 경련(spasm), 또는 간헐성 경련(clonus)을 포함한다. 환자는 자신들이 얼굴을 찡그리고, 말로 표현하고, 갑작스런 불수의적인 운동으로 겪은 경험적 통증을 인식하고 있을 것이다.[16] 임상가가 기억하고 있어야 할 것은 통증은 촉진에 대한 일반적인 반응이며, 관심을 가지고 주의 깊게 관찰하여야 할 것이다. 예를 들면, Magee[20]가 주장한 단계적인 예민도(grading tenderness)에 대한 4점 등급 척도(4−point rating scale)가 있다.[16] 통증 반응의 형태는 유의성과 신뢰성에 따라 다르다. 예를 들어, 깊은 촉진(deep palpation)의 예민성은 불확실한 결과를 보이는데, 이는 예민성이 다른 데로 연관될 수 있기 때문이다. 타진(percussion)에 의한 통증은 어떤 근골격계 상태의 중요한 의미를 갖고 있다고 볼 수 있다.[23] 결과적으로, 임상가는 촉진를 하는 동안 양성 또는 음성일 수 있는 촉진이 이루어지고 있는, 그 조직 자체 내에 변화를 줄 수 있는 촉진이 때때로 있다는 것을 인식하고 있어야 한다.

정리하면, 상자 3−2에 촉진을 이용하여 평가할 수 있는 손상(impairments)들을 요약하였다.

상자 3−2
촉진으로 평가되는 선택된 손상

- 비정상적인 결합조직 밀도
- 비정상적인 휴식 근 긴장
- 비정상적인 신경근 긴장상태
- 유착
- 수축성, 비수축성 조직의 신장력(extensibility) 장애
- 수축성, 비수축성 조직의 통합(integrity) 장애
- 흉곽 운동성 감소
- 근막 제한
- 근경련
- 통증
- 상처자국(scarring)
- 팽창: 부종, 삼출물, 림프부종(lymphedema)
- 통증유발점(trigger point)

마사지를 위한 결합, 기능적 제한 그리고 장애 평가의 비촉진 접근법 (Nonpalpatory Approaches to Assessing Impairments, Functional Limitations, and Disabilities for Massage)

근골격계 손상 (MUSCULOSKELETAL IMPAIRMENTS)

유착과 상처(ADHESIONS AND SCARRING)

정의와 병인학(Definitions and Etiology)

상처(Scar)

결합조직은 화상, 상처, 수술, 방사 또는 질병으로 망가진 정상조직을 회복시킨다.[24]

유착(Adhesions)

상처와 같은 유착은 화상, 상처, 수술, 방사 또는 결합조직의 질환에 의해 파괴된 정상조직이 복구되면서 생긴 결과로 나타난다.[24, 25] 이것은 조직이 정상적으로 서로 미끌어지고 움직이도록 조밀한 결합조직이 서로 얽히는 것을 포함한다. 그 결과 운동성을 잃게 된다. 유착은 섬유화(fibrous) 또는 섬유질화(fibrinous)되는 것이다. 섬유질화 유착은 혈장의 삼출물 또는 림프 또는 혈액의 분출물 때문에 섬유소의 가는 띠를 가지고 있다.[24] 섬유화 유착은 섬유성 가닥(fibrous strands)들 속에 섬유질화 유착 조직으로부터 온다. 상처와 다른, 유착은 각각 서로 간의 정상적인 미끄러짐과 움직임의 조직 운동성을 잃어버림으로써 뚜렷해진다. 유착은 손상된 근육, 관절 그리고 결합조직의 통합에 영향을 미친다. 이러한 것들은 이장의 다른 절에서 자세히 설명되어 있다.

검사 테크닉의 요약 (Overview of Examination Techniques)

유착은 조직 가동성의 손상과 관련하여, 상처(scars)보다도 임상적으로 볼 때 훨씬 더 유의성이 있다. 관찰과 촉진으로 하는 유착 측정은 불행히도, 상처의 그것 보다 정확도가 떨어진다. 상처는 눈으로 확인이 가능하며 이러한 것은 상처 측정에서 매우 중요한 방법임에도 불구하고, 그 동안 많은 임상가들이 상처(scars)를 무시하였다. 상처와 유착을 설명하고 측정하기 위한 전략이 부록 B, 선택적 연부조직 검사 방법(Appendix B, Selected Soft-Tissue Examination Techniques)에 나와 있다. 초음파 진단기, 자기공명영상진단기, 그리고 관절내시경은 임상적으로 실질적인 접근이 부족한 면을 좀더 정확하게 보여 준다.[26,27] 내장기 유착은 내장기 도수치료(visceral manipulation)를 훈련한 후 좀 더 특별하게 평가될 수 있다.

결합조직의 통합 장애 (IMPAIRED CONNECTIVE TISSUE INTEGRITY)

정의 및 병인학(Definitions and Etiology)

근막 제한(Fascial Restrictions)

다른 조직에 대해 하나의 근막 층의 가동성(mobility) 저하는 액체의 농도와 교원질 가로 고리(collagenous cross-links)의 운동성 때문이다.[25] 근막 제한은 장기 고정(prolonged immobility)과 조직 손상의 회복으로부터 나타나는 결과이다. 근막 제한은 외상; 유착; 다리 길이 불일치, 골반 교정 장애(pelvic malalignment)와 같은 자세교정 장애, 그리고 치아 부정교합(dental malocclusion); 염증성 또는 감염성 진행과성; 뼈의 제한; 만성 근막 구획 증후군(fascial compartment syndromes); 또는 신경학적 또는 순환기적 압박 증후군들에 의해 기인된다.[18,25,28-40] 근막 제한은 통증, 운동장애, 그리고 몸 전체에 걸친 일반적인 기능부전 등에 의해 기인된다. 증상은 제한의 차이에서 일어나며, 세포 신진대사 장애, 영양, 배설, 호흡 또는 림프 흐름에 의한 결과로 볼 수 있다.[25,28]

비정상 결합조직의 밀도(Abnormal Connective Tissue Density)

불규칙 결합조직 재건(remodeling)은 결합조직이 치료되는 동안의 경화(consolidation)와 성숙(maturation) 단계에서 나타난다.[41–50] 이것은 만성 정형외과적 부상, 좌상, 골절뿐만 아니라, 반복되는 염좌상, 그리고 미세손상, 약한 염증, 그리고 조직 재건 시에 겪는 건초염, 건활막염, 활액낭염, 족저 근막염(plantar fasciitis) 등과 관련이 있다.

검사 테크닉의 요약 (Overview of Examination Techniques)

결합조직 장애를 위한 평가 테크닉은 환자의 정적 동적 자세 정렬의 시각적 진단; 조직 촉진, 피부 움직임 그리고 촉진 시 혈관운동성 반응; 그리고 두개천골 리듬 특성의 평가를 포함하고 있다.[3–5,18,25,28] 임상가는 환자의 불평과 상관없이 환자의 몸 전체를 평가하는 충고를 듣는다. 이는 근막 시스템의 불균형이 장애가 있는 곳보다 다른 장소에 유의한 영향을 줄 수 있기 때문이다.[25] 근막 제한 평가를 위한 선택적 테크닉은 부록 B, 선택적 연부조직 검사 테크닉 절에서 설명되어 있다.

관절 통합 장애(IMPAIRED JOINT INTEGRITY)

정의와 병인학(Definitions and Etiology)

관절 통합(Joint Integrity)

예상되는 관절의 해부학적, 생역학적 정상치에 순응하는 정도를 말한다.[51]

관절낭 제한(Capsular Restrictions)

관절낭이 해부학적 또는 병리학적으로 짧아진 것을 말한다. 관절낭의 제한은 사용하지 않거나 고정과 같은 다양한 임상적 상태에 의한 결과로 나타난다. 뿐만 아니라, 정맥울혈[52]과 당뇨병[53]으로도 나타난다. 예를 들어, "동결견(Frozen shoulder)" 또는 유착성 관절낭은 재활로 보았을 때, 일반적인 관절낭 장애이다. 이러한 상완골 견관절낭 유착성은 보조구조, 견부 주위, 그리고 자기면역의 내분비선 또는 다른 체계 질환의 변질의 영향이 있을 수 있다.[54,55]

관절낭 이완(Capsular Laxity)

관절낭의 해부학적 또는 병리학적 길이. 예를 들어, 상완관절 관절낭의 전체적인(앞, 아래, 그리고 뒤) 과다이완 견부의 다중방향 불안정(multidirectional instability)을 유도한다.[56]

관절낭염과 활액낭염(Capsulitis and Synovitis)

관절낭과 관련된 내부인대의 활액막의 염증.[57,58] 이것은 관절내 액체 수준이 증가함에 따라 이차적으로 관절낭의 긴장 감소와 관련이 있다고 본다. 예를 들면, 류머티스성 관절염과 같은 것이다.[59]

인대의 불충분(Ligament Insufficiency)

관절낭 인대의 해부학적, 병리학적 단축. 예를 들면, 상완와관절내 전방관절낭 인대 길이 불충분의 경우, 상완와관절 메카닉에 영향을 주고 견부통증을 일으킬 수 있다.[60]

인대 이완(Ligament Laxity)

관절낭 인대의 해부학적 또는 병리학적 단축(shortening). 예를 들면, 전십자인대 이완(laxity)은 일반적으로 무릎 불안정, 통증, 그리고 운동선수들에 있어 기능적인 제한을 야기시킨다.[61–64]

비근막성 통증유발점(Nonmyofascial Trigger Points)

근막, 골막, 인대, 그리고 관절낭에 있는 흉터(scar) 조직의 과민점은 긴장된 밴드 속에 있는 매우 예민한 촉진이 가능한 작은 마디와 관련이 깊다.[16]

검사 테크닉의 요약 (Overview of Examination Techniques)

Cyriax[65]가 정의한 "관절낭 패턴(capsular patterns)"은 관절낭 질환에 대한 임상적 증상들이 선택된 조직 긴장(selective tissue tesnion)을 일으키는 동안 나타나는데 이러한 것은 최근 연구에 의해 뒷받침되고 있다.[66] 선택된 조직 긴장 검사는 임상가가 운동의 제한과 지속적인 통증을 관찰하는 동안 의문을 가지고 관절의 능동적 가동범위, 수동적 가동범위, 그리고 저항적 등척성 검사를 하면서 특별한 결과가 나타나는 것을 포함하고 있다.[65] 임상가는 선택적 조직 검사를 사용하여 신뢰성(K [kappa]=0.875)이 높은 임

상적 상태를 확인할 수가 있다.[67]

인대의 완전성(integrity)은 선택된 관절의 인대들이 임상적으로 안정성이 있다는 것을 보여 줄 수 있는 다양한 정적 안정 검사(static stability tests)를 사용한다면 가장 좋은 평가가 된다.[68,69] 이런 검사의 예로 Lachman test는 무릎 전십자 인대 안정성을 알아보는 검사이다.[64] 손상 입은 관절의 실험실 또는 기구검사는 자기공명영상진단기, 관절경 검사, 관절조영술(arthrography),[70] 스트레스 방사선촬영법, 그리고 초음파촬영법 등이 있다.[70]

관절운동성 손상(IMPAIRED JOINT MOBILITY)

정의와 병인학(Definitions and Etiology)

관절가동범위(Joint Range of Motion)

해부학적 또는 생리학적 가동범위 내의 관절움직임 능력을 말하는데 이는 관절주위 결합조직이 변형되는 능력이며 기본적인 관절운동학적 유용성을 말한다.[28,50] 가동범위는 수축성조직, 신경, 비수축성조직, 뼈조직 그리고 환자가 움직이려고 하는 의지에 영향을 많이 받는다.[20]

수동적 가동범위(Passive Range of Motion)

환자는 힘을 뺀 채 보조적인 도움없이 검사자가 해부학적 또는 생리학적 범위에서 관절을 움직이게 할 때 관절의 운동이 가능한 정도를 말한다.[20,71]

능동적 가동범위(Active Range of Motion)

관절의 가동 정도가 도움 없이 환자 스스로 수의적 관절운동을 수행할 수 있는 능력을 말한다.[72]

부가적 관절 가동(Accessory Joint Motion)

활액 내의 가동범위 그리고 2차적인 연골 관절 운동은 수의적 조절을 할 수 없으며, 오로지 강제로만 움직일 수 있다.[20]

이러한 운동은 관절놀이 운동(joint play movement)으로 잘 알려져 있으며, 완전한 가동범위와 통증이 없는 가동범위에서 중요한 의미가 있다.

끝느낌(End Feel)

움직임의 질 또는 감각을 말하며 임상가가 수동적인 가동범위의 끝에서 과압력을 줄 때, 관절안에서 촉진되거나 느끼는 것을 말한다.[20]

관절의 움직임에 장애가 있다면 수많은 중요한 손상을 가져올 수 있다. 즉, 근육연장 손상, 근육 긴장 변화, 관절낭 제한 또는 염증, 건질환, 신경학적 결손, 통증 또는 뼈 변형을 들 수 있다. 명확함을 위해 관련된 장애들은 서로 다른 부분을 규정지어 준다. 여기에 일반적인 관절가동범위를 위한 검사 테크닉이 요약되어 있다.

검사 테크닉의 요약 (Overview of Examination Techniques)

각도계는 말초 관절의 가동범위를 측정하는데 쓰인다. 그리고 일반적인 각도계는 정확하며 효과적이다.[72,73] 많은 논문에서 신참자와 경험 많은 임상가의 다양한 상하지 각도계 측정은 평가자간(ICCs=0.88 to 0.93) 평가자내(ICCs=0.85 to 0.80) 신뢰도가 매우 높게 기록되어 있다.[74,75] 치료사의 경험적 수준에 관계없이 다양하고 더 많은 말초관절에 있을 수 있는 결과, 관절 가동범위 검사에서 정교한 테크닉이 부족하면 가동 범위는 시각적 추정방법을 이용할 수도 있다.[76] 그러나 각도계로 측정이 어려운 전족(forefoot)과 같은 관절에서 더욱더 신뢰할 수 있을 것이다.[77] 평행사변형 각도측정기(parallelogram goniometer)[78]는 연구 중에 있으며 신뢰도(r = 0.85, 0.87)가 좋으며 무릎을 측정할 수 있다. 말초 관절의 가동범위 측정의 또 다른 기술은 손 관절의 전선기록법(wire tracing)[79]이 있고, 중력 각도기(gravitational protractor)[73]가 있다. 2차원과 3차원의 컴퓨터 동작 분석기는 정적 동적 자세[80-82]의 다양한 관절운동 범위의 정보를 제공해 줄 수 있는데 이러한 것들은 특히 복잡한 관절[83]에서 고니오메타 보다는 더 신뢰가 높을 수 있다. 비록 관절의 가동 범위를 측정하는데 전통적으로 사용되어 왔지만, 최근 연구는 관절 가동 범위를 표현하는 방법을 탐구하였다. 이것은 6 각도 방향 전자장 컴퓨터 추척장치(computerized six-degrees-of-freedom electromagnetic tracker)는 고니오메타 측정기에 비하여 더욱 정확하다.[84] 결국, 자가-가동범위(self-reported ROM) 표준측정은, 단일분석 숫자평가방법(Single Assessment Numeric Evaluation method) 처럼, 정상에 대한 백분율과 같은 관절 가동률을 말해 주는 것이며,[85] 이것은 이제 측정 결과와 같이 사용되고 있는 현실이다.

임상가는 척추와 골반 관절 가동범위 측정을 위해 다양한 도구를 사용해 왔다. 척추관절가동범위 측정은 경추가동범위 기구(CROM instrument),[86] 3차원 전자장 추적시스템,[87] 이중 각도측정기,[73] 전자각도측정기(정밀하지만 정확성은 한계적),[88] 그리고 컴퓨터 동작분석기를 포함하고 있다.[80-82] 척추 가동범위 측정에서 좀더 간단한 방법으로는 테이프를 이용한 거리 측정이 있다. 척추 가동범위 측정에서 손가락을 마루에 닿는 거리 측정방법은 재현성이 가장 떨어지고, 척추 보다 다른 관절의 가동범위에 영향을 받는다.[73] 또 다른 방법으로는 척추를 측정하기 위해 척추표시(landmark)에 테이프를 사용하는 쇼버 테스트; 따라서 촉진기(Palpation Meter), 두께-각도 통합측정기,[90-91] 그리고 기본 각도측정기는 정확한 측정을 할 수 있게 도와 주는 것으로 사용된다.[73]

부가적 운동 또는 관절놀이(joint play)는 느슨한 관절상태(loose-packed)에서 측정을 한다.[20] Kaltenborn이 설명한 테크닉은 수동적 운동을 하는 동안 관절가동범위에서 활주(glide) 그리고 견인/압박 촉진을 포함하며 6 단계 시스템(six-point grading system)을 사용한다: hypomobile(0-2), normal(3), or hypermobile(4-6).[92] 부가적 운동 검사에서 poor-to-fair의 신뢰도는 평가자간에서 r = 0.75 평가자내에서 r=0.45의 신뢰도를 보였다.[14,93-95] 부가적 관절운동의 실험 또는 기구 측정은 요즘 유용하게 쓰인다; 예를 들면, 관절측정기는 무릎관절의 전후 활주(translation/glide)를 측정 하는데 사용된다.[96]

움직임의 질은 가동이 가능한 움직임의 양 만큼 중요하다. 그래서 임상가는 수동적 운동 범위를 수행하는 것처럼 관절 끝까지 그리고 범위를 통한 움직임의 질을 평가해야 한다. 관절 범위 끝에 까지 과압력을 사용하여 관절의 끝느낌(end feel)이 정상(bone-to-bone, soft-tissue approximation, tissue stretch)인지 비정상(muscle spasm, hard capsular, soft capsular, bone-to-bone, empty, or springy block)인지 적어 놓는다.[20]

손상된 근육의 보전(IMPAIRED MUSCLE INTEGRITY)

정의와 병인학(Definitions and Etiology)

근육 완전성(Muscle Integrity)

근육이 기대치의 해부학적, 생체역학적인 정상에 적응하는 정도.[50]

근육의 신장성(Muscle Extensibility)

근육의 능력 그리고 그것이 해부학적 범위를 통한 관절운동 동안 길어지는 변형이 일어 나면서 근막과 관련이 있다.[99]

구축(Contracture)

섬유증(fibrosis) 또는 근육 균형 손실처럼 다양한 생리학적 변화에 의해 영구적으로 근육이 짧아지는 것.[24] Simons and Mense[98]가 정의한 것처럼 생리학적 구축은 운동신경의 작용과 연관되지 않은 영구적 근 수축 또는 단축이다.

볼크만 허혈구축에서 근육단축은 예를 들면, 장기허혈(prolonged ischemia), 근육괴사(myonecrosis), 섬유모세포 증식(proliferation of fibroblast), 상처 수축(scar contraction), 그리고 근-건 유착형성 등이 있다.[99] 근육 구축은 소뇌 병변[100]에 의한 과다근육긴장증, Duchenne' s 위축(atrophy)과 퇴행위축(dystrophy)의 경우처럼 그것들은 역시 위축과 섬유증과 관련이 있을 수 있으며, 선택한 근육에서 구축의 생검은 근섬유막 섬유증을 동반한 근섬유 위축의 조합이 보인다.[101]

근긴장 또는 열상(Muscle strain or tear)

근섬유의 병변 또는 염증은 외상에 대한 결과로 나타날 수 있다.[102]

건염(Tendinitis)

건막 조직의 염증은 반복되는 기계적 외상으로 나타날 수 있다.[103]

힘줄증(건증 Tendinosis)

염증상태인 건염과는 다르며, 힘줄증은 조직병리학적 그리고 알려지지 않은 병인학 퇴행성의 일반 과사용 힘줄 상태와 관련이 있다.[104]

근막 통증유발점(Myofascial Trigger Point)

골격근 속의 과자극반응점(hyperirritable sport)은 단단한 띠(taut band) 속에 들어 있는 만져지는 작은 혹과 관련이 깊다.[16] 이 부위는 누르면 통증이 발생되며, 관련통, 민감함, 운동장애, 그리고 자율신경계 현상 등과 같은 다양한 증세를 불러 일으킬 수 있다.

활동 통증유발점(ACTIVE TRIGGER POINTS)

통증유발점이 있는 근육이 움직이거나 쉬고 있을 때의 독특한 패턴과 관련된 통증이다.

잠재적인 통증유발점(LATENT TRIGGER POINTS)

촉진을 하고 있지 않으면, 통증유발점 스스로는 통증이 없다.

평가 테크닉의 개요 (Overview of Examination Techniques)

손상된 근육의 신축성은 임상적으로 주어진 근육군으로 명시된 스트레치 검사를 사용하여 측정된다(예, 의문이 있는 근육에서 수동적 관절가동범위 검사는 스트레치 자세에 둔다).[20] 슬괵근의 신장성은, 예를 들면, 골반을 고정시키고, 무릎을 수동신전하여 고니오메타로 측정할 수 있다. 테스트는 신뢰성이 있을 수 있으며(r = 0.99), 골반운동을 약간 동반한다.[105] 앉아서 발끝닿기(Sit−and−Reach Test)는 보통 슬괵근 길이(hamstring extensibility) 측정에 이용된다; 앉아서 발끝닿기 검사는 척추 움직임과 anthropometric factors에도 역시 영향이 미치기 때문에 이 검사 자세에서 힙관절 각도 측정보다도 덜 정확하다.[106]

근육의 신장성의 실험실 또는 도구측정은 선택된 근육군[107]과 동적인 초음파 측정[108]을 위해 높은 신뢰성(ICC = 0.95 and 0.81)이 있는 근육신장성을 측정하기 위해 KimCom과 같은 등속성 동적 측정기로부터 각도별 힘 이용을 측정한다.

건질환(Tendinopathies)아 근육염좌 또는 외상은 위에서 요약한 검사에 의해 선택적 조직긴장(selective tissue tension) 방법을 이용하여 평가된다.[102,103] 이 경우 임상가는 상대적으로 근육의 간한 수축을 찾고 있는데 근수축 중 통증을 동반하고(한방향으로 능동운동), 근스트레치 중 통증이 있으며(반대방향의 수동운동) 등척성 운동으로 통증이 있고, 그리고 만일 gross hematoma가 있다면 관절가동범위에서 감소 가능성을 찾아낸다.[20] 건과 근육질환간 특징(차이)는 검사 중 국소통증 그리고 부드러움의 촉진결과가 있는 부위에 기초를 두고 있다. 자기공명진단은 추가적인 진단정보가 요구될 때 사용될 수 있다.[102]

손상근육 통합은 다른 장에서 자세히 설명된 통증과 손상딘 근육운동과 역시 관련이 있다.

손상된 근육 활동 (IMPAIRED MUSCLE PERFORMANCE)

정의와 병인학(Definitions and Etiology)

근육활동(Muscle Performance)

근육은 자체의 길이, 긴장과 속도를 기초로 하여 일하는 능력을 말한다.[50] 근육 수축의 신경학적 자극, 연료저장, 연료배달, 균형 그리고 타이밍 그리고 연속성이 통합된 근 활동들에 영향을 미친다.

근육 힘(Muscle Power)

일은 시간 단위당 근력으로 생산된다(근력 × 속도).[50,109]

근지구력(Muscle Endurance)

근육은 수축하는 능력 또는 우력(torque)의 유지, 많은 수축의 수 또는 수축시간의 기간에 대한 능력이다.[50,109] 반대로 피로는 우력을 유지 못하거나 또는 오랜 시간(over time) 동안 힘을 발휘할 수 없는 것을 말한다.

통합된 근육활동에는 다발적 입력이 요구되기 때문에, 손상된 근육 활동은 유착의 결과로, 손상된 근활동, 비정상적인 신경근 긴장, 손상된 관절 운동, 손상된 관절 통합, 부종, 손상된 결합조직 통합, 통증, 자세성 비정렬의 결과가 있을 수 있다. 이런 내용은 이 장의 내용에서 자세히 설명되었다. 근육의 허약(weakness)은, 손상된 근육의 활동이 제 1 원인이 되는 경우는 이 장에서 설명하지 않았다. 그리고 마사지 테크닉은 근력을 증가시키는데는 직접적인 영향이 없다.

검사 테크닉 요약
(Overview of Examination Techniques)

근력은 등척성, 등장성 그리고 등속성으로 측정할 수 있다. 단계적 도수 근육 테스트는 등장성 근력 검사법으로 오랜 임상 접근방법인데 평가자간 신뢰도는 의심스러우나[110] 평가자내 신뢰도는 좋다(r = 0.88).[111] 핸드 다이나모메타(handheld dynamoneter)는 등척성 근력 검사가 정확하고 신뢰도가 높아 임상실습에 중요한 도구가 되고 있다.[112,113] 도수 근력검사는 먼저 쥐는 힘 검사기, 수정된 Sphygmomanometer 그리고 핀치메타(pinch meter)[109]. 등속성 근력은 등속성 동적측정기(dynamometer)을 사용하여 최대 토크, 평균 최대토크(torgue) 그리고 힘과 빈도관계 등 다양한 방법으로 측정할 수 있다.[109,114–117] 근육힘은 최대힘 값, 평균힘 값, 순간힘 값 그리고 우력(torgue)과 속도간의 관계를 등속성 측정기를 통해 자세히 알 수 있다[113–117]. 등관성 기기들은(isoinertial devices) 운동에 대한 지속적인 저항을 생산하는데 임상가들이 등관성(isoinertial) 동작, 특히 몸통근 측정을 가능케 해준다.[109,118]

근지구력은 간단한 임상적 측정으로 평가될 수 있는데, 반복 횟수라든지, 아니면 좀더 복잡한 지구력 한계까지 참을 수 있는 시간을 말하며 근전도(electromyogram)에서 추론되는 힘의 빈도를 의미한다.[119] 환자가 노력에 대한 비율을 인지하고 있는 것은 감지된 노력율 테스트(rate of perceived effort tests)를 사용하여 측정할 수 있는데, Brog Perceived Effort Test가 그런 것이며, 객관적 피로측정과 관련이 깊다.

임상적 증세를 가진 환자가 일반적인 근육검사 측정방법의 변경을 요구할 수 있다. 수정된 Sphygmomanometer는 등척성 근력, 특히 노인이나 류마토이드 관절염을 가진 환자를 측정할 때 신뢰성(평가자간 신뢰성이 0.85 이상의 ICCs) 있는 평균값을 평가할 수 있다.[120] 페달 운동(pedaling activities)은 뇌혈관 장애자의 기계적 운동 측정과 관절 힘 발생 유형의 측정에 사용되어 왔다.[121,122]

임상가는 기능적인 일 능력의 개인적 근력 운동 영향력을 측정할 수 있다. 예를 들면, 앉았다가 일어서기 검사(sit–stand test)의 경우, 기능적인 이동 능력에서 하지 근력의 영향력(impack)을 보여주는 것이다.[123] 기능능력 평가는 직업적 일행위 즉, 당기기, 들기, 옮기기, 그리고 무거운 것을 다루기 등과 같은 측정에 의학적 직업측정(occupational medicine measure)법을 사용한다.[124,125] 2차원적 또는 3차원적 컴퓨터 운동 분석에 의한 운동학적 그리고 운동 보행 분석은 보행에서 나타나는 근육의 영향력(impact)을 보여준다.[80,82]

비정상 근육의 휴식 긴장
(ABNORMAL MUSCLE RESTING TENSION)

정의와 병인학(Definitions and Etiology)

휴식 근긴장(Muscle resting Tension)

휴식시 촉진에서 단단함은 정상적인 신경지배에서 관찰된다.[126] 전통적으로 휴식근긴장은 운동신경단위 점화(motor unit firing) 보다 차라리 점성(viscosity), 탄성(elasticity), 그리고 성형력(plasticity)과 같은 생리적 고유특성의 결과에 있어서 나타난다. 예를 들면, 결합은 휴식 시 근긴장 생성에 기여하는 횡문근의 거대 탄성 단백질이 된다.[127] 동물연구에서 이완된 근섬유의 휴식 긴장은 오직 수동적 탄성에 기인하는 것은 아니라고 보고하였다.[128] 대신에 휴식긴장의 한 부분–섬유모양인 휴식긴장–은 낮은 수준의 능동적 힘 발생에 의해 제공된다고 볼 수 있다.

근육 긴장(Muscle Tone)

휴식 근긴장과 수동적인 연장과 스트레치에 근육의 반응.[129]

과긴장(Hypertonia)

긴장을 증가시키는 메커니즘에 관계없이 휴식 시 정상적인 것보다 높은 근긴장에 사용되는 일반적 용어이다.[129]

근경련(Muscle Spasm)

근육의 무의식 수축으로 의식적으로 완화시킬 수 없는 근긴장 증가 및 단축 결과로 나타나는 것이다.[98] 연구에 의하면, 근경련 발생에 기여하는 공동 알파-운동신경의 흥분 증가라고 보고되고 있다.[130,131]

검사기술의 요약 (Overview of Examination Techniques)

휴식 근긴장과 근경련은 다양한 검사법을 사용하여 평가될 수 있으며, 여전히 경련 측정을 위해 촉진법(palpation)이 가장 정확하고 중요한 방법이 되고 있다.[132] 기타 검사법은 연부조직의 경도를 측정하는 조직순응계(Tissue-Compliance Meter)가 있다; 연부조직 순응 측정기; 연속 근전도 검사기; 그리고 체열측정기.

통증(PAIN)

정의 및 병인학(Definitions and Etiology)

통증(Pain)

의식적 판단이 다양한 요인에 의해 변경될 수 있는데 특별한 신경섬유에 의해 뇌로 전달되는 행동 또는 잠재적 조직 손상과 관련된 불쾌감이다.[24]

급성(Acute)

통증은 불쾌감과 감정적 경험이 있는 손상과 질환에 의해 나타나는 유해한 자극에 의해 유발되는 것이다.[24]

만성(Chronic)

기대되는 손상 치유의 적당한 기간을 넘어선 또는 보통 급성질환의 치유 기간을 넘어 지속되는 통증.[25] 여기에는 만성 통증의 정의에 있어서 약간 애매한 것이 있다. 어떤 학자들은 통증의 기간의 한계로 정의하였는데 6주 이하에서 6개월까지를 말하였다.[133,134] 다른 학자는 만성통증을 신체적 원인으로부터 해리(dissociation)의 증가 그리고 통증의 감정적 인식적 측면의 증가로 정의 하였다[135](만성통증 증후군의 정의 참조).

만성통증 증후군(Chronic Pain Syndrome)

만성통증, 기능적 장애, 우울증이 있는 환자의 임상적 증후군.[136] 이러한 임상적 패턴은 노인보다 더 젊은 중년층에서 많이 나타난다.

유해성 통증(Nociceptive Pain)

근손상의 결과로 또는 척수의 후각(dorsal horn)에 신경전달물질의 방출 증가가 원인인 관절과 같은 말초 유해수용기성 예민이다.[138-140] 예민해진 후각 신경세포가 표면에 나타나지 않는 활동으로 나타나며, 감수성이 예민한 영역이 증가되고, 말초 자극에 대한 반응 증가가 나타난다. 유해성 통증은 임상실습에서 볼 수 있는 대부분의 환자들에게 영향을 끼친다.[141]

신경성 통증(Neurogenic Pain)

통증이 유해성 자극이나 외상이 아닌 말초 또는 중추신경계의 비염증성 기능부전 결과로 나타난다.[139,142]

관련성 통증(Referred Pain)

통증이 원인이 되는 조직으로부터 멀리 떨어진 곳의 신체 다른 곳에서 느껴지는 것인데 왜냐하면, 관련 통증 장소는 같은 분절 또는 근처의 신경 분절에서 공급된다.[20] 관련통은 국소적 통증과는 차이가 있을 수 있는데 환자가 일반적으로 말하는 통증의 부위는 깊고, 중앙선을 넘지 않는 분절적 방사통이며, 한계가 불분명하다.[20]

방사통(RADICULAR PAIN)

통증이 척수신경과 신경근과 직접 관련되어 있기 때문에 피부분절(dermatone), 근절(myotone), 뼈분절(sclerotome)에서 느껴지는데[20] 이것은 방사통 또는 신경근 통증으로 알려져 있다.

피부분절 통증(DERMATOMAL PAIN)

피부분절은 한개의 배측 신경근에 의해 지배되는 피부영역이다. 배측 신경근 손상은 피부의 감각의 손실을 가져오고 또는 타는 듯한 통증과 전기통증을 느낀다.[6] 예를 들면,

C7 신경근 자극은 C7 피부분절에서 감각 변화를 느끼게 할 수 있다: 팔의 측면과 전완에서 손바닥과 손등의 인지, 중지 또는 약지까지 느낌.

뼈분절 통증(SCLEORTOMAL PAIN)

뼈분절 통증은 한 개의 신경근으로부터 분포되는 뼈의 한 부분이거나 막(fascia)이다.[20,24] 예를 들면, 엉덩이 통증은 샅(groin), 천장관절, 요추, 무릎 또는 발목에 관련될 수 있다.

근절통(MYOTOMAL PAIN)

근절통증 또는 근육군의 통증은 신경의 지배를 받고 있다.[20] 예를 들면, 소원근(teres minor) 손상은 삼각근(deltoid)의 정지부 근처 관련통을 가져오는 결과를 보일 수 있다.

내장기 통증(VISCERAL PAIN)

내장기 부위의 통증은 신경근에 의해 지배된다.[65] 예를 들면, 소장(small intestine) 손상이 T9－10 피부분절 부분과 같은 배꼽 주위 몸통 둘레의 부위와 비슷하게 관련통으로 나타날 수 있다.

통증유발점(Trigger Point Pain)

통증유발점의 관련된 통증은 통증유발점에 생기지만, 원인으로부터 많이 떨어진 먼 곳에서 느껴지기도 한다.[5] 관련통의 패턴은 발생 부위를 진단하는 것이다. 관련 통증유발점 통증의 분포가 드물게 말초신경 또는 피부분절의 분포와 아주 똑같이 일치하는 경우도 있다. 치료되지 않은 통증유발점은 방사통, 테니스 엘보우, 긴장성 두통, 후두골 두통, 그리고 동결견(frozen shoulder)을 포함하는, 그러나 제한 없이, 통증증후군들과 관련될 수 있다.[16]

검사기술의 요약 (Overview of Examination Techniques)

통증의 일반적인 경험은 24시간 통증반응(24－hour pain behavior)에 대한 인터뷰를 통해 이끌어 낼 수 있다(참조 부록 B, selected Soft－Tissue Examination Techniques). 이러한 인터뷰는 통증의 부위와 질 표시 지도인 신체도표(body diagrams)를 사용하여 증가시킬 수 있다.[143] 통증의 강도는 시각적 상사 통증척도(Visual Analog Scale), 구두평가척도(Verbal Rating Scale), 숫자평가척도(Numerical Rating Scale), 설명차이척도(Descriptor Differential Scale)를 사용하여 검사할 수 있다.[143] 통증반응에 작용하는 감정적 통증(affective pain)은 구두평가척도, 시각적 상사통증척도, 통증불편척도(Pain Discomfort Scale), 맥길통증설문지(McGill Pain Questionnaire), 설명차이척도 등을 사용하여 평가할 수 있다. 기능적으로 볼 때, 통증의 영향은 오스웨스트리 요통설문지(Oswestry Back Pain Questionnaire), 질병영향소개(Sickness Impact Profile), 달라스 통증설문지(Dallas Pain Questionnaire), 그리고 밀리온 시각적상사척도(Millon Visual Analog Scale)등과 같은 표준자가보고측정(standardized self－report measures)을 사용하여 평가할 수 있다.[124] 활동, 휴식, 또는 수면과 상관없이 계속 남아 있다고 하는 통증은 암과 같은 비근골격계 원인인 것일 수 있어 평가를 좀 더 하기 위하여 의사에게 반드시 보낸다.[144]

신체검사 신경조직 긴장 또는 자극검사(provocation tests),[139,142,145,146] 능동－수동 운동 분석, 그리고 신경 또는 조직 촉진등을 포함하는 통증 증후군을 확인을 위해 사용된다. 촉진의 압박 민감도는 통증역치기기(pain threshold meter) 또는 통증압력측정기(pressure algometer)를 사용하여 정확하게 그리고 신뢰있는 측정이 가능하다(0.75~0.84 범위의 평가자간 신뢰도 ICCs, 0.64~0.96 범위의 평가자간 신뢰도 ICCs).[148－151] 잠복성 통증유발점을 촉진하는 것이 활성 통증유발점의 그것보다 신뢰성이 더 적다해도,[152] 환자 병력과 촉진의 결합은 통증유발점을 확인하는 중요한 임상적 의미가 있다[16](참조 Appendix B, Selected Soft－Tissue Examination Techniques). 전기적 생리학 연구(신경전도), 근전도, 그리고 온도기록법(thermography)은 통증 증후군의 진단에 사용되는 실험실 또는 기구검사 중 하나이다.[133,153,154]

자세적 비정렬(POSTURAL MALALIGNMENT)

정의와 병인학(Definition and Etiology)

자세(Posture)

골격의 위치와 정렬 그리고 중력과 관련된 연부조직, 체중의 중심 그리고 신체의 기저면.[50]

자세적 비정렬(Postural malalignment)

비정상적 관절의 정렬은 연부조직 혹은 골 내부의 변형에서 야기된다.[155] 모든 조직이 성장하고 회복되는 것은 역학적인 부하, 신체의 자세에 의해 영향을 받을 수 있으며, 자세적 정렬은 신경-혈관 그리고 근골격의 기능부전이나 보상적인 움직임과 자세적 비정렬을 동반한 자세가 발생하는 데에 직접적으로 영향을 끼칠 수 있다.[155,156] 예를 들어, 만성적으로 머리가 신체의 중력 중심선에서 전방에 위치해 있는 것은 신경-혈관, 근골격계 기능부전과 관련된 일반적인 자세적 비정렬이다.

검사 기술에 대한 개요 (Overview of Examination Technique)

뼈의 돌출부위, 근육의 윤곽 그리고 앉기, 서기 혹은 눕기와 같은 환자의 정적인 자세와 함께 다른 조직들의 대칭성에 대한 시각적 검사는 자세적 정렬상태를 평가하는 것에 대한 임상적 접근이다(Appendix B, 선택적 연부 조직 검사 기술).[20,71] 동적 자세에 대한 시각적 검사는 근막(fascial)의 제한에 대한 평가가 더 중요하다.[28] 시각적 검사 기술은 자세를 측정할 수 있는 격자, 사진 그리고 Portland State University Posture Analysis Form과 같은 다양한 자세 분석을 위한 도구들을 사용하여 발전될 수 있다.[157] 게다가 환자 스스로의 자세에 대한 인지는 환자와 상담을 할 때 도출해 낼 수 있다.

각도계, 수직선, 경사계, 테이프 측정 ,비디오 영상 그리고 골격 분석은 자세적 비정렬 상태의 정도를 측정하는 데에 사용될 수 있다.[158,159] 예를 들어, 외측 복사뼈와 관련하여 시상면에 대한 머리와 어깨의 자세적 정렬상태를 수평대에 높이에 대한 선이 붙어 있어 목수가 사용하는 삼각-사각형(tri-square)과 수평대에 높이에 대한 선이 붙어 있는 각도계로 측정할 수 있다.[160]

자세 측정에 대해 더욱 정교한 측정도구는 Metrecom Skeletal Analysis System,[161] 힘판(a force platform),[157] 시상면에 대한 척추의 탈구를 분석하는 x-ray 선 그리기(line-drawing),[160,162] 방사선 사진으로 요추의 전만을 시작적으로 측정하는 3차원적 전자 각도계가 있다.(이런 것은 부정확하고 신뢰성이 없을 수 있다.)[163] 동적 자세 분석은 근전도를 사용하거나, 컴퓨터를 이용하여 3차원적 동작 분석을 사용할 수 있다.[164] 결국, 기능적 움직임을 수행하는 동안의 자세 정렬은 Ovako Working Analysis System같은 측정도구를 사용하여 평가할 수 있다.[165]

포착성 신경장애로 인한 2차적인 감각 손상 (IMPAIRED SENSATION SECONDARY TO ENTRAPMENT NEUROPATHY)

정의와 병인학(Definition and Etiology)

포착성 신경병증(Entrapment Neuropathy)

신경 압박은 근육과 결합조직의 단축 그리고 통증유발점의 활동, 근막의 제한, 과사용 증후군, 다른 임상적 환경들과 관련된 염증으로 인해 발생한다.[166-168] 포착성 신경병증을 가지고 있는 환자는 통증, 마비, 무딤 혹은 관절의 가동범위가 감소되는 것을 볼 수 있을 것이다. 일반적인 말초 포착성 신경병증들은 수근관 증후군, 주관 증후군, 족근관 증후군이 있다.[169,170] 조금 덜 흔한 포착성 신경병증은 후골간신경 증후군과 전골간신경 증후군이 있다.[171,172]

검사 기술에 대한 개요 (Overview of Examination Technique)

포착성 신경병증에 대한 임상적 평가에는 가벼운 터치, 냉/온각, 침으로 찌르기 그리고 filament 테스트; 등척성 움직임과 반사를 통한 근절 검사; 압박 가능한 부위의 신경 촉진; 그리고 신경 긴장도 검사 같은 피부 검사가 있다.[20]

전기생리학적 검사(신경 전도 연구)는 늦게 나타나는 반응(F파형과 H반응)과 long latency reflex가 있다.[154] 이러한 연구는 치료사가 신경병증의 위치와 심각도를 명확히 규명할 수 있게 해준다.[173,174] Electroneurometry(피부 표면에서 운동신경 전기자극), 단일 주파수(120 Hz) 진동계 검사 그리고 자기 공명 영상 같은 것들 또한 포착성 신경병증을 진단하는 데에 있어서 중요하다.[175,176]

팽창(SWELLING)

정의와 병인학(Definition and Etiology)

팽창(Swelling)

신체 분절의 비정상적인 확대.

부종(Edema)

세포, 조직 혹은 장액성 공간에 액체가 축적되는 것. 부종은 네 가지 주요 원인이 있다. 모세혈관의 삼투성 증가, 혈장 단백질의 삼투압 감소, 모세혈관과 작은 정맥내 압력의 증가 그리고 임파 흐름의 장애가 있다.

삼출(Effusion)

윤활막의 과민증 혹은 감염을 보이는 관절낭 안의 과도한 액체.[177]

림프부종(Lymphedema)

림프액의 비정상적인 양의 축적 그리고 폐색, 파괴 혹은 림프관의 형성저하증으로 인한 피하조직의 팽창.[178,179]

의존성 부종(Dependent Edema)

사지와 같은 국소적인 부위에 세포외액의 부피가 증가한 것. 의존성 부종은 팽창과 항요부종(pitting)과 관련되었을 수도 있다.

함요 부종(Pitting Edema)

촉진시 압력을 가했을 때, 들어간 부분이 손을 떼어도 그대로 유지되는 부종.

검사 기술에 대한 개요 (Overview of Examination Technique)

환자의 팽창과 증상과 관련된 표현은 몸의 도해를 사용하여 환자와의 인터뷰를 통해 얻을 수 있다.[20] 팽창에 대한 시각적 검사는 환자의 팽창을 얼마나 최대한 잘 측정하는지의 여부에 따라 환자에게 도움을 줄 수 있다.[20] 팽창을 촉진함으로써 팽창된 정도의 질과 나타난 부종의 정도를 알아낼 수 있다.[20] 팽창된 신체의 분절 둘레를 측정하는 것은 잘 구부러지는 테이프나 Jeweler' s ring 혹은 wire를 이용하여 측정할 수 있다.[180,181] 사지에 위치하고 있는 액체의 양에 대한 부피 분석은 사지의 팽창에 대해 더욱 적절하게 팽창의 양을 측정하는 단순한 방법들이 있다.[177] 사지의 둘레를 측정한 부피에 대한 비교분석에서 양 팔의 부피를 측정했을 때는 유의한 차이가 없었으나, 손에 대한 부피 평가는 유의성이 있었고 정확하게 나타났다.[182] 팽창 정도를 측정하는 더욱 자세한 내용이 Appendix B에 Selected Soft-Tissue Examination Technique에 있다.

신경학적 손상(NEUROLOGICAL IMPAIRMENTS)

비정상적 신경-근 긴장상태 (ABNORMAL NEUROMUSCULAR TONE)

정의와 병인학(Definition and Etiology)

근육 긴장상태(Muscle Tone)

휴식기에서의 장력과 수동적인 신장이나 스트레칭에 대한 근육의 반사성(responsiveness).

자세적 긴장상태(Postural Tone)

골격의 다른 부분들의 위치를 유지하기 위해 사용되는 골격계 근육들에서 나타나는 근육의 긴장도 증가. 소뇌는 자세적 긴장상태를 조절한다.[184] 유지기 근육의 긴장도와는 다르게 자세적 긴장상태를 유지하기 위해 근육의 지속적인 활동이 필요하다. 운동 뉴런의 자가 발현(self-sustained firing)은 이런 상황에서 연장된 시냅스 입력에 대한 필요가 감소될 것이다.[185]

긴장 항진(Hypertonia)

정상 휴지기 수준 이상으로 근육의 긴장도가 증가한 것을 흔히 말하는 용어이며, 긴장도가 증가한 것에 대한 기전과는 관계가 없다.[129]

긴장 저하 혹은 무기력(Hypotonia or Flaccidity)

정상 휴지기 수준 이하로 근육의 긴장도가 감소한 것을 흔히 말하는 용어이며, 긴장도가 감소한 것에 대한 기전과는 관계가 없다.[129]

경련(Spasticity)

과흥분성 반응과의 연관성은 확실치 않은 상위 운동 신경 병변의 결과로 나타나는 근육의 긴장도 증가이다.[186,187] 경련성 근육은 속도의 정도에 의해 긴장성 신장 반응이 증가하는 현상을 보인다.[24,129] 신장 속도가 빠를수록 경련성 근육의 저항이 더욱 증가하는 것을 볼 수 있다.

강직(Rigidity)

뇌간 혹은 기저핵의 병변으로 인해 발생하는 근육의 긴장도 증가. 강직은 주동근과 길항근 모두 균등하게 저항도가 증가하며, 뻣뻣해지는 현상의 결과, 신체 분절의 움직임이 없는 현상으로 발생하고, 신장 자극이 속도와 무관하다.[129] 환자는 두 가지 타입의 강직을 보인다. *(a)* cogwheel 강직은 비대칭적인 반응, 교차적으로 갑자기 무력감이 생기고 수동적 움직임에 대해 저항도가 증가한다. *(b)* lead-pipe 강직은 수동적 움직임에 대해 지속적으로 반응한다.

피질 손상 강직(DECORTICATE RIGIDITY)

뇌간 병변의 결과로 발생한다.[129] 임상적으로 지속적인 수축과 체간의 자세를 유지하고 하지를 신전하고 상지를 굴곡하는 현상을 보인다.

대뇌 손상 강직(DECEREBRATE RIGIDITY)

뇌간 병변의 결과로 발생한다.[129] 임상적으로 지속적인 수축과 체간의 자세를 유지하고 하지를 신전하는 현상을 보인다.

파킨슨 강직(PARKINSONIAN RIGIDITY)

기저핵 병변의 결과로 발생한다.[129] 임상적으로 움직임 전체적으로 주동근과 길항근 모두 팽팽하게 수축하는 현상을 보인다.

간헐성 경련(Clonus)

주기적으로 빠른 신장 자극에 반응하여 일반적인 빈도로 발생하는 길항근의 경련성 긴장 항진이다.[129]

검사 테크닉 요약 (Overview of Examination Techniques)

비정상 근육 긴장 검사는 신경학적 병변의 이해가 요구된다. Ashworth Scale처럼 근 긴장 단계 척도(tone grading scales) 이용과 도수 수동 움직임 검사(manual passive motion testing)는 비정상적인 긴장 검사가 중점이다.[129,188] 경직 임상 검진은 역시 Pendulum test를 포함한다(isokinetic dynamometers or a goniometer); 유동 진동(sinusoidal oscillation)이나 정지 그리고 램프(ramp) 토크/근전도 커브; 또는 능동적 움직임의 저항 측정을 위한 핸드 헬드(handheld) 또는 등속성 동력측정기이다.[187,189]

Fugl-Meyer과 Montreal Assessment와 같은 운동신경 조절 표준평가는 근긴장의 도수검사 분야를 포함한다.[190] 도수 수동 운동 검사의 추가에서 경직은 과긴장 근육의 전기적 기계적 형태를 측정하는 전기생리학적 측정 사용을 평가할 수 있다.[187] 이런 측정은 T-반사, H-반사, F-반응, 장기 잠재 신장반사, 긴장 진동 반사 그리고 굴곡근 반사와 같은 반사에 대한 근전도 검사를 포함 한다. 조사에 의하면, 반사활동에 대한 실험실 또는 기구 검사들 보다 Ashworth Scale scores와 경직(spasticity) 간에 매우 큰 상관관계가 있다.[129]

저긴장 상태 때문에 결여되거나 감소된 반사와 개인적인 과긴장에 있어서 과장되거나 간대성 경련의 심부 건 반사 또한 검사 가능한 것이다.

신경학적 상태가 개인적인 기능적 수준을 가지고 있는 영향으로, 환자 검사에 사용되는 수많은 기능적 검사가 있다.[190] 이러한 측정은 운동신경 회복과 기능적인 작업의 중요성에 있어서 비슷한데 대부분 뇌졸중을 갖고 있는 사람에게 종종 쓰인다; 그러나 이런 것은 기본적인 원리 원칙이 다르다. 예를 들어, 신경발달 이론 법칙에 영향을 미치는 측정들은 Rivermead Motor 평가 원리와 Montreal 평가를 함께 포함한다. Fugl-Meyer은 운동신경 회복의 brunnstrom's sequence를 포함하고 있다. 상지 뇌졸중을 위한 기능적 검사는 Brunnstrom과 신경발달 이론 원칙에 기초를 두고 있다. 운동신경 검사 척도와 같은 또 다른 측정들은, 뇌졸중 환자를 위한 신체 평가와 팔기능 검사, Brunnstromm이나 신경발달 원리 둘다 기초로 하여 만들어 진 것은 아니다.

심폐손상(CARDIOPULMONARY IMPAIRMENTS)

손상된 기도정리(IMPAIRED AIRWAY CLEARANCE)

정의과 병인학(Definitions and Etiology)

기도 정리(Airway Clearance)

점액섬모 단계적 상승(mucociliary escalator)과 기침의 정상적인 기전을 이용하여 효과적으로 폐 점액물을 이동시키는 능력이다.[192]

만성 폐색성 폐질환(Chronic Obstructive Pulmonary Disease)

기도의 저항이 증가되는 특성을 가진 폐 기능부전. 이러한 장애는 가래 생성과 기관지염을 일으키기 쉬운 기침과 관련이 있다.[192,193] 만성 폐색 폐질환의 예는 폐기종(emphysema), 만성 기관지염 그리고 천식(asthma)을 포함한다.

만성 제한적 폐질환(Chronic Restrictive Pulmonary Disease)

폐 기능부전는 간질의 섬유증(interstitial fibrosis)과 같은 폐확장 제한의 특징이 있다.[192]

검진 테크닉 요약 (Overview of Examination Techniques)

손상된 기도 정리의 임상적 검진은 손상 기도정리의 주특징(major)과 부특징(minor)으로 정의되는 Respiratory Nusing Diagnosis Scale(RNDS)로 요약할 수 있는 많은 임상적 증상(signs)과 징후(symptoms)의 열거에 달려 있다.[194,195] 이런 척도에 따라 손상된 기도정리의 중요한 대부분의 특징은 무력한 기침(ineffective cough)이다. 부특징으로는 끈적한 가래; 분비액이 많아져 무력 질환; 분비물의 증가 도는 매우 많음; 호흡음의 결여, 감소도는 비정상; 공기 기근(hunger); 걱정; 휴식시 호흡곤란(dyspnea); 청색증 또는 색변화; 그리고 침착하지 못함(restlessness) 등이 있다. 손상된 기도정리와 관련성이 없는 특징들은 비대칭 가슴 왕복운동, 비정상 흡기 호기 비율, 호흡곤란, 발한(diaphoresis), 그리고 통증을 들 수 있다.

임상적 검사 수는 손상된 기도정리의 확인에 기초를 둔 자료를 수정하기 위해 사용될 수 있다.[196-197] 기침의 시각적 점검(visual inspection); 가래의 크기와 질의 시각적 점검; 호흡율, 그리고 패턴; 색; 그리고 부가적 근육은 필수적인 검사 시작의 중요사항이 된다.[192] 산소포화는−동맥혈은 산소화됨−플러스 산소 측정기로 검사할 수 있다.[197] 청진(auscultation)은 호흡음과 심장박동을 평가하는데 사용된다.[192] 임상가는 환자의 무호흡(VAS로 측정된), 호흡곤란 척도에 의한 호흡곤란 정도, 또는 인식된 단계척도에 대한 인지된 노력등을 도출하기 위해 자가보고측정(self−report measures)을 사용할 수 있다.[197]

손상된 기도정리와 관련 있는 증상의 실험적 검사는 동맥혈 기체를 포함하고 있다. 여기에는 산소화(oxygenation), 산독증(acidosis), 알칼리 혈증(alkalosis), 보상기전(compensatory mechanism), 그리고 버터(butter)시스템;[192] 폐기능 검사, 볼륨(inspired volume), 호흡 교환율, 강제 호기량,[197,198] 호흡 능력, 그리고 활력 능력, 그리고 산소 소모 비율 측정이 있다.[196] 실제 극소량 제거율의 실험실 측정은 인간에 있어서 아직 적절히 사용되지 못하고 보통 동물실험에서 사용된다.[200]

기능적인 수준과 삶의 질[201]에 있어서 만성 호흡질환 및 손상된 기도 정리의 영향에 대한 환자들의 인식은 Nottingham health Profile for quality of life과 Self−Efficacy for Functional Activities questionnaire와 같은 자가−보고 기능 측정(self−report functional measures)으로 측정할 수 있다.[202]

호흡곤란(DYSPNEA)

정의와 병인학(Definitions and Etiology)

호흡곤란(Dyspnea)

짧은 호흡, 숨쉬기가 어렵거나 힘든 경우나 호흡이 불안전한 인식. 호흡곤란은 보통 순환 혈중산소 불충분 또는 부적당한 환기(ventilation) 징조이다.[192,203] 호흡곤란은 *(a)* 호흡곤란 발달 과정의 자극 또는 생리학적 정신학적 결과들을 포함하는 복잡한 감각이다; *(b)* 호흡곤란에 대한 반응을 중재하는, 개인적 또는 그 환경 특징; 그리고 *(C)* 호흡곤란에 반응을 나타내는 각기 다른 한 가지씩의 결과 과정.[192,204]

검사 테크닉의 요약
(Overview of Examination Technique)

호흡곤란 환자의 임상적 검사는 호흡하는 동안 취한 자세에 대한 시각적 조사; 부가적 근육을 사용; 색깔; 그리고 영향. 저하된 환기의 실험실 검사는 산소화, 산독증(acidosis), 알칼리혈증(alkalosis), 보상기전, 완충 체계(buffer systems)의[198] 동맥혈 가스 그리고 카본다이옥사이드 수준을 결정해주는 호기말이산화탄소분압측정술(capnography)을 들수 있다.[203]

호흡곤란을 위한 측정의 임상 논문은 Hutter and Wurtemberger[193]에 의해 시행된 것은 실제의 생리학적 폐기능과 인지된 호흡곤란 간에 단지 꽤 많은(fair) 관계를 나타 낼 뿐이다(일반 변수에 30% 이하). 이것은 선행자, 중재인에 따른 다른 구성요소 때문에 일어 날수 있는 것은 상기와 같이 요약된다. Mancini와 Body는[204] 이런 구성요소에 따라 호흡곤란의 다양한 표준화된 자가 보고 측정으로 체계화 하였다. 예를 들면, 그들이 British Medical Research Council Questionnaire, The American Thoracic Questionnaire 그리고 The Dyspnea Interview Schedule와 같은 측정의 주장은 호흡곤란에 앞선 자극과 결과를 평가할 수 있다. The American Thoracic qquestionnaire, The Dhronic Respiratory Questionnaire, the Dyspnea Interview Schedule, the Pulmonary Functional status scale, 그리고 the Therapy Impact Questionnaire는 호흡곤란을 중재하는 특징을 측정할 수 있다. The Dyspnea Visual Analogue scale, The Therapy Impact Questionnaire 그리고 The Borg Perceived Exertion Scale는 호흡곤란에 대한 개인적인 반작용을 측정할 수 있다. 마지막으로 호흡곤란 에피소드의 연속은 the Therapy Impact Questionnaire, the Baseline Dyspnea Index, the Transition Dyspnea Index, the Chronic Respiratory Questionnaire, the Oxygen Cost Diagram, the Dyspnea Interview Schedule, and the Modified Medified Medical Research Council Dyspnea Scale을 사용하여 측정 될 수 있다.

손상된 늑골강 움직임(IMPARIED RIB CAGE MOBILITY)

정의와 병인학(Definitions and Etiology)

늑골강 움직임(Rib Cage Mobility)

호흡을 하는 동안에 유효한 해부학적 가동범위 내의 늑골강 움직임 능력은 늑골강 관절의 관절운동학과 흉추 그리고 변형을 위한 관절주위의 연부조직 능력에 기초한다.

검사 테크닉의 요약
(Overview of Examination Techniques)

늑골강의 움직임 검사는 시각관찰과 촉진을 모두 포함한다. 시각적 검사는 임상인에 의해 결정되는데 일반적인 자세, 숨쉬기 패턴, 가슴벽 모양, 가슴운동의 대칭, 보조 근육 사용, 그리고 근육외형을 포함한다.[192,203] 호흡을 하는 동안 가슴벽 편위운동(excursion)의 촉진은 늑간 간격, 흉골 운동 그리고 정점운동(apical motion) 촉진을 통하여 측 늑골과 횡격막 편위운동으로 파악해야 한다. 임상의는 흉추의 움직임, 추골늑 관절, 그리고 흉늑골관절을 평가하기 위해 촉진을 사용할 수 있다.[20,192] 흉쇄유돌근, 늑간근육과 같은 호흡의 부가적 근육의 근긴장 촉진은 촉진과정을 완성시켜 줄 것이다. 마지막으로, 임상가는 똑같은 위치와 자세에서 테이프 측정을 통해 호흡하는 동안 늑골강의 편위운동을 측정함으로써 늑골강 운동량을 측정할 수 있다.[205]

신경생리면역학적 장애
(PSYCHONEUROIMMUNOLOGICAL IMPAIRMENTS)

스트레스(STRESS)

정의와 병인학(Definitions and Etiology)

만성 스트레스(Chronic Stress)

오래되고 높아진 각성상태는 음성적 생리 정신적 결과를 가지고 있다.[206] 만성 스트레스 반응은 인식되고, 생리적, 감정적, 또는 행동적 영역 이상으로 일어나며, 인식장애 기능, 우울 또는 걱정, 근긴장, 그리고 사회적 기능부전와 같은 결과를 가지고 있다.

스트레스 반응(Stress Response)

스트레스 요인(stressor), 스트레스를 일으키는 요소에 대한 개인적인 인식, 생리적, 감정적 또는 행동적 반응.[207]

스트레스의 인식적 처리 모델 (Cognitive Transactional Model of Stress)

Lazarus와 Folkman[208]의 스트레스 정의는 상태의 요구와 개인의 생물학적, 정신학적 또는 사회적 시스템의 자원 간에 –정말이든 아니든– 모순을 인식하기 위해 유도하는 환경의 모순 상태라고 보고 하였다.

스트레스의 생리학적 모델(Physiological Model of Stress)

Hans Selye의 스트레스 모델은 스트레스 과정 중 부신피질, 신경내분비계, 면역체계와 상호작용 하는 결과에 기초를 두고 있다.[209,210] Selye는 스트레스를 신체의 요구에 대한 자동적인 반응("격투 또는 도망")으로 정의하였다. Selye는 또한 부정적 스트레스와 긍정적 스트레스 사이의 차이를 두고 있다: 각각 불쾌한 스트레스(disstress)과 상쾌한 스트레스(eustress)이다.

스트레스의 일상 모델(Life Events Model of Stress)

Holmes와 Rahe는 스트레스의 모델을 검사된 특성 그리고 부정적인 일상의 일과 사람간의 스트레스 요인이 질병 활동을 증가시킨다고 스트레스를 정의하였다.[211]

만성의 생리학적 스트레스는 과도한 교감신경계의 활동과 관련되어 있을 수 있는 수많은 병리생리학적 결과를 가지고 있다.[212] 특별히 부신의 당질코르코이드 호르몬은 감정, 행동, 신경화학물질의 전달, 그리고 신경내분비계의 억제에 관한 난해한 효과들 때문에 스트레스 반응에 보다 많은 영향을 미친다.[213]

만성적 스트레스의 병리생리학적 효과는 인슐린 저항력, 과인슐린증, 관상심질환의 위험,[214] 여성의 불임,[215] 치근막염,[216] 그리고 손상된 해마를 조정하는 기억과정을 포함한다.[217] 어린이의 경우, 만성적 스트레스는 손상된 정신과 정서적 안정, 보전과 발전에 관련되어 있을 수도 있다.[218]

스트레스의 주관적인 성질 때문에 환자들의 증상에 대한 인지와 스트레스의 정도는 환자를 진찰하는 결정적인 구성요건이 된다. 환자의 인터뷰를 통해 그들이 스트레스라고 인지하고 있는 스트레스의 증상과 상태의 설명을 신체적, 정신적, 감성적, 그리고 행동적으로 환자의 보고서를 유도해 낼 수 있다. 임상의들은 환자의 감지된 스트레스 정도의 기본량을 얻을 수 있는 시각적 아날로그 측정을 사용할 수 있다. 또한 환자들이 인식하고 있는 스트레스의 정도와 환자들이 경험한 스트레스 요소들을 평가할 수 있는 자체보고서 형식의 스트레스 등급 질문서를 수많은 표준화 과정을 거쳤다. 이러한 테스트들은 정보를 잘 정의 내리고, 일반적으로 계획하고, 특정집단에 유효하게 제공된다. 스트레스의 표준측정방법을 사용하기를 원하는 임상의는 관리하는 것보다 먼저 요구되는 전문적인 훈련의 자세한 측정목록을 참고하기 위하여 조언을 받는다. 그리고, 훈련 범위내로 떨어지는지 여부를 결정하는 것이다. 이러한 측정방법 중 몇몇은 스트레스의 우성모델에 기초를 두고 있다. 예를 들면, 최근 경험의 일정,[219] 사건 규모의 충격, 그리고 사회적 재조정비율의 규모는[220] 홈즈와 라헤의 스트레스의 일상 일 모델에 기초를 두고 있는 고전적 측정방법이다. 긴장의 인식처리 모형(The Cognitive Transactional Model of Stress)과 그리고 Folkman과 Lazarus[222]의 Coping questionnaire의 방법을 기초로 제공된다. Buros의 정신측정연감(Mental Measurement Yearbook)[223]은 측정개체집단, 측정목적, 세부적인 측정방법, 그리고 검토방법을 포함한 스트레스 질문서의 표준적 자료들을 제공하는데 유용하다. 몇몇의 많은 테스트들은 부로스가 상자 3–3에서 설명한 것을 묘사하고 있다. 덧붙이면 거기에는 심장질환 질문서와 같은 건강관련 스트레스 질문서들이 있다.[224]

임상의들은 만성적 스트레스의 생리학적 측정 범위의 것을 사용하는 것 또한 유용하다. 임상의 측정은 심박수,[225,226] 수축기와 확장기의 혈압,[227,228] 손가락의 맥박크기,[229] 피부의 전도수준,[229,230] 그리고 손가락의 온도[230]를 포함한다. 근전계, 특히 전두 측면의 근전도 반응은 스트레스의 지표이다.[225,226]

상자 3－3
부로스의 정신측정연감에서 선택된 스트레스의 표준측정방법

- 청년기의 모방(coping) 규모
- 스트레스 많은 상황의 모방 목록
- 스트레스에 있어서의 모방
- 일별 스트레스 목록
- 생활의 스트레스 요인과 사회적 자원(resourses) 목록 신 목록
- 개인적 스트레스 평가목록
- 자원(resourses)과 스트레스의 질문서
- Stokes－Gordon 스트레스 목록
- 스트레스 분석 시스템
- 스트레스 심사
- 스트레스 충격 규모
- 스트레스 지표와 건강관리자
- 스트레스 관리 질문서
- 스트레스 회복 도표
- 스트레스 반응 규모
- 스트레스의 이해와 관리

혈액표본들의 실험측정은 정맥혈의 과산화지질의 정도를 포함한다;[231] 스트레스와 관련되어 있는 프롤락틴(뇌하수체 전엽의 성호르몬), 코르티솔(부신피질의 스테로이드호르몬), 그리고 테스토스테론(남성호르몬)의 정도[232] 그리고 혈당의 헤모글로빈의[233] 정도 끝으로, 침은 스트레스의 공통된 생리학적 지표인 타액의 코르티솔 정도를 결정하는 것을 분석할 수 있다.[226,227,234]

자가－관리 활동(SELF－CARE ACTIVITIES)

자가 치료 활동은 독립적이 되기 위해 개인적으로 필요한 일상 일을 참조해야 한다.[235] 이러한 일들은 옷입기, 음식먹기, 돌보기, 위생상태(hygiene), 기능적 움직임, 그리고 기능적 의사소통을 포함한다. 이런 일을 행하는데 장애는 치료의 기능적 결과를 확인할 때 환자의 진행을 평가하기 위해 흔히 자가－관리 표준 측정을 더 많이 사용한다. 예를 들면, Barthel Index는 기본 치료측정인 섭식, 휠체어 이동, 치장하기, 목욕하기, 평지 걷기, 계단오르기, 옷입기, 변조절, 소변조절 등의 10가지 아이템을 포함하고 있다.[236] 이것이 고령의 자가관리 측정 중 한 개라 할지라도, 타당성과 신뢰성에 대한 평가를 현재 진행하고 있다.[237] Barthel Index는 뇌졸중, 골반골절, 간이식, 파킨슨씨병, 절단 그리고 임상적 상태의 환자 평가에 아직도 널리 쓰이고 있다.[238-243] 기타 자가 관리 방법은 장애의 경우 관련된 장에서 논의한다.

삶의 질과 관련된 건강 (HEALTH－RELATED QUALITY OF LIFE)

삶의 질과 관련된 건강은 마사지를 위한 환자 평가를 설명하는 하나의 논점이 있을 수 있다. 여기서 설명한 장애는 환자의 기능적 수준과 장애에 나쁜 영향을 줄 수 있기 때문이다. 삶의 질과 관련된 건강 측정은 자가 관리 측정 보다도 더 광범위한 병소를 가지고 있을 수 있으며, 전형적으로 그것들은 신체적, 정신적/감정적, 그리고 사회적 기능에 영향을 줄 수 있다.[244] Medical Outcomes Survey－Short Form 36(Mos SF-36)은 정맥 하지궤양, 신장병, HIV/AIDS, 간질(epilepsy), 전신홍반루프스(systemic lupus erythematosus), 뇌졸중, 알콜의존증, 그리고 정신분열병(schizophrenia), 중국말처럼 다른 언어로 바뀌는 것 같은 심한 질병을 확인하기 위하여 삶의 질과 관련된 건강 측정으로 자주 쓰였다.[246-253] 또 다른 삶의 질과 관련된 건강 측정은[254] 상자 3－4에 있다. 추가적으로, 류마치스 관절염의 생활 질 척도와 같은 측정은 임상적 실험과 연구에서 많이 쓰인다.

상자 3－4
선택된 삶의 질과 관련된 건강 측정

- Medical Outcome study Health Status Questionnaire[245]
- Duke－UNC Health Profile[255]
- The Sickness Impact Profile[256]
- McMaster Health Index Questionnaire[257]
- Functional Status Questionnaire[258]
- Nottingham Health Profile[201]

결론(Conclusions)

임상가는 임상적 가설과 치료계획의 확신을 기초로 하는 임상적 결과를 제공하는 마사지 기초과정(outcom-based massage)에서 환자검진은 중요한 역할을 하고 있다. 따라서, 주치료와 보조치료 수단으로서 마사지 사용에 관한 관점을 가지고 환자 검사를 시행하는 임상가는 마사지 사용이 연부조직 기능부전과 장애의 평가를 포함하는 검사에 접근하는 표준에 대한 집중 연구를 할 필요가 있다. 촉진은 체온, 조직 움직임, 액체 상태, 조직의 느낌, 조직의 밀도와 같은 장애의 존재를 생각할 수 있는 연부조직의 기능적인 다양한 면을 평가하는 중요한 의미를 제공해 준다. 덧붙이면, 촉진에 대한 환자의 반응은 환자의 현존하는 장애에 관한 또 다른 정보를 임상가에게 줄 수 있다. 촉진이 환자의 장애를 평가하는데 단순한 의미만은 아니다; 표준적인 근골격계, 신경계, 심폐계 또는 신경정신적 검사와 연부조직 기능부전에 기여하는 분석을 포함한 측정 결과의 해석을 역시 확대할 수 있다. 마지막으로, 임상가에 의해 행해지는 환자 검사는 환자의 기능적인 제한, 무능력 그리고 삶의 질을 설명하여야 하는데, 임상가는 치료의 적절한 기능적 결과 확인에 대한 기초 데이터를 가지고 검사한다.

참고문헌(References)

1. National Institute of Child Health and Human Development. Research plan for the National Center for Medical Rehabilitation Research. Public Health Service NIH Publication no. 93-3509. Bethesda, MD: National Institutes of Health, US Department of Health and Human Services, 1993.
2. Nagi S. Disability concepts revisited: implications for prevention. Executive summary. In: Pope A, Tarlov A, eds. Disability in America. Washington, DC: National Academy Press, 1991:1–4.
3. Chaitow L. Palpation skills. New York: Churchill-Livingstone, 1997.
4. Lewit K. Soft tissue and relaxation techniques in myofascial pain. In: Hammer WI. Functional soft tissue examination and treatment by manual methods. 2nd ed. Gaithersburg, MD: Aspen, 1999:479–532.
5. Greenman PE. Principles of manual medicine. 2nd ed. Baltimore: Williams & Wilkins, 1996.
6. Starkey C, Ryan J. Evaluation of orthopedic and athletic injuries. Philadelphia: FA Davis, 1996.
7. McKenzie AM, Taylor NF. Can physiotherapists locate lumbar spinal levels by palpation? Physiotherapy 1997; 83(5):235–239.
8. Keating J, Matyas TA, Bach TM. The effect of training on physical therapists' ability to apply specified forces of palpation. Phys Ther 1993;73(1):38–46.
9. Fritz S. Fundamentals of therapeutic massage. St Louis: Moseby-Lifeline, 1995.
10. Downey BJ, Taylor NF, Niere KR. Manipulative physiotherapists can reliably palpate nominated lumbar spinal levels. Manual Ther 1999;4(3):151–156.
11. Latimer J, Adams R, Lee M. Training with feedback improves judgements of non-biological linear elastic stiffness. Manual Ther 1998;3(2):85–89.
12. Maher CG, Simmonds M, Adams R. Therapists' conceptualization and characterization of the clinical concept of spinal stiffness. Phys Ther 1998;78(3):289–300.
13. Nicholson L, Adams R, Maher C. Reliability of a discrimination measure for judgements of non-biological stiffness. Manual Ther 1997;2(3):150–156.
14. Inscoe EL, Witt PL, Gross MT, Mitchell RU. Reliability in evaluating passive intervertebral motion of the lumbar spine. J Manual Manipulative Ther 1995;3(4):135–143.
15. Barral JP. Manual thermal diagnosis. Seattle, WA: Eastland Press, 1996.
16. Simons DG, Travell JG, Simons LS. Travell and Simons' myofascial pain and dysfunction: the trigger point manual, vol 1: upper half of body. 2nd ed. Baltimore: Williams & Wilkins, 1999.
17. DiGiovanna EL, Schiowitz S. An osteopathic approach to diagnosis and treatment. 2nd ed. Philadelphia: Lippincott-Raven, 1997:18.
18. Cantu R, Grodin A. Myofascial manipulation: theory and clinical application. Gaithersburg, MD: Aspen, 1992.
19. Thomson JS. Core textbook of anatomy. Philadelphia: JB Lippincott, 1977.
20. Magee DJ. Orthopedic physical assessment. Philadelphia: WB Saunders, 1997.
21. Hertling D, Kessler RM. Management of common musculoskeletal disorders. 3rd ed. Philadelphia: Lippincott-Raven, 1996.
22. Kisner C, Colby LA. Therapeutic exercise: foundations and techniques. 3rd ed. Philadelphia: FA Davis; 1996.
23. de Domenico G, Wood EC. Beard's massage. 4th ed.

Philadelphia: WB Saunders, 1997.
24. Stedman TL. Stedman's medical dictionary. 25th ed. Baltimore: Williams & Wilkins, 1989.
25. Barnes JF. Myofascial release: the search for excellence. Paoli, PA: MFR Seminars, 1990.
26. Drape JL, Silbermann Hoffman O, Houvet P, et al. Complications of flexor tendon repair in the hand: MR imaging assessment. Radiology 1996;198(1):219–224.
27. Gerscovich EO, Maslen L, Cronan MS, et al. Spinal sonography and magnetic resonance imaging in patients with repaired myelomeningocele: comparison of modalities. J Ultrasound Med 1999;18(9):655–664.
28. Mannheim CJ, Lavett DK. The myofascial release manual. Thorofare, NJ: Slack (McGraw-Hill), 1989.
29. Scott J, Huskisson E. Vertical or horizontal visual analogue scales. Ann Rheum Dis 1979;38:560.
30. Chaitow L. Modern neuromuscular techniques. New York: Churchill-Livingstone, 1996.
31. Sucher BM, Heath DM. Thoracic outlet syndrome—a myofascial variant: part 3. Structural and postural considerations. J Am Osteopath Assoc 1993;93(3):334, 340–345.
32. Sucher BM. Thoracic outlet syndrome—a myofascial variant: part 2. Treatment. J Am Osteopath Assoc 1990;90(9):810–812, 817–823.
33. Sucher BM. Thoracic outlet syndrome—a myofascial variant: part 1. Pathology and diagnosis. J Am Osteopath Assoc 1990;90(8):686–696, 703–704.
34. Sucher BM. Myofascial manipulative release of carpal tunnel syndrome: documentation with magnetic resonance imaging. J Am Osteopath Assoc 1993;93(12):1273–1278.
35. Sucher BM. Myofascial release of carpal tunnel syndrome. J Am Osteopath Assoc 1993;93(1):92–94, 100–101.
36. Cisler TA. Whiplash as a total-body injury. J Am Osteopath Assoc 1994;94(2):145–148.
37. Hanten WP, Chandler SD. Effects of myofascial release leg pull and sagittal plane isometric contract-relax techniques on passive straight-leg raise angle. J Orthop Sports Phys Ther 1994;20(3):138–144.
38. Radjieski JM, Lumley MA, Cantieri MS. Effect of osteopathic manipulative treatment on length of stay for pancreatitis: a randomized pilot study. J Am Osteopath Assoc 1998;98(5):264–272.
39. Tillman LJ, Chasan NP. Properties of dense connective tissue and wound healing. In: Hertling D, Kessler RM, eds. Management of common musculoskeletal conditions. 3rd ed. Philadelphia: Lippincott-Raven, 1996:8–21.
40. Tillman LJ, Cummings GS. Biologic mechanisms of connective tissue mutability. In: Currier DP, Nelson RM, eds. Dynamics of human biologic tissues. Philadelphia: FA Davis, 1992:1–44.
41. Kessler RM, Hertling D. Friction massage. In: Hertling D, Kessler RM, eds. Management of common musculoskeletal conditions. 3rd ed. Philadelphia: Lippincott-Raven, 1996:133–139.
42. Hammer WI. Friction massage. In: Hammer WI. Functional soft tissue examination and treatment by manual methods. 2nd ed. Gaithersburg, MD: Aspen, 1999: 463–478.
43. Palastanga N. The use of transverse frictions for soft tissue lesions. In: Grieve GP, ed. Modern manual therapy for the vertebral column. New York: Churchill-Livingstone, 1986:819–825.
44. de Brujin R. Deep transverse friction; its analgesic effect. Int J Sports Med 1984;5(suppl):35–36.
45. Cyriax J, Coldham M. Textbook of orthopedic medicine, vol 2. Treatment by manipulation, massage and injection. 11th ed. London: Bailliere-Tindall, 1984.
46. Chamberlain GJ. Cyriax's friction massage: a review. J Orthop Sports Phys Ther 1982;4(1):16–22.
47. Cyriax J. Deep massage. Physiotherapy 1977;63:60–61.
48. Walker JM. Deep transverse frictions in ligament healing. J Orthop Sports Phys Ther 1984;62:89–94.
49. Bajuk S, Jelnikar T, Ortar M. Rehabilitation of patient with brachial plexus lesion and break in axillary artery. Case study. J Hand Ther 1996;9(4):399–403.
50. Hammer WI. The use of friction massage in the management of chronic bursitis of the hip or shoulder. J Manipulative Physiol Ther 1993;16(2):107–111.
51. American Physical Therapy Association. Guide to physical therapist practice. Phys Ther 1997(11):77.
52. Junger M, Steins A, Zuder D, Klyscz T. [Physical therapy of venous diseases] (German). Vasa 1998;27(2):73.9. (Abstract).
53. Ogilvie Harris DJ, Myerthall S. The diabetic frozen shoulder: arthroscopic release. Arthroscopy 1997;13(1):1–8.
54. Siegel LB, Cohen NJ, Gall EP. Adhesive capsulitis: a sticky issue. Am Fam Phys 1999;59(7):1843–1852.
55. Gam AN, Schydlowsky P, Rossel I, et al. Treatment of "frozen shoulder" with distension and glucorticoid compared with glucorticoid alone. A randomised controlled trial. Scand J Rheumatol 1998;27(6):425–430.
56. Schenk TJ, Brems JJ. Multidirectional instability of the shoulder: pathophysiology, diagnosis, and management. J Am Acad Orthop Surg 1998;6(1):65–72.
57. Cornelissen BP, Rijkenhuizen AB, van den Hoogen BM, et al. Experimental model of synovitis/capsulitis in the equine metacarpophalangeal joint. Am J Vet Res 1998; 59(8):978–985.
58. Barozzi L, Olivieri I, De Matteis M, et al. Seronegative spondylarthropathies: imaging of spondylitis, enthesitis and dactylitis. Eur J Radiol 1998;27(Suppl 1):S12–17.
59. Coari G, Paoletti F, Iagnocco A. Shoulder involvement in rheumatic diseases. Sonographic findings. J Rheumatol 1999;26(3):668–673.
60. Hjelm R, Draper C, Spencer S. Anterior-inferior capsular length insufficiency in the painful shoulder. J Orthop Sports Phys Ther 1996;Mar;23(3):21–22.
61. Rozzi SL, Lephart SM, Gear WS, Fu FH. Knee joint laxity and neuromuscular characteristics of male and female soccer and basketball players. Am J Sports Med 1999;27(3):312–319.
62. Messina DF, Farney WC, DeLee JC. The incidence of injury in Texas high school basketball: a prospective study among male and female athletes. Am J Sports Med

1999;27(3):294–299.
63. Heitz NA, Eisenman PA, Beck CL, Walker JA. Hormonal changes throughout the menstrual cycle and increased anterior cruciate ligament laxity in females. J Athletic Train 1999;34(2):144–149.
64. Harris NL. Physical diagnosis of collateral ligament and combined ligament injuries. Oper Techniq Sports Med 1996;4(3):148–157.
65. Cyriax J. Textbook of orthopedic medicine, vol 1. Diagnosis of soft tissue lesions. 7th ed. London: Bailliere-Tindall; 1978.
66. Fritz JM, Delitto A, Erhard RE, Roman M. An examination of the selective tissue tension scheme, with evidence for the concept of a capsular pattern of the knee. Phys Ther 1998;78(10):1046–1056; discussion 1057–1061.
67. Pellecchia GL, Paolino J, Connell J. Intertester reliability of the Cyriax evaluation in assessing patients with shoulder pain. J Orthop Sports Phys Ther 1996;23(1):34–38.
68. Wilk KE, Andrews JR, Arrigo CA. The physical examination of the glenohumeral joint: emphasis on the stabilizing structures. J Orthop Sports Phys Ther 1997;25(6):380–389.
69. Blevins FT. Rotator cuff pathology in athletes. Sports Med 1997;24(3):205–220.
70. van Dijk CN, Mol BW, Lim LS, et al. Diagnosis of ligament rupture of the ankle joint. Physical examination, arthrography, stress radiography and sonography compared in 160 patients after inversion trauma. Acta Orthop Scand 1996;67(6):566–70.
71. Dyrek D. Assessment and treatment strategies for musculoskeletal deficits. In: O'Sullivan SB, Schmitz TJ, eds. Physical rehabilitation assessment and treatment. Philadelphia: FA Davis, 1994.
72. Norkin CC, White JD. Measurement of joint motion: a guide to goniometry. Philadelphia: FA Davis, 1985.
73. Gilliam J, Barstow IK. Joint range of motion. In: Van Deusen J, Brunt D, eds. Assessment in occupational therapy and physical therapy. Philadelphia: WB Saunders, 1997:49–77.
74. MacDermid JC, Chesworth BM, Patterson S, Roth JH. Intratester and intertester reliability of goniometric measurement of passive lateral shoulder rotation. J Hand Ther 1999;12(3):187–192.
75. Thoms V, Rome K. Effect of subject position on the reliability of measurement of active ankle joint dorsiflexion. Foot: Int J Clin Foot Sci 1997;7(3):153–158.
76. Bruton A, Ellis B, Goddard J. Comparison of visual estimation and goniometry for assessment of metacarpophalangeal joint angle. Physiotherapy 1999;85(4):201–208 (23 refs).
77. Somers DL, Hanson JA, Kedzierski CM, et al. The influence of experience on the reliability of goniometric and visual measurement of forefoot position. J Orthop Sports Phys Ther 1997;25(3):192–202.
78. Brosseau L, Tousignant M, Budd J, et al. Intratester and intertester reliability and criterion validity of the parallelogram and universal goniometers for active knee flexion in healthy subjects. Physiother Res Int 1997;2(3):150–166.
79. Ellis B, Bruton A, Goddard JR. Joint angle measurement: a comparative study of the reliability of goniometry and wire tracing for the hand. Clin Rehabil 1997;11(4):314–320.
80. Chiu HY, Su FC. The motion analysis system and the maximal area of fingertip motion. A preliminary report. J Hand Surg Br 1996;21(5):604–608.
81. Klein PJ, DeHaven JJ. Accuracy of three-dimensional linear and angular estimates obtained with the Ariel Performance Analysis System. Arch Phys Med Rehabil 1995;76(2):183–189.
82. Friedrichsen K. The validity and reliability of a two-dimensional computer-assisted video gait analysis system. Diss Abstr Int 1995;33-06:1863.
83. Mueller MJ, Norton BJ. Reliability of kinematic measurements of rear-foot motion. Phys Ther 1992;72(10):731–737.
84. Maulucci RA, Eckhouse RH. A technique for measuring clothed range of joint motion. J Appl Biomech 1997;13(3):316–333.
85. Williams GN, Gangel TJ, Arciero RA, et al. Comparison of the Single Assessment Numeric Evaluation method and two shoulder rating scales: outcomes measures after shoulder surgery. Am J Sports Med 1999;27(2):214–221.
86. Love S, Gringmuth RH, Kazemi M, et al. Interexaminer and intraexaminer reliability of cervical passive range of motion using the CROM and Cybex 320 EDI. J Can Chiropract Assoc 1998;42(4):222–228.
87. Barrett CJ, Singer KP, Day R. Assessment of combined movements of the lumbar spine in asymptomatic and low back pain subjects using a three-dimensional electromagnetic tracking system. Manual Ther 1999;4(2):94–99 (29 refs).
88. Troke M, Moore AP, Cheek E. Reliability of the OSI CA 6000 Spine Motion Analyzer with a new skin fixation system when used on the thoracic spine. Manual Ther 1998;3(1):27–33.
89. Christensen HW. Precision and accuracy of an electrogoniometer. J Manipulative Physiol Ther 1999;22(1):10–14.
90. Hagins M, Brown M, Cook C. Intratester and intertester reliability of the Palpation Meter (PALM) in measuring pelvic position. J Manual Manipulative Ther 1998;6(3):130–136.
91. Fischer P. The Palpation Meter (PALM). J Manual Manipulative Ther 1997;5(2):61–62.
92. Exelby L. Mobilisations with movement: a personal view. Physiotherapy 1995;81(12):724–729.
93. Fjellner A, Bexander C, Feleij R, Strender L. Interexaminer reliability in physical examination of the cervical spine. J Manipulative Physiol Ther 1999;22(8):511–516.
94. Ellem D. Assessment of the wrist, hand and finger complex. J Manual Manipulative Ther 1995;3(1):9.
95. Olson KA, Paris SV, Spohr C, Gorniak G. Radiographic assessment and reliability study of the craniovertebral sidebending test. J Manual Manipulative Ther 1998;6(2):87–96.

96. Huber FE, Irrgang JJ, Harner C, Lephart S. Intratester and intertester reliability of the KT-1000 arthrometer in the assessment of posterior laxity of the knee. Am J Sports Med 1997;25(4):479–485.
97. Zchezewski JE. Improving flexibility. In: Scully RM, Barnes MR, eds. Physical therapy. Philadelphia: JB Lippincott, 1989.
98. Simons DG, Mense S. Understanding and measurement of muscle tone as related to clinical muscle pain. Pain 1998;75(1):1–17.
99. Santi MD, Botte MJ. Volkmann's ischemic contracture of the foot and ankle: evaluation and treatment of established deformity. Foot Ankle Int 1995;16(6):368–377.
100. O'Dwyer NJ, Ada L, Neilson PD. Spasticity and muscle contracture following stroke. Brain 1996;119(pt 5):1737–1749.
101. Niamane R, Birouk N, Benomar A, et al. Rigid spine syndrome. Two case-reports. Rev Rhum Engl Ed 1999; 66(6):347–350.
102. Noonan TJ, Garrett WE Jr. Muscle strain injury: diagnosis and treatment. J Am Acad Orthop Surg 1999;7(4): 262–269.
103. Almekinders LC. Tendinitis and other chronic tendinopathies. J Am Acad Orthop Surg 1998;6(3):157–164.
104. Khan KM, Cook JL, Bonar F, et al. Histopathology of common tendinopathies. Update and implications for clinical management. Sports Med 1999;27(6):393–408.
105. Fredriksen H, Dagfinrud H, Jacobsen V, Maehlum S. Passive knee extension test to measure hamstring muscle tightness. Scand J Med Sci Sports 1997;7(5):279–282.
106. Cornbleet SL, Woolsey NB. Assessment of hamstring muscle length in school-aged children using the sit-and-reach test and the inclinometer measure of hip joint angle. Phys Ther 1996;76(8):850–855.
107. Allison GT, Weston R, Shaw R, et al. The reliability of quadriceps muscle stiffness in individuals with Osgood-Schlatter disease. J Sport Rehabil 1998;7(4): 258–266.
108. Siems JJ, Breur GJ, Blevins WE, Cornell KK. Use of two-dimensional real-time ultrasonography for diagnosing contracture and strain of the infraspinatus muscle in a dog. J Am Vet Med Assoc 1998;212(1): 77–80.
109. Simmonds M. Muscle strength. In: Van Deusen J, Brunt D, eds. Assessment in occupational therapy and physical therapy. Philadelphia: WB Saunders, 1997:27–48.
110. Knepler C, Bohannon RW. Subjectivity of forces associated with manual-muscle test grades of 3+, 4–, and 4. Percept Mot Skills 1998;87(3 pt 2):1123–1128.
111. Bohannon RW. Internal consistency of manual muscle testing scores. Percept Mot Skills 1997;85(2):736–738.
112. Bohannon RW. Research incorporating hand-held dynamometry: publication trends since 1948. Percept Mot Skills 1998;86(3 pt 2):1177–1178.
113. Reinking MF, Bockrath Pugliese K, Worrell T, et al. Assessment of quadriceps muscle performance by hand-held, isometric, and isokinetic dynamometry in patients with knee dysfunction. J Orthop Sports Phys Ther 1996;24(3):154–159.
114. Risberg MA, Holm I, Tjomsland O, et al. Prospective study of changes in impairments and disabilities after anterior cruciate ligament reconstruction. J Orthop Sports Phys Ther 1999;29(7):400–412.
115. Binder-Macleod SA, Lee SCK, Fritz AD, Kucharski LJ. New look at force-frequency relationship of human skeletal muscle: effects of fatigue. J Neurophysiol 1998;79(4): 1858–1868.
116. Wilkerson GB, Pinerola JJ, Caturano RW. Invertor vs. evertor peak torque and power deficiencies associated with lateral ankle ligament injury. J Orthop Sports Phys Ther 1997;26(2):78–86.
117. Whitcomb LJ, Kelley MJ, Leiper CI. A comparison of torque production during dynamic strength testing of shoulder abduction in the coronal plane and the plane of the scapula. J Orthop Sports Phys Ther 1995;21(4):227–232.
118. Bridgewater KJ, Sharpe MH. Trunk muscle performance in early Parkinson's disease. Phys Ther 1998;78(6): 566–576.
119. Fleming SL, Jansen CW, Hasson SM. Effect of work glove and type of muscle action on grip fatigue. Ergonomics 1997;40(6):601–612.
120. Kaegi C, Thibault M, Giroux F, Bourbonnais D. The interrater reliability of force measurements using a modified sphygmomanometer in elderly subjects. Phys Ther 1998;78(10):1095–1203.
121. Brown DA, Kautz SA. Speed-dependent reduction of force output in people with poststroke hemiparesis. Phys Ther 1999;79(10):919–930.
122. Perell KL, Gregor RJ, Scremin AME. Lower limb cycling mechanics in subjects with unilateral cerebrovascular accidents. J Appl Biomech 1998;14(2):158–179.
123. Bohannon RW. Alternatives for measuring knee extension strength of the elderly at home. Clin Rehabil 1998;12(5): 434–440.
124. Mueller BA, Adams ED, Isaac CA. Work activities. In: Van Deusen J, Brunt D, eds. Assessment in occupational therapy and physical therapy. Philadelphia: WB Saunders, 1997:477–521.
125. King PM, Tuckwell N, Barrett TE. A critical review of functional capacity evaluations. Phys Ther 1998;78(8): 852–866.
126. Smith LK, Weiss EL, Lehmkuhl LD. Brunnstrom's clinical kinesiology. 5th ed. Philadelphia: FA Davis, 1996.
127. Maruyama K: Connectin, an elastic protein of striated muscle. Biophys Chem 1994;50(1–2):73–85.
128. Campbell KS, Lakie M. A cross-bridge mechanism can explain the thixotropic short-range elastic component of relaxed frog skeletal muscle. J Physiol Lond 1998;510(pt 3):941–962.
129. O'Sullivan SB. Motor control assessment. In: O'Sullivan SB, Schmitz TJ, eds. Physical rehabilitation: assessment and treatment. Philadelphia: FA Davis, 1994.
130. Katavich L. Neural mechanisms underlying manual cervical traction. J Manual Manipulative Ther 1999;7(1): 20–25.

131. Katavich L. Differential effects of spinal manipulative therapy on acute and chronic muscle spasm: a proposal for mechanisms and efficacy. Manual Ther 1998;3(3): 132–139.
132. Kovac C, Krapf M, Ettlin T, et al. [Methods for detection of changes in muscle tones] (German). Z Rheumatol 1994;53(1):26–36. (Abstract).
133. Dvorak J. Epidemiology, physical examination, and neurodiagnostics. Spine 1998;23(24):2663–2673.
134. Song KM, Morton AA, Koch KD, et al. Chronic musculoskeletal pain in childhood. J Pediatr Orthop 1998;18(5):576–581.
135. Chaplin ER. Chronic pain and the injured worker: a sociobiological problem. In: Kasdan ML, ed. Occupational hand and upper extremity injuries and diseases. Philadelphia: Hanley and Belfus, 1991:13–45.
136. Simon JM. Chronic pain syndrome: nursing assessment and intervention. Rehabil Nurs 1996;21(1):13–19.
137. Corran TM, Farrell MJ, Helme RD, Gibson SJ. The classification of patients with chronic pain: age as a contributing factor. Clin J Pain 1997;13(3):207–214.
138. Sluka KA. Pain mechanisms involved in musculoskeletal disorders. J Orthop Sports Phys Ther 1996;24(4): 240–254.
139. Katavich L. Pain mechanisms underlying peripheral nerve injury—implications for mobilisation of the nervous system. NZ J Physiother 1999;27(1):24–27.
140. Khalsa PS. Muscle pain due to mechanical stimuli. J Neuromusculoskeletal Syst 1999;7(1):1–8.
141. Seaman DR, Cleveland C III. Spinal pain syndromes: nociceptive, neuropathic, and psychologic mechanisms. J Manipulative Physiological Ther 1999;22(7):458–472.
142. Hall TM, Elvey RL. Nerve trunk pain: physical diagnosis and treatment. Manual Ther 1999;4(2):63–73.
143. Ross RG, LaStayo PC. Clinical assessment of pain. In: Van Deusen J, Brunt D, eds. Assessment in occupational therapy and physical therapy. Philadelphia: WB Saunders, 1997:123–133.
144. Weinstein SM. Cancer pain. Phys Med Rehabil State Art Rev 1994;8(2):279–296.
145. Elvey RL. Physical evaluation of the peripheral nervous system in disorders of pain and dysfunction. J Hand Ther 1997;10(2):122–129.
146. Lewis J, Ramot R, Green A. Changes in mechanical tension in the median nerve: possible implications for the upper limb tension test. Physiotherapy 1998;84(6):254–261.
147. Marovino T, Blackmon CB, Sherman M, et al. Pain assessment. The accuracy and test-retest reliability of dolorimetry measurements in a healthy and chronic pain population. Am J Pain Manage 1995;5(3):94–97.
148. Delaney G, McKee A. Inter- and intra-rater reliability of the pressure threshold meter in measurement of myofascial trigger point sensitivity. Am J Phys Med Rehabil 1993;72: 136–139.
149. Antonaci F, Sand T, Lucas GA. Pressure algometry in healthy subjects: inter-examiner variability. Scand J Rehabil Med 1998;30(1):3–8.
150. Hong C. Algometry in evaluation of trigger points and referred pain. J Musculoskeletal Pain 1998;6(1):47–59.
151. Nussbaum EL, Downes L. Reliability of clinical pressure-pain algometric measurements obtained on consecutive days. Phys Ther 1998;78(2):160–169.
152. Lew PC, Lewis J, Story I. Inter-therapist reliability in locating latent myofascial trigger points using palpation. Manual Ther 1997;2(2):87–90.
153. Ingber RS. Myofascial pain in lumbar dysfunction. Phys Med Rehabil State Art Rev 1999;13(3):473–498.
154. Hammond E. Electrodiagnosis of the neuromuscular system. In: Van Deusen J, Brunt D, eds. Assessment in occupational therapy and physical therapy. Philadelphia: WB Saunders, 1997:175–198.
155. Riegger-Krugh C, Keysor JJ. Skeletal malalignments of the lower quarter: correlated and compensatory motions and postures. J Orthop Sports Phys Ther 1996; 23(2):164–170.
156. Troyanovich SJ, Harrison DE, Harrison DD. Structural rehabilitation of the spine and posture: rationale for treatment beyond the resolution of symptoms. J Manipulative Physiol Ther 1998;21(1):37–50.
157. Seegert EM, Shapiro R. From the field. Effects of alternative exercise on posture. Clin Kinesiol 1999;53(2):41–47.
158. Grimmer K. An investigation of poor cervical resting posture. Aust J Physiother 1997;43(1):7–16.
159. Villanueva MB, Jonai H, Sotoyama M, et al. Sitting posture and neck and shoulder muscle activities at different screen height settings of the visual display terminal. Ind Health 1997;35(3):330–336.
160. Harrison AL, Barry-Greb T, Wojtowicz G. Clinical measurement of head and shoulder posture variables. J Orthop Sports Phys Ther 1996;23(6):353–361.
161. Franklin ME, Chenier TC, Brauninger L, et al. Effect of positive heel inclination on posture. J Orthop Sports Phys Ther 1995;21(2):94–99.
162. Harrison DE, Harrison DD, Troyanovich SJ. Reliability of spinal displacement analysis on plain x-rays: a review of commonly accepted facts and fallacies with implications for chiropractic education and technique. J Manipulative Physiol Ther 1998;21(4):252–266.
163. Tuck AM, Peterson CK. Accuracy and reliability of chiropractors and Anglo-European College of Chiropractic students at visually estimating the lumbar lordosis from radiographs. Chiropract Techniq 1998; 10(1):19–26.
164. Capodaglio EM, Capodaglio P, Panigazzi M, Bazzini G. [An ergonomic study of postures of toll collectors] (Italian). G Ital Med Lav Ergon (Italian) 1998;20(1):24–30. (Abstract).
165. Wright EJ, Haslam RA. Manual handling risks and controls in a soft drink distribution centre. Appl Ergonomics 1999;30(4):311–318.
166. Novak CB, Mackinnon SE. Repetitive use and static postures: a source of nerve compression and pain. J Hand Ther 1997;10(2):151–159.
167. Maigne JY, Doursounian L. Entrapment neuropathy of the medial superior cluneal nerve. Nineteen cases surgically treated, with a minimum of 2 years' follow-up. Spine 1997;22(10):1156–1159.

168. Berthelot JM, Delecrin J, Maugars Y, et al. A potentially underrecognized and treatable cause of chronic back pain: entrapment neuropathy of the cluneal nerves. J Rheumatol 1996;23(12):2179–2181.
169. Billi A, Catalucci A, Barile A, Masciocchi C. Joint impingement syndrome: clinical features. Eur J Radiol 1998;27(suppl 1):S39–41.
170. Idler RS. General principles of patient evaluation and nonoperative management of cubital syndrome. Hand Clin 1996;12(2):397–403.
171. Nakano KK. Nerve entrapment syndromes. Curr Opin Rheumatol 1997;9(2):165–173.
172. Huang KC, Chen YJ, Hsu RW. Anterior tarsal tunnel syndrome: case report. Chang Keng I Hsueh Tsa Chih 1999;22(3):503–507.
173. Preston DC. Distal median neuropathies. Neurol Clin 1999;17(3):407–424.
174. Lee CY. Lower limb entrapment neuropathies. Phys Med Rehabil State Art Rev 1999;13(2):231–249.
175. Cherniack MG, Moalli D, Viscolli C. A comparison of traditional electrodiagnostic studies, electroneurometry, and vibrometry in the diagnosis of carpal tunnel syndrome. J Hand Surg Am 1996;21(1):122–131.
176. Kleindienst A, Hamm B, Hildebrandt G, Klug N. Diagnosis and staging of carpal tunnel syndrome: comparison of magnetic resonance imaging and intra-operative findings. Acta Neurochir Wien 1996;138(2):228–233.
177. McCulloch J. Peripheral vascular disease. In: O'Sullivan SB, Schmitz TJ, eds. Physical rehabilitation assessment and treatment. Philadelphia: FA Davis, 1994:371–384.
178. Johansson K, Albertsson M, Ingvar C, Ekdahl C. Effects of compression bandaging with or without manual lymph drainage treatment in patients with postoperative arm lymphedema. Lymphology 1999;32(3):103–110.
179. Todd JE. Symptom management. Lymphoedema—a challenge for all healthcare professionals. Int J Palliat Nurs 1998;4(5):230–239.
180. Ramadan A. Hand analysis. In: Van Deusen J, Brunt D, eds. Assessment in occupational therapy and physical therapy. Philadelphia: WB Saunders, 1997:78–122.
181. Palmada M, Shah S, O'Hare K. Issues in the measurement of hand oedema. Physiother Theory Pract 1998;14(3):139–148.
182. Acebes O, Renau E, Sansegundo R, et al. [Evaluation of post-mastectomy lymphedema. Comparative study of two measurement methods] (Spanish). Rehabilitacion 1999;33(3):190–194. (Abstract).
183. Cornish BH, Bunce IH, Ward LC, et al. Bioelectrical impedance for monitoring the efficacy of lymphoedema treatment programmes. Breast Cancer Res Treat 1996;38(2):169–176.
184. Manni E, Petrosini L. Luciani's work on the cerebellum a century later. Trends Neurosci 1997;20(3):112–116.
185. Gorassini MA, Bennett DJ, Yang JF. Self-sustained firing of human motor units. Neurosci Lett 1998;247(1):13–16.
186. O'Dwyer NJ, Ada L. Reflex hyperexcitability and muscle contracture in relation to spastic hypertonia. Curr Opin Neurol 1996;9(6):451–455.
187. Agostinucci J. Upper motor neuron syndrome. In: Van Deusen J, Brunt D, eds. Assessment in occupational therapy and physical therapy. Philadelphia: WB Saunders, 1997:271–294.
188. Clarkson HM, Gilewich BG. Musculoskeletal assessment: joint range of motion and manual muscle strength. Baltimore: Williams & Wilkins, 1989.
189. Shaw J, Bially J, Deurvorst N, et al. Clinical and physiological measures of tone in chronic stroke. Neurol Rep 1999;23(1):19–24.
190. Sabari, J. Motor control. In: Van Deusen J, Brunt D, eds. Assessment in occupational therapy and physical therapy. Philadelphia: WB Saunders, 1997:249–270.
191. Vattanasilp W, Ada L. The relationship between clinical and laboratory measures of spasticity. Aust J Physiother 1999;45(2):135–139.
192. Frownfelter DL, Dean E. Principals and practice of cardiopulmonary physical therapy. 3rd ed. St. Louis: CV Mosby, 1996.
193. Hutter BO, Wurtemberger G. [Functional capacity (dyspnea) and quality of life in patients with chronic obstructive lung disease (COPD): instruments of assessment and methodological aspects] (German). Pneumologie 1999;53(3):133–142. (Abstract)
194. Parker L, Lunney M. Moving beyond content validation of nursing diagnosis. Nurs Diagn J Nurs Lang Classif 1998;9(4):144–150.
195. Carlson-Catalano J, Lunney M, Paradiso C, et al. Clinical validation of ineffective breathing pattern, ineffective airway clearance, and impaired gas exchange. Image: J Nurs Sch 1998;30(3):243–248.
196. Dallimore K, Jenkins S, Tucker B. Respiratory and cardiovascular responses to manual chest percussion in normal subjects. Aust J Physiother 1998;44(4):267–274.
197. Protas E. Cardiovascular and pulmonary function. In: Van Deusen J, Brunt D, eds. Assessment in occupational therapy and physical therapy. Philadelphia: WB Saunders, 1997:134–146.
198. Padman R, Geouque DM, Engelhardt MT. Effects of the flutter device on pulmonary function studies among pediatric cystic fibrosis patients. Del Med J 1999;71(1):13–18.
199. Fujimoto K, Kubo K, Miyahara T, et al. Effects of muscle relaxation therapy using specially designed plates in patients with pulmonary emphysema. Intern Med 1996;35(10):756–763.
200. Oberdorster G, Cox C, Gelein R. Intratracheal instillation versus intratracheal inhalation of tracer particles for measuring lung clearance function. Exp Lung Res 1997;23(1):17–34.
201. Fuchs-Climent D, Le Gallais D, Varray A, et al. Quality of life and exercise tolerance in chronic obstructive pulmonary disease: effects of a short and intensive inpatient rehabilitation program. Am J Phys Med Rehabil 1999;78(4):330–335.
202. Resnick B. Reliability and validity testing of the Self-Efficacy for Functional Activities scale: three studies. J

Nurs Meas 1999;7(1):5–20.
203. Weinstock D, Andrews M, Cray J. Springhouse, professional guide to diseases. 6th ed. Springhouse, PA: Springhouse, 1998.
204. Mancini I, Body JJ. Assessment of dyspnea in advanced cancer patients. Support Care Cancer 1999;7(4):229–232.
205. Hill J, Johansen J, Pedersen S, LaPier TK. Site of measurement and subject position affect chest excursion measurements. Cardiopulmonary Phys Ther J 1997;8(4): 12–17.
206. Powell L, Eagleston J. The assessment of chronic stress in college students. In: Altmaier E, ed. Helping students manage stress: new directions for student services. San Francisco: Jossey-Bass, 1983.
207. Hackett G, Lonborg S. Models of stress. In Altmaier E, ed. Helping students manage stress: new directions for student services. San Francisco: Jossey-Bass, 1983.
208. Sarafino E. Health psychology: biopsychosocial interactions. New York: Wiley, 1990.
209. Berczi I. The stress concept and neuroimmunoregulation in modern biology. Ann NY Acad Sci 1998;851:3–12.
210. Szabo S. Hans Selye and the development of the stress concept. Special reference to gastroduodenal ulcerogenesis. Ann NY Acad Sci 1998;851:19–27.
211. Holmes T, Rahe R. The social readjustment rating scale. J Psychosomatic Research 1967;11:213–218.
212. Rozanski A, Blumenthal JA, Kaplan J. Impact of psychological factors on the pathogenesis of cardiovascular disease and implications for therapy. Circulation 1999;99(16):2192–2196.
213. Fuchs E, Flugge G. Stress, glucocorticoids and structural plasticity of the hippocampus. Neurosci Biobehav Rev 1998; 23(2):295–300.
214. Keltikangas-Jarvinen L, Ravaja N, Raikkonen K, et al. Relationships between the pituitary-adrenal hormones, insulin, and glucose in middle-aged men: moderating influence of psychosocial stress. Metabolism 1998;47(12): 1440–1449.
215. Sanders KA, Bruce NW. A prospective study of psychosocial stress and fertility in women. Hum Reprod 1997;12(10):2324–2329.
216. Axtelius B, Soderfeldt B, Edwardsson S, Attstrom R. Therapy-resistant periodontitis (I). Clinical and treatment characteristics. J Clin Periodontol 1997;24(9 pt 1):640–645.
217. Ohl F, Fuchs E. Differential effects of chronic stress on memory processes in the tree shrew. Brain Res Cogn Brain Res 1999;7(3):379–387.
218. Rothenberger A, Huther G. [The role of psychosocial stress in childhood for structural and functional brain development: neurobiological basis of developmental psychopathology] (German). Prax Kinderpsychol Kinderpsychiatr. 1997;46(9):623–644. (Abstract).
219. Amundson ME, Hart CA, Holmes TH. The schedule of recent experience. Seattle: University of Washington Press, 1986.
220. Holmes TH, Rahe RH. The Social Readjustment Rating Scale. J Psychosom Res 1967;11:213–218.
221. Lazarus RS, Folkman S. Hassles and Uplifts Scales research edition. Palo Alto, CA: Consulting Psychologists Press, 1989.
222. Folkman S, Lazarus RS. Ways of Coping Questionnaire research edition. Palo Alto, CA: Consulting Psychologists Press, 1988.
223. Impara J, Plake B, eds. The thirteenth mental measurements yearbook. Lincoln, NE: Buros Institute of Mental Measurements, 1998.
224. Bennett SJ, Puntenney PJ, Walker NL, Ashley ND. Development of an instrument to measure threat related to cardiac events. Nurs Res 1996;45(5):266–270.
225. Shalev AY, Bloch M, Peri T, Bonne O. Alprazolam reduces response to loud tones in panic disorder but not in posttraumatic stress disorder. Biol Psychiatry 1998;44(1): 64–68.
226. Rief W, Shaw R, Fichter MM. Elevated levels of psychophysiological arousal and cortisol in patients with somatization syndrome. Psychosom Med 1998;60(2): 198–203.
227. Stones A, Groome D, Perry D, et al. The effect of stress on salivary cortisol in panic disorder patients. J Affect Disord 1999;52(1–3):197–201.
228. Demaree HA, Harrison DW. Physiological and neuropsychological correlates of hostility. Neuropsychologia 1997; 35(10):1405–1411.
229. Davis PA, Holm JE, Myers TC, Suda KT. Stress, headache, and physiological disregulation: a time-series analysis of stress in the laboratory. Headache 1998; 38(2):116–121.
230. Wilhelm FH, Roth W. Acute and delayed effects of alprazolam on flight phobics during exposure. Behav Res Ther 1997;35(9):831–841.
231. Schneider RH, Nidich SI, Salerno JW, et al. Lower lipid peroxide levels in practitioners of the Transcendental Meditation program. Psychosom Med 1998;60(1): 38–41.
232. Anderzen I, Arnetz BB. Psychophysiological reactions to international adjustment. Results from a controlled, longitudinal study. Psychother Psychosom 1999;68(2): 67–75.
233. Schuck P. Glycated hemoglobin as a physiological measure of stress and its relations to some psychological stress indicators. Behav Med 1998;24(2):89–94.
234. Schmidt-Reinwald A, Pruessner JC, Hellhammer DH, et al. The cortisol response to awakening in relation to different challenge tests and a 12-hour cortisol rhythm. Life Sci 1999;64(18):1653–1660.
235. Law M. Self care. In: Van Deusen J, Brunt D, eds. Assessment in occupational therapy and physical therapy. Philadelphia: WB Saunders, 1997:421–434.
236. Mahoney F, Barthel D. Functional evaluation: The Barthel Index. Md State Med J 1965:61–65.
237. Engberg A, Bentzen L, Garde B. Rehabilitation after stroke: predictive power of Barthel Index versus a cognitive and a motor index. Acta Neurol Scand 1995; 91(1):28–36.

238. Levi SJ. Posthospital setting, resource utilization, and self-care outcome in older women with hip fracture. Arch Phys Med Rehabil 1997;78(9):973–979.
239. Kakurai S, Akai M. Clinical experiences with a convertible thermoplastic knee-ankle-foot orthosis for post-stroke hemiplegic patients. Prosthet Orthot Int 1996;20(3):191–194.
240. Hui E, Lum CM, Woo J, et al. Outcomes of elderly stroke patients. Day hospital versus conventional medical management. Stroke 1995;26(9):1616–1619.
241. Jonsson B, Overend T, Kramer J. Functional measures following liver transplantation. Physiother Can 1998; 50(2):141–146.
242. Patti F, Reggio A, Nicoletti F, et al. Effects of rehabilitation therapy on Parkinson's disability and functional independence. J Neurol Rehabil 1996;10(4):223–231.
243. Condie E, Treweek S, Jones D, Scott H. A one-year national survey of patients having a lower limb amputation. Physiotherapy 1996;82(1):14–20.
244. Jette AM. Using health-related quality of life measures in physical therapy outcomes research. Phys Ther 1993;73: 528–537.
245. Ware J, Sherbourne C. The MOS 36-item Short Form Health Survey (SF-36). Med Care 1992;30:473–483.
246. McHorney CA, Haley SM, Ware JE Jr. Evaluation of the MOS SF-36 Physical Functioning Scale (PF-10): II. Comparison of relative precision using Likert and Rasch scoring methods. J Clin Epidemiol 1997;50(4): 451–461.
247. Thumboo J, Fong KY, Ng TP, et al. Validation of the MOS SF-36 for quality of life assessment of patients with systemic lupus erythematosus in Singapore. J Rheumatol 1999;26(1):97–102.
248. Daeppen JB, Krieg MA, Burnand B, Yersin B. MOS-SF-36 in evaluating health-related quality of life in alcohol-dependent patients. Am J Drug Alcohol Abuse 1998;24(4): 685–694.
249. Lam CL, Gandek B, Ren XS, Chan MS. Tests of scaling assumptions and construct validity of the Chinese (HK) version of the SF-36 Health Survey. J Clin Epidemiol 1998;51(11):1139–1147.
250. Duncan PW, Samsa GP, Weinberger M, et al. Health status of individuals with mild stroke. Stroke 1997;28(4):740–745.
251. Russo J, Trujillo CA, Wingerson D, et al. The MOS 36-Item Short Form Health Survey: reliability, validity, and preliminary findings in schizophrenic outpatients. Med Care 1998;36(5):752–756.
252. Schlenk EA, Erlen JA, Dunbar-Jacob J, et al. Health-related quality of life in chronic disorders: a comparison across studies using the MOS SF-36. Qual Life Res 1998;7(1): 57–65.
253. Wu AW, Hays RD, Kelly S, et al. Applications of the Medical Outcomes Study health-related quality of life measures in HIV/AIDS. Qual Life Res 1997;6(6):531–554.
254. de Jong Z, van der Heijde D, McKenna SP, Whalley D. The reliability and construct validity of the RAQoL: a rheumatoid arthritis-specific quality of life instrument. Br J Rheumatol 1997;36(8):878–883.
255. Parkerson G, Gehlbach S, Wagner E. The Duke UNIC Health Profile: an adult health status instrument for primary care. Med Care 1981;19:806–828.
256. Bergner MB, Bobbit R, Carter W, Gilson B. The SIP development and final revision of a health status measure. Med Care 1981;19:787–805.
257. Chambers LW, MacDonald LA, Tugwell P. The McMaster Health Index questionnaire as a measure of quality of life for patients with rheumatoid disease. J Rheumatol 1982;9:780–784.
258. Jette AM, Davies AR, Cleary PD. The Functional Status Questionnaire: reliability and validity when used in primary care. J Gen Intern Med 1986;1(3):143–149.

추천서적(Suggested Readings)

Field D. Anatomy, palpation, and surface markings. 2nd ed. Oxford, England: Butterworth-Heinemann, 1997.
Hoppenfeld S. Physical examination of the spine and extremities. New York: Appleton-Century-Crofts, 1976.

II

치료와 퇴원
Treatment and Discharge

"사람들은 흔히 '마사지'는 아무나 할 수 있다"고 생각하며 한 두 번의 간단한 수업을 받고도 할 수 있다고 착각한다. 하지만 마사지 기법을 배우는데는 거의 2년여 정도 소요되고 또한 적성이 맞지 않거나 불완전한 교육으로는 기법을 익히기가 어렵다는 것을 염두에 두어야 한다. 간단한 학습으로 누구나 기계적인 마사지를 하고 있다면, 치료효과를 기대하기는 어려울 것이다. 왜냐하면 마사지사는 손뿐만 아니라, 생각도 하면서 해야 하기 때문이다."

William Murrell. MD. Massotherapeutics Or Massage s a mode of Treatment. 4th ED. London: HK Lewis, 1889:2, 65.

이 섹션에 있는 장에는 임상적 의사결정과정과 치료단계뿐만 아니라, 그 외의 퇴원단계까지도 포함한다. 4장에서는 치료를 하기 위한 치료사의 정신적, 신체적 자세와 마사지에 필요한 준비물 그리고 치료를 받기위한 환자의 적절한 자세와 신체노출에 따른 덮는(draping) 기법도 설명하고 있다. 5장에서 10장까지는 마사지 기법의 종류를 소개하였으며, 이 기법들을 치료에 활용하기 위해 필요한 인지적 기술(cognitive skill)과 정신운동 기술(psychomotor skill)을 열거하였다. 이 장에서는 각 기법들과 함께 관리, 적응증, 금기증, 주의사항, 치료 후 검진 등에 관한 내용도 포함하고 있다(상자 P2−1). 마지막으로, 11장에서는 초기 중재(intervention)에서부터 퇴원할 때까지 마사지 기법을 시술하는데 있어 적용순서와 치료과정을 디자인하기 위한 원칙과 방법에 대하여 설명하고 있다.

단원 목적(Section Objectives)

이 섹션을 공부한 사람들은 다음과 같은 것들이 가능해진다:

1. 치료를 위한 치료사의 신체적, 정신적 준비에 관한 논의가 가능하다.
2. 마사지 치료를 위해 사용되는 기구와 이 기구들의 유형과 치료환경에 대하여 요약이 가능하다.
3. 마사지 기법을 적용하려는 부위에 따라 환자가 어떤 자세를 취해야 하는지 설명하거나 요약할 수 있다.
4. 치료하기 위해 노출된 신체부위를 천으로 올바르게 덮는 방법을 설명하고 적용할 수 있다.
5. 마사지 기법의 기본적인 6가지 종류를 인지하고 각각의 기법이 어느 조직에 어떻게 영향을 미치는지 설명할 수 있다.
6. 치료 결과에 따라서 손상 정도(impairment-level)와 각 마사지 기법과 관련 있는 임상적 적응증을 설명할 수 있다.

7. 각 마사지 기법에 대한 마사지 기술의 7가지 구성요소를 정의할 수 있다.

8. 각 마사지 기법을 사용할 때의 금기증과 주의사항을 설명할 수 있다.

9. 각 마사지 기법들을 수행하는 방법과 수행 시 어떻게 적용하는지에 대하여 설명하고 기술할 수 있다.

10. 각각의 기법을 알맞게 적용하여 치료한 후 주의사항과 다른 적합한 기술이 있는지 인지할 수 있다.

11. 치료 후 결과에 대하여 국소적, 전반적인 치료과정에서 변화되는 특징적 손상정도를 설명하고 체계화된 마사지 기법을 적용할 수 있게 된다.

12. 치료적 결과에 근거하여 마사지요법의 절차에 관하여 논의할 수 있다.

마사지를 수행하기 위한 일반적인 지침 (General Guidelines for Practicing Massage)

마사지 기법을 수행할 때 이 장에 나와있는 지침을 따르도록 권유한다.

1. 촉진(palpation)을 통해 치료할 조직 부위를 찾고 정확하게 접촉해야 한다.

2. 마사지 기법에 대한 환자의 반응을 살피기 위해 치료 부위를 계속 촉진한다.

3. 마사지 기법을 적용하고 피드백을 이끌어 내고 있는지 환자의 반응을 계속 관찰한다.

4. 더 깊은 조직 층을 치료하기 위해서는 마사지 강도를 높이기보다는 마사지 기법을 반복적으로 수행하는 것이 더 좋다.

5. 더 깊은 조직층을 치료할 때에는 중재하려는 조직의 체액 이동이 원활하게 이루어질 수 있도록 적용속도를 감소시킨다.

6. 치료 중에 환자가 불편하지 않도록 하고 환자가 편안함을 느끼는 수준에서 피드백을 얻도록 한다.

7. 환자가 편암함을 느낄 수 있도록 각 기법을 적절하게 적용하여 치료받는 환자의 불편함을 최소화시킨다.

8. 치료받을 신체부위에 따라 각 기법을 적절하게 적용한다.

9. 여러 가지 마사지 기법들을 혼합하여 적용하기 전, 각각의 기법을 충분히 연습한 후 완벽하게 익히도록 한다. 어떤 기법이라도 생각없이 반복적으로 수행하는 것은 임상에서 테크닉을 적절하게 사용할 수 없도록 방해하는 불변적 치료 접근법이 될 수 있다.

상자 P2-1
마사지 기법의 구성요소

접촉면(Contact Surface) : 스트로크를 수행하기 위하여 사용되는 치료사의 손이나 팔 부위.

압(Pressure) : 치료사가 마사지하려는 접촉면의 단위면적당 힘의 양. 압(pressure)의 종류에 있어 최소의("minimal")는 피부와 관련, 약하게("light")은 피하근막과 지방에 관련, 중간정도("moderate")는 표면의 근육 층과 관련 그리고 강하게 ("heavy")은 심부 근육 층과 관련된 표현이다.

관련된 조직(Tissues Engaged) : 치료사가 스트로크로 압을 가하고 기술을 적용하여 기계적으로 변화시키고자 하는 조직이나 조직 층.

방향(Direction) : 적용된 힘의 방향. 기법을 수행하려는 방향은 스트로크의 압력단계 중에 최대의 힘이 적용되는 방향이다. 일반적으로 방향은 구심성(centripetal)(심장쪽으로), 원심성(centrifugal)(심장에서 먼쪽으로), 그리고 관련된 조직섬유의 횡 또는 평행(조직과 같은 방향)이 있다.

진폭(Amplitude) : 기법을 적용하는 영역의 크기 표시.

속도(Rate) : 힘을 어느 정도의 빠르기로 적용하는 가의 표시. 일정한 속도로 힘을 가해야만 원하는 효과를 얻을 수 있기 때문에 이는 결과를 이끌어 내는데 매우 중요한 요소이다. 속도는 환자의 피부를 치료하는 치료사의 손놀림 속도를 의미하는 것일 수도 있고(초당 움직인 거리-distance per second), 수행하는 기법의 반복 횟수일 수도 있다(초당 반복횟수-repetitions per second).

치료시간(Duration) : 숙련된 치료사가 특정 손상 정도에 어떤 기법을 적용하여 치료결과를 얻기까지 예상되는 소요시간을 말한다. 본문에서는 치료사의 판단에 의해 최소 치료시간부터 그 이상 초과될 수 있는 예상 치료시간을 제공한다(예를 들면, "10분 또는 그 이상"). 만약 기법적용 시간이 너무 길어진다면 결과적으로 부작용과 위험이 따를 수 있기 때문에, 본문에서는 치료시간의 상위 제한범위를 두었다. 예를 들면, "1분~10분 사이"를 제시하거나 적절한 치료시간을 결정하는 방법을 첨부하였다.

변화(Variations) : 본문에 흔히 나오는 2개의 변화는: "서서히 다른 단계로 변화한다(intergrade)" 와 "혼합한다(combines)"를 말한다. 어떤 하나의 기법이 다른 단계로 "서서히 단계적으로 변화 한다"라고 하는 것은 두개의 기술을 연속적으로 수행하거나, 기술과 기술 사이에 놓여 있거나, 두개의 유사한 기술이 혼합된 형태를 이루는 등 한 개의 기법이 또 다른 기법으로 점차 바뀌어 가는 것을 말한다. 또한 어떤 하나의 기법이 다른 하나의 기법과 "혼합한다(combines)"라고 하는 것은 두개의 기술이 동시에 수행되는 것을 말한다.

적용상황(Context) : 어떤 하나의 기법이 다른 기법과 관련하여 어떻게 연결되어 일어나는지를 간결하게 설명한다.

제 4 장

치료를 위한 자세와 준비

Preparation and Positioning for Treatment

김 희 라

이 장에서는 마사지 기법을 환자에게 적용하기 전 준비해야 할 것들이 쓰여 있다. 가장 중요한 것은 환자를 접하기 전 치료사의 정신적, 신체적 자기관리부터 준비해야 하는 것이다. 또한 치료대(table), 윤활제(lubricants), 그리고 리넨(linen) 같은 것들도 선택하고 준비해야 한다. 중재(Intervention) 중에 치료사가 신경써야 할 또 다른 문제들은 이 기법을 수행하기에 앞서 환자의 누운 자세가 올바른지 그리고 환자의 노출부위가 제대로 덮여 있는지 확인해야 하는 것이다. 게다가 치료사 또한 올바른 자세인지 그리고 신체역학을 정확하게 사용하고 있는지 확인할 필요가 있다. 이것은 아무리 강조해도 지나치지 않으며 이것들을 제대로 익히면 다음 장에서 배우게 될 마사지 기법들의 효과를 증대시킬 수 있다.

치료사의 신체적 준비(치료사의 자가 관리) (Clinician's Physical Preparation for Treatment) (Self-care)

마사지를 수행하는 동안 치료사는 매우 긴장하게 된다. 특히, 운동사슬(kinetic chain)로 연결된 상체와 등의 연부조직은 근육의 피로, 과도한 긴장, 발통점 증후군(trigger point syndrome), 그리고 염좌 손상이 반복적으로 많이 발생된다. 마사지를 많이 수행해야 하는 치료사들에게는 기능 장애와 더 심한 부상을 막기 위해 유산소 운동이나 유연성, 저항, 그리고 균형훈련(balance training)등이 포함된 프로그램이 꼭 필요하다. 이러한 운동 프로그램으로 단련해 놓지 않으면 부상 위험이 커지고 극도의 피로를 느낄 수도 있다. 하지만 이 책에서는 포괄적인 프로그램을 취급하지 않기 때문에 다른 곳에서 얻어야 할 것이다;[1-3] 다음 내용은 마사지를 학습중인 초보자들이 할 수 있는 적절한 운동들이다.

운동(MOVEMENT)

각기 다른 유형의 능동 운동은 여러 가지 목적을 위해 사용될 수 있다. 활기찬 운동(Brisk active)은 심장 박동 수, 국소의(local) 혈류량, 연부 조직의 온도 그리고 연부 조직의 신장성을 상승시킨다. 이 능동 운동은 스트레칭에 앞서서, 또는 하루 일과를 시작하기 전 준비운동으로 그리고 휴식시간 후에 수행하기 좋다. 그림 4-1부터 4-4B까지는 치료사의 전신을 위한 흔들기 동작(shaking)과 "몸을 전후·좌우로 움직이기(swing)" 등 여러 가지 동작으로 마사지를 수행하기 위한 준비운동이며, 이 운동은 견갑대(shoulder girdle), 등(back) 그리고 엉덩이(hip)의 근육을 풀어줄 수 있다.

아주 천천히 느린 운동을 하면 긴장을 풀어 주거나 이완시켜 주므로 매우 좋다(그림 4-5와 4-6). 이 운동을 수행

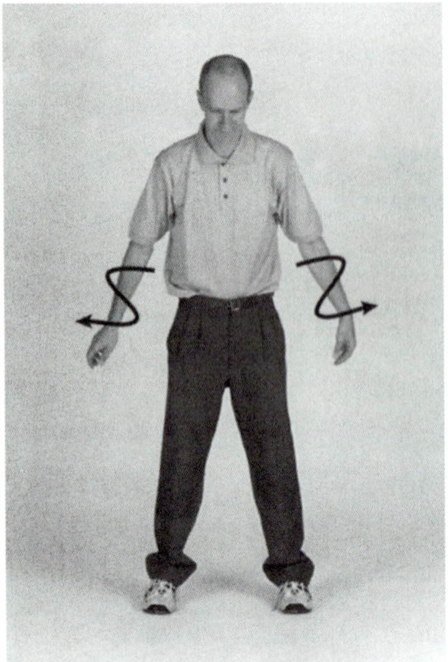

그림 4-1. 손과 손목 그리고 전완을 흔들어 주기 운동은 마사지를 시작하기 전이나 직후에 국소 신경-근(local neuro-muscular)의 긴장을 풀어주는데 좋다. 이 동작은 천천히, 힘을 뺀 상태로 하거나, 또는 더 힘차게 할 수도 있다.

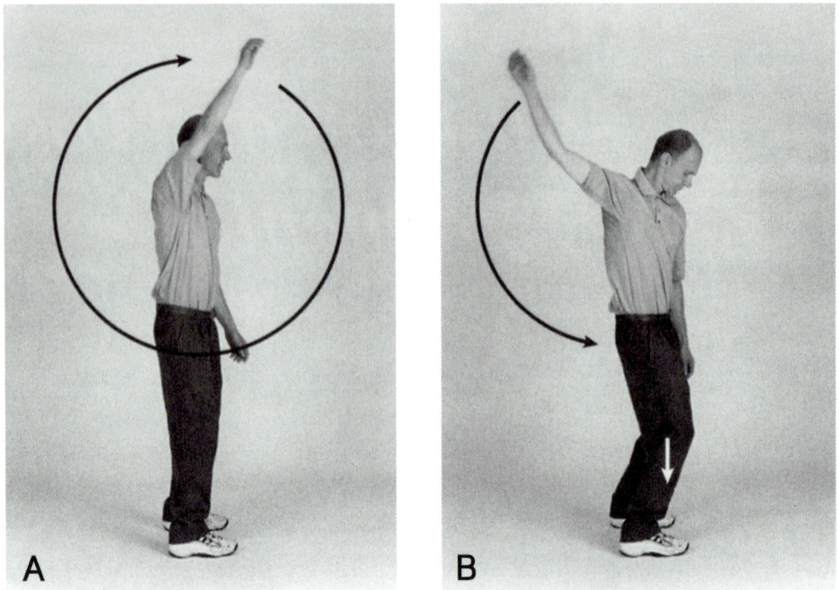

그림 4-2. **A.** 양 팔은 각각 10회~20회 정도 힘차게 크게 원을 그리듯이 돌린다. 이 동작은 견갑대(shoulder girdle)를 열어주고 혈액을 원심방향인 손 쪽으로 밀어 보내 준다. **B.** 이 동작은 양쪽 방향으로 모두 수행한다. 팔을 내릴 때는 무릎을 굽혀주고, 팔을 올릴 때는 무릎을 펴준다.

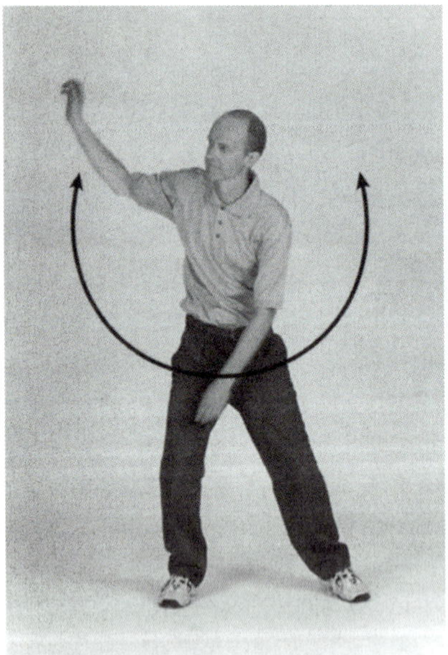

그림 4-3. 팔을 좌우로 원을 그리듯 돌린다; 양팔을 한쪽으로 올린 다음 힘을 빼고 저항 없이 몸 앞쪽으로 떨어트리듯 내린다. 그 다음 다른 쪽으로 팔을 들어 올렸다가 힘을 빼면서 가운데로 떨어트리듯 내린다. 진자운동처럼 계속 움직이며 좌 · 우로 반복한다.

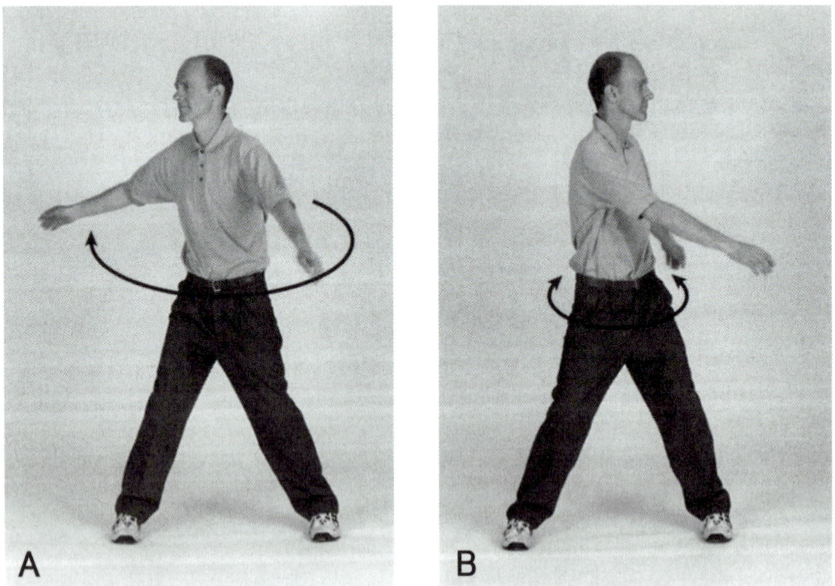

그림 4-4. **A.** 팔을 몸을 에워싸듯 수평으로 돌리고 다시 반대 방향으로 돌린다. 팔을 최대한 자유롭게 돌리며 각 동작의 마지막에는 손이 반대편 어깨나 엉덩이에서 끝내도록 한다.
B. 몸과 골반을 한쪽 방향으로 힘차게 돌려 팔을 좀 더 활발하게 움직이도록 한다. 그리고 다시 반대 방향으로 돌린다(세탁기처럼); 팔은 저절로 따라오게 된다.

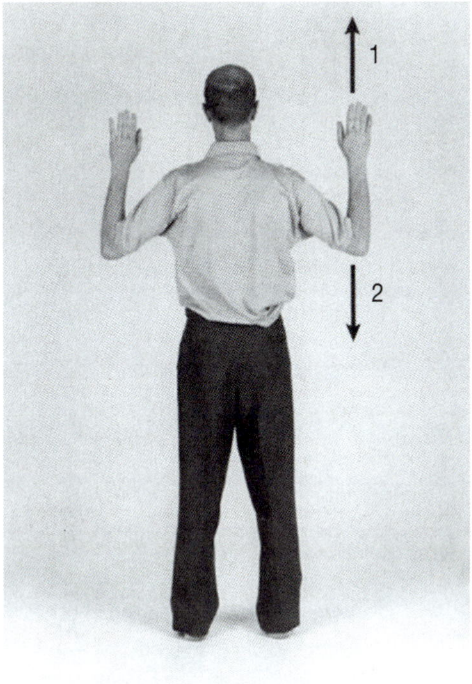

그림 4-5. 이 자세로 바닥에 반듯이 눕는다. 손과, 팔, 어깨는 최대한 편하게 하여 힘을 빼고 바닥에 최대한 밀착시킨다. 팔을 천천히 머리 위쪽으로 미끄러지듯이 올리고 다시 내린다. 가끔 멈추어 쉬며 크게 심호흡한다. 이 운동을 한번 하는데 적어도 2분 정도 소요되게 한다. 그리고 동작 전체를 반복하거나 관절가동범위가 유연하지 못한 부위에 집중적으로 수행한다.

할 때 치료사는 몸 전체의 긴장을 이완시킬 수 있도록 앉거나 편안히 기댄다. 운동을 할 때는 한 가지 동작만을 선택하여(예, 어깨의 외전) 아주 천천히 일정한 속도로 수행하며움직임의 속도는 움직일 수 있는 범위 내에서 그 동작이 완전히 될 때까지 60~90초 정도 걸리도록 아주 느리게 하며 동삭이 끝나면 긴장을 완전히 풀고 몇 초 동인 휴식을 취한다. 그 다음 이 동작들을 반복하거나 아니면 다른 관절부위를 운동해도 좋으며 특히 이 운동을 여러 개의 관절부위에 수행할 때 가장 효과적이다.

스트레칭(STRETCHING)

스트레칭은 연부 조직의 유연성 유지 및 향상, 신경근 긴장 완화, 관절 운동범위를 최대한 향상, 활동에 의한 고통과 통증을 경감시켜주는데 아주 좋은 기법이다. 많은 스트레칭 기법들 중 정적 스트레칭(static stretching)을 효과적으로 하기 위한 기본적인 가이드라인은 아래와 같다.

1. 먼저 능동운동으로 천천히 준비운동을 한다.
2. 스트레칭을 할 때에는 편안함이 느껴지는 범위 내에서 한다.
3. 스트레칭을 하는 동안 심호흡을 한다.
4. 스트레칭 자세를 15초 ~ 30초 정도 유지한다.
5. 반동(bouncing)없이 더욱 더 부드럽게 움직인다.
6. 스트레칭 자세를 30초 동안 더 유지한다.
7. 양쪽을 모두 균일하게 스트레칭한다.
8. 스트레칭은 통증이 느껴지지 않는 범위 내에서만 한다.

다음 스트레칭은 마사지를 수행하는 치료사들이 해야 하는 운동이다. 이 운동들은 간단한 순서로 짜여 있어 치료사가 하루 일과의 시작이나 끝 또는 짧은 휴식시간에도 할 수 있다(그림 4－7부터 4－25까지).

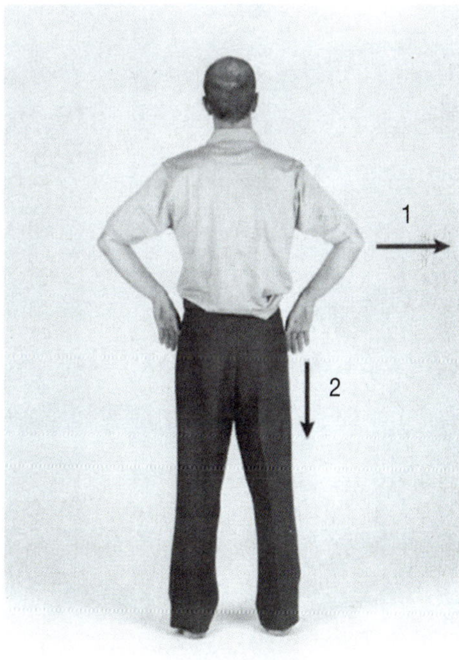

그림 4-6. 이 자세로 바닥에 반듯이 눕는다. 손과 팔, 어깨를 최대한 편하게 하여 힘을 빼고 바닥에 최대한 밀착한다. 이 자세에서 손은 몸통을 따라 천천히 겨드랑이 쪽으로 올리고 다시 내린다(팔꿈치는 양 옆 바깥쪽으로 향하게 될 것이다). 가끔 멈추어 쉬고 크게 심호흡을 한다. 이 운동을 한번 하는데 적어도 2분 정도 소요되게 한다. 그리고 동작 전체를 반복하거나 관절가동범위가 유연하지 못한 부위에 집중적으로 한다.

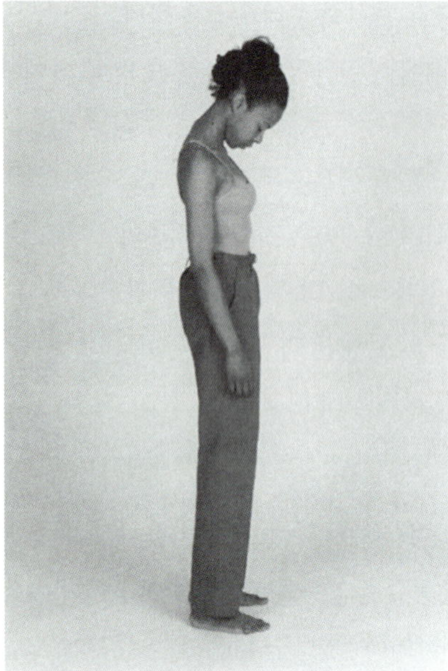

그림 4-7. 목의 능동굴곡운동(active flexion) "턱을 가슴 쪽으로"

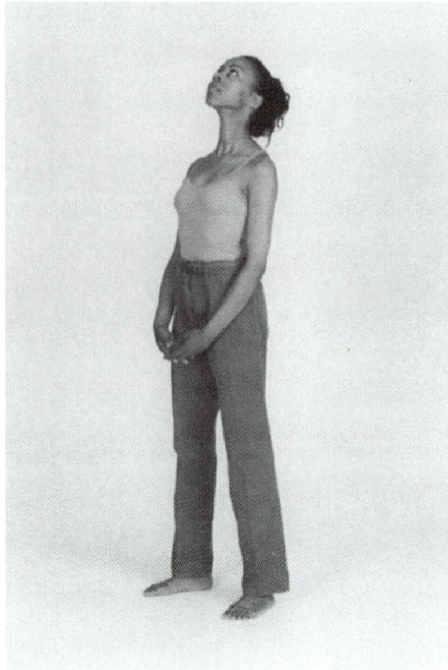

그림 4-8. 목의 능동신전운동(active extension). 경추를 신전하기 위해 단순히 후두부를 흉추 쪽으로 움직이는 것이 아니라, 목 전체의 신장을 시도한다.

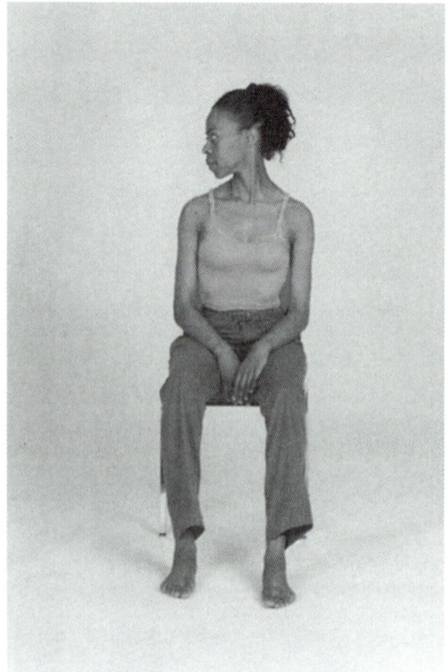

그림 4-9. 목의 능동회전운동(active cervical rotation).

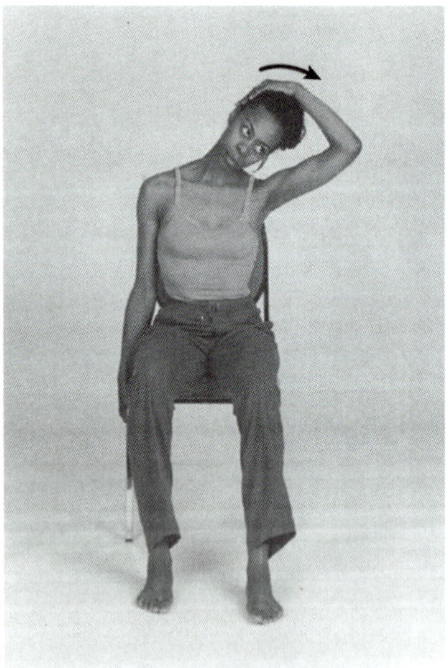

그림 4-10. 머리를 어깨 반대방향으로 부드럽게 당겨서 경추외측굴곡운동, 이때 손으로 의자 밑을 잡음으로써 견갑대를 고정시킨다.

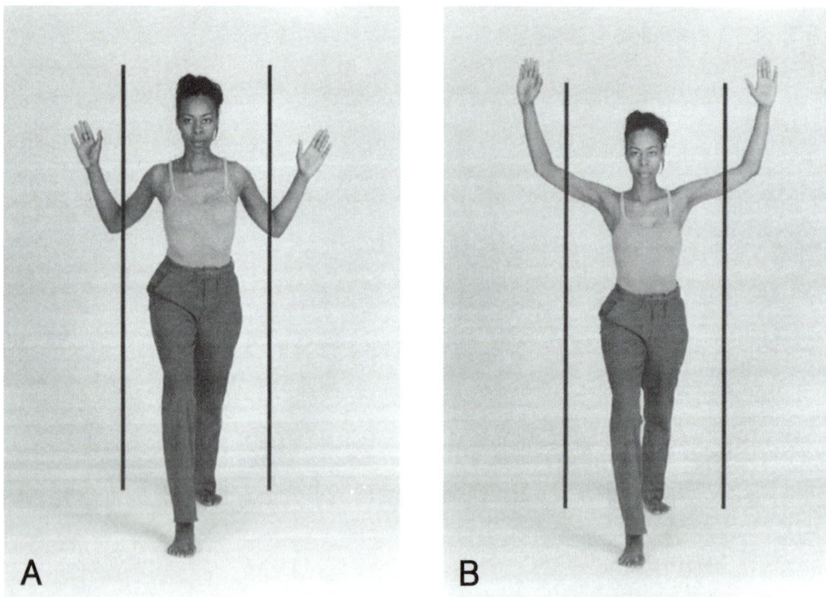

그림 4-11. **A.** "문으로 들어오기(in doorway)" 운동은 흉근을 스트레칭시켜 준다(그림에서 문틀의 측면을 봉으로 표시하고 있다). 치료사는 등을 곧게 편 자세로 문을 부드럽게 밀면서 관찰자 쪽으로 들어온다. 이 자세는 대흉근의 쇄골부(clavicular) 근섬유들을 스트레칭시켜 준다.
B. 팔을 들어올린 상태로 "문으로 들어오기" 운동을 하면 대흉근(pectoralis) 의 흉골부(sternal) 근섬유들을 스트레칭시킬 수 있다.

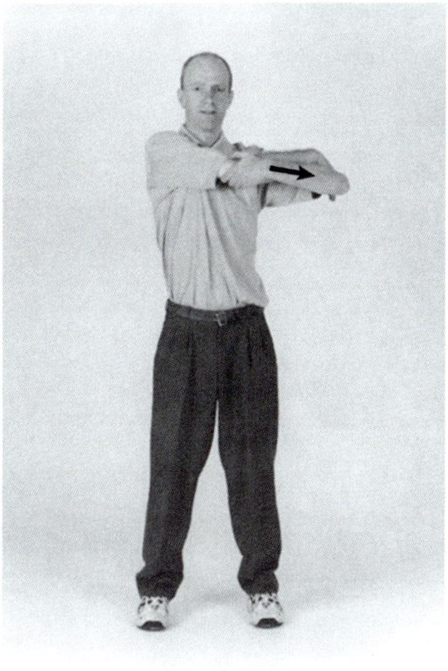

그림 4-12. 후삼각근(posterior deltoid)을 신장시키기 위해서는 팔을 몸의 앞쪽으로 가로질러 반대편 어깨 쪽으로 당겨준다.

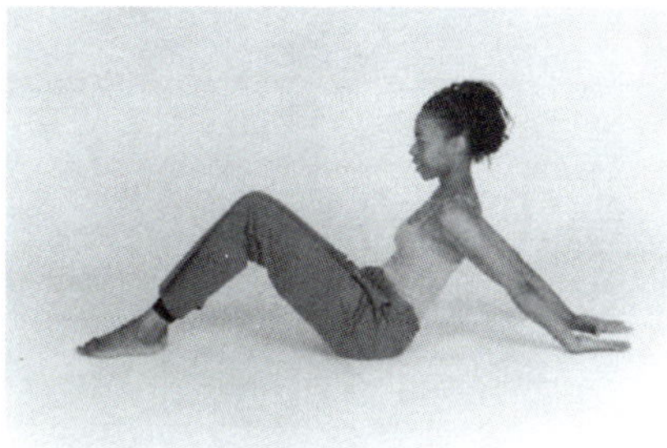

그림 4-13. 상완 이두근(biceps brachii)을 신장시키기 위해서는 어깨와 팔꿈치를 신전시키고 전완을 회내시킨다. 이 자세에서 흉추를 펴면 더 강하게 신장된다.

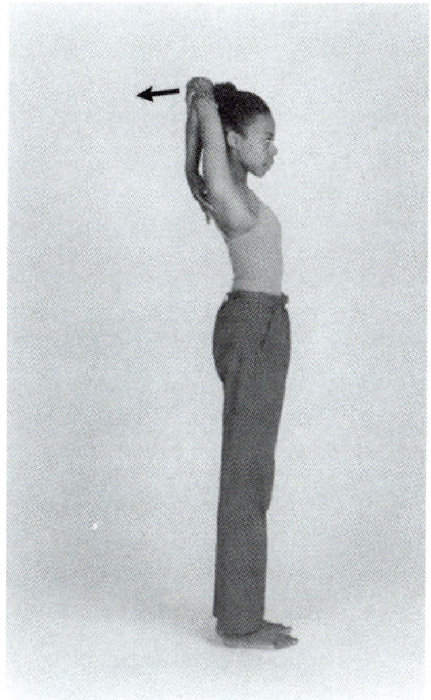

그림 4-14. 상완삼두근(triceps brachii)을 신장시키기 위해서는 어깨와 팔꿈치 모두 신전해준다.

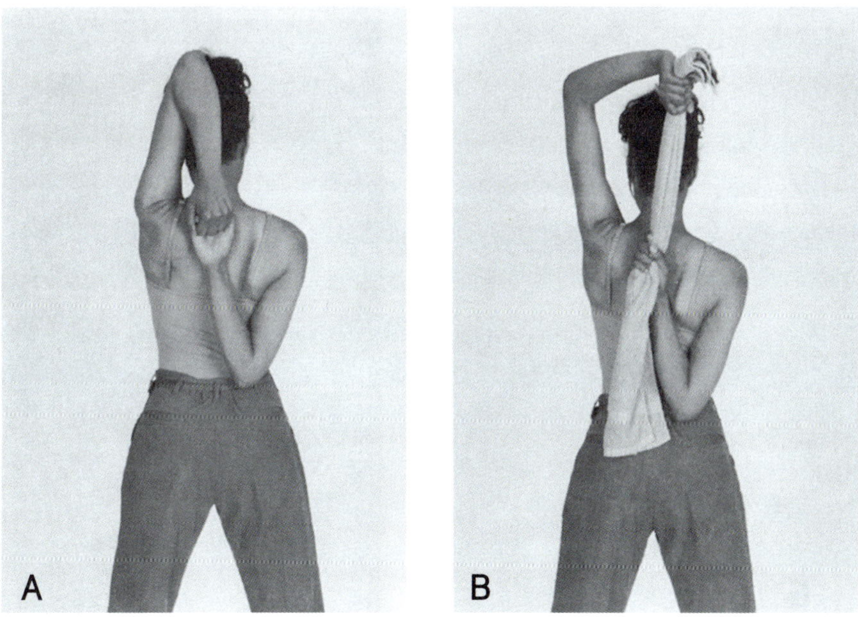

그림 4-15.
A. 등 뒤로 양손 잡기 자세(clasped-hand)는 반대편 어깨의 내 · 외 회전근(rotators)을 늘려준다.
B. 유연성이 떨어지는 사람은 그림처럼 수건을 사용한다. 수건을 등 뒤에서 잡아 위로 또는 아래로 당겨주어 반대편 어깨를 신장시켜 준다.

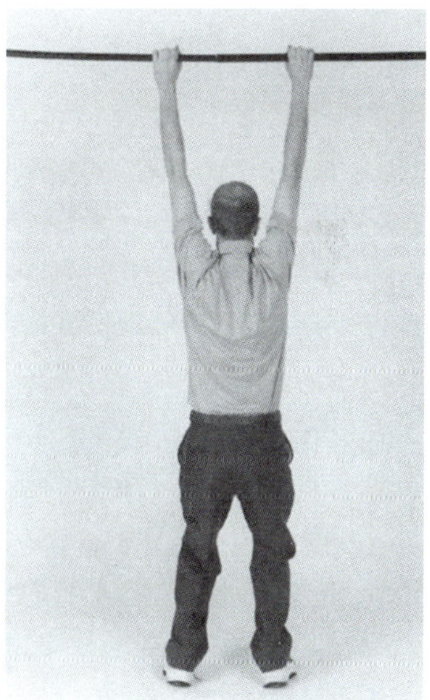

그림 4-16. 몸 전체를 신장시켜 주기 위해서는 적당한 높이의 봉(또는 문이나 문틀)에 매달린다. 이때 발은 지면과 닿아야 한다. 광배근을 신장시켜 주려면 골반후방경사(posterior pelvic tilt) (엉덩이를 뒤로 빼는 자세) 한다.

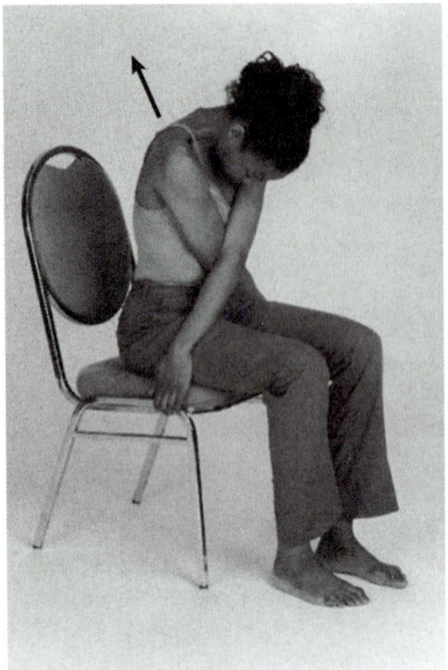

그림 4-17. 견갑골사이(Interscapular)를 스트레칭하기 위해서는 등을 둥글게 구부린 자세에서 6번째 흉추를 위쪽(천장 쪽)으로 밀어 올려준다.

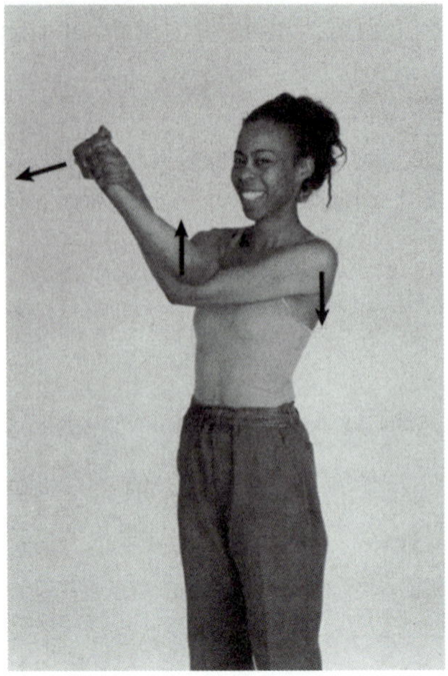

그림 4-18. 양 팔을 꼬아 감싸 잡고 견갑대를 동시에 아래로 내리면서 팔꿈치는 위로 올리고 감싸 쥔 두 손을 얼굴에서 먼 쪽으로 밀어준다. 이 요가 자세를 좀 더 신경써서 하면, 승모근 중부(midtrapezius)를 신장시키는데 굉장히 효과적일 것이다.

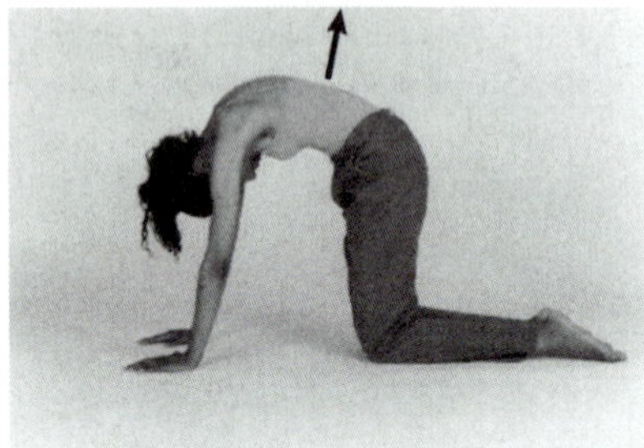

그림 4-19. 무릎을 구부리고 팔을 쭉 편 채 궁(arch)모양으로 엎드려 등을 위로 올려서 척추의 신근을 신장시킨다. 앞쪽으로 팔에 체중을 실거나 무릎을 이용하여 뒤쪽으로 체중을 실어 흉부 또는 요부의 신근을 신장시킬 수 있다.

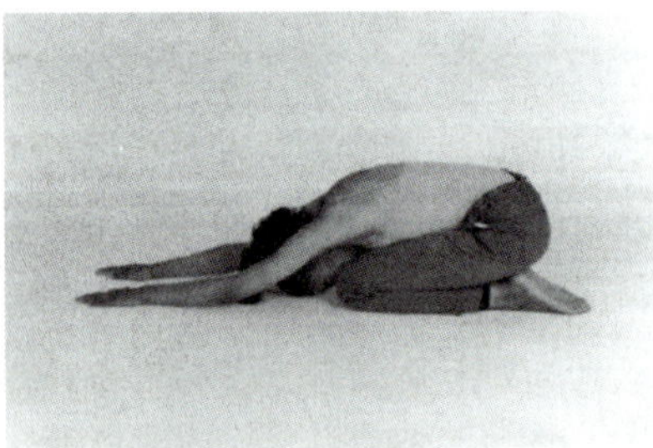

그림 4-20. 숭배자세("child' s pose")는 등의 긴장을 풀고 있는 가장 편안한 자세로 엉덩이를 발뒤꿈치 위에 얹혀 놓는다. 유연성이 떨어지는 사람은 종아리 위에 베개를 한개나 두 개 받쳐준다.

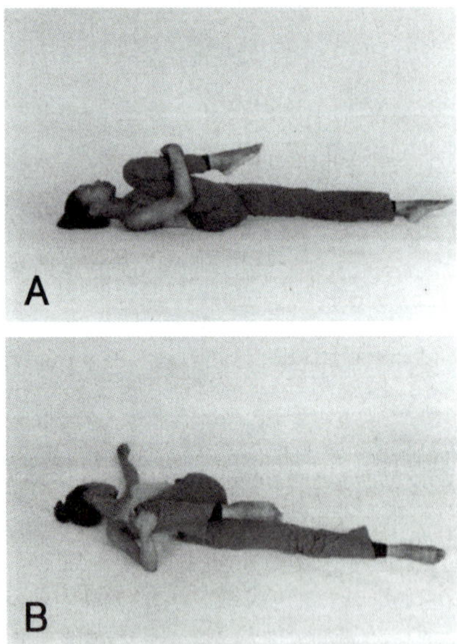

그림 4-21. **A.** "무릎을 가슴으로 당기기" 자세는 바로 누워서 한쪽 대둔근(gluteus maximus)만 스트레칭시킨다. **B.** "무릎을 반대쪽 가슴으로 당기기" 자세 또한 대둔근(gluteus maximus)을 신장시킬 수 있다. 이상근(Piriformis)을 신장시켜 주기 위해서는 고관절을 90° 정도 굴곡하여 반대쪽 바닥에 닿도록 한다.

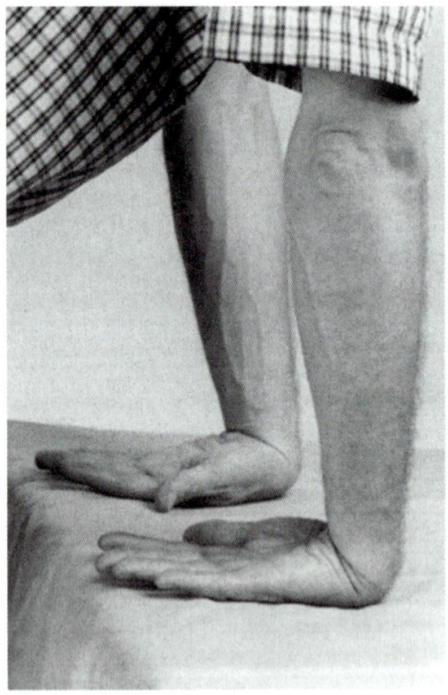

그림 4-22. 손목의 신근을 신장시켜 주기 위해서는 팔꿈치를 펴고 손바닥을 위로한 채, 손목을 굴곡하여 수평한 곳에 놓고 손등에 약간의 힘을 가한다. 하지만 손목에 체중을 실어서는 안 된다.

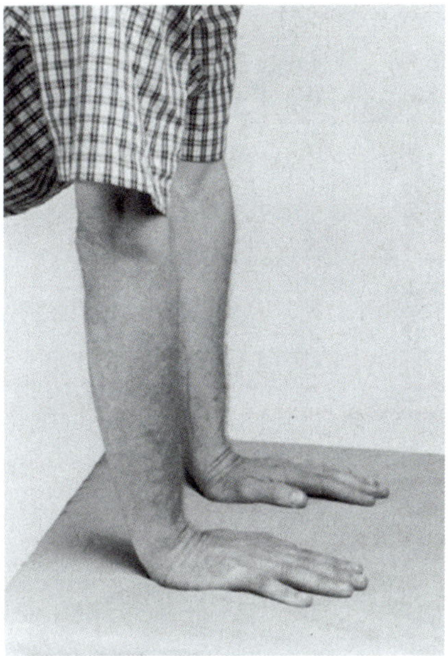

그림 4-23. 손목의 굴근을 신장시켜주기 위해서는 팔꿈치를 펴고 손등을 위로한 채, 손목을 신전하여 수평한 곳에 놓고 손바닥에 약간의 힘을 가한다.

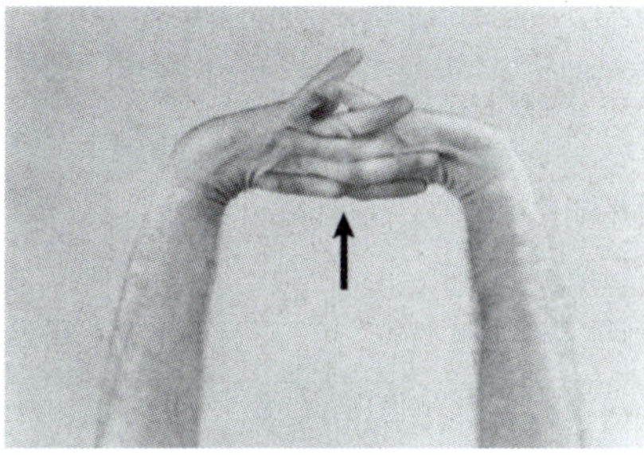

그림 4-24. 굴근의 또 다른 신장운동은 손가락을 깍지 끼고 팔을 쭉 피면서 최대한 몸에서 밀어올린다.

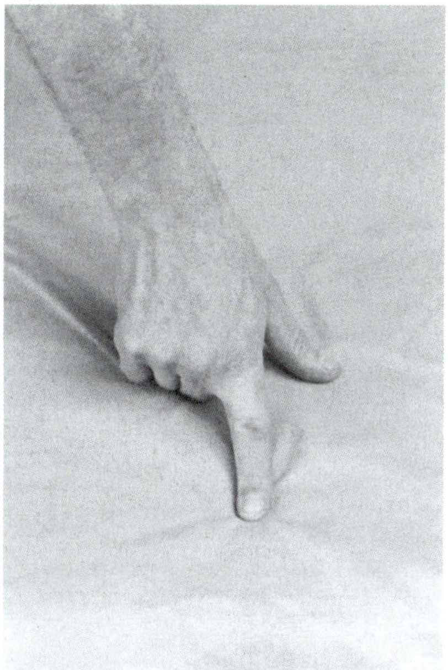

그림 4-25. "손가락 찢기(finger–splits)"는 손의 내재근(intrinsic muscles)을 신장시켜줄 수 있다. 마찬가지로 인접한 손가락끼리 "손가락 찢기"로 신장시킬 수 있다.

자가 마사지(SELF–MASSAGE)

치료사는 장 뒷부분에 나오는 마사지 기법의 다양한 전문지식을 습득한 후, 치료사 자신에게 마사지를 할 수 있을 것이다. 자가 마사지는 치료하는 동안 손과 팔에 일어나는 긴장을 풀어주는데 특히 효과가 있으며 이 기법은 준비운동과 마무리 운동 시에도 실시할 수 있다(그림 4–26 ~ 4–33까지).

숙련된 마사지 받기 (RECEIPT OF SKILLED MASSAGE)

최근 다양한 종류의 마사지들은 과학기술 국제포럼(forum)에서 많은 관심을 불러 일으키고, 마사지 교육을 받은 적이 없거나, 체계적으로 교육을 받지 않은 학생들에게도 수행할 수 있도록 허용하는 추세이다. 하지만 실습 경험이 부족한 학생들이 능숙하게 마사지 하는 것은 어려운 일이 될 것이다. 게다가 섬세한 터치를 실제로 배워야 하기 때문에 교육받는 곳이 바뀌면 학생들은 실습을 잘 할 수 없게 된다.

또한 아주 유능한 선생에게 단시간 배웠다고 해서 기술의 전반적인 흐름이나 자세, 속도(pacing) 그리고 리듬에 관하여 정확히 알게 되었다고는 볼 수 없다. 경험이 많은 치료사들의 치료하는 모습을 보는 것은 매우 유익하지만 보는 것만으로 터치기술의 세밀한 부분까지 전달 받는다고는 볼 수 없다. 하지만 필자가 관찰한 바 마사지 기법을 공부하기 전, 전문가에게 치료를 받아본 학생들은 도수기법을 더욱 빠르게 습득하는 것을 알 수 있었다. 예를 들면, 유능한 전문가로부터 반복하여 마사지나 그 외의 도수기법을 받은 경험이 있는 학생들은 마사지 기술을 숙달시키는데 많은 도움이 될 수 있음을 알 수 있다. 반복 경험으로 습득된 "터치기술의 이해(intelligent touch)"는 말과 생각, 이미지로는 전달될 수 없는 정확한 운동 신경적 본질(kinesthetic essential)을 전달해 줄 것이다.

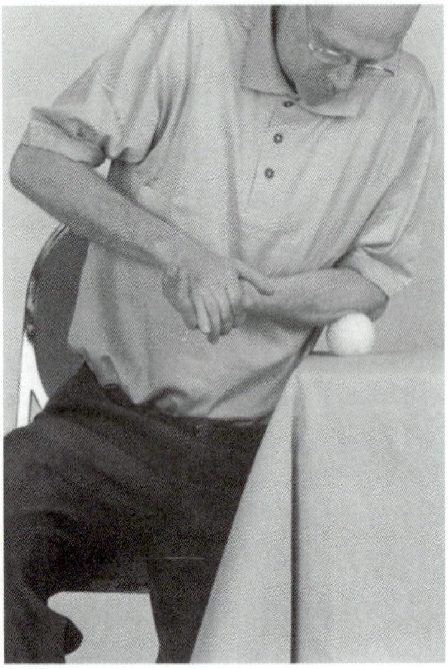

그림 4-26. 테니스공과 체중을 이용하여 전완의 신근에 힘을 가한다. 7장의 신경근 기법을 참고할 것.

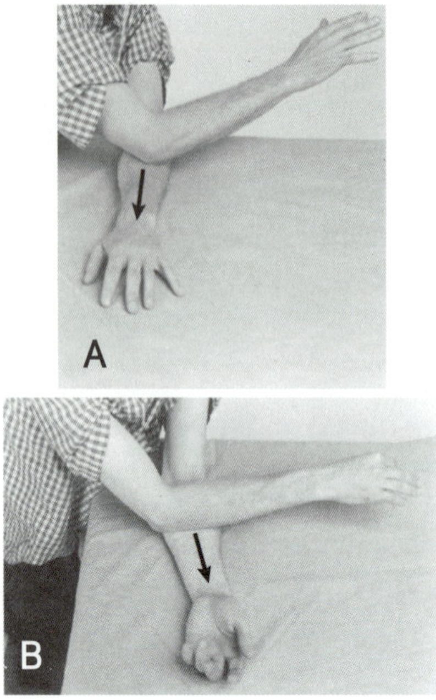

그림 4-27. **A.** 전완 신근면에 직접 근막기법(direct fascial Techniques)을 스스로 실시한다. 8장의 결합조직 기법을 참고. **B.** 전완 굴근면에 직접 근막 기법을 스스로 실시한다. 8장의 결합조직 기법을 참고.

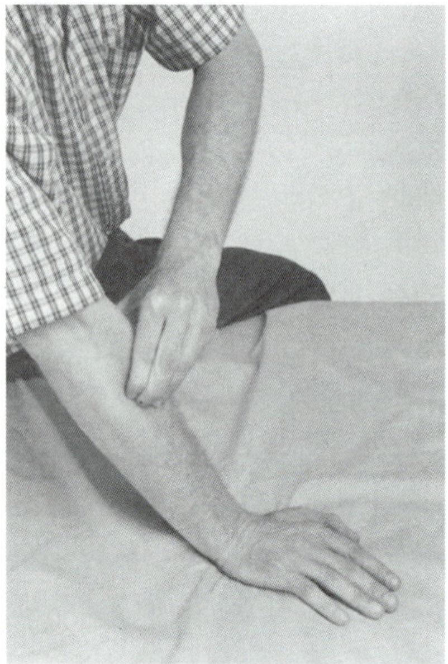

그림 4-28. 총신근의 기시부와 인접한 부위에는 염좌(strain)가 흔히 발생하는데 치료사는 이 자세에서 스트립핑(stripping), 직접 근막기법, 또는 마찰법(friction)을 적용한다. 7장의 신경근 기법과 8장의 결합조직 기법을 참고.

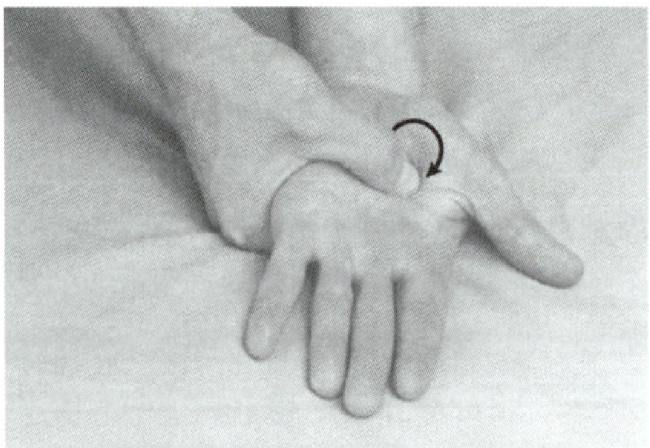

그림 4-29. 무지구 근육에 "엄지로 주무르기(Thumb kneading)"를 수행한다. 좋은 결과를 얻기 위해 양쪽 무지구 근육에 5분~10분 이상 실시한다. 7장의 신경근 기법을 참고.

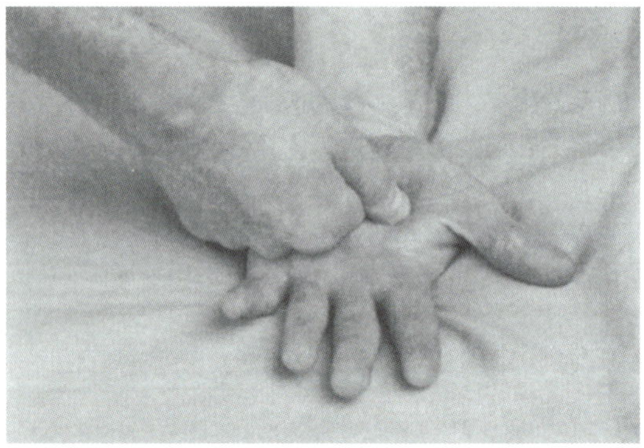

그림 4-30. 나머지 손가락도 엄지손가락을 도와 무지구 근육에 압을 가한다. 7장의 신경근 기법을 참고.

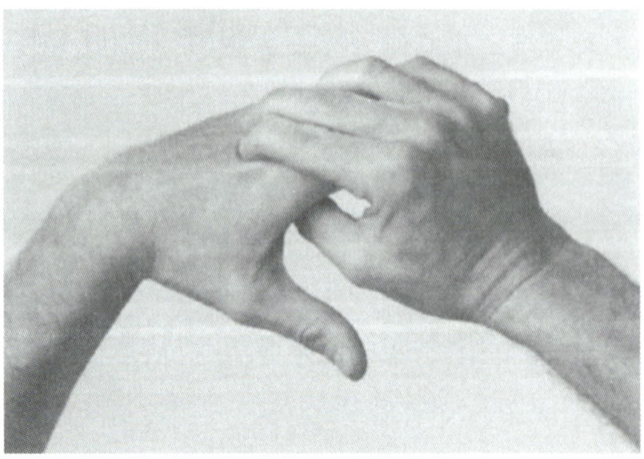

그림 4-31. 손의 내재근을 풀어주기 위해서는 무지와 검지를 사용하여 중수골간(inter-metacarpal)을 마사지한다. 여기에 적용할 수 있는 기법으로는 일정한 압력주기, 스트립핑, 그리고 직접 근막기법이 있다. 7장의 신경근 기법과 8장의 결합조직 기법을 참고.

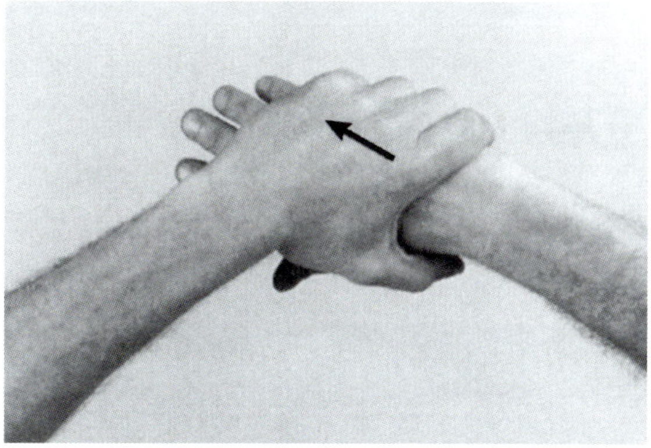

그림 4-32. 마사지를 수행할 때, 손과 손목이 반대쪽으로 자동 가동화(automobilization)되는 것을 고려하여 압을 가해준다. 이때, 손목의 원위관절과 근위관절 모두에 신연(distraction)을 해준다.

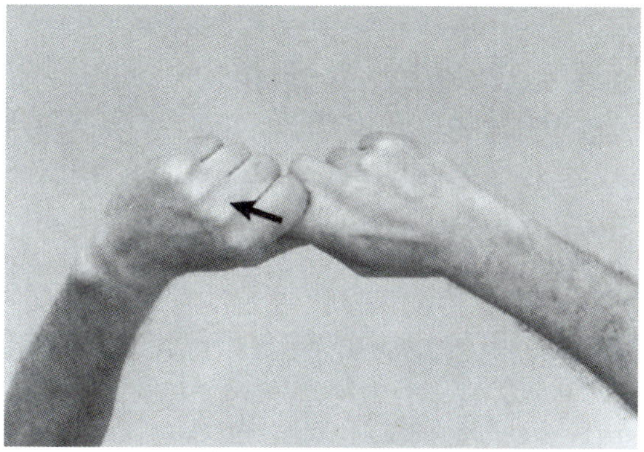

그림 4-33. 신연은 중수지절관절뿐만 아니라, 나머지 모든 관절에도 수행한다.

치료사의 정신적 준비 (Clinician's Psychological Preparation for Treatment)

마사지를 수행하는데 있어 숙련된 치료사는 각 환자에 대하여 평가하고 환자의 챠트를 재검토하며 필요한 준비물을 점검하여 계획한 치료의 유형에 따라 충분한 시간을 할당할 수 있어야 한다.

이것은 환자의 요구를 조정하거나 능숙하게 관리하고 필요사항을 작성하여 문제를 해결할 수 있으며 치료사 자신의 치료수행 능력에 맞추어 스케줄을 짤 때 조정할 수 있도록 해줄 것이다. 만일 어떤 사람이 치료를 받으려 한다면, 치료사는 성급하고 비합리적으로 일정이 강요되지 않도록 예약에 대한 치료지침을 정확하게 설명해 주어야 한다.

먼저 치료사는 치료와 그 외 보조적인 부분까지 충분한 시간을 확보하고, 앞서 설명했던 가벼운 스트레칭과 다양한 마사지 치료의 일부를 사용하여 정신적인 준비를 갖추도록 한다. 마사지를 수행하는 동안 의식적으로 횡격막 호흡을 하고 신체역학(body mechanics)을 올바르게 사용하며 반복적인 동작을 자제하게 되면 치료사는 피로를 덜 받게 될 것이다.

마사지사라는 직업은 일반적으로 서비스를 목표로 한다. 이런 이유로, 치료하기에 앞서 정신을 가다듬는 시간은 매우 중요하다. 또한 치료사의 윤리에 맞게 행동하고 편안한 마음가짐으로 여러 사람들을 위해 서비스를 발휘할 수 있도록 이 모든 것들을 숙지하고 심화하기 위한 여러 가지 방법을 찾아야 할 것이다. 환자의 긴장을 완화시키고 신장을 증가시켜 주기 위해 확립된 신뢰감으로 자율훈련(autogenic)이나 경험적 시각훈련(visualization exercises)을 이용하여 편협하지도 비편협하지도 않은 정신적 경험의 다양한 방법을 적용한다. 어떤 종류라도 정신적인 경험은 "도와주기" 직업의 치료사에게는 없어서는 안될 것이다. 서비스를 중심으로 한 직업에서 격리로 인한 "신경쇠약(burnout)"은 매우 흔한 일인데 이는 기록을 재검토하고 계속 교육을 받거나 직업적 미팅 같은 임상 경험을 통해 동료와의 상호작용을 위한 대화의 기회를 갖는 것이 현명하다. 마지막으로 치료사 자신을 돌보지 않고 희생하면서까지 너무 수고(service)해서는 안될 것이다.

치료를 위한 기구 준비 (Clinician's Preparation of Materials for Treatment)

치료대(TABLES)

마사지나 치료를 위한 치료대는 마사지를 수행하는데 매우 중요한 기구이다. 치료대는 마사지할 때 사용된 이후 다양한 종류가 제작되었으므로 어떤 용도로 쓸 것인지 미리 생각하여 구입해야 한다. 마사지를 하기 위한 치료대는 단단하고 견고하며 손질하기 쉬워야 하고, 적어도 28×72 인치 정도의 크기이어야 한다. 또한 여러 유형의 환자와 작업의 종류에 따라 높이 조절도 가능해야 한다. 치료사는 가끔 치료대에 기대고 치료할 수 있으므로 치료대의 윗면과 측면은 모두 고밀도의 스펀지(foam)으로 덧대주어야 한다. 마사지에 적합한 치료대는 기본적인 치료대에 얼굴 받침대(face cradle)나 머리지지대(head support)가 있고, 조절도 가능한 것이 바람직하다. 얼굴을 넣는 공간(face hole)은 모든 환자에게 동일하게 적용되는 것이 아니므로 사용할 수도 있고 사용하지 않을 수도 있다. 고정된 치료대는 아주 튼튼하고 안정적이지만, 무겁고 이동이 불편함으로 진료실이나 사무실에 놓는 것이 바람직하다(그림 4-34). 수압(hydraulic)이나 전기(electric)로 높이를 조절하는 치료대는 여러 가지 기법을 가장 효과적으로 적용하기 위하여 다양한 높이로 신속하게 조절할 수 있어야 한다. 출장이 잦은 치료사들은 간단하게 조립할 수 있는 간편한 휴대용 치료대를 많이 선택한다(그림 4-35). 이런 치료대들은 무게가 10kg~20kg정도로 튼튼하고 안정감이 있으며 팔 받침과 얼굴 받침대(face cradle)를 갖추고 있지만 높이 조절 기능은 없는 편이다. 결과적으로 치료사들은 이동하여 치료할 때 휴대용 치료대(portable)를 많이 사용한다. 신속하게 높이를 조절할 수 없다면 낮은 치료대를 사용하는 것이 좋다. 낮은 치료대를 사용하려면 다리의 자세를 고려하여 훈련하고 연습해야 한다. 초보치료사들은 치료대를 너무 높게 하는데 이 경우 신체에 많은 무리를 줄 수 있다. 신경근 기법이나 결합조직 기법과 같이 체중을 싣는 기법에서의 치료대 높이는 팔을 아래로 내렸을 때 손가락 끝부분에 위치하거나 그 보다 더 낮은 높이어야 한다(그림 4-36). 표층 반사(Superficial reflex)나 수동운동기법과 같이 가벼운 치료에서의 치료대 높이는 손목높이나 그보다 더 높게 맞춰준다. 이동식 마사지 의자는 "고정" 또는 "이동"을 위해 특별히 제작되었다(그림 4-37A). 이런 의자는 사무실에서 일하는 사람에게 흔히 발생하는 손상을 치료할 때 주로 사용하는데 편안함을 제공할 수 있는 반면 다양한 용도로 사용

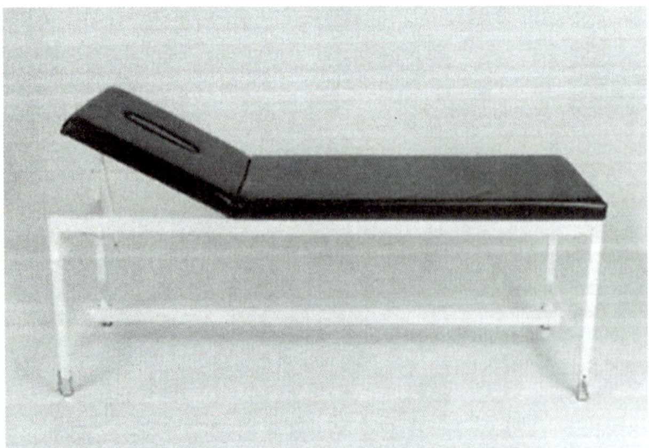

그림 4-34. 얼굴 넣는 공간(face hole)이 있으며 다리 조절 기능이 있고 부분적 경사가 가능한 금속성의 고정된 치료대.

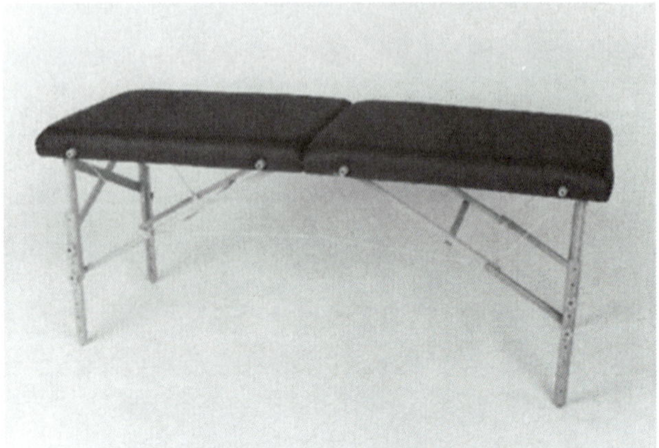

그림 4-35. 휴대용 치료대.

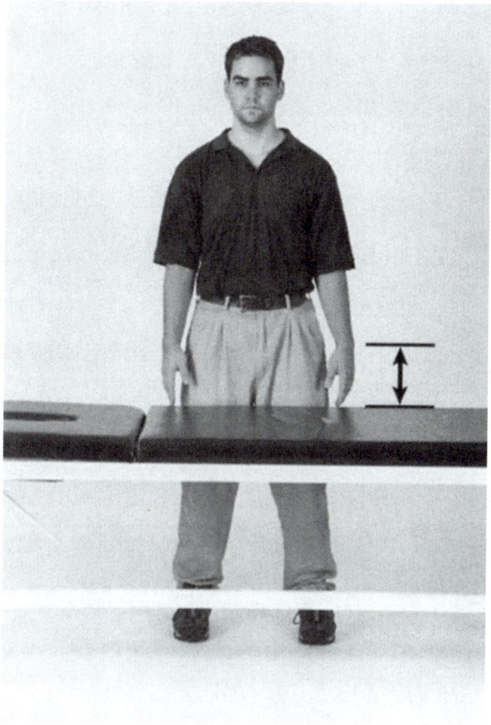

그림 4-36. 알맞은 치료대의 높이는 환자의 키와 수행하려는 기법에 따라 다양하게 맞출 수 있어야 한다. 일반적으로 치료대는 치료사가 팔을 내리고 손가락을 쭉 피고 섰을 때, 손목과 손가락 끝 사이에 위치해야 한다. 때로는 치료사의 무릎 높이만큼 낮거나 허리높이 정도가 알맞을 수도 있다.

할 수 없어 어떤 사람들에게는 이 반 무릎 자세가 불편할 수도 있다(그림 4-37B). 덮개(draping)나 환자와 접촉하는 치료대(table), 침대(bed) 또는 의자면은 시중에서 쉽게 구할 수 있는 소독약이나 비누, 뜨거운 물이나 10% 표백성 살균제(bleach solution)로 깨끗하게 닦아준다.

지지대(SUPPORTS)

치료사는 침대나 바닥에 눕게되는 환자를 위해 긴 베개나 다양한 베개를 준비한다. 적어도 표준 사이즈 베개 6개와 (그림 4-38) 그외 다양한 크기와 모양의 베개들을 추가적으로 준비해야 한다. 그리고 필요하다면 스펀지(foam) 또는 케이폭 솜(kapok)으로 채워진 매트를 사용한다. 바닥에서 치료하는 경우엔 신체적으로 무리가 많음으로 이 경우 치료기법은 한정되어 있다. 환자와 접촉하는 매트리스면과 덮개(draping)는 시판용 소독제로 소독하거나 비누와 뜨거운 물로 세탁하고 10% 표백성 살균제로 헹군다.

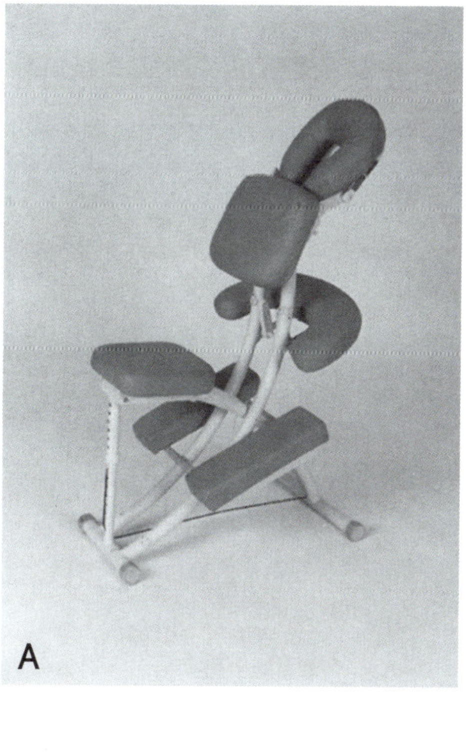

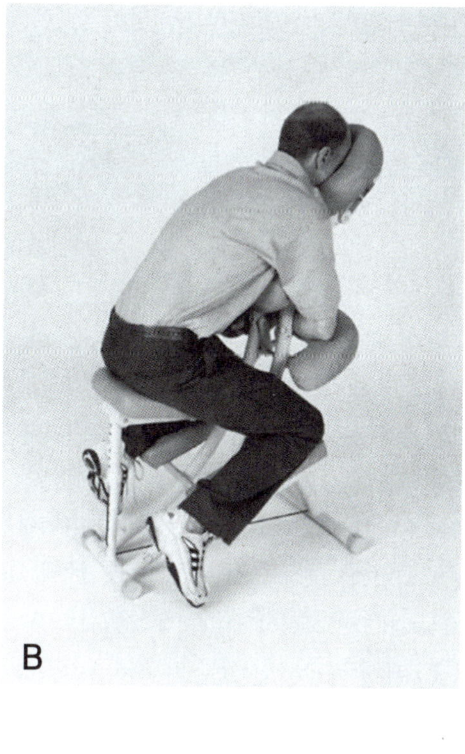

그림 4-37.

A. 속을 넣어 천을 씌운 튼튼하고 가벼운 휴대용 마사지 의자는 운반하기 쉽도록 접을 수 있어야 한다.

B. 이 치료대는 허리와 목을 치료할 때 좋다.

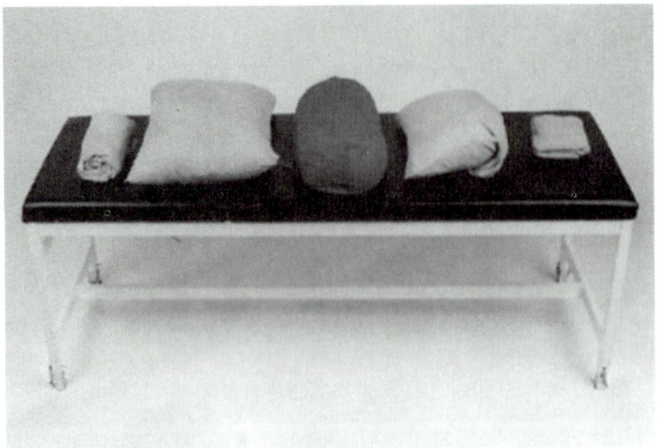

그림 4-38. 치료사는 다양한 모양과 크기의 지지대가 필요하다.

린넨류(LINEN)

시트는 튼튼하고 표백이 가능하며 광택이 없는(opaque) 하얀색, 또는 파스텔 톤의 면 소재를 권하고 있다. 펼친 시트 한 장(접은 것은 펼쳤을 때 한쪽)은 침대를 충분히 씌울 수 있을 만큼 넓지만, 그보다 폭이 좁은 50~54인치의 시트는 주름이 덜 생기고 조절하기가 더 쉽다. 린넨류로 만든 기본적인 제공품으로는 베개 커버, 크고 작은 수건, 담요(blanket) 등이 있으며 환자와 접촉했던 린넨류 제품들은 사용 후 반드시 세제, 표백제, 시판용 세척제(degreaser) 등으로 세탁해야 한다. 가능하면 전문적인 세탁소를 이용하는 것이 좋다.

윤활제(LUBRICANTS)

윤활제는 치료사의 손과 환자의 피부 사이에 일어나는 활주(glide), 마찰(friction), 잡아끌기(drag)를 조절하기 위하여 사용된다. 윤활제는 피부에 바르며 이것은 환자의 피하조직 변화와 치료사의 촉진(palpate) 기술에 영향을 미친다. 결과적으로 윤활제는 어떤 기법을 수행하기 위해서는 꼭 필요하기도 하고 또 어떤 사람들에게는 사용하지 말아야 하는데 사용할 때는 주의 깊게 선택하여 사용해야만 효과가 있다. 숙련된 치료사는 윤활제의 다양한 종류와 효과를 알고 있기 때문에 기법의 응용에 따라 잘 선택할 수 있을 것이다. 사용하는 모든 윤활제는 저자극성이어야 하고, 눌러 짜는 용기(squeezebottle)나 펌프 또는 셰이커(shaker) 같은 용기는 더럽지 않고 위생적이어야 한다.

오일(OILS)

오일은 일반적으로 신경근 기법을 수행할 때 선택하는 윤활제이다. 대체로 올리브유나 해바라기유, 잇꽃유(safflower), 호호바유(jojoba), 아몬드유(almond), 코코넛유(coconut)등과 같은 질 높은 식물성 오일이 사용된다. 미네랄오일(mineral oil) 역시 사용되기는 하지만 피부에 영양분을 공급하는 능력은 덜하다. 오일들은 약간씩 다른 농도와 끈적임, 흡수율을 가지고 있으며 역겨운 냄새가 나기도 하고 얼룩이 지는 결점을 가지고 있다. 흡수되지 않아 환자의 피부에 남아있는 오일은 알코올을 적신 일회용 타월을 사용하여 닦아준다.

로션(LOTIONS)

로션은 오일이나 물속의 입자와 같은 유동체인 현탁액으로 불투명 하지만 피부에 바르기 쉽고 흡수가 빠르다. 빠른 흡수율은 깊은 신경근 기법이나 결합조직 기법을 수행할 때 유익하다.

크림(CREAMS)

크림은 오일을 기준으로 할 때 더 걸쭉하고 흡수율은 오일과 로션의 중간정도이다. 크림은 유성분으로 활주(glide)를 도와주고, 라놀린(lanolin)이나 밀랍(beeswax)과 같은 끈적끈적한 성분을 함유하고 있어 환자의 피부를 끌어당기는데 미끄러지는 것을 감소시켜 주므로 마사지를 쉽게 할 수 있도록 도와준다. 이렇게 크림은 미끄러지는 것을 감소시킬 수 있어 결합조직 기법에 유용할 것이다.

파우더(POWDERS)

초크(French chalk), 콘스타치(cornstarch) 또는 향기가 없는 베이비파우더로 정제한 파우더는 오일을 거부하는 환자들이나 활주기법을 할 때 사용한다. 파우더는 대부분의 림프 배액 기법(lymph−drainage techniques)에서 제일 먼저 선택되는 윤활제이다.

치료하는 동안 환자의 자세와 드래핑(draping) (Positioning and Draping the Client During Treatment)

자세(POSITIONING)

치료사는 마사지를 하기 전에 치료계획, 치료부위, 환자의 선호도와 편안함을 고려하여 환자의 자세를 결정해야 할 것이다. 일반적으로 취할 수 있는 자세는 엎드려 눕기(prone), 바로 눕기(supine), 옆으로 눕기(sidelying), 앉기(seated), 몸을 구부려 앉기(seated inclined), 다리 뻗고 앉기(long－sitting)이며 이 자세들을 유지하거나 지지하기 위해서는 베개로 받치거나(pillow placement) 지지할 수 있는 것들이 필요하다. 상자 4－1을 살펴보면, 근육, 조직 그리고 신체부위를 치료하기 위해 선택한 자세들은 환자에게 쉽게 접근할 수 있다는 것을 알 수 있다.

일단 환자에게 치료대 위에서 바르게 자리를 잡게하고 신체를 지지하기 위한 베개나 받침대, 말려진 타월 등을 필요한 만큼 추가하거나, 빼거나, 이동시켜 환자가 편안함을 느낄 수 있도록 한다. 그림 4－39A~4－45까지는 여러 가지의 자세와 베개로 지지하는 일반적인 자세가 설명되어 있다. 베게를 시트 속에 넣으면, 베개를 사용한 후 새로 교체하지 않고 재사용할 수 있으며 여러가지 다양한 형태의 자세가 가능하다는 것을 병원 또는 재활기관에서 종사하는 치료사들은 꼭 알아야 한다.

드래핑(DRAPING)

계획된 마사지를 하기 위해 환자를 안전하고 따뜻하게, 그리고 조심스럽고 편안한 자세를 취하게 하는 것 이상으로 환자의 드래핑은 중요하다. 올바른 드래핑은 실습실을 포함한 실습장에서도 필요한데 이는 환자를 마사지하는 동안 확실한 경계가 되어주고 체온을 유지하는데 도움을 준다. 드래핑은 치료 중에 치료사와 환자사이의 실질적인 경계가 되므로 환자의 몸을 노출시킬 때에는 불안한 생각을 갖지 않도록 더 세심하게 신경 써 주어야 한다.

치료사의 실습범위, 행위의 직업적 규칙(professional code

상자 4－1
다양한 근육들을 치료받기 위한 자세

엎드린 자세에서 치료하기 좋은 근육들
- 후경부 근육들(posterior cervical muscle)
- 후경근
- 광배근
- 능형근
- 중간－하부 승모근
- 척추신근
- 대둔근
- 슬괵근
- 하퇴 삼두근
- 발의 내재근

바로 누운 자세에서 치료하기 좋은 근육들
- 두부와 경부의 모든 근육들
- 대흉근
- 팔의 모든 근육들
- 복직근
- 대퇴 사두근
- 전방 구획 근육

옆으로 누운 자세에서 치료하기 좋은 근육들
(위에 위치한 근육들)
- 사각근
- 회선근개
- 소흉근
- 전거근
- 복직근
- 요방형근
- 장늑근(Iliocostalis)
- 중둔근과 소둔군
- 장경인대
- 비골근

(아래에 위치한 근육들)
- 고관절 내전근
- 하퇴 삼두근

똑바로 앉은 자세에서 치료하기 좋은 근육들
- 상위 승모근

몸을 구부린 자세에서 앉아 치료하기 좋은 근육들
- 두부와 경부의 후면에 있는 모든 근육들
- 등 위쪽에 있는 모든 근육들
- 팔 위쪽 후면에 있는 모든 근육들

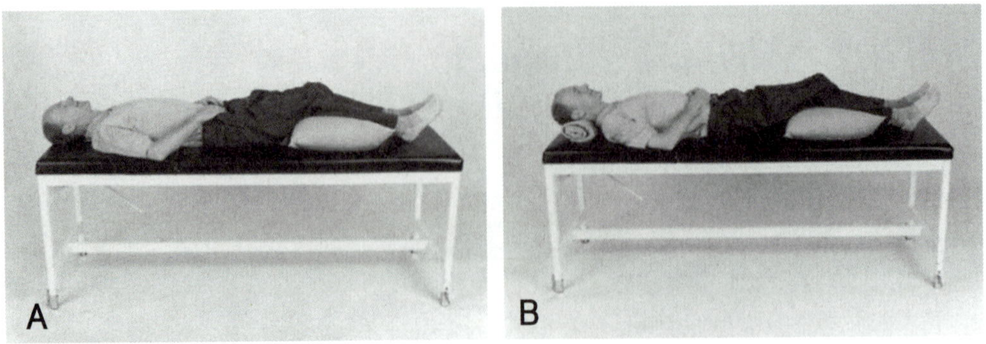

그림 4-39.
A. 바로 누운 자세에서는 1~2개 정도의 베개를 무릎 밑에 놓아 등 아래쪽의 긴장을 감소시켜 준다.
B. 바로 누운 자세의 환자가 편안하도록 베개 또는 접은 타월을 목 아래에 받쳐준다.

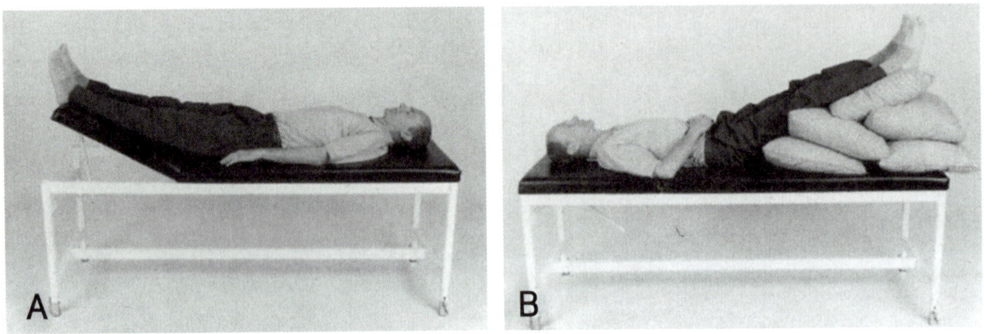

그림 4-40.
신체의 불필요한 체액을 배출시켜주기(배액법, drainage) 위하여 (**A**) 테이블을 경사지게 하거나 (**B**) 베개를 쌓아 다리를 높이 올려 준다.

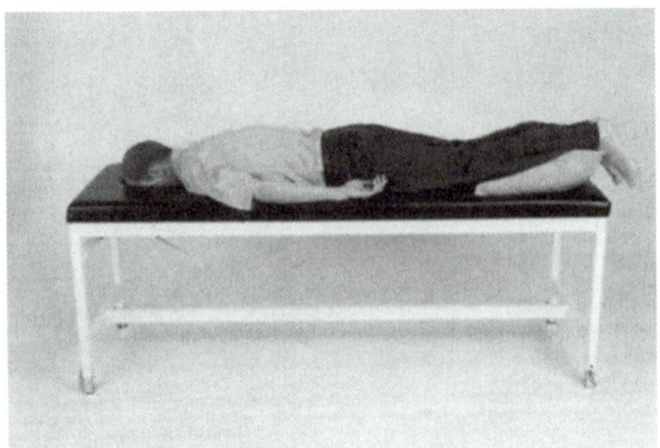

그림 4-41.
엎드린 자세에서 무릎의 압박감을 제거하기 위하여 발목 밑에 베개를 놓는다.

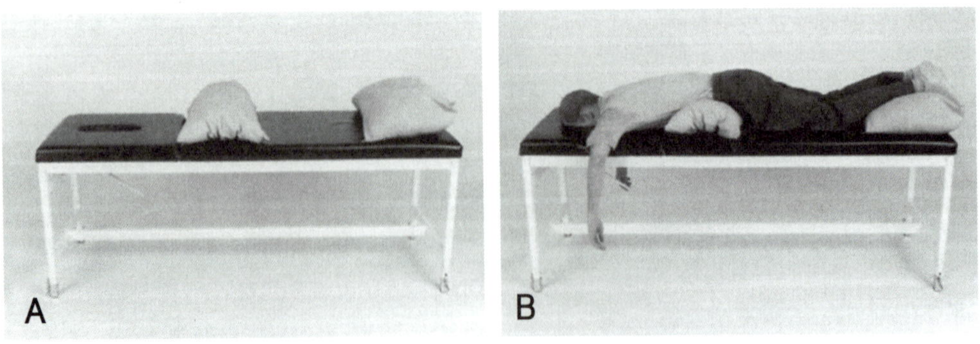

그림 4-42. **A** 와 **B.**
엎드린 자세에서 복부 아래쪽에 작은 베개를 놓으면, 요추부가 신장되어 요추전만을 줄일 수 있다. 이 자세는 급성 척추후관절 장애(acute facet derangement)와 같은 요통과 허리 통증을 감소시킬 수 있다.

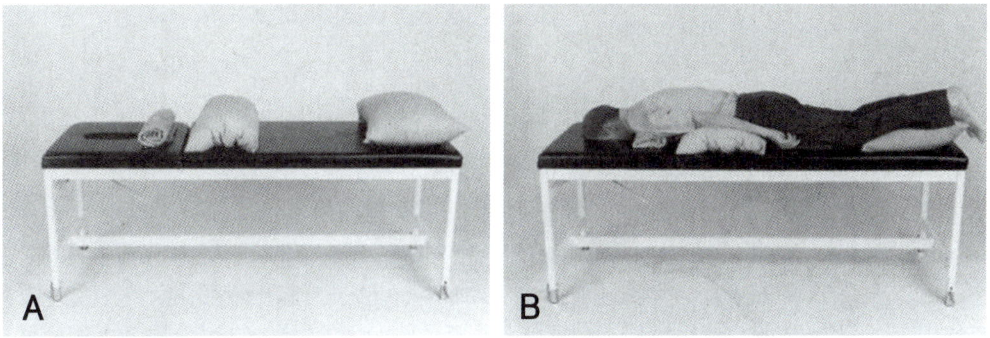

그림 4-43. A 와 B. 엎드린 자세에서 가슴위 쪽에 타월을 접어 넣으면, 가슴이 큰 여성에게 편안함을 주거나 갑상연골(thyroid cartilage)의 압박감을 없애준다.

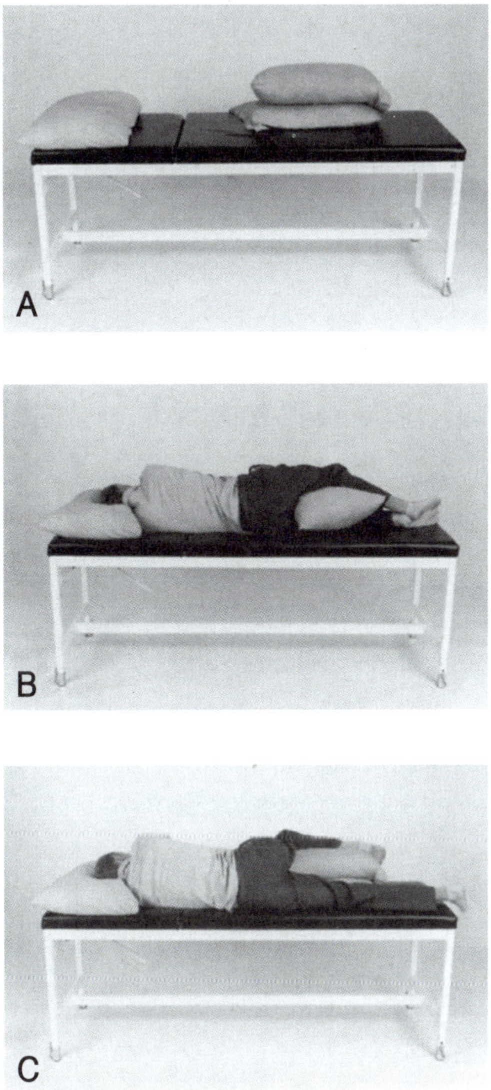

그림 4-44. A. 옆으로 누운 자세에서는 보통 머리와 다리에만 베개를 이용한다. B. 일반적으로 한두개의 베개를 무릎 사이에 넣음으로 더 편안하게 해준다. C. 테이블에 인접한 다리와 대퇴 내측부를 치료하기 위하여 고관절과 슬관절을 90° 굴곡시키고, 골반이 돌아가지 않도록 위쪽 다리 밑을 베개로 지지해준다.

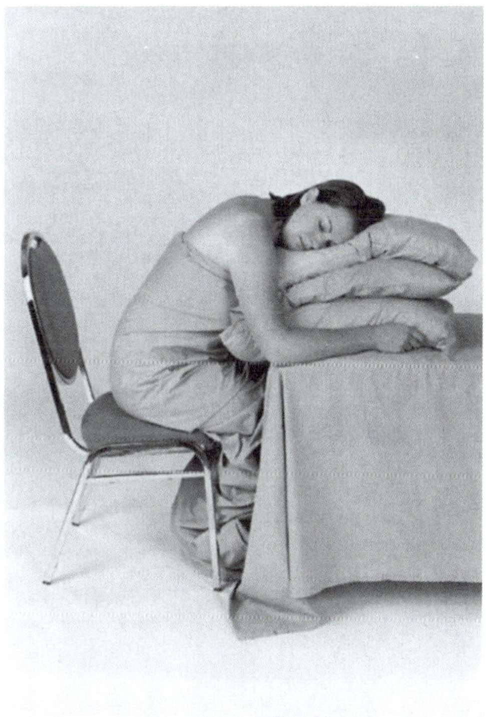

그림 4-45. 편안히 앉은 자세에서 베개를 몇개 받쳐주어 등 위쪽과 어깨, 그리고 목 뒤쪽을 치료하기 쉽도록 해준다.

of conduct) 그리고 법적으로 규정된 범위에서는 치료 중에 환자의 신체 노출 허용 정도를 설명해 준다. 환자가 옷을 벗어야 할 때 치료사는 다음의 규칙을 지켜야 한다.

1. 옷은 한번에 한쪽만 벗긴다.
2. 치료받을 부위의 옷만 벗긴다.
3. 음부(gluteal cleft), 회음부(perineum), 생식기(genitals), 그리고 여성의 가슴은 벗기지 않도록 한다.

아래의 3가지 예외사항은 위에서 언급한 규칙에 반하여 합법적인 예외로 간주한다. 치료사는 각각의 사례에서 법적으로 규정된 범위(local law)가 그 예외사항들을 바꾸거나 바꾸지 않든지 간에 반드시 알고 있어야 한다.

1. 임상적으로 가슴 마사지가 필요하다면, 여성의 가슴 부위는 한쪽씩 노출해야 하고 치료에 앞서 환자에게 이 노출에 대한 설명을 충분히 하여 동의를 받도록 한다.
2. 출산 또는 분만의 목적으로 노출해야 한다면 충분한 설명으로 환자에게 동의를 받은 후 골반부위의 옷을 벗기도록 한다. 골반층 기능부전(pelvic floor dysfunction)을 치료하는 경우 전문기관에서 제공한 드래핑에 대한 지침서를 참고하여 제시한 영역 내에서 치료하여야 한다.
3. 2세 이하의 유아는 노출시킨 상태에서 치료해야 한다.

임상에서, 치료사는 드래핑(draping)을 하거나 가르칠 때 다음의 내용을 알아야 한다. 치료사는 치료계획을 환자와 상의해야 하고 환자가 옷을 벗었는지 장신구들을 떼어냈는지 확인해야 하며 그 이유를 이론적으로 설명할 수 있어야 한다. 환자가 옷을 벗지 않고 치료받겠다고 한다면, 그 선택이 기술적으로 어떤 불편함을 주는지 설명해주어야 한다. 그리고 치료대 위에서 취해야 할 자세와 지지할 수 있도록 제공되는 지지물(support) 그리고 덮개를 어떻게 사용하는지에 대하여도 정확히 설명해 주어야 한다. 환자가 설명해준 내용을 이해했다고 생각되면 환자 혼자서 드래핑할 수 있도록 자리를 비켜준다. 또한 환자가 옷을 벗을 때나 테이블 위에 올라갈 때 도움을 필요로 한다면 치료사는 어떤 옷을 벗어야 하는지 그러기 위해서는 환자의 어떤 부위를 만지고 어떻게 움직일 것인가를 정확히 설명해주고 그에 대한 동의와 승낙을 받은 후 도와주도록 해야 한다.

학생들은 드래핑 과정을 반복하여 실습하고 실습 중에는 상대방을 이해하고 배려해야 한다. 또한 처음 실습 받는 학생들은 드래핑 기술이 어느 정도 수준이 될 때까지 충분하게 익히도록 한다. 다음에 이어지는 드래핑 과정들(그림 4-46 부터 4-56까지)은 (두 겹의) 플랫시트(flat sheet)와 두개의 싱글 시트 (single sheet), 그리고 몇 개의 타월이나 폭이 아주 좁은 4피트 시트를 이용하여 드래핑하는 과정을 설명하였다. 묘사된 것처럼 드래핑할 때 옷을 벗은 환자는 안전한 느낌을 갖고 편안해야 하며 다리를 치료할 때에는 환자가 속옷을 입기 위해 드래핑한 시트를 쉽게 수정할 수 있어야 한다. 또한 임상적 환경이나 환자의 선호에 따라 가운(gown)을 사용하거나 본문에 나와 있는 드래핑 방법이 바뀔 수도 있어야 하며, 치료에 어느 정도 여유가 있다면 환자에게 일어나기 전 휴식을 취하도록 해주어야 한다. 그리고 치료사는 "옆으로 몸을 돌려 다리를 테이블 아래로 내려놓으세요. 그리고 팔로 테이블을 잡으며 천천히 앉으세요."라고 말하며 환자가 안전하게 테이블에서 내려오도록 도와준다. 이렇게 치료 후에 환자가 앉거나 일어나거나 옷을 입을 때 도움을 요청한다면, 언제든지 사려 깊게 도와주어야 한다.

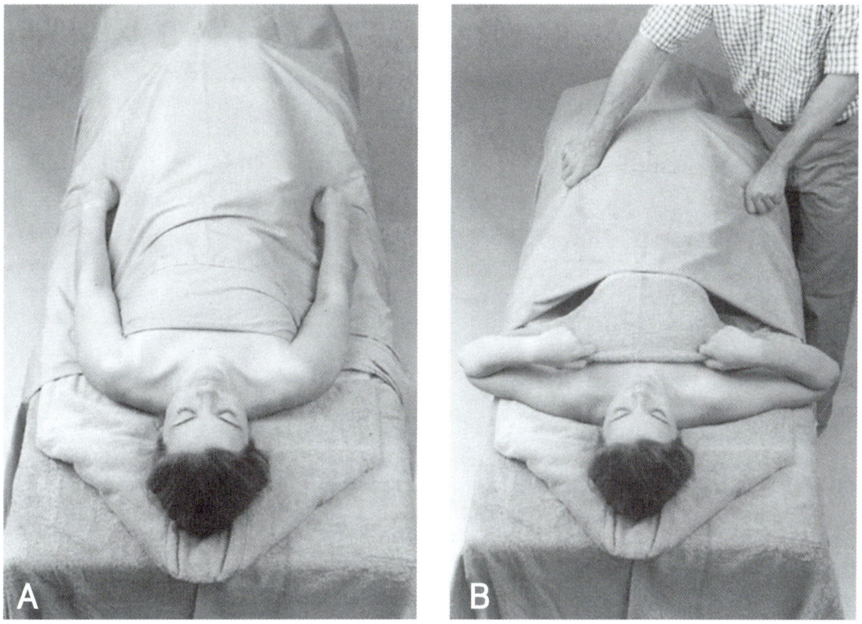

그림 4-46. **A.** 바로 누워있는 여성의 옷을 벗기기 위한 시작자세 **B.** 몸을 감싸고 있는 타월은 가슴 위에 있는 시트 윗자락과 일치하도록 덮는다. 그리고 치료사가 시트를 밑으로 빼는 동안 환자는 타월의 끝부분을 잡고 있도록 한다.

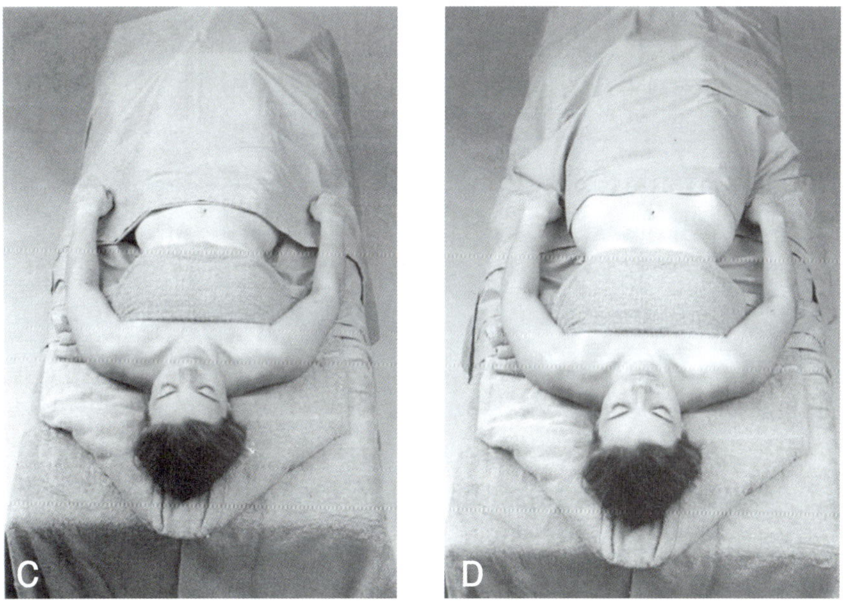

그림 4-46(계속). **C.** 타월을 몸이나 팔 아래에 끼워 넣는다; 그리고 복부를 노출시킨다. **D.** 마지막에는 확실하게 덮어주어 안전한 느낌을 갖게 하고 검상돌기(xiphoid process)에서부터 전상장골극(anterior superior iliac spine)까지 복부를 노출시킨다.

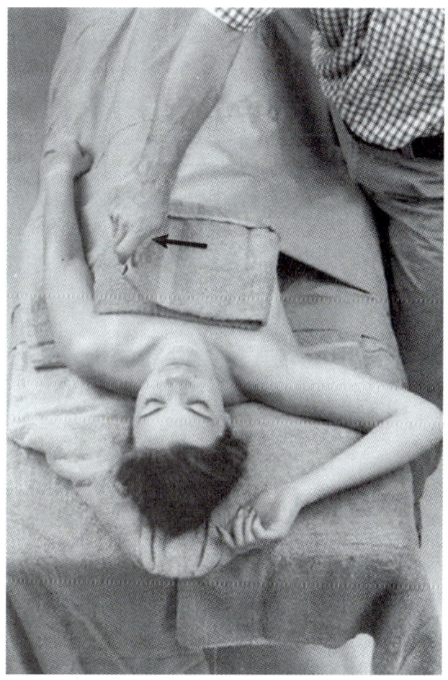

그림 4-47. 여성의 대흉근(pectoral muscles)이나 가슴 조직을 마사지할 때는 충분히 설명해주고 동의를 얻은 다음, 한번에 한쪽 가슴만 드러나도록 타월을 접는다.

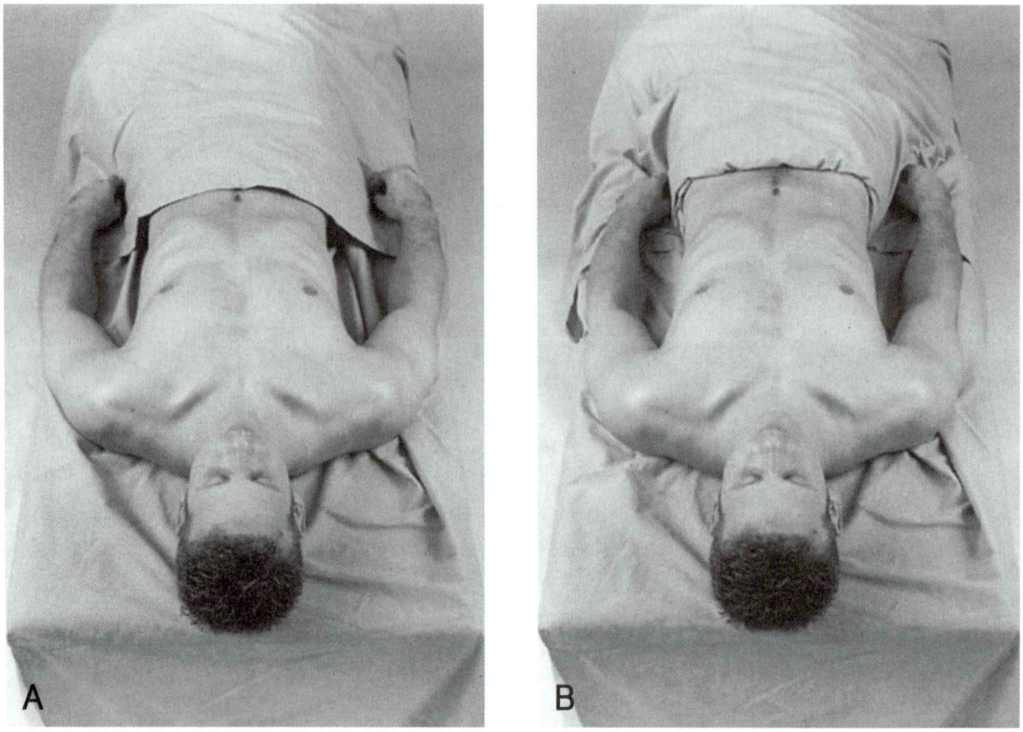

그림 4-48. **A.** 남성의 앞쪽 드래핑은 동의를 구하기가 훨씬 수월하다. 남성의 몸 전체를 광범위하게 치료하기 위해서는 허리까지 노출시킨다. 복부마사지만 계획했다면, 환자의 가슴을 타월로 덮어주어 따뜻하게 해준다.
B. 마지막으로, 타월을 전상장골극 위치에서 허리 밑으로 끼워 넣는다.

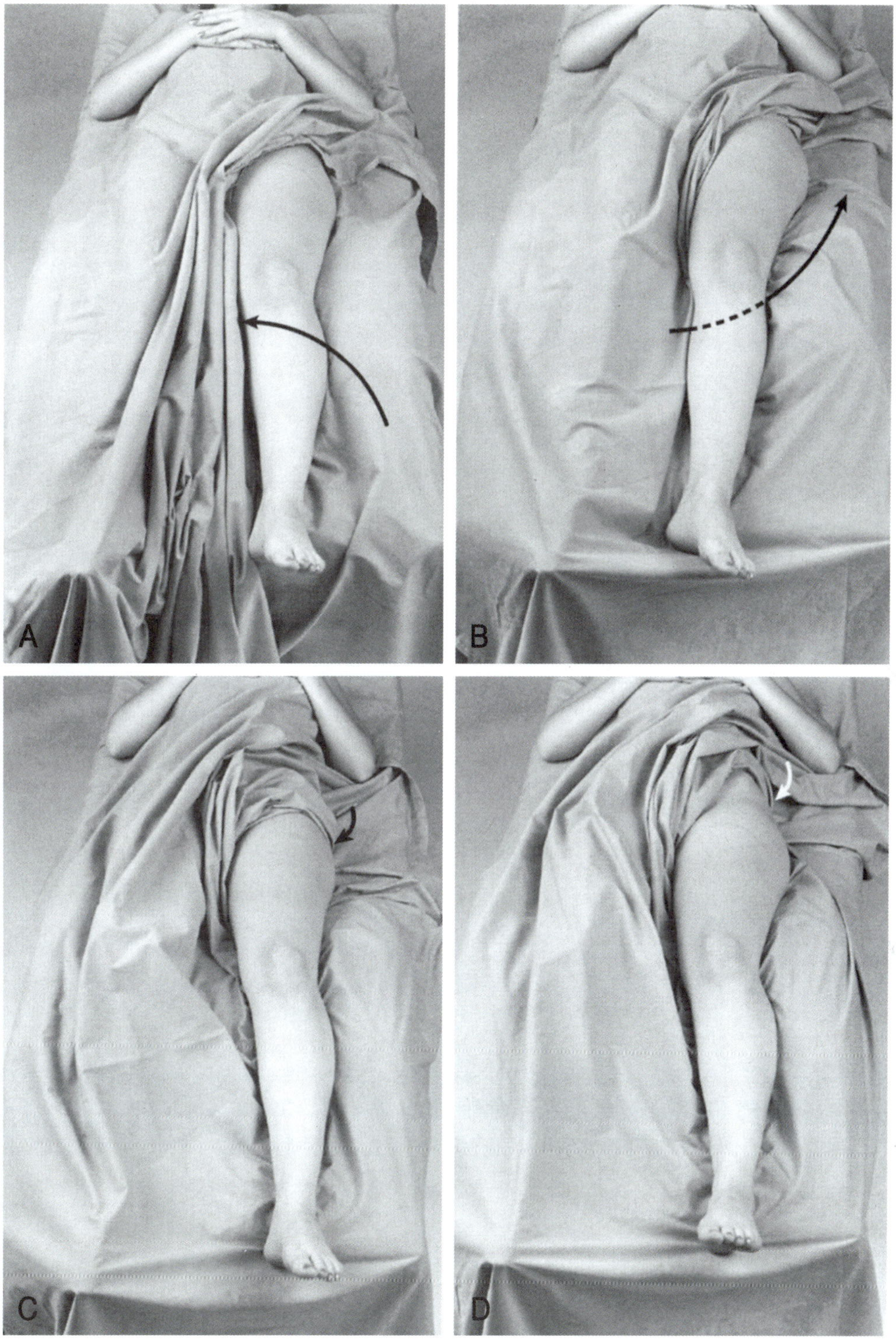

그림 4-49. A. 다리 앞쪽 옷 벗기기, 다리를 노출시키고 여분으로 남은 시트를 거둬 다리 사이에 모아둔다.
B. 여분의 시트는 테이블 쪽으로 보내서 노출된 다리 밑으로 집어넣는다. 이때 시트는 다리의 무게를 이용해 확실히 고정시킨다.
C. 덮개 가장 위쪽의 끝자락은 대전자(greater trochanter) 위치에서 둔부 밑으로 끼워 넣는다.
D. 또는 전상장골극을 노출시키기 위해 더 위로 말아서 허리 밑에 끼워 넣는다.

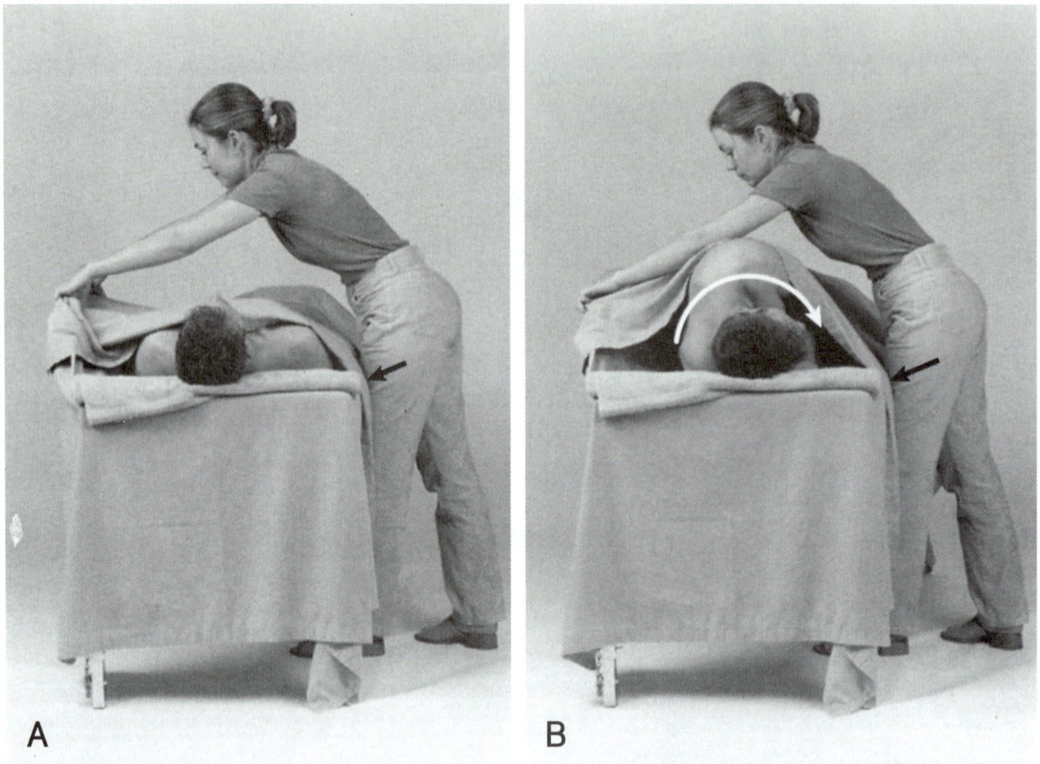

그림 4-50. A. 엎드린 자세에서 방향 전환하기. 바로 누운 자세에서 엎드리거나 엎드린 자세에서 바로 눕거나 어떤 자세에서 옆으로 누운 자세로 바꾸는 것은 모두 기본적인 과정이 비슷하다. 치료사는 테이블 건너편 시트를 단단히 잡으면서 바로 앞의 시트를 대퇴부로 고정시키고 환자에게 돌아눕도록 지시한다.

B. 환자가 돌아눕는 동안, 치료사는 테이블 양 옆의 시트를 잡고 있어야 한다. 잘못하면 환자가 노출되거나 둔부 밑의 시트가 움직여서 환자가 불편해 할 수도 있다. 치료사는 환자가 돌아누울 때 환자와 접촉하는 것을 최소화해야 한다.

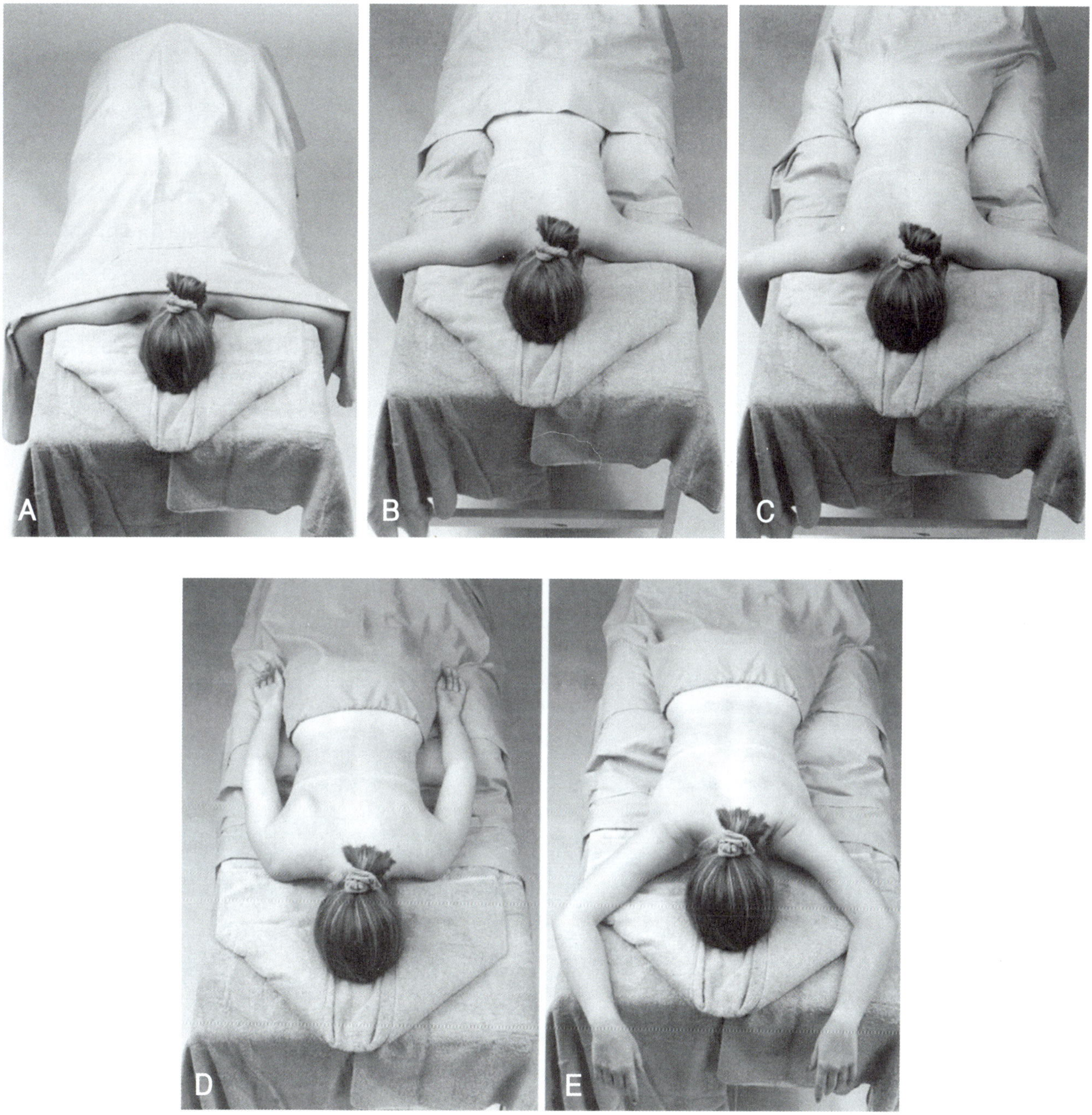

그림 4-51. A. 엎드린 자세에서 등쪽에 덮인 시트를 벗기기 위한 시작자세.
B. 일반적으로 등을 마사지하기 위해서는 후상장골극(posterior superior iliac spine) 정도까지 노출시켜야 한다.
C. 시트는 환자와 침대사이에 확실히 끼워져 있어야 한다.
D. 환자는 팔을 자신의 옆에 놓는다.
E. 또는 팔을 머리 위쪽으로 올린다.

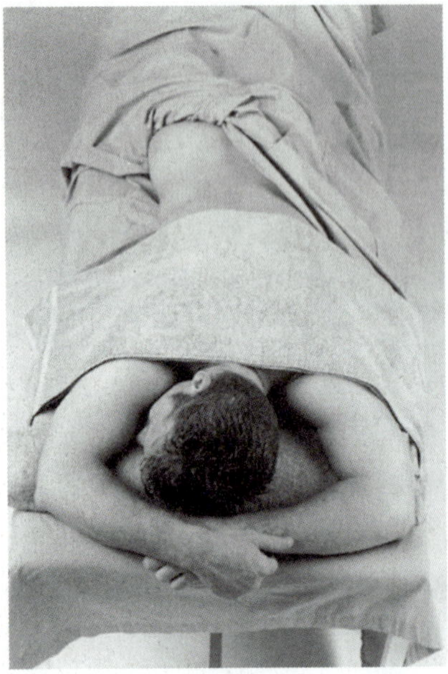

그림 4-52. 이런 각도의 드래핑은 둔부의 한 쪽만 노출시킬 때 이용되며, 이것은 허리부분을 광범위하게 치료할 때 좋다.

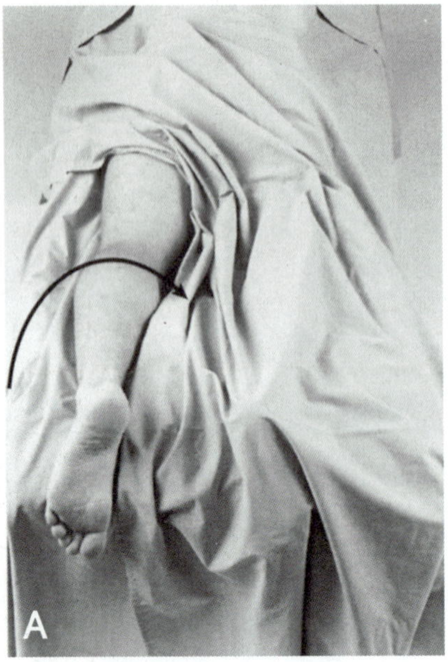

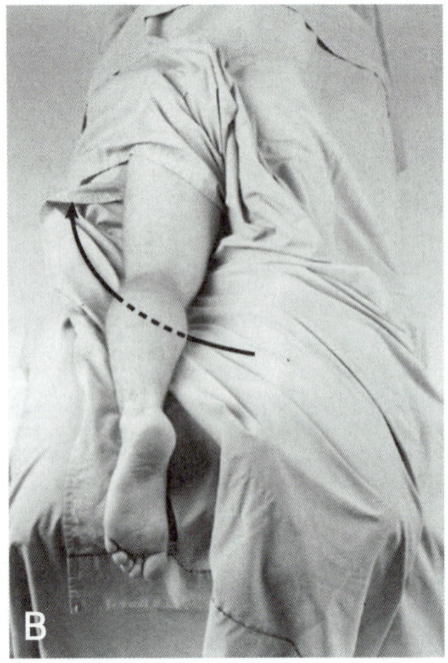

그림 4-53. A. 다리 뒤쪽 드래핑 과정은 다리 앞쪽에서의 방법과 비슷하다. 다리를 노출시키고 여분의 시트는 다리사이에 모아둔다. B. 여분의 시트는 노출된 다리 밑으로 밀어 넣어 테이블 쪽으로 빼낸다. 이때 시트는 다리의 무게를 이용해 확실히 고정시킨다.

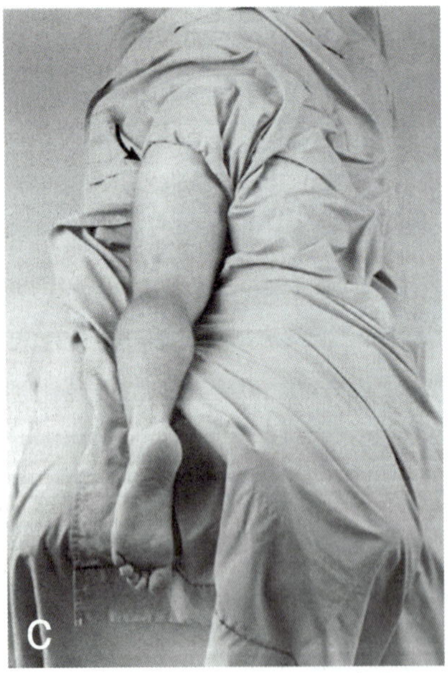

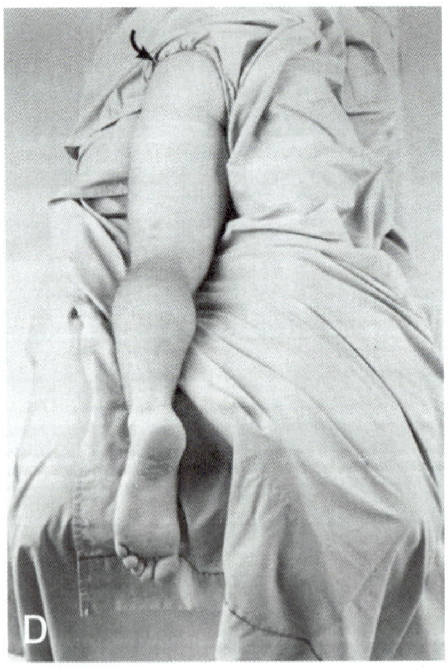

그림 4-53.(계속) C. 시트의 윗부분 가장자리는 대전자(greater trochanter) 정도에서 대퇴부 앞쪽으로 끼워 넣는다. D. 둔부의 중앙부위를 노출시키기 위해서는 양쪽 둔부 사이의 둔근열(gluteal cleft)에서 시트를 말아 전상장골극보다 더 위쪽에 단단히 끼워 넣는다.

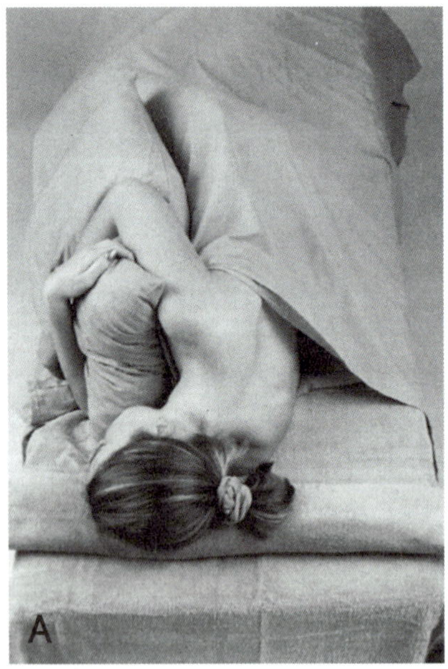

그림 4-54. A. 옆으로 누운 여성의 등과 옆구리를 노출시킬 때는 먼저 베개를 가슴 앞쪽에 껴안도록 지도한다.

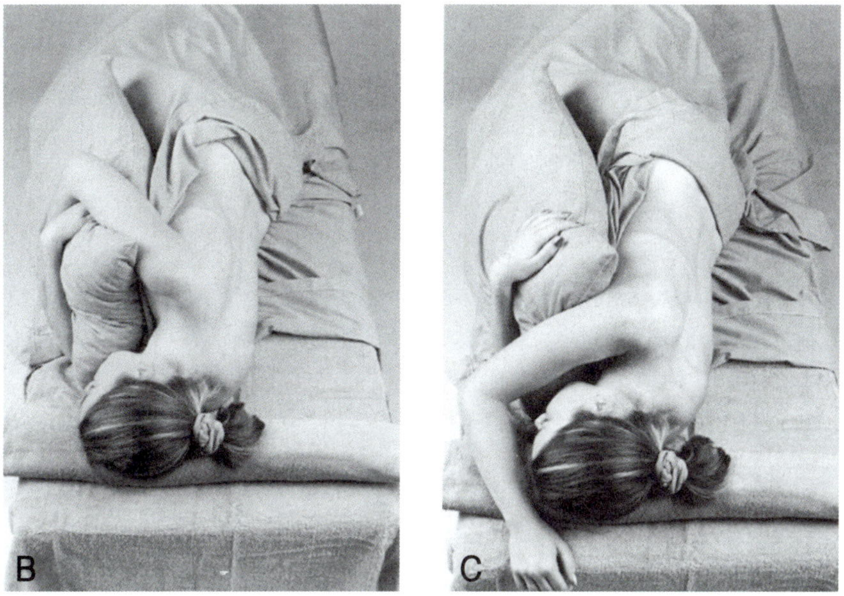

그림 4-54.(계속) B. 등을 치료할 때는 필요한 만큼만 옷을 벗긴다.
C. 그리고 환자와 침대 사이에 시트를 단단히 끼워 넣는다. 몸 위에 있는 팔은 머리 위쪽으로 올리고, 밑에 있는 팔은 베개를 계속 껴안게 한다.

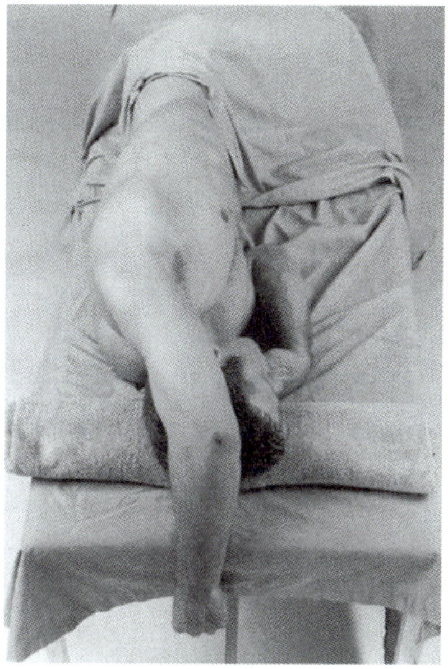

그림 4-55. 옆으로 누운 자세는 가장 위의 회전근개(rotator cuff), 전거근(serratus anterior), 요방형근(quadratus lumborum)과 대흉근(pectoral), 척추신근(spinal extensor)을 다양한 방향에서 치료할 수 있도록 해준다.

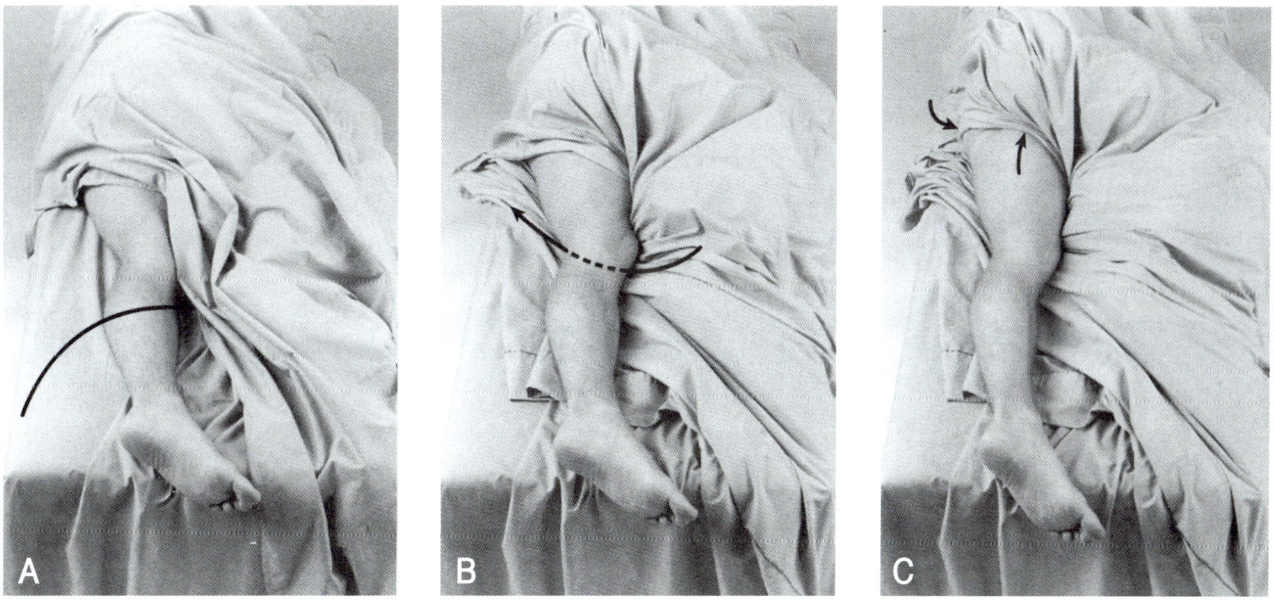

그림 4-56. A. 옆으로 누운 자세에서 아래쪽에 있는 다리는 시트를 벗기고(내전근, 하퇴삼두근, 후경골근의 치료를 위해) 위쪽에 있는 다리의 무릎과 고관절은 90° 굴곡시킨 후 베개를 이용하여 그 자세를 유지하게 해준다(그림 4-44C를 보시오). 그리고 아래쪽 다리는 뒤에서부터 노출시키고 여분의 시트를 다리 사이에 모아둔다. B. 여분의 시트는 노출된 대퇴 중간부나 약간 더 위쪽에서 다리 아래로 밀어 넣고 테이블 뒤쪽으로 잡아당긴다. 이때 시트는 다리의 무게를 이용하여 확실히 고정시킨다. 특히, 남자 환자의 성기는 상방을 향하도록 지도한다.
C. 시트의 위쪽에 있는 끝자락은 가능하면 좌골 치골지(ischiopubic ramus) 가까이에 밀어 넣고 다리 밑에 있는 시트 가장자리는 대전자(greater trochanter) 밑으로 끼워 넣는다. 좌골 치골지에 부착된 내전근(adductor attachment) 치료 시 이렇게 드래핑하는 것이 가장 좋은 방법일 것이다.

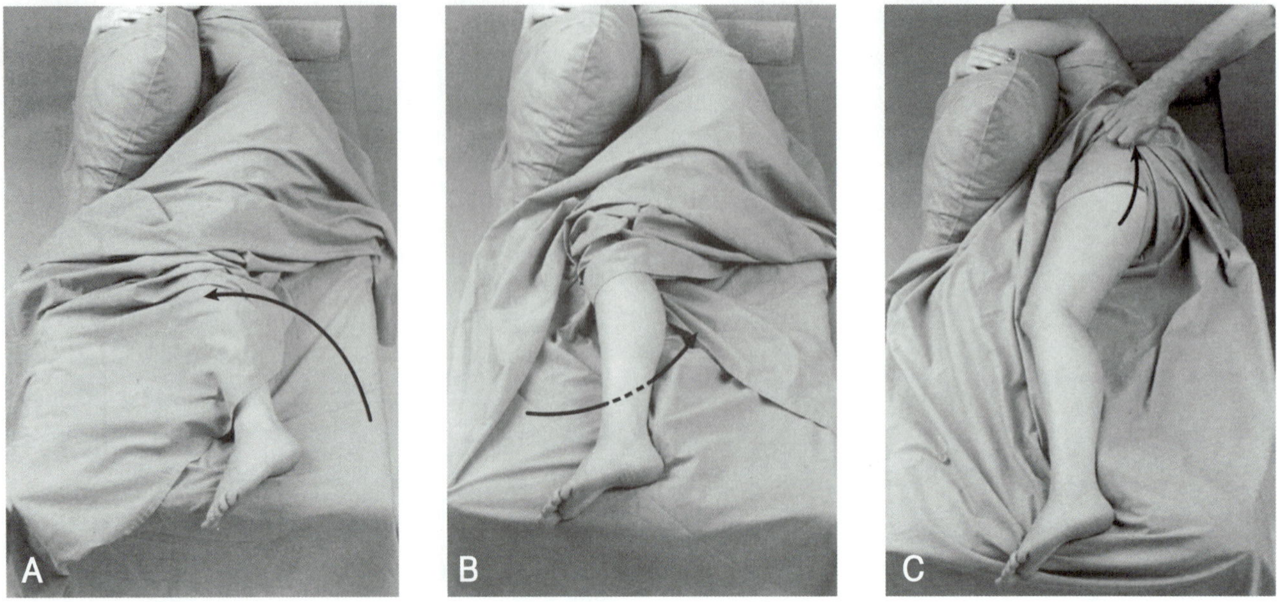

그림 4-57. A. 옆으로 누운 자세에서 위에 있는 다리를 노출시킬 때에는 뒤에 있는 시트를 앞으로 잡아당긴다. 여분의 시트는 최대한 위쪽으로 올려준다. B. 다리 앞으로 넘어간 시트의 끝자락을 당겨서 다리 밑에 끼어 넣는다. 노출된 다리는 바지를 입은 것처럼 시트로 둘러싸고 여분의 시트는 방해되지 않도록 다시 최대한 위쪽으로 올린다. 이렇게 하면 다른 쪽 다리는 절대로 노출되지 않을 것이다. C. 바지를 입은 것처럼 팽팽하게 감싸고 있는 시트를 대퇴부 위로 서서히 걷어 올린다.

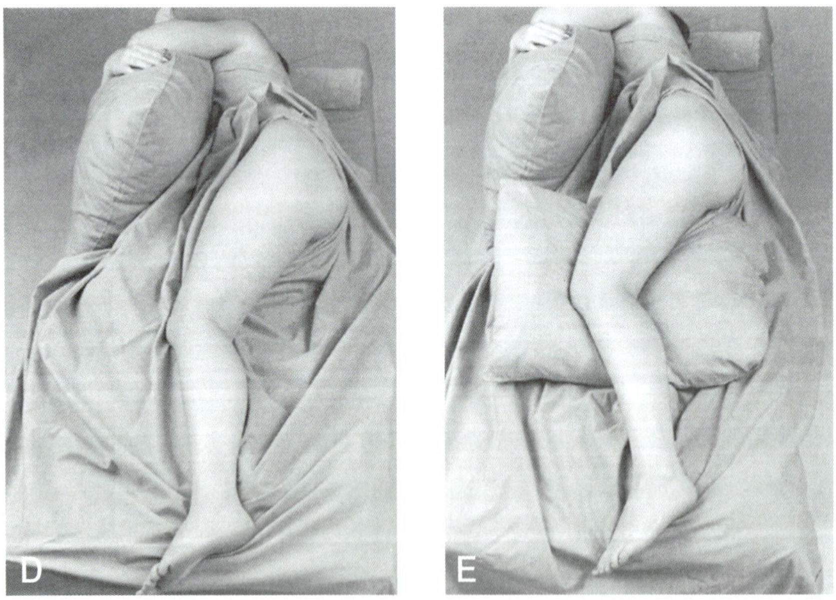

그림 4-57.(계속) D. 마지막으로 시트의 위쪽 가장자리를 서혜부(groin)나 양 둔부사이로 끌어당겨서 장골능(iliac crest)) 위쪽으로 말아 넣는다. 이렇게 팽팽하고 단단하게 감쌀 수 있도록 충분히 연습해야 한다. E. 살짝 다리를 들어 무릎 아래에 베개를 넣어준다.

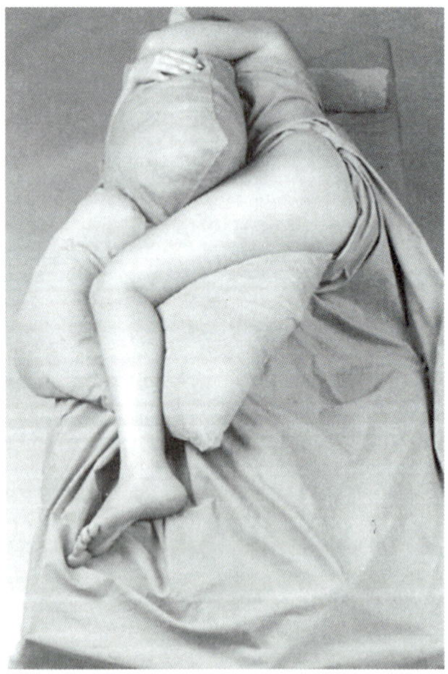

그림 4-58. 이상근(piriformis)을 치료하기 위하여 무릎과 고관절 모두 90° 굴곡시킨다. 이 치료의 드래핑은 그림 4–57에서 설명한 것과 같은 방법으로 실시하지만, 위에 있는 다리는 그보다 더 위쪽에 놓고 시작한다.

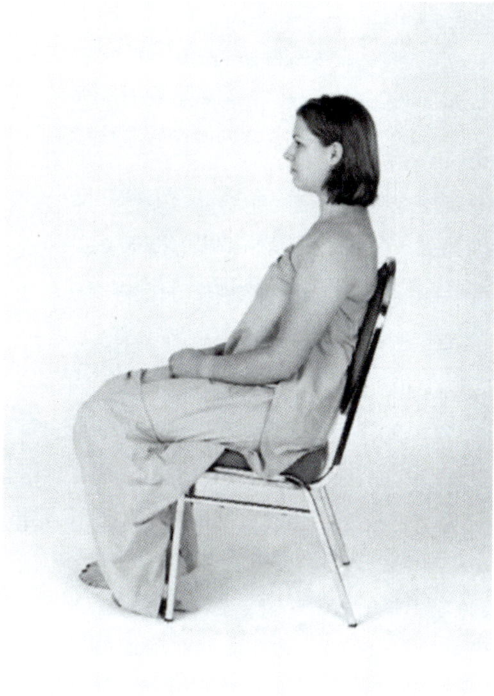

그림 4-59. 몸에 두르거나(wrap-around) 토가 스타일(toga-style)의 드래핑은 등을 기대고 앉은 자세에서 머리, 목, 어깨를 마사지할 때 좋다.

치료하는 동안 치료사의 자세, 정렬 그리고 신체역학 (Clinician's Posture, Alignment, and Body Mechanics During Treatment)

능률적인 자세와 움직임은 마사지 기법을 효과적으로 수행하기 위한 기초이다. 마사지 기술을 잘 수행하여 얻어질 수 있는 효과와 결과는 치료사가 그의 견갑대(shoulder girdle)를 움직이는 것만큼 치료사의 발과 다리, 골반, 호흡기관(respiratory apparatus)을 올바르게 사용하는 것에 달려있다. 마사지 스트로크(massage strokes)에 관한 전문기술을 획득하려는 학생과 치료사들은 체계적으로 재훈련을 받아야 한다. 이 재훈련은 도수기법을 수행하기 전에 시작해야 하는데 이는 도수기법을 배우기 시작하면, 재훈련의 자세를 취하려는 집중력이 감소되기 때문이다. 나쁜 신체역학(body mechanics)을 습관적으로 하게 된다면, 마사지 스트로크를 수행할 때 피로와 통증이 발생되는데 이는 몇 시간이나 몇 주안에 곧 나타나게 될 것이다.

다음 신체역학의 일반적인 원리는 마사지 도수기법의 많은 임상응용에서 적용된다.

1. 자세는 체중을 이동시켜 위치를 조절하는 것을 제외하고는 바른 정렬이 되도록 가능한 똑바로 한다.
2. 두발 모두 바닥에 닿아야 한다.
3. 치료사는 환자와 치료사 간의 수직거리를 줄이기 위하여 요천추관절(lumbosacral articulation) 위쪽의 등을 구부리기 보다는 무릎을 구부려 등을 펴준다.
4. 치료사는 환자와 치료사 간의 수평거리(horizontal distance)를 줄이기 위하여 허리를 구부리거나, 손을 과도하게 뻗기보다는 다리를 이동하거나, 체중을 앞으로 이동시킨다.
5. 치료사는 환자를 자신의 배꼽정도 위치에서 치료하도록 한다.
6. 압력을 증가시키기 위해서는 근력을 사용하기 보다는 체중을 이용한다.
7. 치료사는 환자에게 체중을 실어 치료하는 것은 가능

하지만, 환자에게 옮겨지는 체중은 정확해야 하고 계속 조절되어야 한다.

8. 치료사의 관절이 잠김 자세이면 체중의 부하를 받기 때문에 가능한 한 중립에 가까운 자세에서 한다.
9. 치료사는 자신의 몸에 오는 역학적 스트레스를 해소하기 위해 자세를 자주 바꿔주도록 한다(앉거나 무릎 꿇기 등).

마사지 기법을 적용하는데 있어 다음에 설명되는 자세의 사용목적은 8, 9, 12, 13장에서 논의하도록 한다. 치료사나 학생들은 도수기법을 실습하기 전 다음의 자세와 움직임을 습득하여 실습 중에도 아무 때나 적용할 수 있어야 한다. 이 운동들은 학생이나 치료사들이 마사지 기법을 수행하기 위해 필요한 이완, 인식(awareness), 균형, 조화(coordination), 유연성, 근력 발달에 대한 이해에 도움을 줄 것이다. 이러한 자세와 움직임을 제대로 습득하지 못하면, 도수기법을 잘 할 수 없거나 부상의 위험이 따를 수 있다. 이 훈련들은 치료사의 준비운동이나 마무리 운동으로도 사용할 수 있으며 이는 치료사를 건강하게 해 줄 것이다.

기립정렬 자세(STANDING ALIGNED POSTURE)

기립정렬 자세의 수행과정은 아래에 요약되어 있는데 언뜻 보기에 간단할 것 같지만, 이 자세를 유지하는 것은 상당히 어려워 처음부터 이 자세로 치료를 시작하게 되면, 만성적 긴장이 생길 수 있다(그림 4−60A와 B).

1. 다리를 어깨 너비로 벌리고 선다(삼각근 외측면까지의 너비가 아니고 관절와까지의 너비).
2. 호흡은 깊고 편하게 한다.
3. 다리와 발에 체중을 싣는다.
4. 왼쪽에서 오른쪽으로, 또는 안쪽에서 바깥쪽으로 이동하고, 앞뒤로 흔들며 발이 땅에 닿는지 시험해 본다.
5. 체중이 발 전체에 고르게 실리도록 자세를 취한다.
6. 치료사는 머리를 천천히 들어올리고 목을 굴곡하거나 신전할 때, 치료사의 머리가 바른 자세인지 아닌지를 다른 사람에게 확인받는다.
7. 치료사는 두 발이 땅에 닿으며 곧게 일직선(vertical alignment)이 될 수 있도록 단련하고, 바른 정렬 자세를 10분 동안 유지할 수 있도록 해야 한다.

횡격막 호흡과 함께 한 기립정렬 자세 (STANDING ALIGNED POSTURE WITH DIAPHRAGMATIC BREATHING)

이 자세는 (그림 4−60C).

1. 안정되고 편해졌다고 느껴질 때까지 기립정렬 자세를 취한다.
2. 호흡에 집중한다.
3. 가슴 상부는 고정시킨 채, 횡격막을 사용하여 숨을 들이쉴 때는 수동적으로 복부를 부풀어 오르게 하고, 내쉴 때는 아래로 가라 앉도록 한다.
4. 이 자세를 유지하면서 복부가 부풀어 오르고 가라앉는 것에 집중하며 계속한다. 점차 흡입의 깊이와 지속시간을 증가시킨다.
5. 10분 동안 집중하여 호흡하고, 정기적으로 기립정렬 자세를 확인한다.

기립골반경사(STANDING PELVIC TILT)

이 자세는 (그림 4−61).

1. 안정되고 편해졌다고 느껴질 때까지 기립정렬 자세를 취한다.
2. 무릎은 과신전(hyperextended)되지 않도록 한다.
3. 치료사는 자신의 골반에 주의를 기울인다.
4. 다리와 상체는 움직이지 않고 천골을 내리며 전상장골극을 후방으로 내려서 골반후방경사를 한다.
5. 요추부가 약간 펴졌는지 손으로 확인해 본다. 펴졌다면 골반후방경사가 일어났음을 의미한다.
6. 골반경사를 유지하면서 위에 기술했던 방법으로 횡격막을 사용하여 깊게 호흡한다.
7. 긴장을 풀어준다.
8. 이 골반경사 자세와 휴식(긴장풀기)을 10~20번 실시

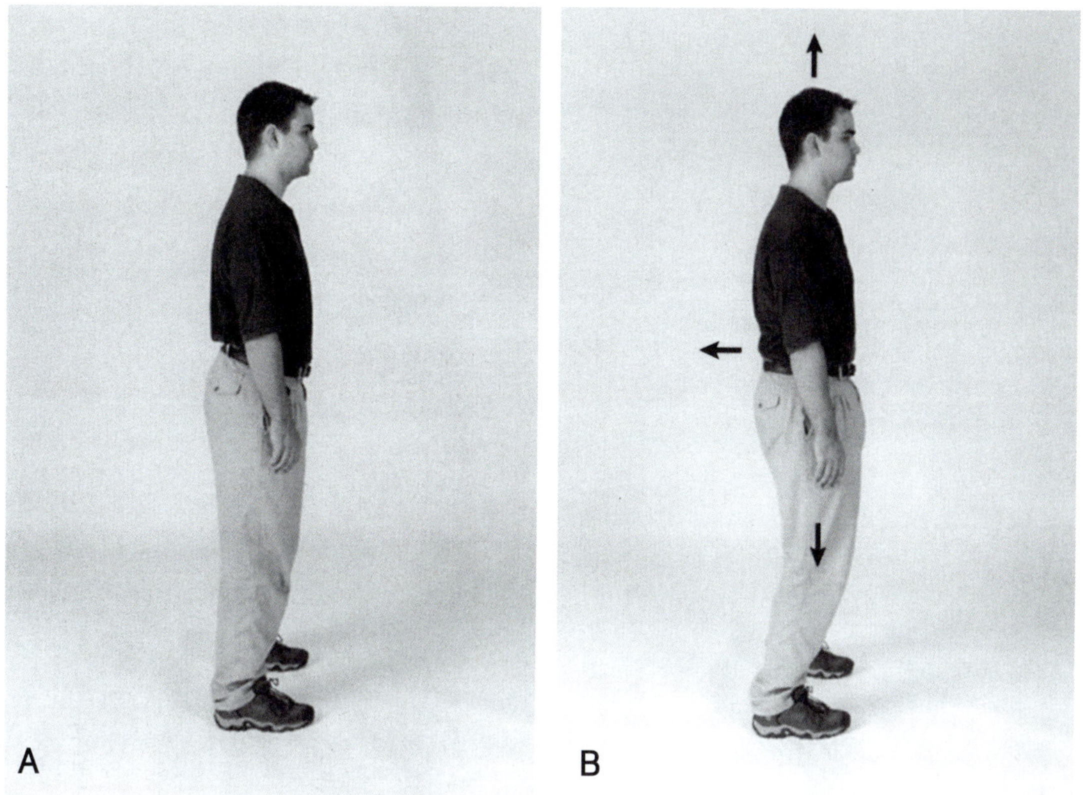

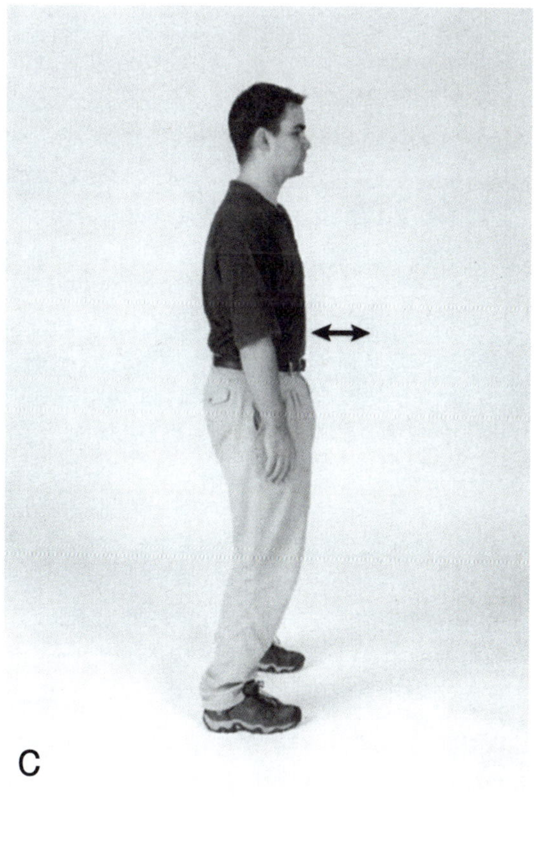

그림 4-60. A. 서 있는 자세의 외측 면을 보면 전방으로 기울어진 것을 관찰할 수 있다; 이 자세는 골반전방경사(anterior pelvic tilt)와 선방두부(anterior-head)를 수반하여 치료사의 허리근육을 단축시킨다. 이는 습관적인 자세나 만성적 근막단축(fascial shortening) 때문일 것이다.

B. 치료사는 허리를 더욱 중립 자세로 한다. 머리를 들어올리고 천골은 내리며 무릎을 편하게 하고 발에서 균형을 잡으면, 전체적인 자세는 더욱 잘 정렬될 것이다. 하지만 필요이상으로 무릎을 구부리면, 과잉보상(over-compensated)이 나타난다.

C. 횡격막(diaphragm)을 이용하여 호흡하면 숨을 들이쉴 때 복부가 수동적으로 부풀어 오른다. 기립정렬 자세(standing aligned posture)는 압력을 적용할 필요가 없고, 얼마 동안 유지하는 것을 필요로 하지 않는 표층반사기법을 위해 사용된다.

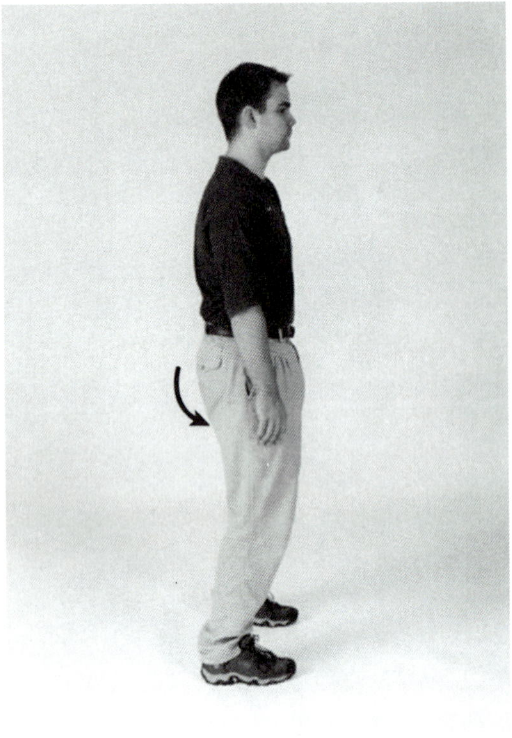

그림 4-61. 서 있는 자세에서 가슴은 고정한 채 골반을 아래로 당겨내리면서 후방경사한다. 이 자세는 요추를 신장시켜 주고, 전형적인 전만증(lordosis)을 감소시킨다. 이 운동은 무릎을 구부리는 동작 후에 꼭 필요하다.

한다.

9. 동작을 더 크게 하거나, 더 섬세하게 하거나, 무릎을 여러 각도로 구부려 변화를 주면서 연습한다.

서 있는 자세에서 골반후방경사를 바르게 시행하려면 약간의 유연성이 요구된다. 만약 이 자세가 어렵다면, 바닥에 똑바로 누워서 무릎과 고관절을 구부리거나 피는 연습을 한다. 그리고 도움없이 서서 이 자세를 재시도 하기 전에 먼저 등을 벽에 기대고 시행해 본다.

앉은 정렬 자세(SEATED ALIGNED POSTURE)

이 자세는 (그림 4−62).

1. 높이가 적당하고 쿠션이 좋은 튼튼한 의자에 무릎과 고관절을 90° 굴곡시키고 똑바로 앉는다. 발은 어깨 너비나 그 보다 약간 더 넓게 벌려 평평한 바닥에 놓는다.
2. 먼저 엉덩이를 의자에 대고 좌골결절(ischial tuberosities)에 주의를 기울인다.
3. 상체의 무게가 좌골결절에 부하되었다고 느낄 때까지 척추를 굴곡시킨다.
4. 상체를 곧게 세워 유지하면서 좌골결절에서 치골결합 방향의 좌골지를 따라 골반을 의자의 앞쪽 방향으로 천천히 이동시킨다.
5. 그리고 요추를 편 후, 요추부에서 척추기립근이 만져지는지 손을 등 뒤로하여 확인한다.
6. 아주 천천히 여러 번 앞뒤로 흔들어 골반부가 좌골결절과 치골결합 사이에 위치하도록 한다. 골반 위에서 (회음부 근처에서) 상체가 곧게 세워져 있는지 가장 편안하게 균형을 유지하고 있는지 확인한다. 허리부위의 척추기립근은 이 자세와는 관계없다.
7. 횡격막을 이용하여 깊게 호흡한다.

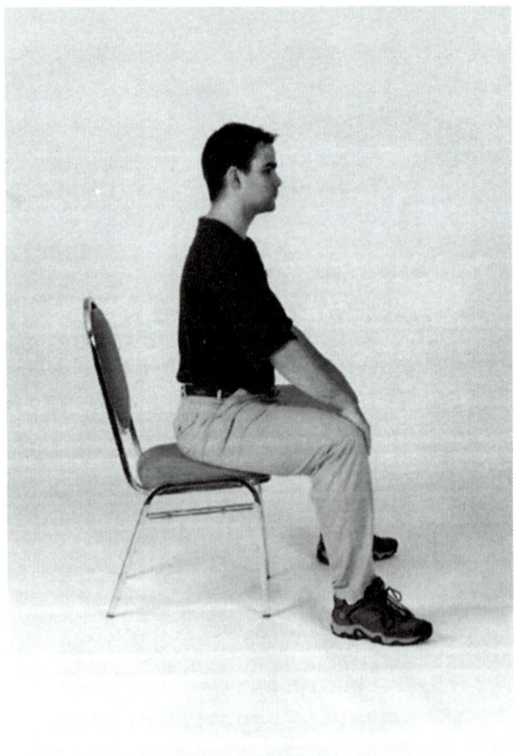

그림 4-62. 앉은 정렬 자세는 여러 가지 다양한 기법에서 사용된다. 발을 평평한 바닥에 놓고 좌골 치골지로 상체를 지지하면서 똑바로 의자에 앉는다.

8. 치료사가 머리를 천천히 들어올리고 목을 굴곡하거나 신전할 때 자세가 바른지 아닌지를 다른 사람에게 확인 받는다.
9. 의자와 의자에 닿는 양쪽 골반을 계속 조절하면서 곧게 정렬시켜 10분 동안 앉아 있도록 한다.

앞으로 나가기(LUNGE)

이 자세는 서서 걷기(walk−standing)나 공손한 인사자세(bow stance) 또는 궁수자세(archer stance)로도 잘 알려져 있다. 이 자세는 (그림 4−63A와 B).

1. 발을 함께 모으고 선다.
2. 왼쪽 발이 밖으로 향하도록 왼쪽 엉덩이를 약 20~40° 외측으로 돌린다.
3. 왼쪽 발을 밖으로 향하도록 놓고 오른쪽 발은 적당하게 앞으로 내민다.
4. 몸은 곧게 세워 유지하고 뒤쪽에 있는 왼쪽다리는 무릎을 너무 펴지 않은 상태에서 천천히 똑바로 세우면서 앞쪽에 있는 오른쪽 다리는 약간 구부려 몸을 앞으로 이동시킨다.
5. 체중이 앞에 있는 다리에 실리도록 오른쪽 다리는 구부리고 왼쪽다리는 세운다. 상체를 바로하고 균형을 유지하면서 체중을 뒤에서 앞, 왼쪽에서 오른쪽으로 천천히 이동시킨다. 이동하는 동안 머리는 바닥과 같은 거리를 계속 유지해야 한다.
6. 체중을 뒤쪽으로 옮길 때는 숨을 들이쉬고 앞쪽으로 옮길 때는 내쉬면서 움직임과 호흡을 동시에 한다.
7. 5분 동안 계속한 후 다른 쪽 발로 바꾸어 이 운동을 되풀이한다.
8. 무릎의 굴곡 정도와 발 사이의 거리를 증가시켜 자세를 다양하게 변화시키면서 여러번 반복한다.

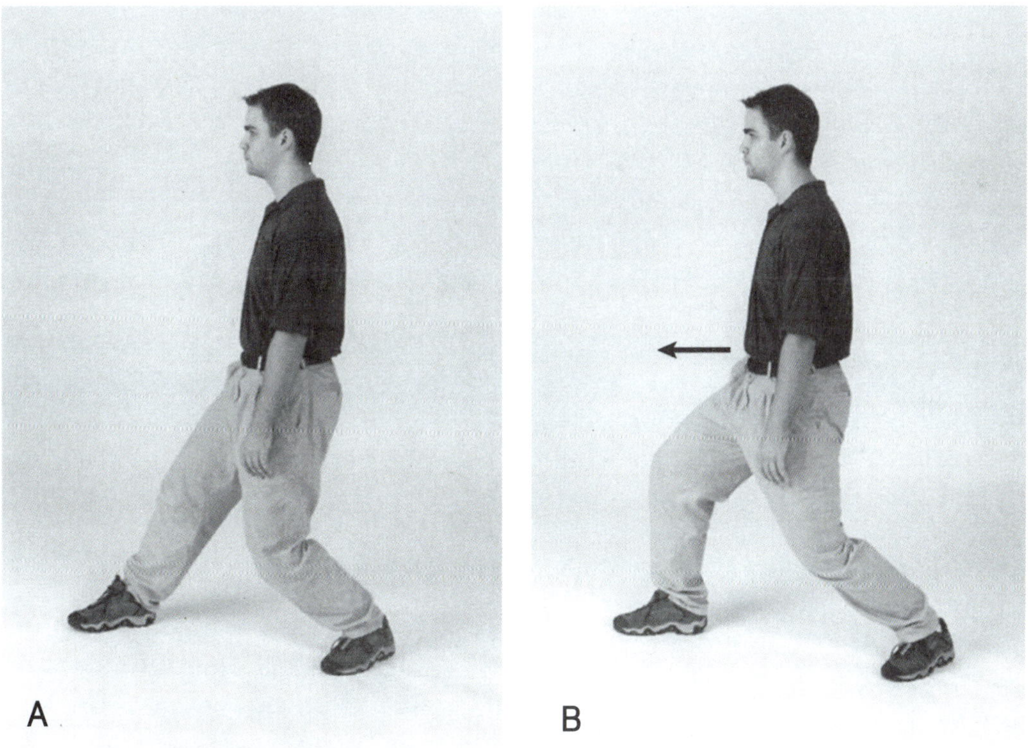

그림 4-63. A. 뒤쪽 다리에 체중을 싣고 허리를 낮추며 한쪽 발을 앞으로 런지 자세(lunge position)를 취한다. B. 체중을 앞쪽 다리로 이동시키고 런지 자세(lunge position)를 취한다(뒤쪽 다리를 좀 더 똑바르게 하고 움직이지 않게 한다). 뒤에서 앞으로 체중을 옮길 때 몸은 균형을 유지하여 움직이는 다리를 따라 가면 안 된다. 이 기본적인 다리 동작은 많은 기법에서 대퇴 사두근(quadriceps)의 근력을 필요로 한다.

런지와 뻗기(LUNGE AND REACH)

이 자세는 (그림 4-64A와 B).

1. 이 자세는 앞서 설명했던 런지 자세(Lunge position)에서 시작한다.
2. 체중을 앞에 있는 다리쪽으로 옮길 때에는 주관절을 완전히 펴지 않고, 양 팔을 배꼽 높이에서 수평으로 뻗는다. 체중을 뒤에 있는 다리로 옮길 때에는 뻗은 팔을 허리정도 위치에서 주관절과 어깨를 구부리며 몸쪽으로 가져온다.
3. 발 사이의 거리를 넓히거나, 무릎의 굴곡 각도를 변화시키거나, 팔의 높이를 다양하게 하거나, 여러가지 호흡법을 구사하는 등 다양한 자세로 연습한다.

런지와 기울이기(LUNGE AND LEAN)

이 자세는 (그림 4-65).

1. 앞서 설명했던 런지 자세(Lunge position)에서 시작한다.
2. 체중을 앞쪽 다리로 옮길 때에는 몸을 곧게 세우기보다는 체중을 이동시키는 것처럼 몸을 앞에 있는 다리쪽으로 기울이도록 한다. 앞으로 이동할 때 자세는, 머리 위에서부터 몸통을 지나 다리의 발뒤꿈치까지 일직선을 이루어야 한다. 이 자세의 운동은 체중을 뒤쪽에 싣고, 똑바로 선 자세에서부터 체중을 앞으로 이동시키면서 몸도 앞으로 기울이는 것까지 한 후 다시 원 위치로 되돌린다.
3. 체중을 이동시켜 기울이는 자세에 숙달되면 앞서 설명했던 런지(Lunge)와 뻗기 자세에서의 팔 운동을 추가한다.

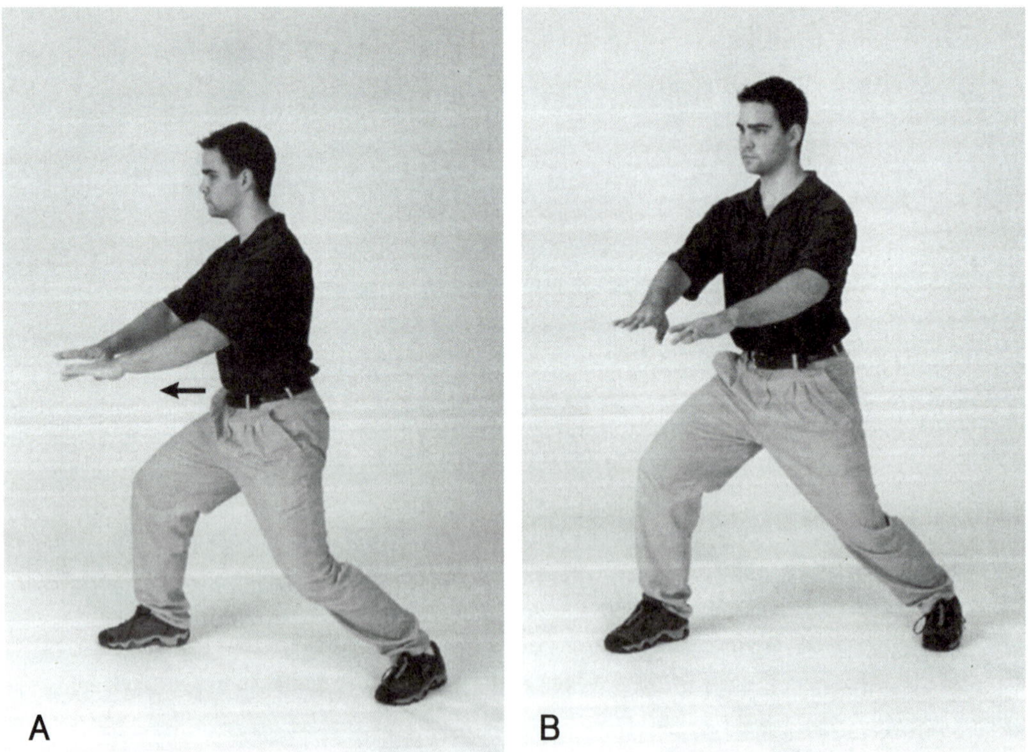

그림 4-64. A, B. 런지(Lunge)와 뻗기, 체중을 앞쪽 다리로 옮기면서 팔을 몸 앞쪽으로 쭉 뻗는다. 이 어려운 동작은 표층 에플루라지(superficial effleurage)을 할 때 사용된다.

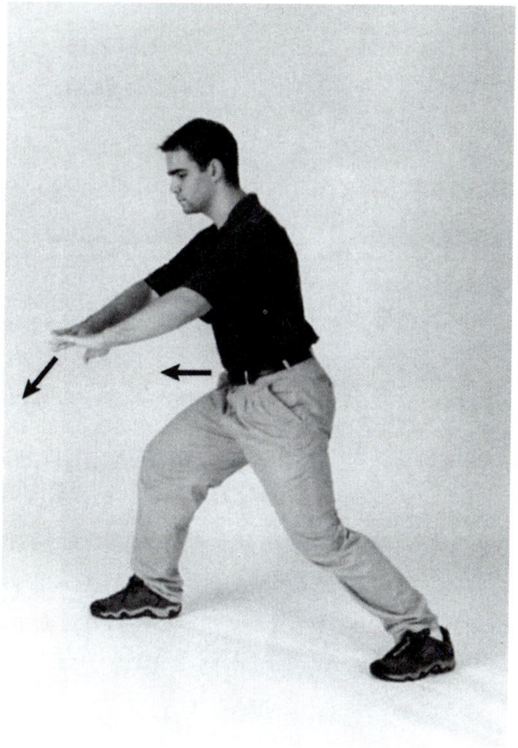

그림 4-65. 런지와 기울이기. 치료사는 몸을 앞쪽으로 기울여 앞쪽 다리 전체에 체중을 옮긴다; 뒤쪽 무릎을 살짝 피면 앞쪽으로의 운동이 완벽할 것이다. 치료사는 이 자세를 정확하게 익혀 환자에게 다양한 신경근과 결합조직 기법을 수행할 때 압(pressure)을 이동시키는 데 사용한다.

넓게 벌리고 서서 무릎 구부리기 (WIDE-STANCE KNEE BEND)

다음의 자세는 기마(horse) 또는 전사자세(warrior stance)로 잘 알려져 있다. 이 자세는 (그림 4-66, 4-67A와 B).

1. 발 사이의 간격을 어깨너비보다 더 넓게 벌리고, 곧게(straight) 서서 앞을 향해 있거나 약간 외측 회전한다.
2. 상체를 곧게 세워 유지하면서 고관절과 무릎은 약간 굴곡시키고 이 자세를 유지한다. 이를 "무릎 상부 굽힘 자세(upper bent-knee position)"라고 한다.
3. 이 자세에서 2~3분간 편안하게 유지할 수 있도록 발 사이의 거리를 조절한다.
4. 무릎을 천천히 구부려서 자세를 6~8인치 낮춰준다. 이를 "무릎 하부 굽힘 자세(lower bent-knee position)"라 한다.
5. 몸을 곧게 세워 유지하면서, 몸을 낮출 때에는 요추가 늘어나도록 골반후방경사를 시행한다(앞에 설명된 방법으로 시행한다). 이 동작을 하는 동안 손으로 요추부를 확인한다.
6. 그리고 무릎을 천천히 펴면서 무릎 상부 굽힘 자세로 되돌린다. 이때 허리나 무릎을 과도하게 펴지 않도록 주의한다.
7. 이것을 반복한다.
8. 중립자세에서 "무릎 상부 굽힘 자세"와 "무릎 하부 굽힘 자세"의 과정을 차례로 수행하고 점차 늘려 100번까지 반복한다.
9. 발 사이의 거리에 변화를 주거나, 무릎을 좀더 구부리거나, 또는 자세를 아래로 낮출 때 곧게 세운 몸을 한쪽으로 돌리는 등 다양한 자세를 구사하여 연습한

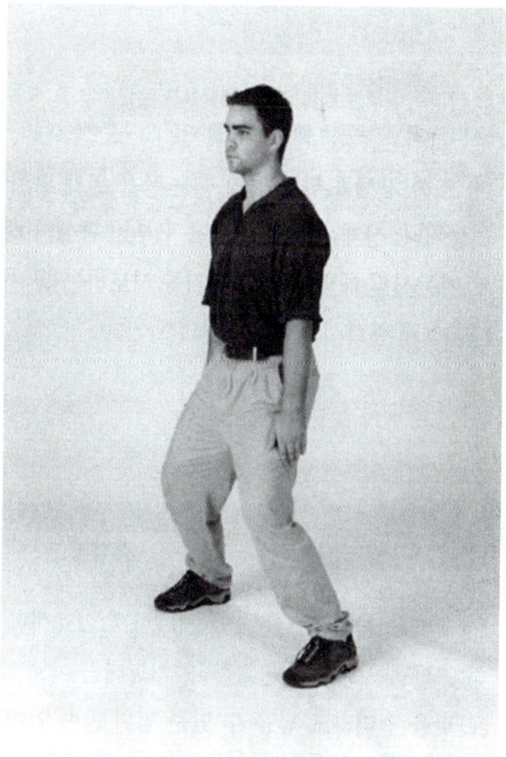

그림 4-66. 다리를 넓게 벌리고 움직임 없이 서 있는 자세(기마자세)를 연습한다(무릎 상부 굽힘 자세).

결론(Conclusions)

이 장에서는 중재하기(intervention)에 앞서 치료사의 자기관리와 치료에 필요한 도구를 준비함에 있어 반드시 수행해야 할 여러 가지 것들을 기술하였다. 그리고 마사지 기법을 적용할 때 치료사와 환자가 취해야 할 자세에 대해서도 이야기하였다. 이 장에서 설명하는 치료 전 준비에 대한 지식과 올바른 수행방법은 뒤에 오는 마사지 기법 장에서 적절히 응용하게 될 필수적인 요소들이다.

이 계획들은 치료사에게 신체적, 정신적으로 올 수 있는 손상을 최소화함으로 마사지 기법을 포함하여 중재함에(intervention) 있어 치료사의 능력도 향상시킬 수 있을 것이다.

참고문헌(References)

1. Sharkey B. Fitness and health. 4th ed. Champaign, IL: Human Kinetics, 1997.
2. Jongsma D, Rice J. The active health and fitness book. Barrie, Ontario: Active Health and Fitness, 1998.
3. Moffat M, Vickery S. The American Physical Therapy Association book of body maintenance and repair. New York: Henry Holt & Co, 1999.
4. Alter MJ. Science of stretching. Champaign, IL: Human Kinetics, 1988.
5. Oswald C, Basco S. Stretching for fitness, health and performance: the complete handbook for all ages and fitness levels. New York: Sterling Publishing, 1998.
6. Anderson B. Stretching. Bolinas, CA: Shelter Publication, 1980.
7. Loving J. Massage therapy. Stamford, CT: Appleton & Lange, 1999.
8. Fritz, S. Fundamentals of therapeutic massage. St Louis: Moseby-Lifeline, 1995.
9. Salvo SG. Massage therapy. Philadelphia: WB Saunders, 1999.
10. Quality Assurance Committee of the College of Massage Therapists of Ontario. Code of ethics and standards of practice. Toronto: College of Massage Therapists of Ontario, 1999.
11. Curties D. Breast massage. New Brunswick, Canada: Curties-Overzet Publications, 1999.
12. Beck M. The theory and practice of therapeutic massage. Albany, NY: Milady, 1988.
13. Hollis M. Massage for therapists. 2nd ed. Oxford, England: Blackwell Science, 1998.

제 5 장

표층 반사 기법

Superficial Reflex Techniques

홍성균, 김성호

표층 반사 기법은 피부를 촉진하며 각성과 자율 신경계 평형 또는 통증 정도에 영향을 주는 마사지 기술들을 말한다. 이 기술들에는 정적 접촉, 표층 스트로킹, 미세 진동이 있다. 이 장에서는 이러한 기술들을 어떻게 시행하고 어떤 실행 순서로 적용하는지를 알아 볼 것이다. 또 적응증, 금기, 주의점, 치료결과, 각 기술과 관련된 후기 관리에 대해서도 알아 볼 것이다.

표 5-1
표층 반사 기법을 통한 손상 정도의 결과의 요약

치료해야 할 손상 정도	*기법*		
	정적 접촉	*표층 스트로킹*	*미세 진동*
증가된 진정작용	✔	✔	✔
감소된 불안	✔	✔	P
증가된 각성	–	✔	–
반대 자극제 무통증	P	P	✔
증가된 긴장 완화 또는 신경근육 안정	–	–	✔
감소된 근육 긴장 완화 또는 신경근육 안정	–	✔	–
자극된 연동운동	P	P	P

✔, 효과가 있다; P, 효과가 있을 수 있음; –, 거의 없거나, 아예 없다.

정적 접촉(Static contact)

이 기법을 위해 사용되는 다른 이름 (OTHER NAMES USED FOR THIS TECHNIQUE)

"안정 위치", "수동적 촉각", "얕은 촉각", "가벼운 터치", "정적인 촉각", "유지된 촉각", "고정된 유지".

정의(DEFINITION)

정적 접촉 : 치료사가 대상자의 몸을 손을 이용해서 최소의 힘으로 움직이지 않고 만지는 것.

치료의 임상 적용과 손상-수준 결과 (CLINICAL INDICATIONS AND IMPAIRMENT-LEVEL OUTCOMES OF CARE)

정적 접촉은 마사지 기술 중 가장 최소한의 기능적 자극법이다. 이것은 환자의 심리적이고 생리적인 손상을 치료해 줄 수 있다. 그리고 두가지 측면에서 중재술 사이의 흐름과 연결을 용이하게 한다. 환자와의 관계를 정립시키고, 걱정을 줄이고, 중재술 시작과 마무리에 졸음을 유도한다. 정적 접촉의 정신적 효과는 많다 : 외상이나 갑작스런 상황, 과도한 통증, 질병, 수술 후에 전신쇠약, 과민, 외상 후 스트레스와 같이 움직임이나 외력의 사용이 금기인 경우에 두려움과 통증을 줄이는데 이용될 수 있다.

또 많은 연구에서 정적 접촉, 표층 스트로킹, 부드러운 움직임이 미숙아들의 생리적, 정신적 성장에 긍정적인 영향을 준다고 밝혀졌다. 정적 접촉은 환자의 숨쉬는 방법을 교육하거나 몸의 일부를 각성시키고, 움직임을 촉진시키는데 꼭 필요하다. 결과적으로 정적 접촉은 치료의 원리가 에너지 그리고 활력이라는 개념에서 Therapeutic Touch, Reiki, Polarity와 같은 치료 방법에 속한다. 정적 접촉으로 치료해야 할 손상 정도는 표 5-1에 요약되어 있다.

주의점과 금기 (CAUTIONS AND CONTRAINDICATIONS)

임상적 훈련과 감독이 정적 접촉의 적절한 적용에 중요하다. 숙련된 훈련이 특히 병적 상태를 치료하는데 요구된다. 정적 접촉은 반사 기술이고, 결과적으로 물리적 기술 사용의 금기에서 그 방법을 사용 하기는 어렵다. 예외적으로 통증 때문에 급성 염증 부위에 사용은 금기이다. 게다가 많은 통증이나 걱정을 겪고 있는 환자는 접촉을 전혀 견딜 수 없을 수 있다. 정적 접촉에서 몇가지 주의해야 할게 있다. 이 방법은 주로 노쇠한 사람, 고 위험의 환아 그리고 질병의 마지막 단계에 있는 환자들에게 적용되기 때문에 환자의 감정적, 신체적 요구에 잘 반응하여야 한다. 정적 접촉 기술이 간단하고 작은 물리적 효과를 주는 것처럼 보이지만, 그것은 복잡한 신체적, 정서적 반응을 야기할 수 있다. 모든 수기법에서와 같이 환자의 동의가 선행하여야 한다. 환자의 인지 기능이나 의식 상태의 손상이 있을 때는 치료하는데 필요한 동의를 얻는데 어려움이 있다. 게다가 치료사는 오랜 시간동안 환자의 넓은 신체 부위를 수기로 치료할 때 환자와 분명하게 대화를 계속 유지하여야 한다.

정적 접촉을 위한 필수적인 기법

정적 접촉을 연습하기 전에, 학생들은

환자(client)의 자율 신경로(track autonomic)와 자율 신경계의 기능을 평가하는 법을 알아야 한다.
선 자세와 앉은 자세에서의 신체 정렬의 사용하기,
서 있을 때와 앉아 있는 동안에 횡경막 호흡(diaphragmatic breath)을 실행하는 법을 알아야 한다.

(3장 및 4장 참조)

다음 페이지에 도수 기법 시작

도수 기법

정적 접촉(Static Contact)

다음 그림(5-1 부터 5-7) 에서 정적 접촉이 신체 각 부위에 적용된다. 그림은 머리에서 발 그리고 앙와위에서 복와위 순서이다. 각 그림은 아래 소개된 수기 지침을 보여준다.

1. 손을 이완하고 환자의 몸 윤곽을 균등하게 마사지할 수 있는 자세를 취한다.

2. 두 손은 환자의 몸에 대칭이 되게 올린다. 이는 환자의 양쪽을 동시에 접할 수 있게 한다(그림 5-1A 와 B, 5-3, 5-6).

3. 치료사는 어떤 식으로도 환자의 조직에 힘을 가하거나 신체적 조작을 해서는 안된다. 치료사의 손에 약간의 힘을 주어 환자가 참을만 하면, 편안함을 줄 수 있다.

4. 손으로 환자의 몸을 조금씩 그리고 부드럽게 만졌다가 떼었다가 한다. 이렇게 해서 이완시킬 수 있다. 그러나 너무 자주 만졌다 떼었다 하는 것은 진정 작용을 감소시킬 수 있다.

5. 손을 환자의 몸에 계속 대고 있는 동안에는 흔들어서는 안된다.

6. 저자의 경험에 의하면, 중간 천골 부위와 후두를 5분 이상 계속 만지는 것이 이완에 좋은 영향을 준다(그림 5-1B, 5-7). 손, 발, 얼굴을 만지는 것이 부위의 밀집된 신경 분포로 신체 다른 부위를 만지는 것 보다 더 좋은 이완 효과를 가져온다(그림 5-5, 5-6).

정적 접촉의 구성요소

접촉 : 손 전체, 손가락 끝, 엄지손가락
압 : 최소
적용 : 피부
방향 : N/A
진폭/길이 : N/A
속도 : N/A
시간 : 60초에서 15분 또는 그 이상
중간단계 [a] : 압박, 진동
적용상황 : 단독으로 이 기법이 사용된다면, 흔히 기본 틀로서 이용되고, 지엽적인 혹은 전신의 순서로 시작과 끝에서 수행된다. 그리고 다른 기법들을 사용해 조직 깊숙히 시행한다.

a 점차적으로 한 기법에서 다른 기법으로 통합.

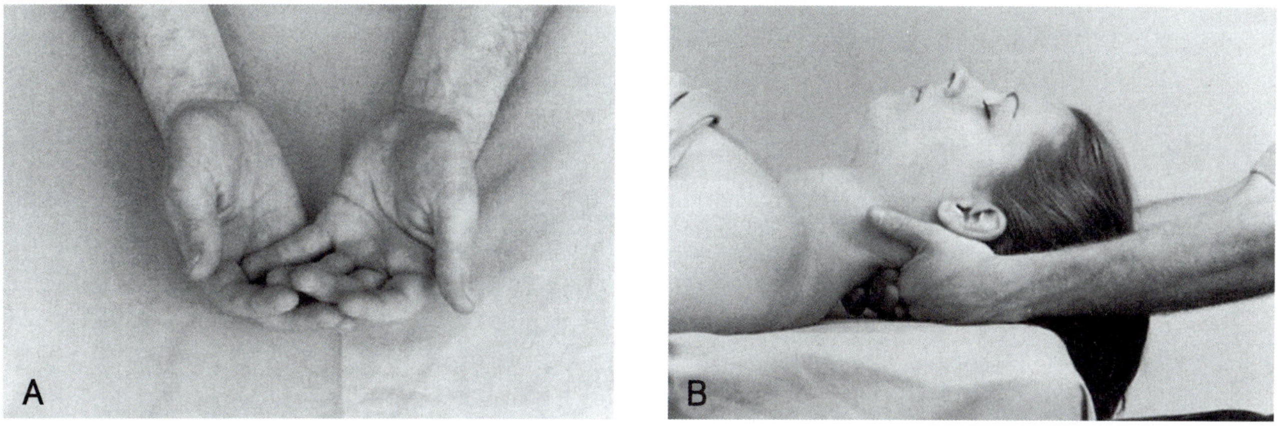

그림 5-1. A. 바로 누운 자세에서 정적 접촉을 주기 위해 환자의 후두부(occiput)에 손을 놓는다. 주의: 전완은 치료대 위에 유지된다.
B. 정적 접촉을 후두부에 적용한다. 환자 목의 과긴장이나 경련(spasm)을 감소시키기 위한 이러한 비위협적인 접근은 진정효과(sedative effect)를 가져올 수 있다.

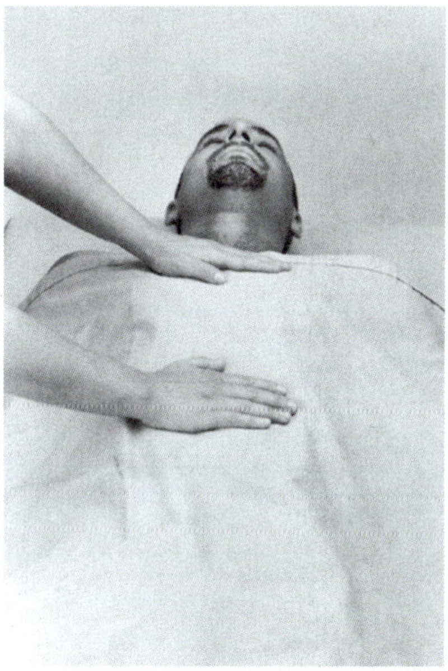

그림 5-2. 정적 접촉은 호흡하는 동안 상부 늑골과 복부의 움직임에 대해 환자의 인식을 이끌어 내기 위해 사용된다.

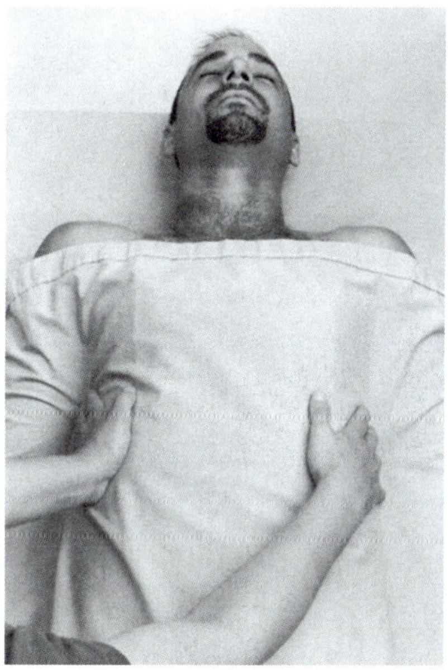

그림 5-3. 정적 접촉은 외측 늑골 호흡(lateral costal breathing)에 대한 환자의 교육을 촉진시키기 위해 사용된다.

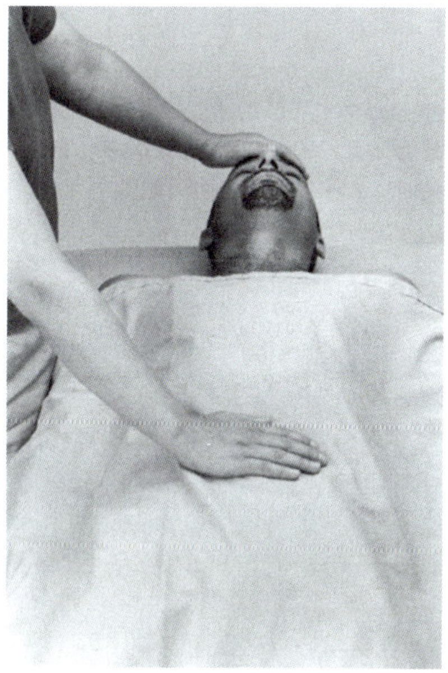

그림 5-4. 전두부와 복부를 동시에 접촉(simultaneous contact)한다.

다음 페이지에 도수 기법 계속

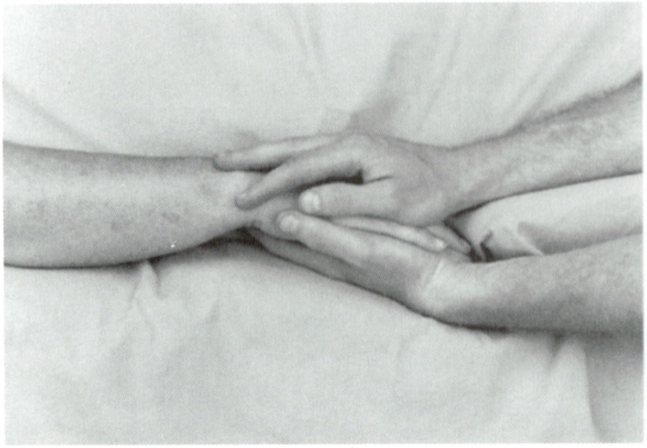

그림 5-5. 손의 적절한(appropriate)접촉은 친밀함(intimate)과 편안함을 줄 수 있다.

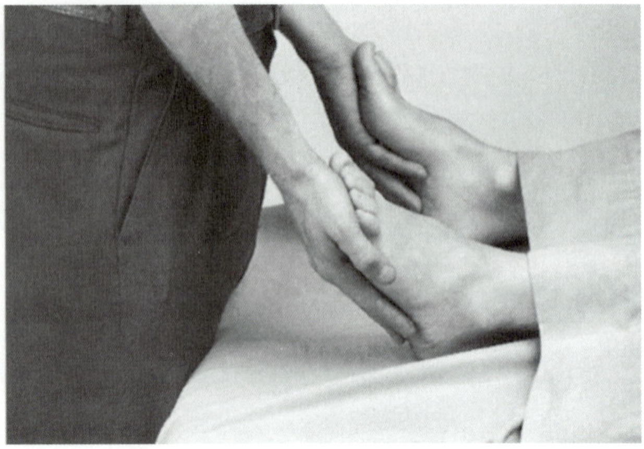

그림 5-6. 양 발바닥에 양손을 접촉한다.

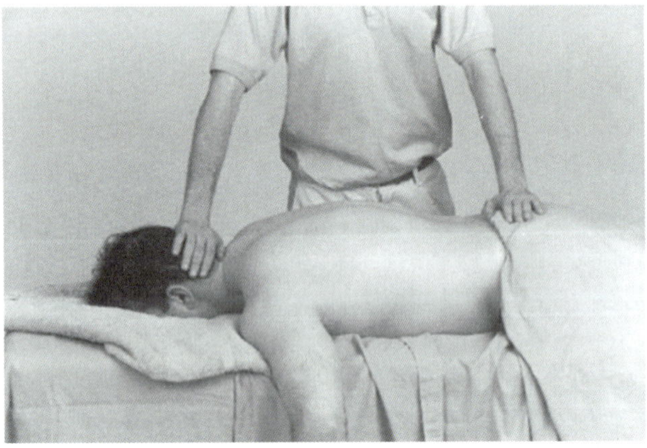

그림 5-7. 후두부와 천골부에 장시간의 동시 접촉은 환자를 이완시킨다.

치료사의 자세와 운동 (CLINICIAN'S POSITION AND MOVEMENT)

1. 치료사의 기본자세가 제4장 "치료의 준비와 자세" 의 바로서기 그리고 바로앉기에 묘사되어 있다.
2. 치료사는 오랜 시간 동안 접촉을 유지하면서 최소한으로 흔들리는 편하고 안정된 자세를 취한다. 이 자세가 손의 흔들림을 피하기 위해 꼭 필요하다.
3. 치료사는 환자의 발과 머리 또는 한 측면을 다룰 때 앉는게 좋다. 앉아서 탁자 가장자리에 전완을 대어 안정성을 주고 팔의 피로를 줄여준다(그림 5-1A, B).

촉진(PALPATE)

치료사가 환자의 피부를 만지면서 파악하는 사항들 :

1. 피부 결
2. 피부 온도
3. 땀과 습기 존재

관찰(OBSERVE)

치료사는 이완의 증가를 반영하는 각성과 자율계 평형의 변화를 관찰한다. 이완의 증가를 보여주는 사항들 :

1. 호흡 수와 깊이의 감소
2. 깊은 목소리 톤
3. 붉어진 피부색
4. 휴지기 근육 긴장도 감소
5. 근육 씰룩거림과 경련
6. 연동음 증가
7. 심박동의 감소
8. 홍분과 땀흘림

의뢰자와의 대화 (COMMUNICATION WITH THE CLIENT)

치료사는 전신 이완을 유도하고 환자의 인지를 감시하거나 호흡 양상을 용이하게 하기 위해 환자와 대화를 한다. 대화에 사용하는 몇 가지 예는 다음과 같다.

1. "가능한 한 편하게 하십시오."
2. "몸에 힘을 빼십시오." 또는 "당신의 몸을 작게 움추려 보십시오."
3. "몸에서 일어나는 일들을 느껴 보십시오... 제 손에서 거리감이 느껴지는 건 이상한 일이 아닙니다."
4. "자 당신의 자각을....로 옮겨 볼까요."
5. "닿을 때 생기는 감정이나 느낌은 이상한게 아닙니다. 그 느낌을 잘 관찰하셨다가 필요하면 표현하십시오."
6. "힘들이지 말고 깊이 숨 쉬십시오."
7. "숨쉴 때 늑골이 어떻게 움직이는지를 느껴보십시오."
8. "통증이 느껴 집니까?" 이 질문은 통증을 줄일 때 중재술에 의해 통증이 어떻게 변하는 가를 환자가 자각하는지를 간헐적으로 체크한다.

다른 적합한 기법 (OTHER APPROPRIATE TECHNIQUES)

치료사들이 정적 접촉과 보상적으로 사용하는 몇 가지 양식이 있다.

1. 점진적 이완 또는 횡격막 호흡은 진정 작용을 강화하기 위해 정적 접촉에 선행해서 또는 동시에 시행될 수 있다. 예를 들어, 환자를 앙와위로 눕히고 횡경막 호흡을 하면서 후두를 계속 잡는다.
2. 환자에게 괜찮다면 핫팩이 진정, 진통 작용을 강화시킨다.
3. 일부 두개천골 기법이 환자에게 진정효과를 준다.

수기 후 자가관리 (POSTINTERVENTION SELF-CARE)

환자가 정적 접촉으로 진정 효과를 경험하면, 10~30분 쉬고 천천히 활동을 다시하게 한다.

정적 접촉을 위한 실제적인 순서

실제적인 시간 : 한 사람 당 30분 또는 60분

각 위치를 균등하게 30분 중 1분 또는 1시간 중 2분 동안 유지하라. 정적 접촉을 사용하는 기법사들은 여기에 묘사된 것처럼 머리꼬리 방향. 즉, 머리에서 발 끝까지의 순서를 널리 추천한다. 우리는 학생들이 다른 순서들을 만들고 그들만의 결론을 내리려 노력하기를 제안한다.

바로 누운 자세	*엎드린 자세*
두정	두정
후두	두정골
눈/전두골	측두골
뺨/턱	후두
목 위	목 뒤
어깨 위	대능형골 위
갈비뼈 위	가슴 중간 과 위
갈비뼈 아래	가슴 아래
팔꿈치	팔꿈치
손의 배부면	손바닥
복부 위	허리 부분
복부 아래	천골
엉덩이	볼기 부분
무릎	무릎
발목	발목
발의 배부면	발의 발바닥 표층

자가 연구 : 다음과 필적하는 순서들을 연구하시오.

1. 전신 방향으로 움직이시오.
2. 관절들 사이의 접촉을 더욱 늘리시오.
3. 다리와 같은 특정 부위에 할당된 시간의 절반을 사용하시오.

표층 스트로킹(Superficial Stroking)

이 기법을 위한 다른 이름들의 사용 (OTHER NAMES USED FOR THIS TECHNIQUE)

"가벼운 스트로킹", "깃털 스트로킹", "신경 스트로킹".[2,3]

정의(DEFINITION)

표층 스트로킹 : 피하 조직의 최소 변형으로 환자의 피부를 문지르는 것이다. 이 방법을 환자 몸의 많은 부분에 한 방향으로 적용한다.

주의(NOTES)

어떤 저자들은 표층 스트로킹과 에플루라지를 구별하지 못하거나, 스트로킹을 방향성 없는 에플루라지로 여긴다.[1-7,35] 제 6 장 표층 유동의 기법에서 다루겠지만, 이 책에서는 Mennell[36]에 따라 표층 스트로킹은 에플루라지보다 더 가벼운 압을 가하는 별개의 반사기법이라 정의한다.

적응증과 치료 결과 (CLINICAL INDICATIONS AND IMPAIRMENT-LEVEL OUTCOMES OF CARE)

표층 스트로킹은 환자의 각성 정도를 조절하고, 통증을 줄이고, 근육 긴장도와 신경근의 긴장도를 줄이기 용이하게 한다. 표층 스트로킹은 접촉, 방향, 적용 비율에 따라 진정과 자극을 유도할 수 있기 때문에 환자의 각성 정도를 조

절하는 시작과 끝에 사용된다.

정적 접촉과 같이 압을 주기 어려운 경우에 사용이 적절하다. 결과적으로, 표층 스트로킹은 느린 스트로킹 배부 마찰과 같은 중재술과 같이 병행되어 왔다. 환자의 각성을 자극하는 표층 스트로킹이 잘 이용되면[5,35] 쇠약, 회복, 기면, 우울 증상을 일시적으로 개선시킬 수 있다.

표층 스트로킹은 기능적 요법이 금기일 때, 통증을 치료하는 한 방법이다. 약한 접촉과 진동은 척수의 큰 직경의 신경입력을 증가시키고, 통증 입력을 감소시킴으로써 통증을 경감시킨다. 표층 스트로킹은 피부, 근육 반사를 통해 국소 근육 긴장도를 줄이고 경련을 줄일 수 있다. 표층 스트로킹의 치료해야 할 손상 정도가 표 5-1에 요약되어 있다.

주의와 금기증 (CAUTIONS AND CONTRAINDICATIONS)

임상적 훈련과 감시가 표층 스트로킹의 적절한 수행에 중요하다. 특히, 숙련된 훈련이 병적 상태를 치료하는데 요구된다. 표층 스트로킹은 반사 기법이고, 결과적으로 물리적 기법 사용의 금기에서 이 방법을 사용하기는 어렵다. 예외적으로 통증 때문에 급성 염증 부위에 적용할 수 있다. 이 경우에 주위에 이 기법을 적용하여 환자의 통증을 줄일 수 있다. 게다가 많은 통증이나 고통을 겪고 있는 환자는 접촉을 전혀 견딜 수 없을 것이다.

표층 스트로킹에서 몇 가지 주의해야 할 것이 있다. 환자의 인지 기능이나 의식 상태의 손상이 있을 때는 치료하는데 필요한 동의를 얻는데 어려움이 있다. 이 방법은 주로 연로한 사람, 고위험의 환아 그리고 질병의 마지막 단계에 있는 환자들에게 적용되기 때문에 환자의 감정적, 신체적 요구에 잘 반응하여야 한다. 최근의 심근 경색이 있어 마사지가 금기일지라도, 약한 마사지는 허용될 수 있다. 또 관상동맥 우회로 수술 후 48시간 기다려야 한다. 결과적으로 표층 스트로킹이 반사 자극을 위한 것이라면, 치료사는 그 기법이 성가신 것이 아니라고 확신시킬 필요가 있다. 근육이 긴장된 부위는 종종 불쾌감이 있을 수 있다. 표층 스트로킹으로 환자가 힘들어 하면, 윤활제를 첨가하고, 보다 더 넓은 면적을 접촉하고, 환자의 체모 방향에 역행해서는 안되며 보다 더 큰 압을 사용하는 기법으로 변경한다.

스트로킹을 위한 필수 기술

스트로킹을 연습하기 전에 학생들은 다음을 알아야 한다

- 자율신경계 기능 평가
- 대상자의 자율신경계 기능 탐지
- 선 자세와 앉은 자세에서의 신체 정렬을 유지
- 선 자세에서 횡격막 호흡을 실시
- 런지 자세를 취하며 실행하기

(3장 및 4장 참고)

다음 페이지에 도수 기법 시작

도수 기법

표층 스트로킹(Superficial Stroking)

다음 그림 (5-8부터 5-15)에서 표층 스트로킹가 신체 각 부위에 적용된다. 그림은 머리에서 발 그리고 앙와위에서 복와위 순서이다. 각 그림은 아래 소개된 수기 지침을 보여준다.

1. 윤활제는 문지르는데 잘 이용되지는 않는다.

2. 양손에 힘을 빼고 손바닥을 사용하여 손에 하중을 주어 환자의 피부를 접촉한다.

3. 치료사는 표층 스트로킹의 반사 효과가 방향에 의존적이기 때문에 수기의 결과가 좋지 않으면, 표층 스트로킹을 한 방향으로 시행한다.

4. 스트로킹을 원래의 위치로 되돌릴 땐, 손을 공중으로 한다. 치료사는 전신의 진정 작용을 위해 필요한 안정적 리듬을 위해 스트로킹을 시작할 때와 같은 속도로 되돌린다.

5. 사람마다 반응이 다를지라도, 치료사는 스트로킹 방향 변화와 접촉 형태 비율을 조절하여 다른 효과를 얻을 수 있다. 진정 작용을 위해서는 손바닥으로 천천히 지속적으로 마사지를 원심성으로, 등은 꼬리뼈쪽 방향으로 향한다(그림 5-13A). 반대로 손끝 접촉은 빠르거나 불규칙한 비율, 사지의 구심성 방향 그리고 등은 머리 방향으로 향하게 되면, 각성을 유도한다(그림 5-14). 손가락 자극은 대개 자극과 때로는 불쾌감을 초래할 수 있다(그림 5-9, 5-13B, 5-14).

6. 치료사가 한 번의 긴 스트로킹에 짧은 스트로킹을 시행할 때 한 손은 계속 접촉을 유지한다(그림 5-15). 긴 스트로킹 후에 이어지는 짧은 스트로크는 "layering", "shingling", "thousand hands"라고 불린다. 이 수기는 한번의 스트로킹으로 시행하지 못하는 큰 범위를 포함할 수 있게 하고, 일부 환자를 이완시키는데 도움을 준다.

7. 복부에 대해 치료사는 복부를 가로지르거나, 대장 방향으로 스트로킹을 시행할 수 있다.

8. 척추부위, 손, 발, 얼굴의 접촉은 이 부위의 밀집된 신경 분포 때문에 신체의 다른 부위보다 높은 임상 결과를 가져올 수 있다(그림 5-8, 5-9, 5-13A).

9. 치료사는 발바닥에 표층 스트로킹를 신중하게 적용하여야 한다.

10. 표층 스트로킹은 환자의 옷, 얇은 막을 통해서도 효과적으로 적용할 수 있다(그림 5-12). 이 상황에서는 치료사는 환자가 스트로킹을 통해 받는 규칙적 감각 입력을 위해 피부 위의 직물을 제거해야 한다. 치료사는 휘장을 치우거나 한 손으로 수기를 행하고, 다른 한 손으로 직물을 팽팽하게 한다.

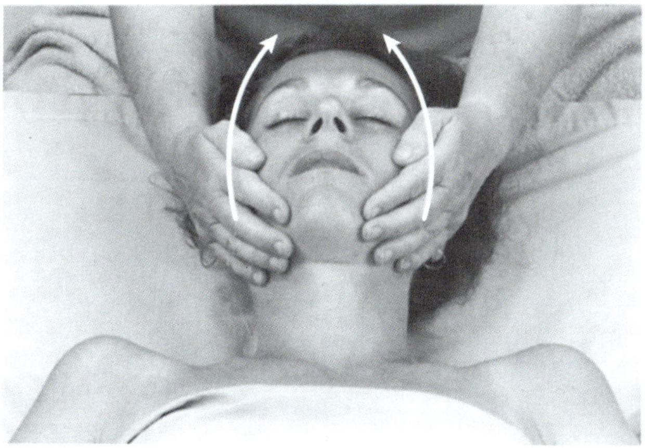

그림 5-8. 손바닥으로 천천히 양 얼굴을 표층 스트로크하는 것은 진정 효과를 가져올 수 있다.

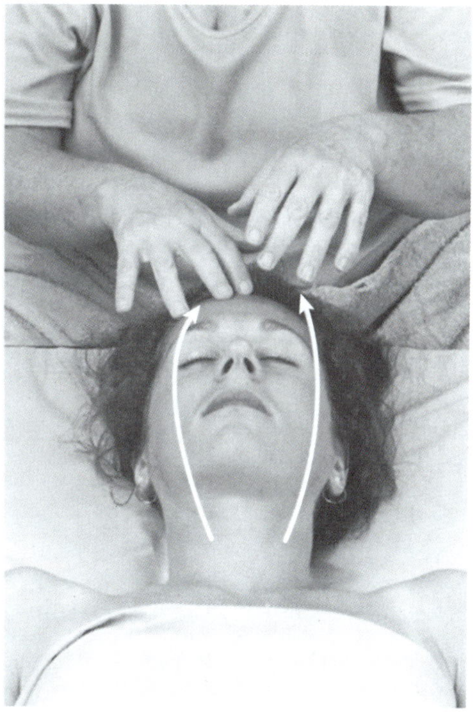

그림 5-9. 얼굴과 두피의 손가락 끝(tingertip)을 이용한 표층 스트로킹은 마사지 마지막 단계에서 상쾌한(refreshing) 느낌을 줄 수 있다.

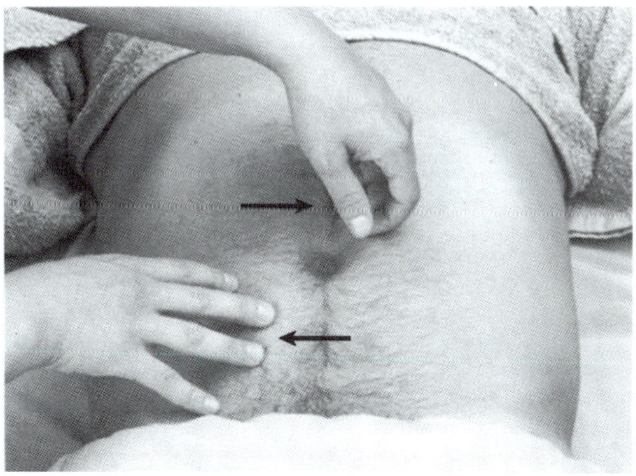

그림 5-10. 복부의 양 방향 스트로킹은 손바닥과 손등 접촉으로 복부을 번갈아 가며 횡으로 실시한다.

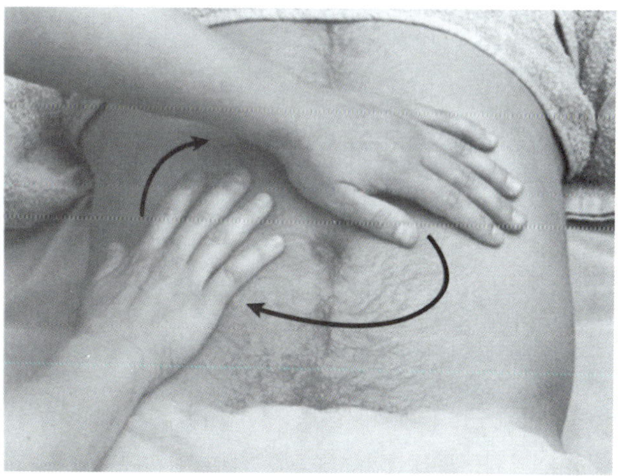

그림 5-11. 계속적으로 복부의 결장(colonic) 흐름 방향으로 손을 넘기면서 표층 스트로킹을 한다.

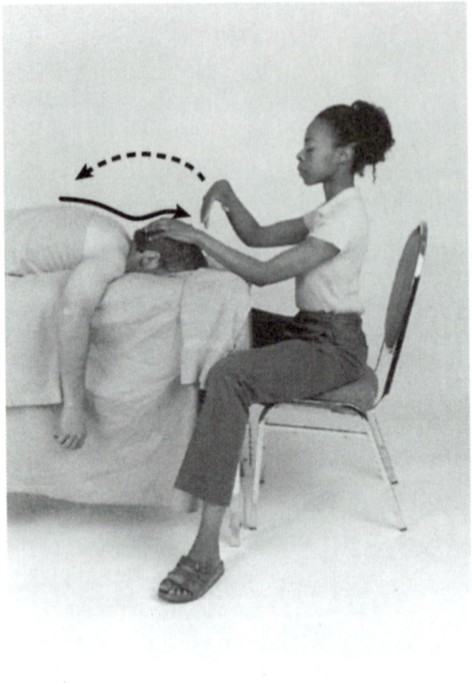

그림 5-12. 표층 스트로킹은 직물(fabric)을 통과해 적용될 수 있고, 치료사는 앉은 자세에서의 정렬된 자세를 선택할 수 있다.

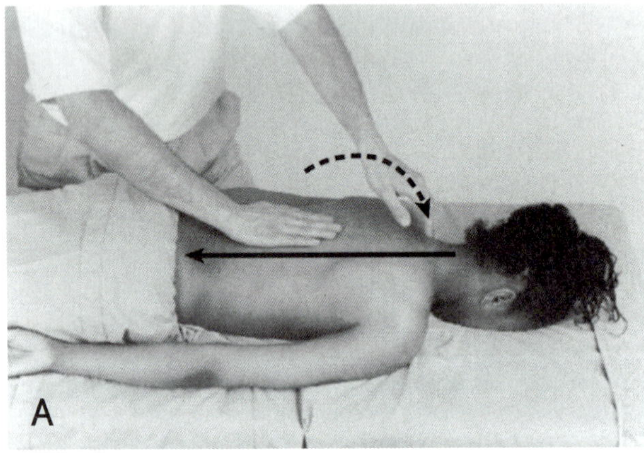

그림 5-13. A. 천천히, 규칙적으로 척추를 따라 내려가는 손바닥의 스트로킹은 진정효과를 일으킨다. 다시 되돌아가는 스트로킹(점선)은 스트로킹과 같은 속도로 움직인다.

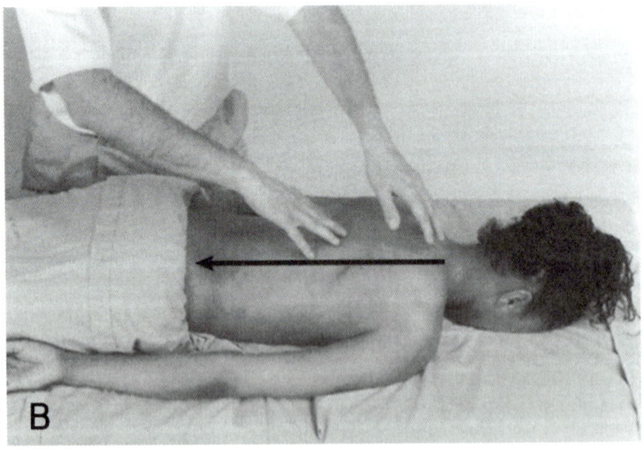

그림 5-13.(계속) B. 손가락 끝 접촉은 다른 구성요소들과 함께 손바닥 접촉보다 더 큰 자극 효과를 일으킨다.

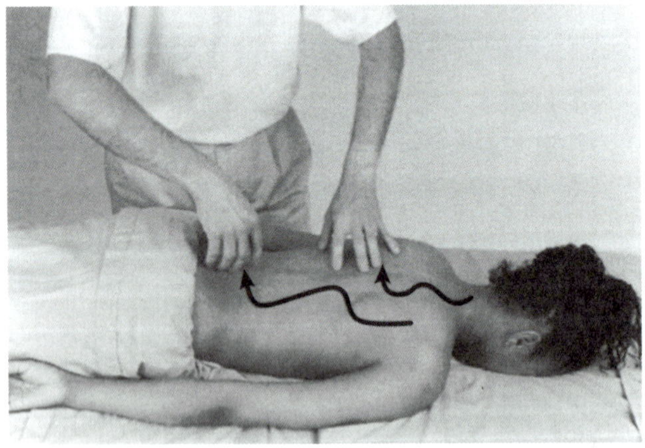

그림 5-14. 빠르고 다양한 방향으로의 표층 스트로킹은 매우 자극적으로 환자의 이완을 증가시키기 위해 현명하게 사용되어질 수 있다.

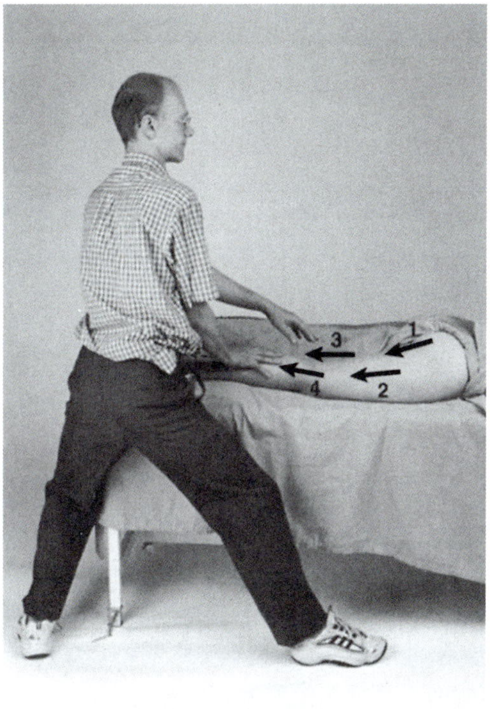

그림 5-15. 다리의 후면과 같이 긴 부위는 긴 스트로킹 대신에 짧은 스트로킹을 사용한다.

표층 스트로킹의 구성요소

접촉 : 손의 손바닥 표층이나 손가락 끝

압 : 최소

적용 : 피부만

방향 : 대개 스트로크되는 신체부위의 긴 축과 나란하게

진폭/길이 : 신체 부분의 전체길이

속도 : 1초당 5~100 cm/sec

시간 : 치료사의 계획에 따라 10초~10분 또는 그 이상

중간단계 : 표층 에플루라지

병행요법 : 미세 진동 또는 흔들기를 병행해도 좋다

적용상황 : 단독으로 이 기법이 사용된다면, 흔히 기본 틀로서 이용되고, 지엽적인 혹은 전신의 순서로 시작과 끝에서 수행된다. 그리고 다른 기법들을 사용해 조직 깊숙히 시행한다.

치료사의 자세와 운동 (CLINICIAN'S POSITION AND MOVEMENT)

1. 치료사가 취하는 기본적인 자세가 제 4 장에 기법되어 있다.
2. 치료사의 어깨와 팔은 이완시키고 팔꿈치는 완전히 신전시킨다.
3. 치료사는 발을 넓게 벌리고 스트로크 시에 한 쪽 다리에서 반대쪽 다리로 무게 중심을 이동하면서 긴 스트로킹을 수행한다.

촉진(PALPATE)

치료사가 환자의 피부를 만지면서 파악하는 사항들 :

1. 피부 결
2. 피부 온도
3. 땀과 습기 존재
4. 수기 방향으로 약간의 피부의 수평 신장(그러나 약한 압과 상대적으로 빠른 속도로 진행되므로 피부의 탄력 장벽을 벗어나지 않는다).

관찰(OBSERVE)

치료사는 이완의 증가를 반영하는 각성과 자율계 평형의 변화를 관찰한다. 이완의 증가를 보여주는 사항들 :

1. 호흡수와 깊이의 감소
2. 깊은 목소리 톤
3. 붉어지거나 창백한 피부색
4. 휴지기 근육 긴장도 감소
5. 근육 씰룩거림과 경련
6. 연동음 증가
7. 심박동의 감소
8. 홍분과 땀흘림

의뢰자와의 대화 (COMMUNICATION WITH THE CLIENT)

치료사는 전신 이완을 유도하고 환자의 인지를 인도하기 위해 완자와 대화를 한다. 대화에 사용하는 몇 가지 예는 다음과 같다.

1. “가능한 한 편하게 하십시오.”
2. “몸에 힘을 빼십시오” 또는 “당신의 몸을 작게 움추려 보십시오”
3. “몸에서 일어나는 일들을 느껴보십시오... 제 손에서 거리감이 느껴지는 건 이상한 일이 아닙니다.”
4. “자 당신의 자각을... 로 옮겨 볼까요”
5. “닿을 때 생기는 감정이나 느낌은 이상한게 아닙니다. 그 느낌을 잘 관찰하셨다가 필요하면 표현하십시오”
6. “ 통증이 느껴집니까?” 이 질문은 통증을 줄일때 중재술에 의해 통증이 어떻게 변하는 가를 환자가 자각하는 지를 간헐적으로 체크한다.

다른 적합한 기법 (OTHER APPROPRIATE TECHNIQUES)

치료사들이 표층 스트로크 시에 진정 작용을 위해 보상적으로 사용하는 몇 가지 양식이 있다.

1. 점진적 이완 또는 횡경막 호흡은 진정 작용을 강화하기 위해 표층 스트로킹에 선행해서 또는 동시에 시행될 수 있다.
2. 환자에게 괜찮다면, 핫팩이 진정, 진통작용을 강화시킨다.
3. 일부 두개천골 기법이 환자에게 진정효과를 준다.

수기 후 자가관리 (POSTINTERVENTION SELF–CARE)

환자가 표층 스트로킹으로 진정 효과를 경험하면, 10~30분 쉬고 천천히 활동을 다시하게 한다.

표층 스트로킹을 위한 연속적 연습

연습 시간 : 한 사람 당 30~45분

척추부터 천골까지 아래로 손바닥 스트로킹을 시작한다. 빠른 속도(100 cm/sec))로 시작하고, 매우 느린 속도(5~10 cm/sec)가 될 때까지 점차 10분 단위로 그 비율을 줄여나간다. 5분 동안 천골과 후두부를 동시에 정적 접촉한다.

치료사의 의향을 환자에게 얘기한 후에, 다양한 접촉, 속도 그리고 시행순서, 신체의 다른 부분을 포함하는 방향의 다양한 결합들을 실험하라. 이러한 결합들의 예는

중간 정도의 속도(moderate rate), 손바닥, 후두부에서 천골까지의 층(layered)
빠르고, 손바닥, 등을 가로지름(across)
빠르고 불규칙한, 손가락 끝, 등(back)
천천히, 손가락 끝, 하나의 사지의 아래
빠르고, 손바닥, 반대 사지의 위
중간 정도의 속도, 손바닥, 복부를 가로지름
천천히, 속바닥 혹은 손가락 끝, 얼굴과 두피 위
척추 아래로 손바닥 스트로킹은 천골과 후두부의 정적 접촉으로 끝낸다. 되먹임을 위해 환자에게 묻는다.

주의 : 진정효과를 일으키고, 각성의 증가를 이루기 위해 시간과 반복이 필요하다.

미세진동(Fine Vibration)

이 기법을 위한 다른 이름들의 사용 (OTHER NAMES USED FOR THIS TECHNIQUE)

"진동", "기계적 진동", "피부의 진동", "경피성 진동", "진동식 자극작용".

정의(DEFINITION)

미세 진동 : 환자의 피부를 빠르게 신동시키거나 요동시켜 피하조직의 작은 변형을 주는 움직임이다.

주의(NOTES)

1. 진동이란 상당한 힘을 주어 흔들고, 누르고, 만지는 기법들을 의미한다(그림 5−21). 최근에는 미세 진동에서부터 기계적 효과를 주는 보다 강력한 진동의 형태로 구별된다(7, 9, 10장 참고).
2. 최근의 연구는 40 ~ 200 Hz (대개 100 Hz)로 다양한 진동수로 작동하는 이동 가능한 이동식 장치가 만들어내는 미세 진동에 집중한다. 보통 기계적인 진동 같은 기계가 만든 진동의 효과는 주의를 기울이며 손으로 만든 미세 진동이라고 추정할 수 없다.

임상 적응증과 치료 결과 (CLINICAL INDICATIONS AND IMPAIRMENT–LEVEL OUTCOMES OF CARE)

기계진동은 통증 경감과 신경근 긴장을 변화시키는데 이용될 수 있다. 또 치통, 사지환통, 근막통, 건통증, 신경통과 같은 다양한 원인에 의한 급성, 만성 통증의 진통효과가 있다. 진통의 메커니즘이 아직 잘 알려지진 않았지만, 연구자들은 수기 후에 잠시 동안 통증의 경감과 통증 역치의 증가를 보고한다. 진통 효과는 15~30분 이상 동안 기계 진동의 계속된 적용 시에 증가한다. 게다가 통증 부위와 통증에서 먼 부위의 길항 근육 주위 피부 또는 통증의 정 반대 부위와 같이 통증과 관련된 신체 부위에 기계적 진동의 적용으로 진통 효과를 얻을 수 있다. 괜찮다면, 다소의 압을 가한 진동은 진통 효과를 증가시킨다.

기계 진동은 적용 부위 근육의 휴지기 긴장도를 증가시킬 수 있다. 이 효과는 환자가 균형잡힌 움직임과 기능을 하는데 이용될 수 있다. 미세 진동으로 특히, 발에 적용 시 반사 이완 그리고 만성 말초성 병변의 치료효과를 가져온다. 주된 치료해야 할 손상 정도가 표 5−1에 요약되어 있다.

아래 기법된 수기를 이용한 수동적 미세 진동의 효과적인 적용은 많은 연습을 필요로 한다. 게다가 치료사의 많은 기법이 수 분 이상 수동 미세진동을 계속 수행하는데 요구된다. 표층 스트로킹의 약한 접촉은 수동적 미세 진동을 대체할 덜 힘든 기법이며 또한 큰 섬유의 구심성 입력을 야기한다.

주의와 금기증 (CONTRAINDICATIONS AND CAUTIONS)

임상적 훈련과 감시가 미세 진동의 적절한 수행에 중요하다. 숙련된 훈련이 특히 병적 상태를 치료하는데 요구된다. 미세 진동은 반사 기법이고, 결과적으로 물리적 기법 사용의 금기에서 그 방법을 사용하기는 어렵다. 그러나 만약 미세 진동이 급성 상태의 환자의 통증을 치료하는데 이용된다면, 환자는 치료사의 손의 하중을 느끼거나 기계장치를 참지 못 할 수 있다. 이런 경우에 치료사는 환자가 참을 수 있는 주위 조직에 미세 진동을 적용해야 한다.

미세 진동을 위해 필수적인 기술

환자에게 미세진동을 적용하기 전에, 학생들은

- 통증 평가
- 자율 신경계 기능의 평가와 탐지
- 선 자세와 앉은 자세에서 신체 정렬의 사용
- 서 있는 자세에서의 횡격막 호흡
- 진동을 일으키는 법을 알아야 한다

(제3장 및 4장 참고)

다음 페이지 도수 치료 시작

도수 기법

미세 진동(Fine Vibration)

다음 그림(그림 5-16~5-21)에서 미세 진동이 신체 각 부위에 적용된다. 그림은 머리에서 발 그리고 앙와위에서 복와위 순서이다. 각 그림은 아래 소개된 수기 치침을 보여준다.

1. 미세 진동의 진폭은 잘 보이지 않고, 대개 1-5 mm 보다 작다. 미세 진동은 환자의 피하에 미세한 기계적 효과를 준다.

2. 가능한 어깨는 움직이지 않고 전완과 손목을 움직인다. 미세 진동을 일으키는 한가지 효과적인 방법은 전완의 회내, 회외를 빠르고 낮은 진폭으로 반복하는 것이다("flutter") (그림 5-16A, B). 치료사는 미세 진동을 적용하는 동안, 접촉면의 환자의 조직을 누르고 떼는 시도는 피해야 한다. 이 동작은 치료사의 어깨 근육을 사용하여, 환자의 피하 조직에 보다 강하게, 피로하게 하는 기계적 효과를 주게 된다.

3. 두 손의 능력은 대개 같지 않다. 치료사는 거울상으로 양손으로 같이 미세 진동을 하므로 비주도적인 손의 능력을 향상 시킬 수 있다. 일부 치료사는 미세 진동에 오직 주동수만을 사용한다.

4. 진동이 같은 속도로 이루어지지 않으면 수기 속도가 떨어진다. 치료사가 빠르고 조절되지 않은 진동을 하는 것보다는 천천히 조절된 진동을 하는게 더 좋다. 조절과 속도가 효과를 준다.

5. 미세 진동을 표층 스트로킹와 병행하면, 반사 효과가 스트로킹의 접촉과 비율 그리고 방향에 의존적인 계속된 진동을 야기할 수 있다(그림 5-18).

미세진동의 구성요소

접촉 : 손바닥 표층이나 손가락 끝이 가장 일반적임

압 : 최소

적용 : 피부

방향 : N/A

진폭/길이 : 1~5mm 이하

속도 : 손으로 하는 진동을 위해서는 4~10 Hz 또는 그 이상; 100 Hz는 기계에서 만들어낸 진동의 일반적인 주파수이다.

시간 : 무통증을 위해서 5분~40분

중간단계 : 흔들기

병행요법 : 표층 스트로킹 또는 압박을 병행할 수 있다.

적용상황 : 기계로 스트로킹 또는 압박을 병행할 수 있다; 손으로 하는 미세진동은 종종 표층 스트로킹 또는 정적 접촉으로 대체된다. 이 경우에 나타나는 증상은 유사하다.

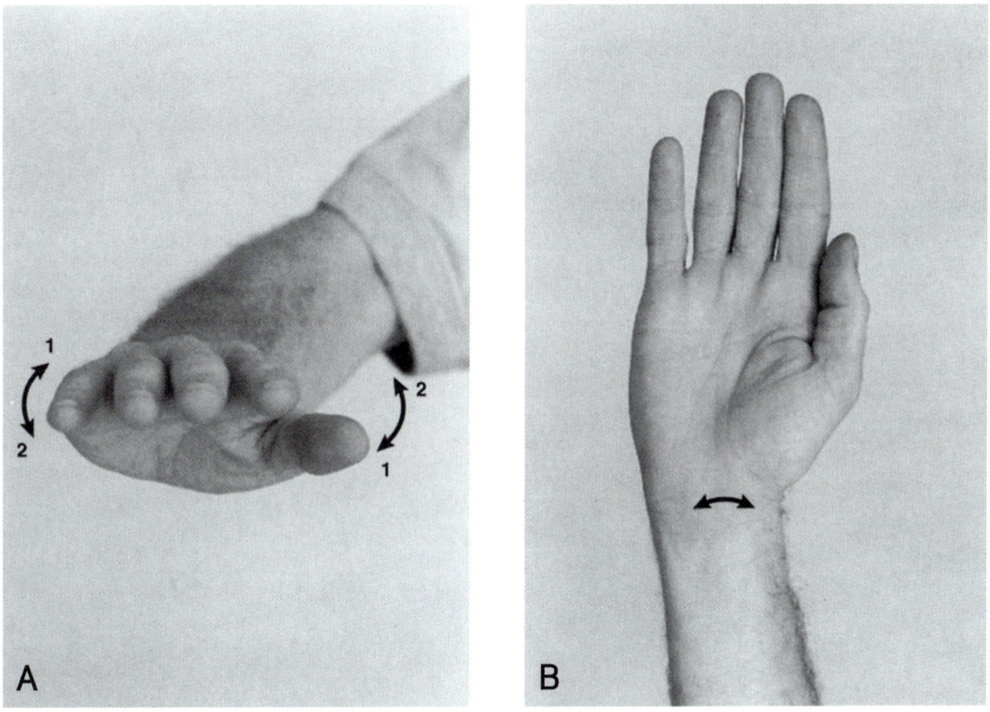

그림 5-16. A. 미세 진동을 만들기 위해서 치료사는 좁은 폭으로 전완의 회내와 회의를 사용할 수 있다. B. 또는 치료사는 손목이나 전완의 요골, 척골 편위를 사용할 수 있다.

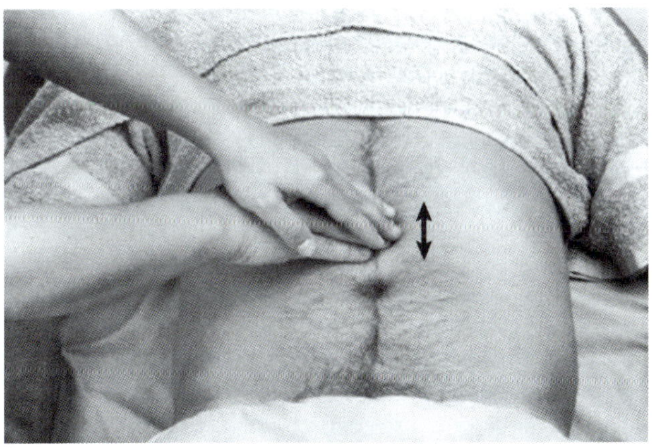

그림 5-17. 안정된 손가락 끝 접촉의 미세 진동을 복부에 적용한다.

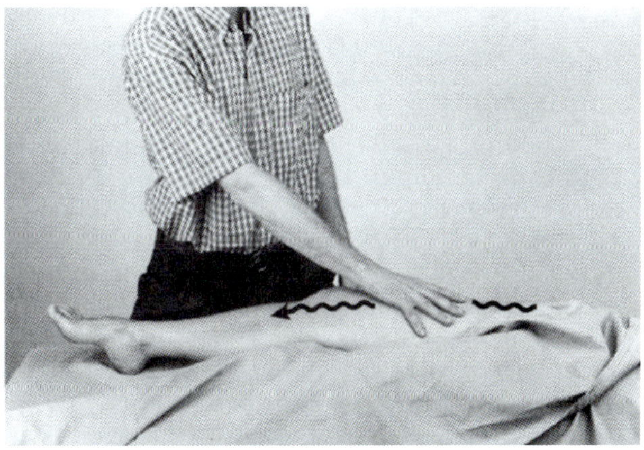

그림 5-18. 미세 진동은 "running vibration"을 만들기 위해 두드리기와 결합될 수 있다. 사진은 대퇴 사두근과 다리 전면을 보여준다.

다음 페이지에 도수 기법 계속

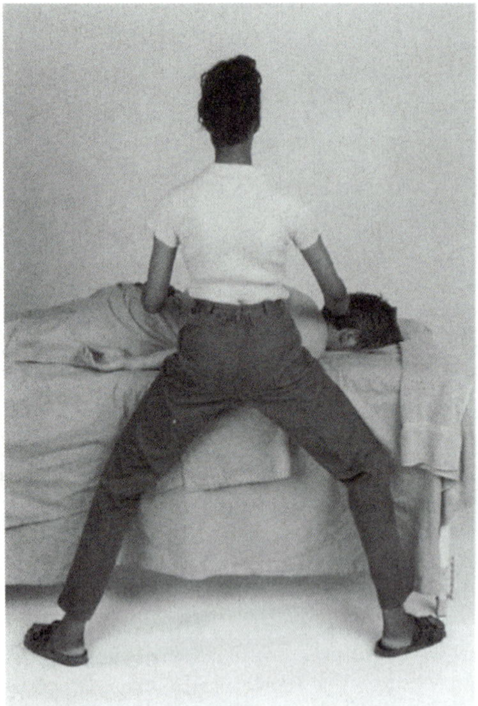

그림 5-19. 도수 기법 무엇이든 자세는 정렬되어야만 하고(서거나 앉거나), 어깨를 이완시키기 위해 특별한 주의를 해야만 한다.

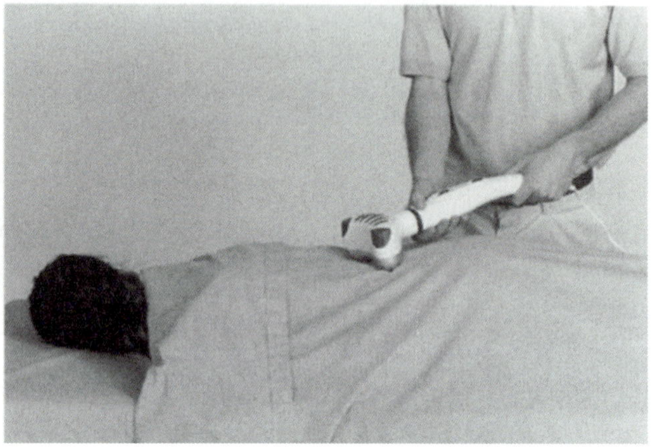

그림 5-20. 미세 진동을 만들기 위해 손에 쥘 수 있는 기구(handheld device).

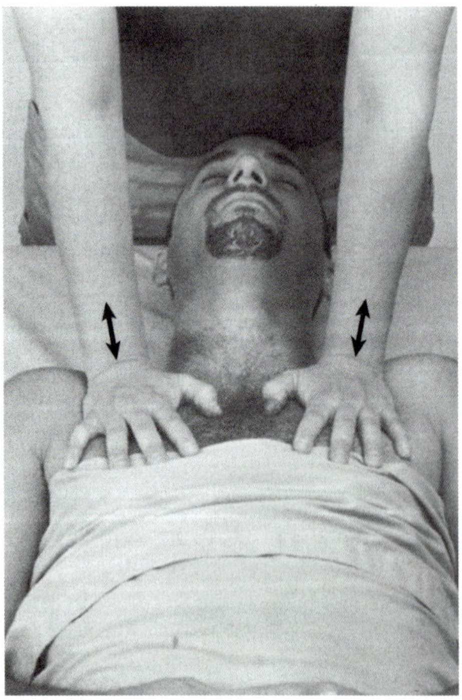

그림 5-21. 사진에 보이는 늑골부의 반복적인 빠른 펌핑(pumping)과 같은 피하조직을 움직이는 거친 형태의 진동은 중요한 기계적이고 고유수용성의 효과를 갖고, 이는 다음 장에서 논의된다.

치료사의 자세와 운동 (CLINICIAN'S POSITION AND MOVEMENT)

1. 치료사가 취하는 기본적인 자세가 제 4장에 수록되어 있다.
2. 어깨는 이완하고 팔꿈치는 굴곡시킨다. 치료사는 어깨 근육이 되도록 적게 작용하여야 덜 피곤할 것이다.
3. 치료사는 앉아서 팔꿈치와 전완을 탁자 가장 자리에 대는 것이 도움을 줄 수 있다.
4. 치료사의 자세는 안정적이어야 한다.

촉진(PALPATE)

치료사가 환자의 피부를 만지면서 파악하는 사항들 :

1. 피부 결
2. 피부 온도
3. 땀과 습기 존재

관찰(OBSERVE)

치료사는 이완의 증가를 반영하는 각성과 자율계 평형의 변화를 관찰한다. 이완의 증가를 보여주는 사항들 :

1. 호흡수와 깊이의 감소
2. 깊은 목소리 톤
3. 붉어지거나 창백한 피부색
4. 휴지기 근육 긴장도 감소
5. 근육 씰룩거림과 경련
6. 연동음 증가
7. 심박동의 감소
8. 홍분과 땀흘림

의뢰자와의 대화 (COMMUNICATION WITH THE CLIENT)

1. " 통증이 느껴집니까?" 이 질문은 통증을 줄일 때, 중재술에 의해 통증이 어떻게 변하는가를 환자가 각성하는지를 간헐적으로 체크한다.
2. "힘들이지 말고 깊이 숨 쉬십시오", "당신의 몸을 작게 움추려 보십시오" 이렇게 하여 이완을 독려한다.

다른 적합한 기법 (OTHER APPROPRIATE TECHNIQUES)

치료사들이 미세 진동 시행 시에 진통 작용을 위해 보상적으로 사용하는 몇 가지 방법이 있다.

1. TENS를 같이 적용하는 것이 미세 진동의 진통 작용을 강화시킨다.
2. 핫팩, 액체 요법, 소용돌이 등 열을 이용한 다양한 수기가 환자의 진정, 진통작용을 강화한다. 콜드 팩, 얼음 마사지, 냉욕 등을 포함한 다양한 냉치료는 환자에게 진통 작용을 강화한다.

수기 후 자가관리 (POSTINTERVENTION SELF–CARE)

치료사는 진동 마사지 기구의 자가 사용과 진통을 위한 적절한 수치료법을 교육할 수 있다.

도수 미세 진동의 첫 번째 연습

연습 시간 : 몇 일 동안(several days) 하루에 15분.

이 기술의 첫 번째 연습에서는 상대가 필요하지 않다. 연습의 단계는 아래의 목록으로 되어 있다.

1. 어깨를 내리고 주관절을 90° 굴곡한 채로 선다. 깊게 숨을 쉰다. 공기 중에서 오직 1 cm보다 적게 손으로 진동을 만들도록 한다. 손목과 전완 역시 약간 움직일 것이다. 1분 동안 계속하고, 잠시 쉰다.
2. 다시 시작한다. 두 손에 똑같은 움직임이 일어나도록 한다. 몇 분 동안 계속하고, 다시 쉰다.
3. 다시 시작한다. 어깨를 약간 굴곡(flex)하고 신전(unflex)한 후, 주관절, 손목도 실시한다. 진동을 계속하는 동안에 어깨의 여러 가지 결합, 주관절과 손목관절의 굴곡을 통해 움직인다. 쉰다.
4. 한 손을 반대편 후삼각근(posterior deltoid)에 놓는다. 자유로운 손으로 진동하는 동안에 다른 견갑대 근육에 진동이 발생했는지 말할 수 있다. 어깨 주위 근육을 긴장하기 시작할 때, 진동의 폭이 점차 증가하는 것을 발견한다. 다시 크기가 감소하고, 위치와 최소의 어깨 주위 근육의 도수 기법(manual technique)을 찾는다. 팔을 바꾼다. 이것을 하루에 한 번씩 연습하고, 미세진동을 5분 동안 피로 없이 계속적으로 실시할 수 있을 때까지 시간을 점차 늘려나간다. 그 후에 환자에게 실시하고 표층 스트로킹과 미세 진동을 교대로 시행한다.

주의 : 이완, 호흡과 어깨를 내리는(drop) 것을 기억하라.

임상에서의 예

환자 신상

일시적인 간호(palliative care)를 위해 가정으로부터 hospice로 수용된 말기(last-stage) AIDS 환자로 34세의 남성.

의학적 발견 요약

주관적(subjective)

1. 통증의 일반적인 호소와 휴식과 활동 시 경직(stiffness)
2. 관절가동범위와 기능적인 활동을 평가하는 동안 통증의 호소
3. 마지막 상태(terminal condition)에 관해 불안과 우울 호소
4. 통증과 불안 때문에 수면의 어려움을 호소

객관적(objective)

손상(Impairments)

1. 상지와 하지 근육의 명료한 소모(marked wasting)
2. 강화(strength): 관절가동범위(ROM)–상지와 하지의 정상적인 제한(normal limits)에서의 능동과 수동
3. 2–3등급의 상지와 하지의 일반적인 약증(generalized weaknees)
4. 내성 운동(exercise tolerance), 일반적인 쇠약(general debility), 5분보다 적은 시간 동안 활동의 피로와 통증을 호소

기능적 제한(Functional limitations)

1. 침상 활동 : 한 사람의 적당한 도움(moderate assistance) 필요
2. 매일 일상생활 : 옷 입기와 먹을 때 한 사람의 적당한 도움 필요
3. 이동 : 누운 상태에서 앉을 때와 서 있을 때, 침대 앞에서 앉을 때 한 사람의 최대의 도움(maximal assistance)이 필요
4. 감정 : 불안과 우울함 나타남
5. 사회적인 상호작용(interaction) 제한

(계속)

치료 계획	*치료의 근본적 이유(Treatment rationale)* 환자의 기능적 수준의 쇠약과 같은 통증, 경직, 불안과 우울의 경감을 주기 위함.

손상(Impairment)	마사지의 역할(Role of massage)
통증(Pain)	우선적 치료: 통각상실(analgesia)은 직접적인 효과(directive effect)이다.
근육의 신전능력의 감소	우선적 치료: 근육의 신전능력의 증가는 직접적인 효과다.
근육 약증	가능한 제 2의 효과: 약증은 우선적으로 무사용에 의해 일어난다. 통증 감소는 범위를 통해 움직임을 수행할 때 자발적으로 촉진되어질 수 있다.
부족한(poor) 운동 내성	가능한 제2의 효과: 부족한 운동 내성은 쇠약의 결과이다; 통증 감소는 활동할 때 자발적으로 촉진되어질 수 있다.
불안	우선적 치료: 불안 감소와 전신의(systemic) 진정은 직접적인 효과다.
우울	제2의 효과: 감각의 각성(arousal)은 우울함과 기민성(lethargy)의 증상들을 완화할 수 있을 것이다.

마사지 기법	정적 접촉, 부드러운 스트로킹과 손으로 일으킨 미세 진동은 거의 확실히 내성되어지고 통증, 경직과 불안이 모두 감소될 것이다; 기계로 만들어진 미세 진동, 표층 에플루라지와 점진적인 페트리사지(gentle petrissage) (다음 장에서 볼 수 있다.)은 환자의 감각, 쇠약의 정도, 마사지와의 친숙함에 의하여 내성되어진다.
다른 적절한 기술과 중재	의학적 조치(medical management), 관절가동범위의 수동, 능동적인 도움, 일상생활의 도움, 침상활동과 이동의 도움, 상담 혹은 목가적인(pastoral) 보호.
치료의 기능적 결과	1. 환자는 통증과 경직의 감소로 먹는 것과 옷 입기를 수행할 수 있을 것이다. 2. 환자는 통증과 경직의 감소로 도움을 받아 침상활동과 이동을 할 수 있을 것이다. 3. 환자는 우울함의 감소로 인해 사회적인 상호작용이 증가함을 보여줄 것이다. 4. 환자는 수면을 방해하는 통증과 불안의 감소로 인해 수면시간이 증가함을 보여 줄 것이다.

참고문헌(References)

1. Fritz S. Mosby's fundamentals of therapeutic massage. St Louis: Mosby-Lifeline, 2000.
2. American Physical Therapy Association. The guide to physical therapist practice. Phys Ther 1997;77(11):1155–1674.
3. Tappan FM, Benjamin P. Tappan's handbook of healing massage techniques. 3rd ed. Stamford, CT: Appleton & Lange, 1998.
4. Loving J. Massage therapy. Stamford, CT: Appleton & Lange, 1999.
5. de Domenico G, Wood EC. Beard's massage. 4th ed. Philadelphia: WB Saunders, 1997.
6. Salvo SG. Massage therapy. Philadelphia: WB Saunders, 1999.
7. Holey E, Cook E. Therapeutic massage. London, England: WB Saunders, 1997.
8. Knable J. Handholding: one means of transcending barriers of communication. Heart Lung 1981;10:1106.

9. Linn LS, Kahn KL. Physician attitudes toward the "laying on of hands" during the AIDS epidemic. Acad Med 1989;64(7):408–409.
10. McKorkle R. Effects of touch on seriously ill patients. Nurs Res 1974;3(2):125–132.
11. Lynch JJ, Thomas SA, Mills ME, et al. The effects of human contact on cardiac arrhythmia in coronary care patients. J Nerv Ment Dis 1974;158(2):88–89.
12. Lynch JJ, Flaherty L, Emrich C, et al. Effects of human contact on the heart activity of curarized patients in a shock-trauma unit. Am Heart J 1974;88(2):160–169.
13. Weiss SJ. Psychological effects of caregiver touch on incidence of cardiac dysrhythmia. Heart Lung 1986;15(5): 496–503.
14. McCaffery M, Wolff M. Pain relief using cutaneous modalities, positioning, and movement. Hospice J 1992;8(1–2): 121–153.
15. Werner R, Benjamin BE. A massage therapist's guide to pathology. Baltimore: Williams & Wilkins, 1998.
16. Solkoff N, Matuszak D. Tactile stimulation and behavioral development among low-birthweight infants. Child Psychiatry Hum Dev 1975;6(1):33–37.
17. Kattwinkel J, Nearman HS, Fanaroff AA, et al. Apnea of prematurity: comparative therapeutic effects of cutaneous stimulation and nasal continuous positive airway pressure. J Pediatr 1975;86(4):588–592.
18. Kramer M, Chamorro I, Green D, Knudtson F. Extra tactile stimulation of the premature infant. Nurs Res 1975;24(5): 324–334.
19. White JL, Labarda RC. The effects of tactile and kinesthetic stimulation on neonatal development in the premature infant. Dev Psychol 1976;9(6):569–577.
20. Jay SS. The effect of gentle human touch on mechanically ventilated very short-term gestation infants. Matern Child Nurs J 1982;11(4):199–259.
21. Schanberg SM, Evoniuk G, Kuhn CM. Tactile and nutritional aspects of maternal care: specific regulators of neuroendocrine function and cellular development. Proc Soc Exp Biol Med 1984;175:135–146.
22. Field T, Schanberg SM, Scafidi F, et al. Tactile/kinesthetic stimulation effect on preterm neonates. Pediatrics 1986; 77(5):654–658.
23. Kisner C, Colby LA. Therapeutic exercise: foundations and techniques. 3rd ed. Philadelphia: FA Davis, 1996.
24. Krieger D. The response of in-vivo human haemoglobin to an active healing therapy by direct laying on of hands. Hum Dimens 1972;1:12–15.
25. Krieger D. Healing by the laying on of hands as a facilitator of bioenergetic change: the response of in-vivo human haemoglobin. Psychoenerg Syst 1974;1:121–129.
26. Krieger D. Therapeutic Touch: the imprimatur of nursing. Am J Nurs 1975;75:784–787.
27. Krieger D, Peper E, Ancoli S. Physiologic indices of therapeutic touch. Am J Nurs 1979;14:660–662.
28. Krieger D. The Therapeutic Touch. New York: Prentice-Hall, 1979.
29. Siedman M. Like a hollow flute: a guide to polarity therapy. Santa Cruz, CA: Elan Press, 1982.
30. Gordon R. Your healing hands: the polarity experience. Santa Cruz, CA: Unity Press, 1979.
31. Stein D. Essential Reiki: a complete guide to an ancient healing art. Freedom, CA: Crossing Press, 1995.
32. Nathan B. Touch and emotion in manual therapy. Edinburgh: Churchill Livingstone, 1999.
33. Moor F, Peterson S, Manwell E, et al. Manual of hydrotherapy and massage. Oshawa, Canada: Pacific Press, 1964.
34. Upledger J, Vredevoogd JD. Craniosacral therapy. Seattle, WA: Eastland Press; 1983.
35. Hollis M. Massage for therapists. 2nd ed. Oxford, England: Blackwell Science, 1998.
36. Mennell JB. Physical treatment by movement, manipulation and massage. 5th ed. Philadelphia: Blakiston, 1945.
37. Longworth JCD. Psychophysiological effects of slow stroke back massage in normotensive females. Adv Nurs Sci 1982;6:44–61.
38. Sims S. Slow stroke back massage for cancer patients. Nurs Times 1986;82:47–50.
39. Fakouri C, Jones P. Relaxation treatment: slow stroke back rub. J Gerontol Nurs 1987;13(2):32–35.
40. Meek SS. Effects of slow stroke back massage on relaxation in hospice clients. Image J Nurs Scholar 1993;25(1):17–21.
41. Lewis P, Nichols E, Mackey G, et al. The effect of turning and backrub on mixed venous oxygen saturation in critically ill patients. Am J Crit Care 1997;6(2):132–140.
42. Hertling D, Kessler RM. Management of common musculoskeletal disorders. 3rd ed. Philadelphia: Lippincott-Raven, 1996.
43. Brouwer B, Sousa de Andrade V. The effects of slow stroking on spasticity in patients with multiple sclerosis: a pilot study. Physiother Theory Pract 1995;11:13–21.
44. Labyak SE, Metzger BL. The effects of effleurage backrub on the physiological components of relaxation: a meta-analysis. Nurs Res 1997;46(1):59–62.
45. Hansson P, Ekblom A. Acute pain relieved by vibratory stimulus. Br Dent J 1981;6:213.
46. Ottoson D, Ekblom A, Hansson P. Vibratory stimulation for the relief of pain of dental origin. Pain 1981;10:37–45.
47. Lundeberg T, Ottoson D, Hakansson S, Meyerson BA. 1983 Vibratory stimulation for the control of intractable chronic orofacial pain. Adv Pain Res Ther 1983;5:555–561.
48. Lundeberg TCM. Vibratory stimulation for the alleviation of chronic pain. Acta Physiol Scand Suppl 1983; 523:1–51.
49. Bini G, Cruccu G. Hagbarth KE, et al. Analgesic effect of vibration and cooling on pain induced by intraneural electrical stimulation. Pain 1984;18(3):239–248.
50. Lundeberg T. The pain suppressive effect of vibratory stimulation and transcutaneous electrical nerve stimulation (TENS) as compared to aspirin. Brain Res 1984;294(2): 201–209.
51. Lundeberg T. Vibratory stimulation for the alleviation of pain. Am J Chinese Med 1984;12(1–4):60–70.
52. Lundeberg T. A comparative study of the pain alleviating effect of vibratory stimulation, transcutaneous electrical nerve stimulation, electroacupuncture and placebo. Am J Chinese Med 1984;12(1–4):72–79.

53. Lundeberg T. Long-term results of vibratory stimulation as a pain relieving measure for chronic pain. Pain 1984;20: 13–23.
54. Lundeberg T, Nordemar R, Ottoson D. Pain alleviation by vibratory stimulation. Pain 1984;20:25–44.
55. Ekblom A, Hannson P. Extrasegmental transcutaneous electrical nerve stimulation and mechanical vibratory stimulation as compared to placebo for the relief of acute oro-facial pain. Pain 1985;23(3):223–229.
56. Lundeberg T. Naloxone does not reverse the pain-reducing effect of vibratory stimulation. Acta Anaesthesiol Scand 1985;29(2):212–216.
57. Lundeberg T. Relief of pain from a phantom limb by peripheral stimulation. J Neurol 1985;232(2):79–82.
58. Sherer CL, Clelland JA, O'Sullivan P, et al. The effect of two sites of high frequency vibration on cutaneous pain threshold. Pain 1986;25(1):133–138.
59. Lundberg T, Abrahamsson P, Bondesson L, Haber E. Effect of vibratory stimulation on experimental and clinical pain. Scand J Rehabil Med 1988;20(4):149–159.
60. Palmesamo TJ, Clelland JA, Sherer C, et al. Effect of high-frequency vibration on experimental pain threshold in young women when applied to areas of different size. Clin J Pain 1989;5(4):337–342.
61. Guieu R, Tardy-Gervet MF, Blin O, Pouget J. Pain relief achieved by transcutaneous electrical nerve stimulation and/or vibratory stimulation in a case of painful legs and moving toes. Pain 1990:42(1)43–48.
62. Guieu R, Tardy-Gervet MF, Roll JP. Analgesic effects of vibration and transcutaneous electrical nerve stimulation applied separately and simultaneously to patients with chronic pain. Can J Neurol Sci 1991;18(2):113–119.
63. Guieu R, Tardy-Gervet MF, Giraud P. Met-enkephalin and beta-endorphin are not involved in the analgesic action of transcutaneous vibratory stimulation. Pain 1992;48(1): 83–86.
64. Tardy-Gervet MF, Guieu R, Ribot-Ciscar E, Roll JP. [Transcutaneous mechanical vibrations: analgesic effect and antinociceptive mechanisms.] Rev Neurol (Paris) (French). 1993;149(3):177–185. (Abstract)
65. Yarnitsky D, Kunin M, Brik R, Sprecher E. Vibration reduces thermal pain in adjacent dermatomes. Pain 1997;69(1–2):75–77.
66. Cody FWJ, MacDermott N, Ferguson IT. Stretch and vibration reflexes of wrist flexor muscles in spasticity. Brain 1987;110:433–450.
67. Schmitt T, O'Sullivan S. Physical rehabilitation, assessment and treatment. 2nd ed. Philadelphia: FA Davis, 1988.
68. Hagbarth KE, Eklund G. The muscle vibrator: a useful tool in neurological therapeutic work. Scand J Rehabil Med 1969;1:26–34.
69. Matheson DW, Edelson R, Hiatrides D, et al. Relaxation measured by EMG as a function of vibrotactile stimulation. Biofeedback Self Regul 1976;1:285–292.
70. Spicher C, Kohut G. [A significant increase in superficial sensation, a number of years after a peripheral neurologic lesion, using transcutaneous vibratory stimulation.] Ann Chir Main Memb Super (French) 1997;16(2):124–129. (Abstract)
71. Michlovitz S. Thermal agents in rehabilitation. 3rd ed. Philadelphia: FA Davis, 1996.

추천서적(Suggested Readings)

Burke D, Hagbarth KE, Lofstedt L, Wallin BG. The responses of human muscle spindle endings to vibration of non-contracting muscles. J Physiol 1976;261(3):673–693.

Carter A. The use of touch in nursing practice. Nurs Stand 1995;9(16):31–35.

Cashar L, Dixon BK. The therapeutic use of touch. J Psychiatr Nurs 1967;5:442–451.

Ching M. The use of touch in nursing practice. Aust J Adv Nurs 1993;10(4):4–9.

Cochran-Fritz S. Physiological effects of massage on the nervous system. Int J Altern Complementary Med 1993;Sep: 21–25.

Cody FWJ, Plant T. Vibration-evoked reciprocal inhibition between human wrist muscles. Brain Res 1989;78: 613–623.

Doering TJ, Fieguth HG, Steuernagel B, Brix J, Konitzer M, Schneider B, Fischer GC. External stimuli in the form of vibratory massage after heart or lung transplantation. Am J Phys Med Rehabil 1999;78(2):108–110.

Doraisamy P. The management of spasticity—a review of options available in rehabilitation. Ann Acad Med Singapore. 1992;21(6):807–812.

Geis F, Viksne V. Touching: physical contact and level of arousal. Proceedings of the 80th Annual Convention of the American Psychological Association 1972;7:179–180.

Hayes JA. TAC-TIC therapy: a non-pharmacological stroking intervention for premature infants. Complement Ther Nurs Midwifery 1998;4(1):25–27.

Issurin VB, Tenenbaum G. Acute and residual effects of vibratory stimulation on explosive strength in elite and amateur athletes. J Sports Sci 1999;17(3):177–182.

Kuntz A. Anatomic and physiologic properties of cutaneo-visceral vasomotor reflex arc. J Neurophysiol 1945;8:421–430.

MacManaway B, Turcan J. Healing. Wellingborough, England: Thorsons, 1983.

Malaquin-Pavan E. [Therapeutic benefit of touch-massage in the overall management of demented elderly] (French). Rech Soins Infirm 1997;(49):11–66. Abstract.

Mansour AA, Beuche M, Laing G, Leis A, Nurse J. A study to test the effectiveness of placebo Reiki standardization procedures developed for a planned Reiki efficacy study. J Altern Complement Med 1999;5(2): 153–164.

Matthew PBC. The reflex excitation of the soleus muscle of a decerebrated cat caused by vibration applied to its tendon. J Physiol 1966;184:450–472.

Naliboff BD, Tachhiki KH. Autonomic and skeletal muscle responses to non-electrical cutaneous stimulation. Percept Motor Skills 1991;72(2):575–584.

Tyler DO, Winslow EH, Clark AP, White KM. Effects of a one minute back rub on mixed venous saturation and heart rate in critically ill patients. Heart Lung 1990;19(5):562–565.

Ulm G. The current significance of physiotherapeutic measures in the treatment of Parkinson's disease. J Neural Transm Suppl 1995;46:455–460.

Vickers A, Ohlsson A, Lacy JB, Horsley A. Massage for promoting growth and development of preterm and/or low birth-weight infants. Cochrane Database Syst Rev 2000;(2):CD000390.

제 6 장

표층 유동 기법

Superficial Fluid Techniques

홍성균, 김성호

표층 유동 기법은 조직의 표층에서 근육으로 림프의 흐름을 증가시킨다. 이 수기는 표층 에플루라지와 표층 림프 배농 기법을 포함한다. 이 장에서는 이 수기법들을 시행하는 방법과 적용 순서에 대해 기술할 것이다. 또한 적응증과 금기, 주의점, 치료의 결과 그리고 수기 후 자가관리에 대해 알아본다.

표 6-1
표층 유동 기법을 통한 손상 정도의 결과의 요약

치료해야할 손상 정도	기 법	
	표층 에플루라지	표층 림프 배농법
체계적인 진정작용	✔	✔
감소된 불안	✔	✔
반대자극제 무통증	P	P
증가된 정맥혈의 순환	?	✔
감소된 부종	P	✔
증가된 림프액 순환	P	✔

✔, 효과가 있다; P, 효과가 있을 수 있음; ?, 효과는 논란의 여지가 있다(조사 결과와 일치하지 않는다).

표층 에플루라지(Superficial Effleurage)

이 기법을 위해 사용되는 다른 이름 (OTHER NAMES USED FOR THIS TECHNIQUE)

"에플루라지", "쓸어 내리기", "스트로킹", "길게 스트로킹".

정의(DEFINITION)

표층 에플루라지 : 이것은 심막 부위 피하 조직을 가벼운 구심성(centripetal) 압을 가해 미끄러지듯이 행한다.

주의(NOTE)

일부 저자는 "에플루라지"와 "스트로킹"을 서로 바꾸어 쓴다. 이 책에서는 에플루라지와 스트로킹의 Beard의 마사지 책에 따라서 압력과 방향, 포함된 조직 그리고 임상적 결과에 기초하여 구별하여 사용한다. 표층 에플루라지와 표층 스트로킹은 비슷한 반사 효과를 갖지만, 표층 에플루라지는 추가적으로 체액 이동 효과를 갖는다.

에플루라지는 스트로크에 의해 시행된 조직의 종류와 깊이 측면에서 보다 매우 다양하다. 결과적으로 이 책에서 표층 에플루라지와 근육을 포함하여 변형을 유도하는 충분한 압을 가하는 심층 에플루라지를 구별한다(7장, 참고). 치료사들은 다른 조직층(피부, 피하조직, 지방 그리고 근육)을 분명히 구별할 수 있어야 한다. 이 능력은 마사지 할 때, 각 조직 층에 선택적으로 직접적인 힘을 전달하여 원하는 치료 효과를 얻기 위해 필요하다.

임상적 적응증과 치료해야 할 손상 정도 (CLINICAL INDICATIONS AND IMPAIRMENT-LEVEL OUTCOMES OF CARE)

이 가볍고 유동적인 수기법은 중재술의 흐름을 용이하게 하고, 순환계, 정신적, 다양한 생리적 효과를 갖는다. 표층 에플루라지는 윤활제를 분포시키는데 이상적이며 부분, 전신의 마사지 할 때, 초반 스트로크로 주로 사용된다. 환자의 근육을 다루는 수기들 사이에도 이용된다(7장 참고).

표층 에플루라지는 순환효과로 가장 잘 알려져 있다: 작용 부위의 림프와 정맥 환류를 증가시킨다. 이러한 림프 흐름은 표층 에플루라지의 완만한 자극이 림프관을 수축시켜 림프의 환류를 증가시키는데 기인한다. 게다가 표층 에플루라지는 스트로킹의 압이 작고 천천히 미끄러지듯이 시행할 때, 림프의 직접적인 이동이 이루어진다. 림프계의 기계적 작용에도 불구하고, 표층 에플루라지는 적어도 건강한 조직에서 혈관계 흐름에는 영향을 주는 것 같지 않다.

표층 에플루라지는 부종을 포함한 림프 울혈 상태 치료에도 적용이 된다. 점액낭염, 염좌, 삠, 좌상, 탈구, 골절과 같은 근골격계 손상의 급성, 아급성 경과와 관련된 부종 또는 삼출에서 ; 반사적 교감신경 실조시에 ; 월경이나 수유시의 유방 울혈시 또한 정맥 울혈이나 정맥염 그리고 정맥 궤양과 같은 상황에서 이용될 수 있다. 마지막으로 림프 조직의 수술적 제거 후의 림프 부종 치료에 이용된다.

표층 에플루라지는 또한 다양한 정신적, 생리적 효과를 갖는다. 표층 스트로킹처럼 표층 에플루라지는 초조함을 줄이고, 이완을 유도하며 하지 운동 신경의 흥분을 일시적으로 감소시키고 연동운동을 증가시킨다. 이것은 작은 기계적 효과로 표층 에플루라지는 진정을 유도하고 전신 편안함 그리고 수술 후 통증의 경감을 위해 표층 반사 요법으로 이용될 수 있다. 또한 아이들의 급작스런 통증에도 이용된다. 표층 에플루라지의 주된 치료 효과는 표 6-1에 요약되어 있다.

주의와 금기증 (CAUTIONS AND CONTRAINDCATIONS)

임상적 훈련과 관리된 실행이 미세 진동의 적절한 수행에 중요하다. 숙련된 훈련이 특히 병적 상태를 치료하는데 요구된다. 표층 에플루라지와 표층의 혈관계와 함께 지방과 근막을 변형시킬 정도의 충분한 압을 가한다 할지라도, 치료사는 마사지 때의 모든 금기와 주의점들을 생각해야만 한다. 심장, 정형외과적, 대사 상태에 이상이 있는 환자는 몇가지 금기 사항이 있다. 표층 에플루라지는 중대한 질병을 가진 환자들도 잘 견딘다. 심근 경색이 있은 후에 가벼운 마사지가 이득이 있다할지라도, 관상동맥 우회로 수술 후 48시간 정도는 기다리는게 좋다.

게다가 치료사는 심기능 저하나 울혈성 심부전 환자에게는 정맥 환류 증가가 심장과 폐 기능을 악화시킬 수 있으므로 주의를 하여야 한다. 표층 에플루라지의 부분적 적용은 급성으로 정형외과적 문제가 있거나 반사 교감 신경의 실조가 있을 때 금기이다. 이런 상황에서는 배수 기능을 위해 손상 부위의 가까운 부위에 이용해 볼 수 있다. 게다가 새 흉터 부위와 감염 부위, 봉와직염, 혈전 생성 부위에 표층 에플루라지를 적용해서는 안 된다. 표층 에플루라지는 신장 질환이나 영양실조가 있는 환자의 신장 여과율을 증가시켜 부작용을 일으킬 수 있다. 끝으로 가벼운 마사지가 경막외 마취 효과 시간을 줄일 수 있다.

표층 에플루라지를 위한 필수적인 기술

표면 에플루라지를 연습하기 전에, 학생들은

- 대 혈관(major vascular) 질환
- 대 림프관(major lymphatic)의 기능장애(dystunction)
- 선 자세에서 신체정렬의 사용, 런지 자세 취하는 법
- 표면 근막과 지방의 두꺼운 부분의 촉진
- 심부 근막(deep fascia)의 겉층에 정확히 위치할 줄 알아야 한다.

다음 페이지에서 도수 기법 시작

도수 기법

표층 에플루라지(Superficial Effleurage)

다음 그림(그림 6-1부터 6-9)에서 표층 에플루라지가 신체 각 부위에 적용된다. 그림은 머리에서 발 그리고 앙와위에서 복와위 순서이다. 각 그림은 아래 소개된 수기 지침을 보여준다.

1. 표층 에플루라지할 때는 윤활제가 선호된다. 그러나 피부에 습기가 없거나 털이 적으면, 윤활제 없이 시행한다.

2. 피부를 미끄러지듯이 시술하는 동안 가능하면 손에 힘을 뺀다. 손바닥 전체를 이용하여 물이 흐르듯이 환자의 몸 윤곽을 계속 시행한다. 손가락을 벌릴 수는 있다. 하지만 손에 힘이 갈 정도 넓게 벌리지는 않는다. 치료사는 엄지 손가락을 외전시켜 환자의 사지를 에워 쌀 수도 있다.

3. 손은 스트로크의 압을 가하는 방향을 향한다. 손목을 약간만 틀어 신체 윤곽을 손으로 잡을 수 있도록 한다. 치료사는 손목이 삐는 걸 방지하기 위해 손목을 최소로 틀도록 한다.

4. 스트로크의 압 방향이 몸통에서는 액와 부위나 서혜부를 향하고(그림 6-3), 사지에서는 구심성으로 향한다(그림 6-4A,B, 6-5, 6-7). 환자의 등에 적용 시에는 천골 부위에서 시작하여 액와 부위를 향한다(그림 6-6).

5. 반복 시행하여 중심성 압이 심막을 자극하는 깊이로 진행하면서 조직의 심부로 점진적으로 진행한다. 치료사는 유체의 관성을 극복하기 위해 5~10회 이상 스트로킹을 반복한다. 같은 양상의 움직임에 의해 압의 세기를 점진적으로 증가시키고, 기본적인 근육에 적용한다(7장 참조).

6. 일부 저자는 각각의 스트로크의 압이 손에서 심장으로 가면서 점점 증가 할 수 있다고 한다. 치료사는 림프절에 작용하도록 스트로크의 마무리를 다소 과한 압을 주어 끝맺는다.

7. 스트로크의 속도는 5-50 cm/sec로 다양화할 수 있다. 한 저자는 15 cm/sec 또는 6-7 inches/sec라고 말한다.

8. 환류 스트로크(return stroke)의 사용에 대해서는 많은 견해들이 있다. 환류 스트로크는 생략할 수 있다. 다소의 원심력이 유체의 환류를 방해할 수 있기 때문이다(그림 6-1, 6-2A). 치료사는 환류 스트로킹를 위해 환자의 몸에서 손을 떼지 않고, 손바닥이나 손가락으로 표층 스트로크를 시행하고, 최소의 압을 이용한다(그림 6-2B, C). 환류 스트로크를 선택했다면, 한 방향에서 다른 방향으로 갑자기 바꾸어서는 안 된다.

9. 막연히 시행되는 환류 스트로크에서 양손 표층 에플루라지는 유용한 변화 모형이다.

10. 엄지 손가락이나 손가락이 작은 부위는 말초 부종에 이용된다(그림 6-8, 6-9). 전완과 손, 발가락은 팔찌나 반지로 접촉하여 감쌀 수 있다.

도수 기법 166 페이지 계속

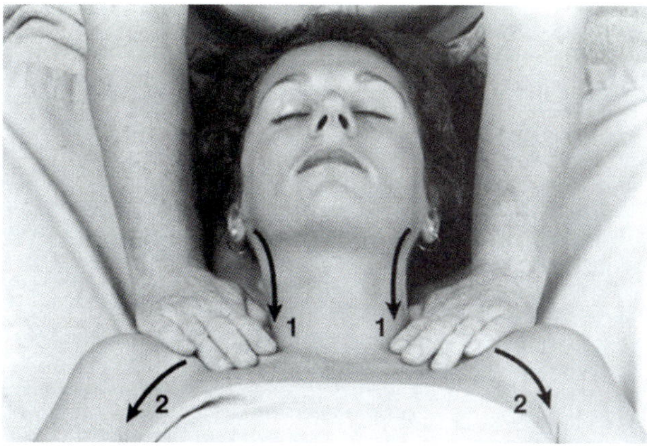

그림 6-1. 양 목과 어깨의 표층 에플루라지, 스트로킹은 액와(axillae) 방향으로 목 아래, 쇄골 위를 지나 삼각근에서 끝내고, 부드러운 압박으로 어깨를 고정한다.

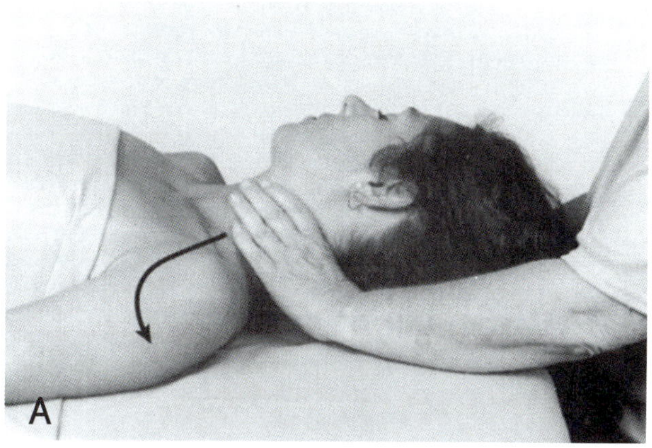

그림 6-2. **A.** 한 부분씩 회전된 목의 표면 에플루라지, 스트로킹은 목의 근(root)에서 끝낼 수도 있고, 혹은 액와를 향해 쇄골 위로 계속해서 할 수도 있다.

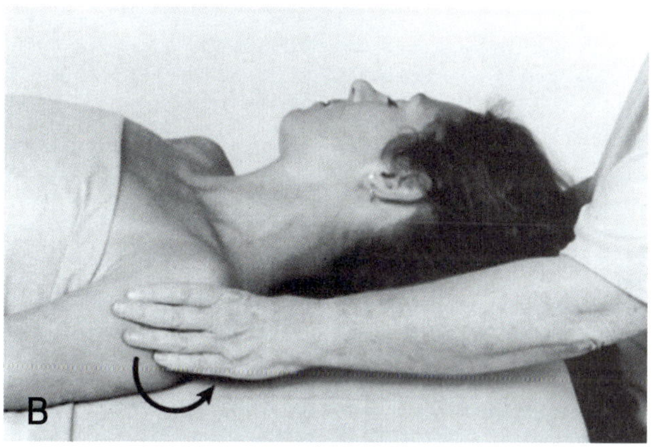

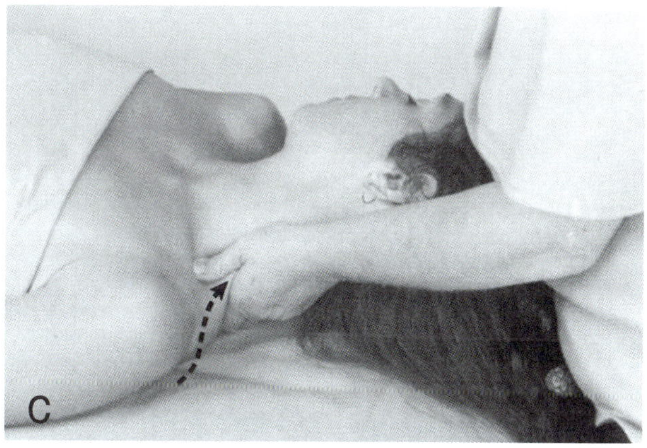

그림 6-2(계속). **B.** 가볍게 돌아오는 스트로킹(A light return stroke)은 스트로킹의 끝에서 더해질 수 있다. 이를 시행하기 위해서, 전완은 환자의 피부에 접촉을 유지하는 동안 회외(supinates)되어야 한다. **C.** 그리고 손을 후두부를 향해 가볍게 끌어당긴다.

다음 페이지에 도수 기법 계속

11. 치료사는 국소 부위의 부종을 표층 에플루라지로 치료할 때, 먼저 근접 부위를 치료하는게 좋고, 각각의 스트로크는 근접 가장자리 또는 말초 부종에서 시작하고 울혈 부위로 유체(fluid)를 밀어서는 안된다. 다음 장에서는 림프와 정맥 환류를 증가시키는 포괄적인 마사지 과정을 기법한다.

표층 에플루라지의 구성요소

접촉 : 힘을 뺀 손의 손바닥 표층 전체

압 : 약하게

적용 : 피부, 표층 근막, 지방

방향 : 사지 위에, 구심성 방향, 몸통 위, 겨드랑이 또는 서혜부 림프절 쪽으로

진폭: 신체 부분의 길이

속도 : 5 – 50 cm/sec

시간 : 2분 또는 그 이상

중간단계 [a] ***:*** 페트리사지와 표층 스트로킹

적용상황 : 장기간 홀로 사용되거나 림프와 혈액의 순환을 촉진하기 위해 표층 림프 배농 기법과 병행하여 사용된다. 일반적으로 확장된 신경근 기법의 응용으로 처음과 끝에 사용된다.

a 점차적으로 한 기법에서 다른 기법으로 통합.

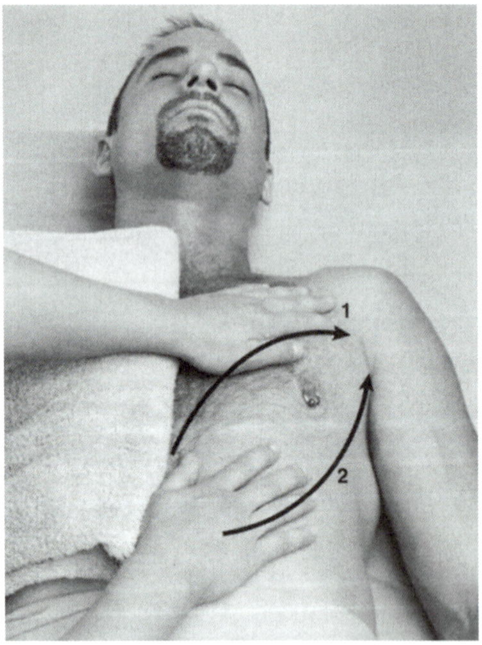

그림 6-3. 가슴에서는 남자와 여자 모두를 위해 스트로킹은 환자의 유두(nipple)를 피해 액와 방향으로 유도되어야 한다.(가슴 부위 촉진의 윤리와 관련된 개념을 위해 제 2장과 제 4장 참고.)

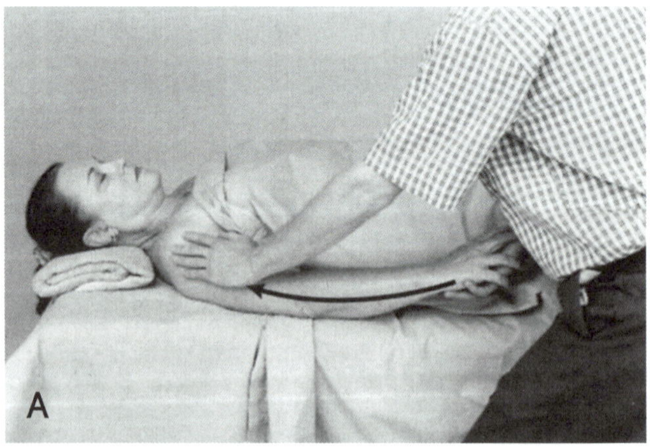

그림 6-4. 팔을 표층 에플루라지하는 동안에 치료사는 환자 팔의 외측면과 내측면을 번갈아 가면서 스트로킹을 시행한다. A. 외측면.

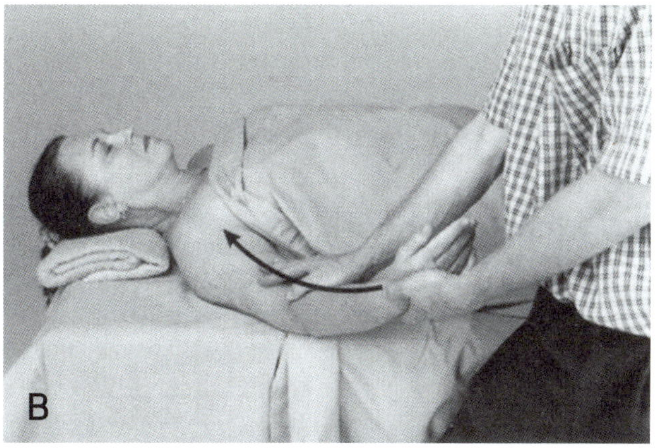

그림 6-4(계속).
B. 내측면, 치료사의 발의 자세(stance)의 변화를 주목.

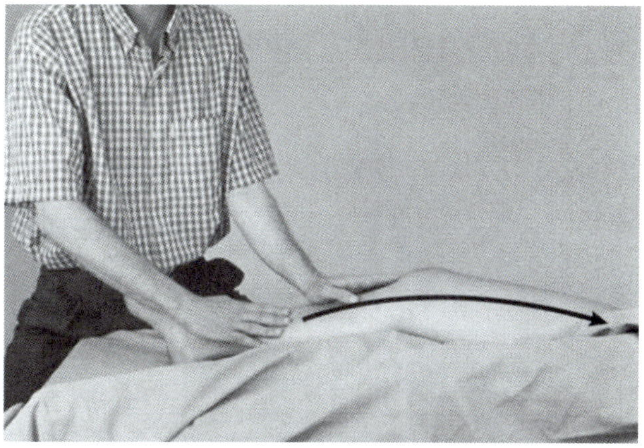

그림 6-5. 환자의 발의 외측면과 내측면은 종종 같은 스트로킹한다. 치료사의 똑바른 자세에 주목.

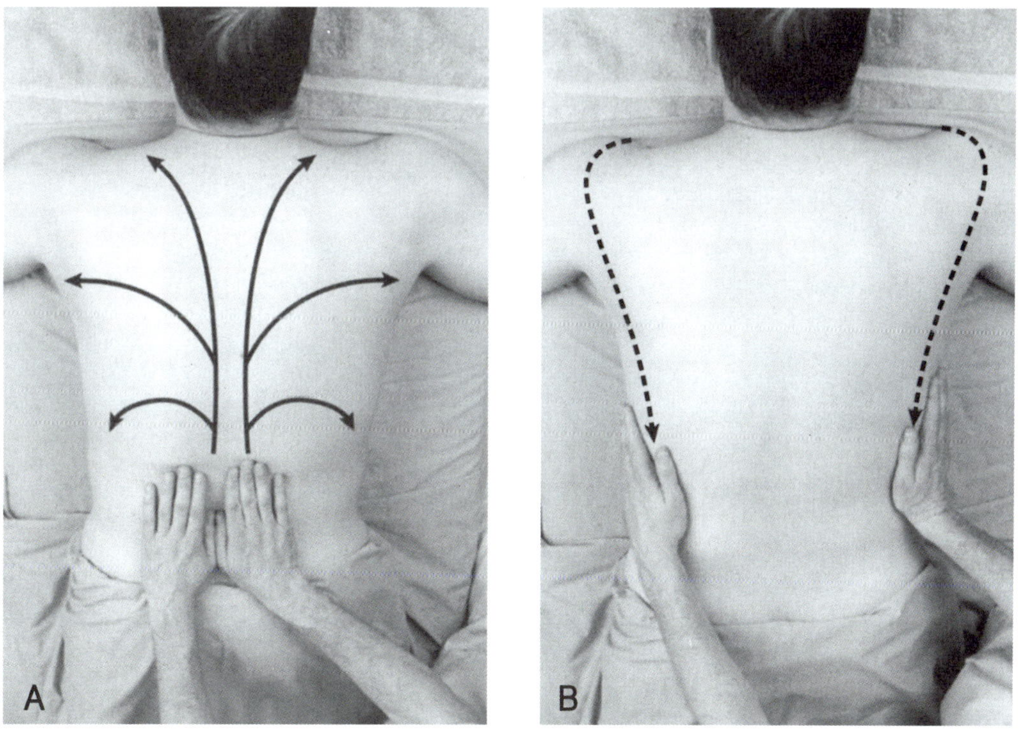

그림 6-6. A, B. 등의 표층 에플루라지는 천골에서 시작하고, 다른 경로를 따를 수 있다. 치료사는 연속적인 스트로킹으로 이러한 다른 경로를 번갈아가며 할 수 있다.

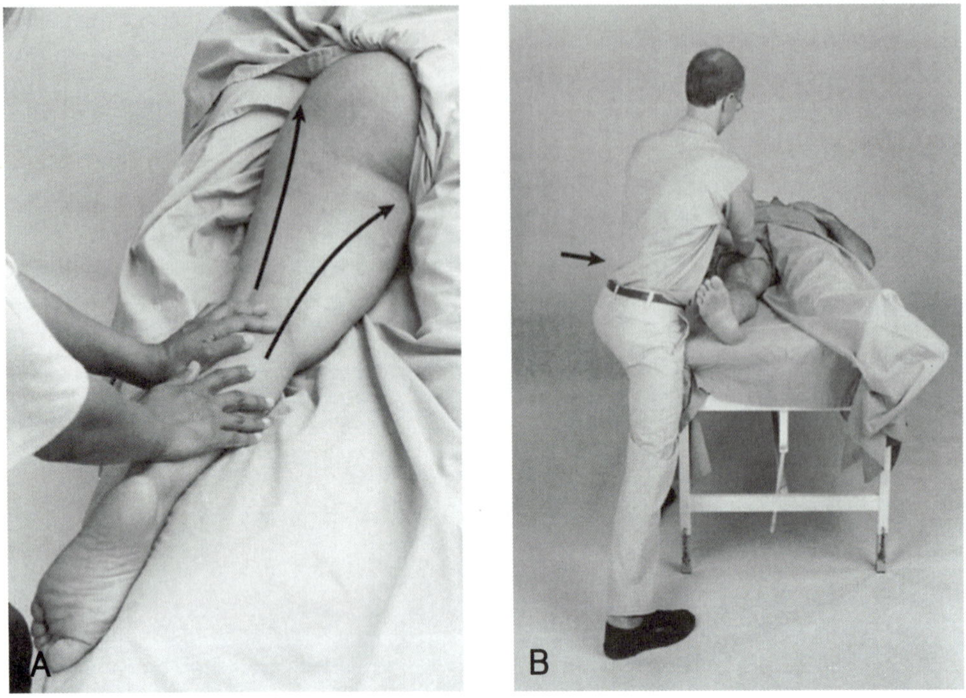

그림 6-7.
A. 다리 후면의 표층 에플루라지는 둔부(gluteals)를 포함한다.
B. 가벼운 압박이 요구되는 이 기법을 위해 치료사는 첫째로 몸통(torso)을 똑바로 유지하는 동안에 다리의 움직임을 통해 스트로킹을 이룰 수 있어야 한다. 여기, 이와는 반대로 치료사가 기대기를 반복한다면, 이러한 동작은 허리부위에 불필요한 좌상(unnecessary strain)을 줄 수 있다.

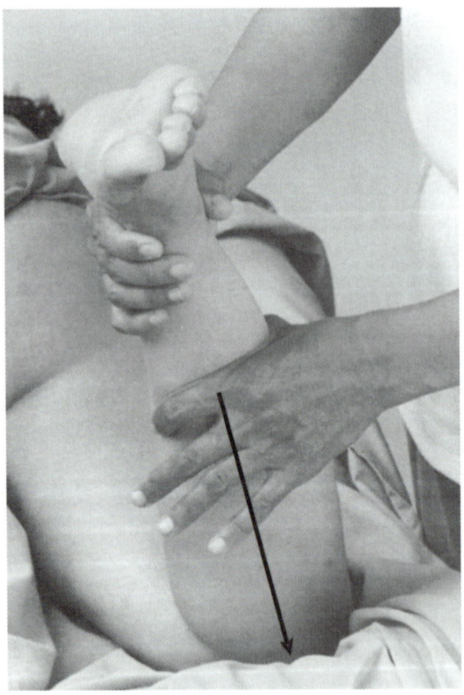

그림 6-8. 표층 에플루라지는 감싸는 "bracelet" 접촉으로 발목에 할 수 있다.

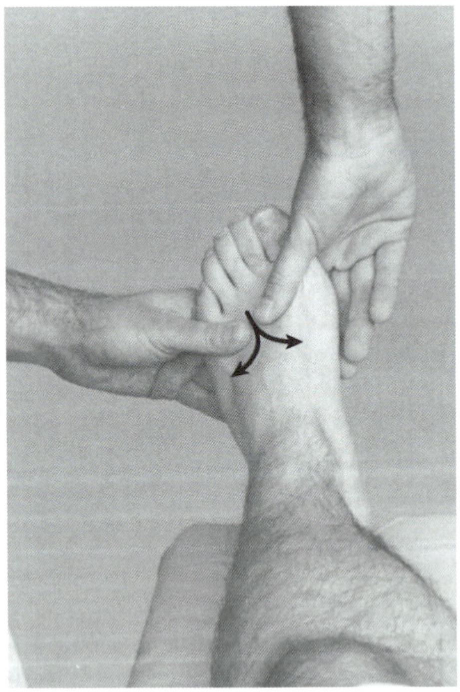

그림 6-9. 엄지 손가락 스트로킹의 표층 에플루라지는 발에서부터의 림프 순환을 증진시킨다. 이와 유사한 짧은 스트로킹은 외상 후 부종의 팽윤된(swelling) 부위의 외면으로부터 멀리 원심 방향으로 고름을 짜내는데 사용되어진다.

치료사의 위치(자세) 그리고 운동 (CLINIAN'S POSITION AND MOVEMENT)

1. 치료사의 기본적인 자세는 제 4 장에 기법되어 있다.
2. 등과 다리처럼 넓은 면적에 표층 에플루라지를 시행할 때는 치료사가 팔을 많이 이용하기 보다는 다리를 적절히 움직여서 스트로크의 길이를 충분히 할 필요가 있다. 스트로크 시행 시에는 요추의 굴곡과 신전을 최소화하고 몸통을 반듯이 하여야 한다(그림 6−5, 6−7B).

촉진(PALPATE)

치료사가 환자의 피부를 촉진하면서 파악하는 사항들 :

1. 피부 결
2. 피부 온도
3. 땀과 습기 존재
4. 피부와 피하 근막을 움직이는 방향으로 수평적 늘려짐(그러나 윤활제를 사용하므로 피부의 탄력성을 넘어서진 않음)
5. 등에는 피하 지방종, 장골릉과 후두 주위에는 떠 있는 듯한 단단한 섬유성 작은 결절 흔하며, 촉진 시 압통이 있다.
6. 표층의 윤곽
7. 건강한 표층 피하조직의 점성 감소를 반영하는 유연성의 증가
8. 수분의 함량을 반영하는 피하조직의 관성 저항
9. 부종 부위의 수분 흡수를 반영하는 표층 윤곽의 변화와 피하 조직의 점성과 관성 저항의 변화

관찰(OBSERVE)

치료사는 수기를 시행하면서 부종의 감소나 이완의 징후를 잘 관찰하여야 한다. 그 징후는 다음과 같다.

– 부종의 감소 –

1. 피부색과 결의 정상화
2. 표층 윤곽의 변화
3. 눈에 보이는 부종의 감소. 주로 15~45분 사이에 나타나며 점진적인 부종의 감소는 치료 중에 염증 반응의 감소, 또는 순환계 그리고 림프계의 부전 해소로 나타난다.

– 이완 –

1. 호흡수와 깊이의 감소
2. 깊은 목소리 톤
3. 붉어지거나 창백한 피부색
4. 휴지기 근육 긴장도 감소
5. 근육 씰룩거림과 경련
6. 연동음 증가
7. 심박동의 감소
8. 홍분과 땀 흘림

의뢰자와의 대화 (COMMUNICATION WITH THE CLIENT)

치료사는 수기 동안 치료사의 편안한 정도를 파악하기 위해 환자와 대화를 한다. 대화에 사용하는 몇 가지 예는 다음과 같다.

1. "누르는 힘이 너무 세면 말씀하세요" 치료사가 급성 또는 아급성의 염증 부위 근처를 다룰 때는 압이 환자의 통증을 가중시키지는 않는다고 확신시킨다.
2. "통증이 느껴집니까?" 이 질문은 통증을 줄일 때, 중재술에 의해 통증이 어떻게 변하는가를 환자가 자각하는지를 간헐적으로 체크한다.
3. 치료사는 수기 중에 환자가 깊은 횡경막 호흡을 할 수 있도록 독려한다.

보상적 방식 (COMPLEMENTARY MODALITIES)

치료사들이 표층 에플루라지와 보상적으로 사용하는 몇 가지 방법들이 있다.

1. 손상에 이차적으로 나타난 급성 부종에 치료사는 RICE 즉, 휴식(rest)과 10~15분 간의 얼음 찜질(ice), 압박(compression) 그리고 30~45° 정도의 사지 올림(elevation)을 시행한다. 수동적 이완성 움직임과 부드

러운 관절 움직임이 통증을 경감시키는데 이용된다. 치료사는 환자가 깊은 횡경막 호흡을 할 수 있도록 독려하여야 한다.

2. 림프 부종의 포괄적인 치료는 적절한 위생과 압박붕대와 옷의 규칙적인 착용 그리고 개인별 특별 훈련에 대한 교육을 포함한다. 림프 부종의 특성과 범위에 따라서 걷기, 운동, 평형과 자세자각 훈련 그리고 스스로 펴기, 작용 훈련을 하는 등의 직접적인 수기를 시행한다. 신경 근육과 결합 조직 마사지는 섬유성 부종에 유용하다.

자가 관리 지침
(SELF-CARE INSTRUCTIONS)

1. 급성의 정형외과적 손상과 관련된 정체성 부종에서 치료사는 환자에게 RICE에 대해 교육한다.
2. 림프 부종이 있는 환자에게는 피부 관리, 붕대 그리고 운동에 관한 세부적이고 전문적인 교육을 한다.

표층 에플루라지의 구성

다음에 나오는 신체의 부위는 일반적으로 근위부에서 원위부로 배열되었고, 30분 안에 완성되어질 수 있다. 각각의 부위에 연속해서 표층 에플루라지를 적용하라. 각 부위의 원위부로 두드리기를 시작하고, 부위의 전체 길이에 구심성(centripetal)의 스트로킹으로 전 부위(entire region)을 해하라. 몇 번 반복하라.

누운 자세(supine) : 목, 얼굴, 가슴, 팔, 복부, 다리 전면
엎드린 자세(prone) : 등, 둔부, 다리 후면

다음과 같이 변화를 시도해 보아라.

- 오직 구심성의 압박 스트로킹을 사용하라
- 시작자세로 돌아가는 표층 에플루라지를 사용하라
- 일정한(constant) 압박을 사용하라
- 스트로킹을 근위부로 이동하면서 가볍게 압박을 증가시켜라
- 스트로킹의 끝에서 근위부의 림프결절(lymph nodes)에서 잠시 멈춘다.
- 다른 속도를 사용하라. (5~50 cm/sec)

옆으로 누운 자세에서 근위부에서 원위부로 움직이는 동안 이 기술을 어떻게 적용할 것인가?

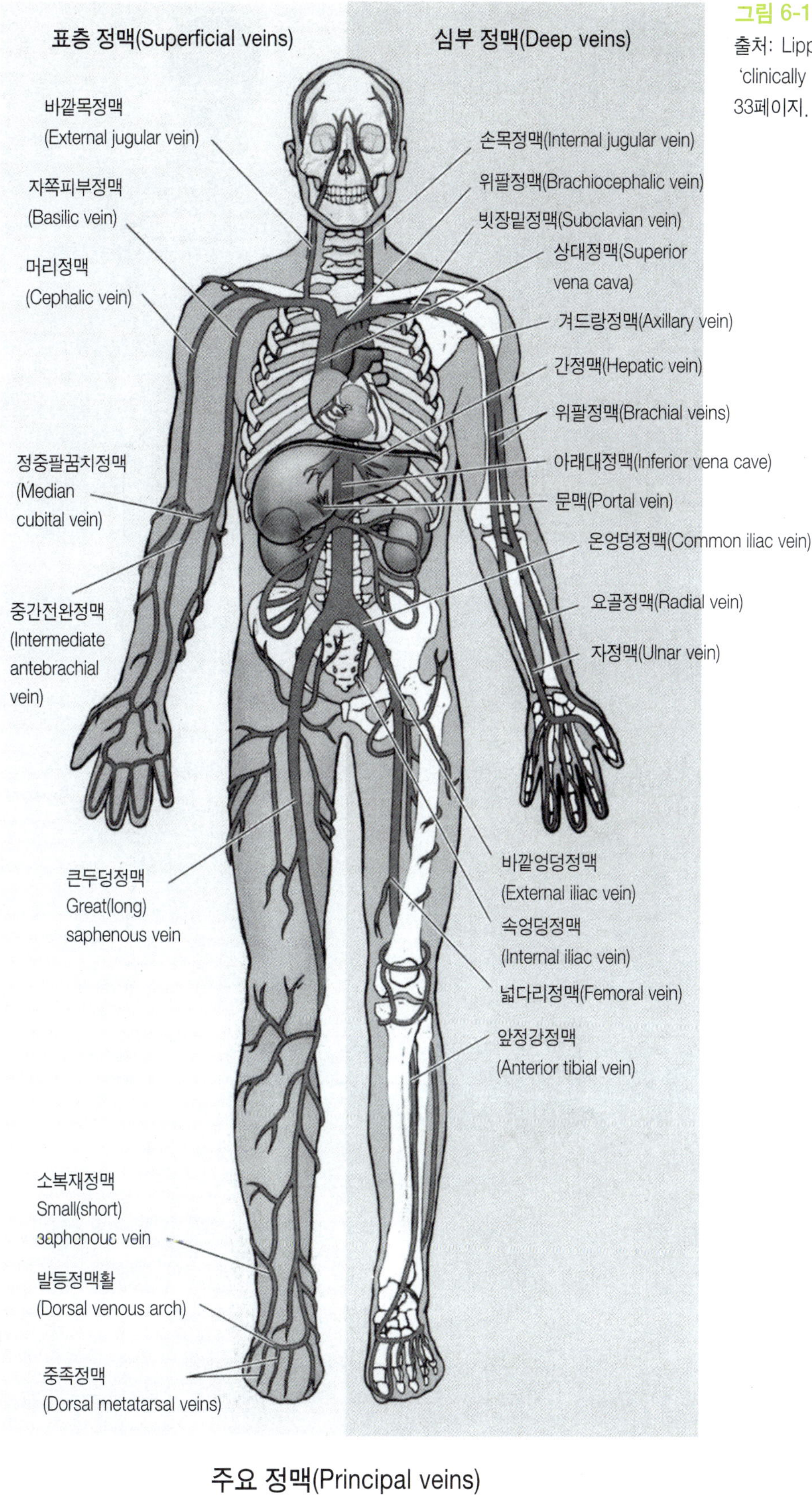

그림 6-10. 심장으로 되돌아오는 정맥(vein).
출처: Lippincott williams wilkins사의 Moore, K의 'clinically Oriented anatomy, 4th Edition(1999)' 의 33페이지.

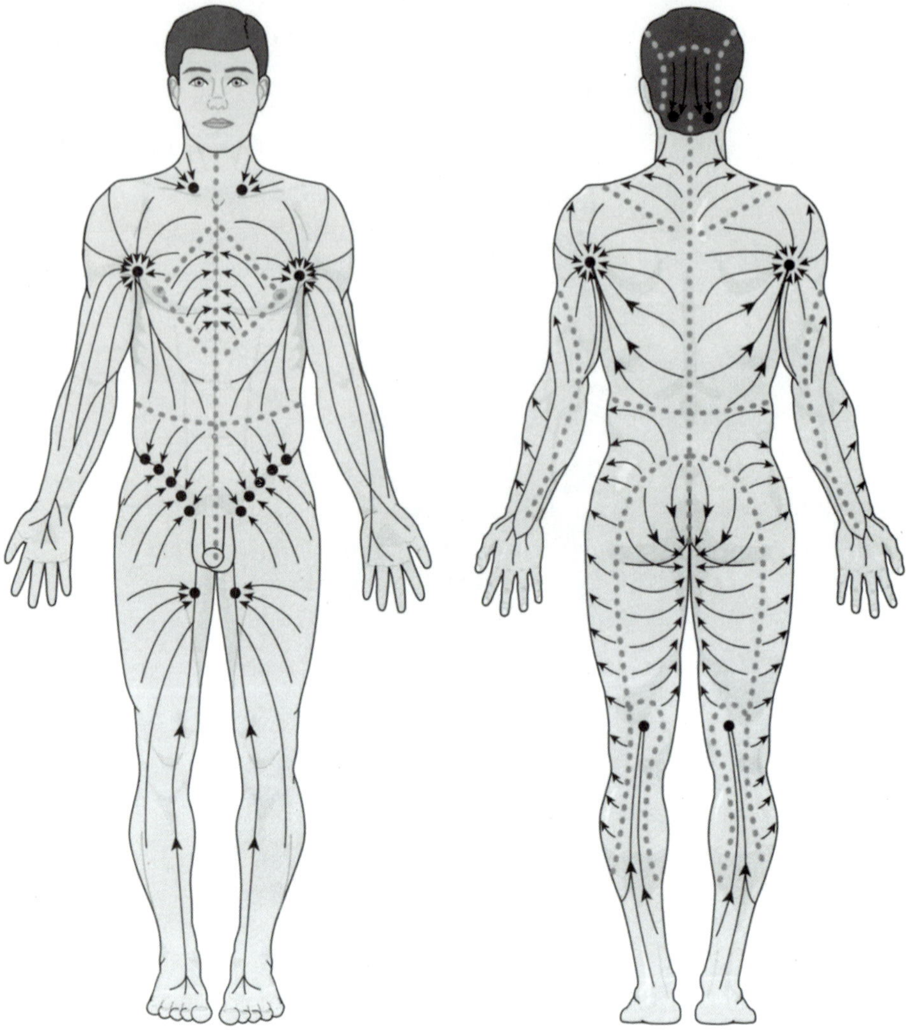

그림 6-11. 림프 흐름 방향의 적용되는 림프액의 분기점(lymphatic watersheds). 출처: (Tappan의 'Healing Massage Techniques, 3rd Edition, (1998)' p 227. Prentice-Hall, Inc, Upper Saddle River, NJ).

표층 림프 배농 기법 (Superficial Lymphatic Drainage Technique)

정의(DEFINITION)

미끌어지듯이 하지 않고 피부밑 조직을 근육을 끌지 않고 변형시키는 근육의 눌림은 없으며 가벼운 눌림만 있을 정도의 최소 압으로 림프의 흐름 방향으로 실행한다.

주의(NOTE)

표층 림프 배농은 20세기에 Emil Vodder에 의해 개발된 표층 에플루라지의 한 변형으로 수기 림프 배농에 관한 몇몇 방법들에 의해 보다 정교해졌다.

표층 림프 배농과 표층 에플루라지는 같은 조직층 내에서 구심 방향으로 압박을 가한다는 것은 공통된다. 그러나 표층 에플루라지는 시술 중 시술자의 손이 피부를 미끄러지듯이 평소 보다 빠르게 압이 가해지는 반면, 표층 림프 배농은 림프 배농 방향으로 심부 조직 눌림 없이 환자의 피부 표층 근막, 하부 림프만을 부드럽게 신장시키고 난 뒤, 조심스럽게 이완한다.

표층 림프 배농은 다양한 수기 림프 배농 기법들 중에서 주요한 기법이 되며 표층 에플루라지, 압박 그리고 치료에 있어 상당히 강조되는 기타 기법들 또한 이용하게 된다.

임상적 적응증 그리고 치료 성과 (CLINICAL INDICATIONS AND IMPAIRMENT-LEVEL OUTCOMES OF CARE)

표층 림프 배농은 국소적으로 시술된 부위로의 림프 환류를 증가시킬 수 있다. 치료사가 환자의 신체 넓은 부위에서 시술했을 때, 정맥계로 환류되는 림프양을 증가시킬수 있다. 이러한 효과를 보는 기전으로는 조직에 대한 느리고, 정밀하고, 율동적 신장으로 림프관 수축, 림프를 밀어내고 국소의 혈류 흐름을 증가시키며, 림프의 경로가 손상으로 파괴된 후, 간헐적 경로를 형성하는데 걸리는 시간을 줄인다.

이 표층 림프 배농이 기법적으로 시술되었을 때, 진정(Parasympathetic activity), 통증 감소(conuterirritant analgesia), 면역 기능의 개선 효과를 가져올 수 있다. 이 치료법은 밴딩 요법, 압박의복, 운동, 위생교육 등을 포함한다. 이 요법은 잘 정립되어 있으며, 많은 연구에서 림프부종 특히, 유방암의 수술 후에 발생된 림프부종에 효과적인 것으로 보고되고 있다. 표층 림프 배농은 외상성 부종 정맥 기능부전, 등 다양한 다른 조건들에서도 효과적이다. 표층 림프 배농의 주요한 장애-치료 효과는 표 6-1에 요약되어 있다.

주의와 금기증 정의 (CAUTIONS AND CONTRAINDICATIONS)

표층 림프 배농은 적절한 적용을 위해 임상적 훈련과 지도받은 실행이 중요하다. 어떤 상황에서는 득히, 병적 상황을 다루는데는 보다 심도있는 훈련(advanced training)이 필요할 수 있다. 기계적 효과를 갖는 요법들에 표층 림프 배농을 적용하는 것은 금기이다(2장 참고).

표층 림프 배농 적용에 있어 금기들로는 세균 바이러스 감염에 기인한 급성이거나, 국소적 염증상태, 알레르기 반응 최근의 혈전증, 오른쪽 심장 부전에 측면으로 인한 부종을 포함한다.

표층 림프 배농 기법에 몇가지 주의해야 할 것들이 있다. 치료사는 심부전 또는 울혈성 심부전 환자는 시술로 인해 증가된 정맥 환류로 심부 또는 폐기능을 악화시킬 수 있기 때문에 주의를 기해야 한다. 갑상선 항진증 환자는 갑상선 부위의 국소 시술은 피해야 한다. 치료사는 생리중인 환자의 경우 시술을 피하고 임신 중인 환자의 경우, 시술을 줄이거나 생략해야 한다. 환자의 혈압이 낮다면, 주의를 기하고 시술을 짧게 한다. 외상적 부종의 치료에 있어 표층 림프 배농을 적용할 때에는 통증없이 유쾌하게 해야 한다. 환자가 표층 림프 배농의 국소 시술을 견디지 못한다면, 근위부위만 적용한다.

만성 염증에 표층 림프 배농을 시행하면, 일시적 급성 염증 반응을 유발할 수 있다. 마지막으로 전신을 시행 시 환자는 오심과 피로를 경험할 수 있다.

표층 림프 배농을 위해 필수적인 기술

표층 림프 배농을 연습하기 전에, 학생들은 아래의 사항을 알고 있어야 한다.

- 대 혈관(major vascular) 질환
- 대 림프관(major lymphatic)의 기능장애(dysfunction)
- 선 자세와 앉은 자세에서의 신체 정렬, Lunge 자세의 사용
- 피하(subcutaneous) 지방의 두꺼운 부분의 촉진
- 피부의 탄력적 장벽(elastic barrier)과 표층 지방과 근막을 찾을 줄 알고
- 심부 근막(deep fascia)의 겉층을 정확히 위치할 줄 알아야 한다.

다음 페이지에 도수 기법 시작

도수 기법

표층 림프 배농(Superficial lymph drainage)

다음 그림(그림 6-12부터 6-20)에서 표층 림프 배농이 신체 각 부위에 적용된다. 각 그림은 아래에 소개된 수기 지침을 보여준다.

1. 오일은 사용하지 않는다. 환자나 치료사의 피부가 습하다면, 무향의 탤컴(talcum)분말, 전분을 이용하여 끈적거림 방지한다.

2. 시술은 극도의 손 이완이 필요하고, 많은 연습이 필요하다(그림 6-15, 6-16, 6-19). 엄지를 외전시켜 생긴 web space가 접촉면에 부가 되기도 한다(그림 6-15). 신체의 작은 부위는 손가락이나 엄지 손가락 접촉이 유용하다(그림 6-12, 6-13, 6-20).

3. 두 손을 나란히 놓아 큰 접촉면을 만들면, 몸통이나 대퇴부와 같은 넓은 부위에 적합하다(그림 6−16).

4. 치료사는 피부를 누르고 피하지방까지 약간 눌릴 정도의 최소 압을 사용하고, 어떠한 옴폭한 곳도 있어서는 안된다. 림프 배농로의 방향으로 하부 근육은 눌리지 않을 정도로 면에 나란한 방향으로 부드럽게 피부와 피하지방을 신장시킨다. 압박면의 형태가 반타원이나 반원이라면, 보다 나은 결과를 얻을 수 있다. 이것은 조직의 신장이 환자의 피부면에서 두 방향으로 일어나기 때문이다.

5. 치료사의 시술하는 손의 표면으로 환자의 피부 위를 문지르지 않는다.

6. 스트로크마다 후반에 피부와 피하지방이 신장되고 조직이 긴장되면, 이젠 압을 점차적으로 낮게하여 피부가 원래의 위치로 되돌아가도록 한다.

7. 손은 일정한 부위에 두고, 같은 위치에서 시술을 반복 시행할 수 있다. 그럴 경우 손이 원래 지점으로부터 뒤쪽으로 흘러 원심 방향의 압이 작용하지 않도록 주의를 기해야 한다(그림 6−12, 6−14, 6−16, 6−18). 환자의 몸에서 부드럽게 손을 떼고, 환자의 몸을 따라 이동하여 약간 근위부로 손을 옮긴다(그림 6−15, 6−17). 유체의 관성저항을 이기기 위해 스트로크를 반복하거나, 일련의 스트로크를 긴 시간에 걸쳐 시행해야 한다. 정확한 압의 조절을 얻기 위해 상당한 연습을 해야 한다.

8. 표층 림프 배농을 함에 있어 중재의 순서가 중요하다. 치료사는 림프와 정맥계 사이에서 근위부 정점에서 시술을 시행하고, 환자의 목을 치료한다. 그리고 이완된 사지를 하기 전에 먼저 이완된 부위의 체간을 배농한다(그림 6−12). 시간의 제약이 있다면, 근위부 부위에 걸리는 시간보다는 이완된 부위(affected area)시술에 걸리는 시간을 더 줄인다. 관련 정상의 림프 결절 여부에 관계없이 액와의 서혜부의 영역을 시작으로 사지에 시술을 시작하게 된다(그림 6−14). 침범된 부위의 근위 부위를 원위 부위보다 먼저 치료해야 하고, 시행한 근위 부위로 환류 그리고 근위에서 원위로의 반복을 자주해야 한다.

도수 기법 176페이지 계속

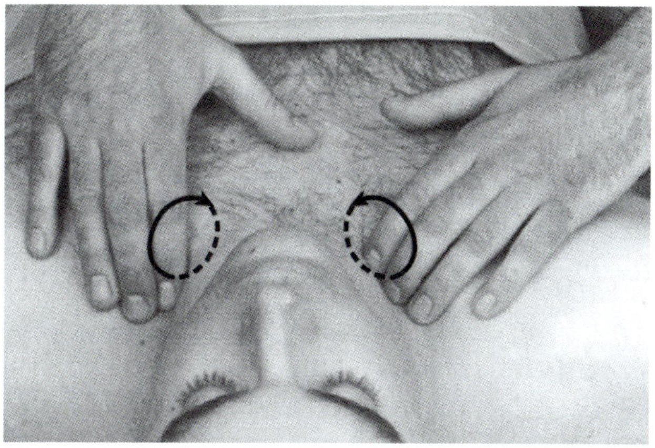

그림 6-12. 정맥계와 림프계의 접합부(junction) 근처의 목 끝부분에 스트로킹의 연속(series); 압박은 쇄골 아래 방향과, "끝머리(terminus)"를 향해 내측 방향으로 준다. 이것은 림프계의 가장 근위부를 깨끗이 해주고(clear), 다른 중재(intervention)를 시작한다. 치료사는 이 스트로킹을 몇 번 반복해야 한다.

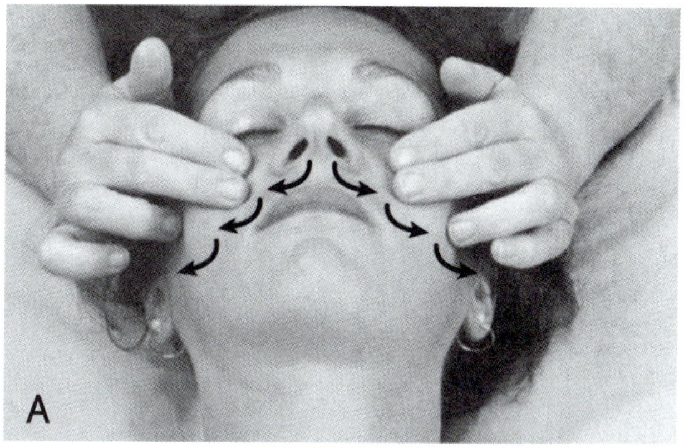

그림 6-13. A. 손가락(tingerpad) 접촉은 얼굴의 표면 림프 배농을 위해 사용될 수 있다.

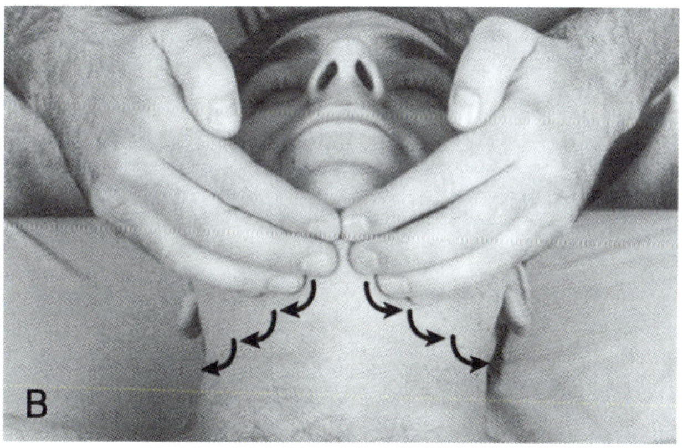

그림 6-13(계속). B. 또한 손가락(fingerpad) 접촉은 턱밑 부위를 위해 사용될 수 있다.

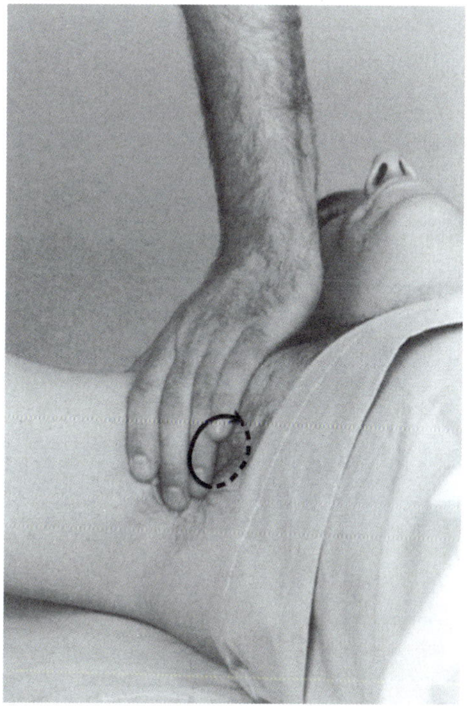

그림 6-14. 액와부와 서혜부는 사지와 연관되어 움직이기에 앞서 치료되어지고, 치료사는 종종 환자의 사지를 움직이는 동안 이 부위들로 되돌아온다. 손은 팔의 중앙선(midline)과 윗 방향(superiorly)으로 압박을 가한다.

다음 페이지에 도수 기법 계속

9. 환자의 림프 마사지가 막히거나 최근에 방사선 조사를 받은 경우에는 치료사가 시행한 시술은 림프 배액을 정상 림프성 전환점을 건너뛰어 정상과 인접한 그룹, 흔히 이측 액와와 서혜부 림프절 또는 동측 복부로 하게 한다. 그리고 그런 결절들은 림프를 받을 수 있도록 먼저 배출되어야 한다.

10. 일단 치료사가 표층 림프 배농 시행에 있어 요구되는 섬세함을 익히게 되면, 진정 효과를 강화시킬 수 있는 스트로크 리듬의 규칙성을 얻기 위해 노력할 수 있게 된다.

11. 표층 림프 배농과 관련된 보조 요법들을 시행하는 데는 시간이 걸리는데 치료의 초기 단계에는 환자 상태와 부종의 심한 정도에 따라 다르지만, 하루에 45~90분 정도가 바람직하다.

표층 림프 배농 기법의 구성요소

접촉 : 전체적으로 힘을 뺀 손의 손바닥 표층 또는 손끝, 오무려진 손가락

압 : 최소에서 약하게(5 mm Hg, "니켈의 무게")

적용 : 피부, 표층의 근막과 지방만

방향 : 구심성, 림프관 통로의 방향으로

진폭/길이 : 짧게, 2.5 cm (1인치) 이하

속도 : 천천히, 1초 당 2.5 cm 정도

시간 : 5~60분 또는 그 이상

중간단계 : 표층 에플루라지

병행요법 : 강한 세기의 압을 병행해도 좋다

적용상황 : 장시간 단독으로 적용하거나, 표층 에플루라지로 대체되어 사용된다

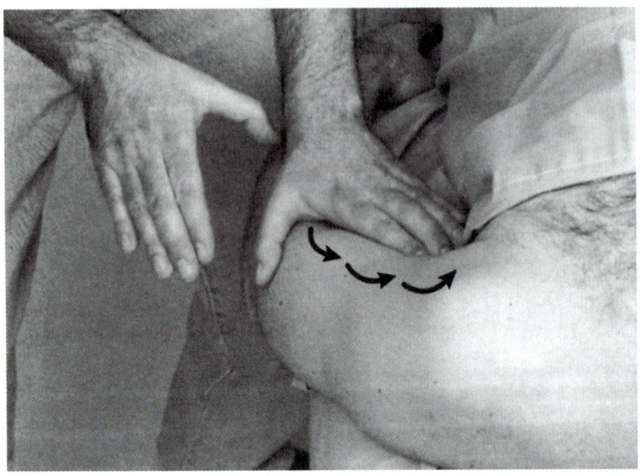

그림 6-15. 집게 손가락(index finger), 외전된 엄지(abducted thumb), 인접한 손바닥은 팔에 잘 맞을 수 있는 표면을 형성한다. 손은 번갈아가며 각 스트로킹으로 근위부로 움직인다. 팔꿈치에서 액와부로 몇 번 반복될 수 있다. (접촉을 위해 손바닥의 척골면(ulnae border)을 사용할 수 있다.)

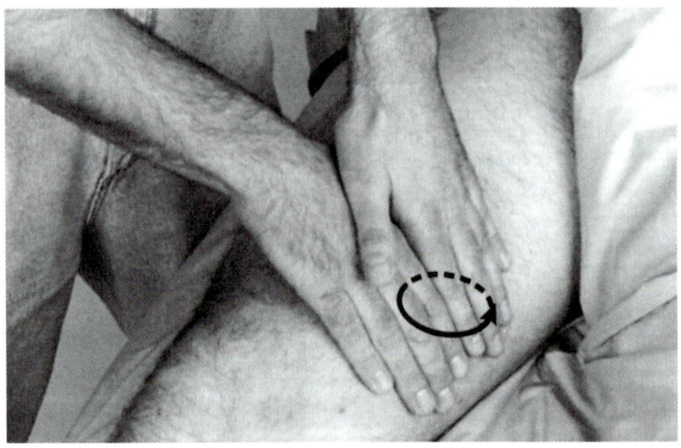

그림 6-16. 대퇴 전면의 정지된 타원(stationary ellipses), (점선) 되돌아오는 스트로킹은 원심성의 압박 없이 적용되어야만 한다. 대신에, 치료사의 손은 피부의 탄력적 되튀임(elastic recoil)을 따라야 한다.

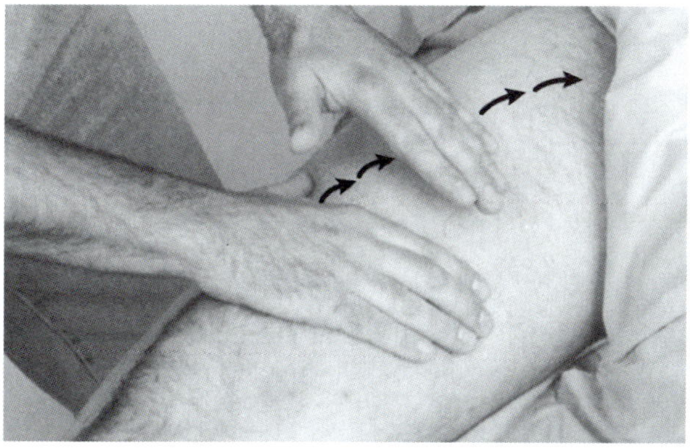

그림 6-17. 두 손을 같이 할 수 있다; 한 손이 림프 앞쪽으로 움직이고, 첫 번째 손이 다음 스트로킹을 위해 더 근위부로 움직일 때 다른 손은 림프를 잡는다.

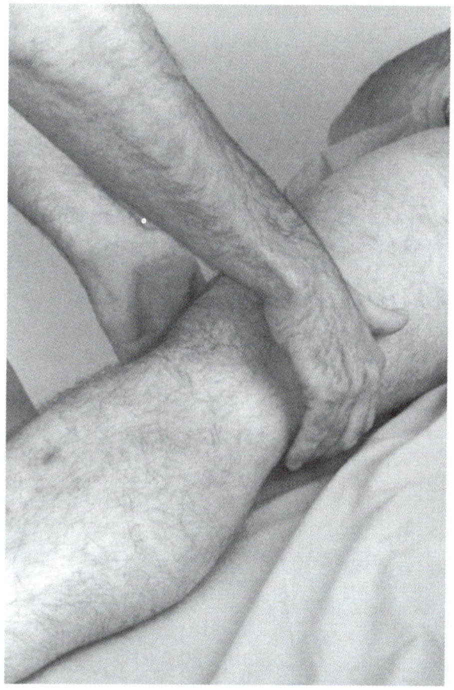

그림 6-18. 슬와부(popliteal)는 환자의 누운자세에서 치료된다.

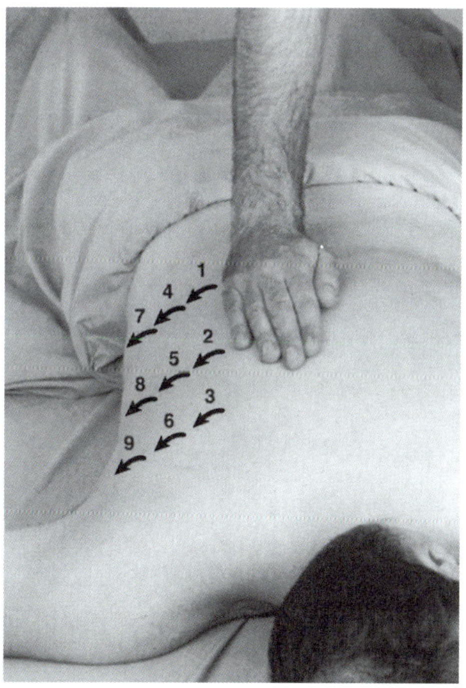

그림 6-19. 등 부위의 스트로킹은 액와 방향으로 압박한다.

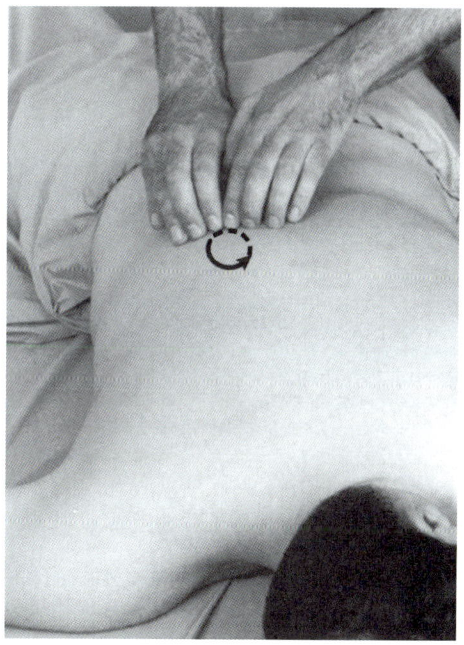

그림 6-20. 늑간근(intercostal) 공간의 손가락(fingerpad) 기법; 압박은 늑골의 공간과 심부 흉내(intrathoracic) 림프액으로 접근을 위해 척추를 따라 부드럽게 가한다.

치료사의 자세(위치) 그리고 운동 (CLINIAN'S POSITION AND MOVEMENT)

1. 치료사가 이용하는 기본 자세는 제 4 장 준비와 치료를 위한 자세에 설명되어 있다. 표층 림프 배농 스트로크는 짧은 거리이기 때문에 상대적으로 적은 reaching이 필요하다.
2. 환자와 시술면에 대한 수기 접촉을 조절하는 데는 치료사의 어깨와 팔꿈치의 운동에 유연성이 필요하다. 결과적으로 치료사는 시술 중에 작은 손의 운동을 위해 상대적으로 큰 팔 운동을 하는 것이다.

촉진(PALPATE)

치료사는 시술을 시행하는 동안, 다음을 위해 환자를 만져보아야 한다:

1. 피부 결
2. 피부 온도
3. 땀과 습기 존재
4. 피부 및 피하 근막의 늘어짐: 운동이 느리기 때문에 표층조직의 부드러운 늘어짐의 끝의 느낌이 느껴진다. 치료사는 이 장벽까지 (넘어서지 않도록) 뻗기
5. 등에 흔히 발생하는 피하 지방종과 장골릉선 및 후두주위에서 흔히 발생하는 떠 있는 듯한 섬유성 결절이 있으며 둘 다 촉진 시 압통이 있다.
6. 표층의 윤곽
7. 증가된 유연성(pliability)－지속적인 시술 시행으로 정상적으로 일어나며 표층 피하 조직 점성의 감소를 의미
8. 피하조직의 관성 저항－수분의 함량을 반영하는 피하조직의 관성저항
9. 부종 부위 조직의 밀도는 섬유성의 정도와 관련
10. 부종부위의 수분 흡수를 반영하는 표층 윤곽의 변화와 피하조직의 점성과 관성 저항의 변화

관찰(OBSERVE)

치료사는 시술을 시행하는 동안 부종의 rath 징후를 관찰한다. 아래에 목록된 징후들

1. 피부색과 결의 정상화
2. 비후 변화 (trophic change)의 감소
3. 표층 윤곽의 감소
4. 부종의 눈에 띄는 감소－시술 15~45분 내에 흔히 일어나며, 부종의 누적 감소 역시 시술 과정 중에 염증 반응이 감소하고, 순환계 그리고 림프적 기능장애가 해소 되면서 일어날 것이다.

의뢰자와의 대화 (COMMUNICATION WITH THE CLIENT)

치료사는 시술 중 환자가 느끼는 편안함의 정도를 알기 위해 대화를 이용한다. 치료사가 알릴 필요가 있는 사항들과 이용할 수 있는 예문이 아래에 있다.

1. "누르는 압이 불쾌하게 느껴지시면 알려 주십시오" 치료사는 급성이나 아급성 염증 부위 치료에서 시술의 기계적 자극이 참을 만함을 확인해야 한다. 시술내내 통증없이 해야 한다.
2. 치료사는 시술 시행 전 환자에게 소변을 보게 하고, 시술 중이나 시술이 끝난 후, 바로 소변을 보고 싶어 할 수 있음을 주지시킨다.
3. 치료사는 첫 시술 후 피로를 경험하는 것이 흔함을 환자에게 설명해야 한다. 추가로 다른 후유증 즉, 가볍지 않은 오심, 중재 후 통증 등, 과치료를 암시하는 증상들이 일어나면 알리도록 해야 한다.

보존적 방법(COMPLEMENTARY MODAALITIES)

치료사들이 표층 림프 배농에 보존적으로 이용할 수 있는 다른 방식들이 있다.

1. 외상에 의한 이차적인 부종에 대해 급성기 요법으로 RICE에는 휴식, 얼음 찜질 또는 10~15분 동안의 냉찜질, 압박, 30－45° 정도의 사지 거상 등을 포함한다. 수동적으로 이완된 움직임과 부드러운 관절 움직임이 통증 감소에 이용될 수 있다. 치료사는 환자가 시술 중 깊은 횡경막 호흡을 하도록 해야 한다.

2. 의존성 정맥 정체로 인한 부종에는 다리 올리는 운동이 도움된다.
3. 림프 부종의 포괄적인 치료는 적절한 위생과 압박 붕대와 옷의 규칙적인 착용 및 개인별 특별 훈련에 대한 교육을 포함한다. 림프 부종의 특성과 범위에 따라서 걷기, 운동 평형과 자세인지 훈련 그리고 스스로 펴기, 작용 훈련을 하는 등의 직접적인 수기를 시행한다.

자가 관리 지침(SELF-CARE INSTRUCTIONS)

1. 신경근육과 결합조직 마사지는 섬유성 부종에 유용하다.
2. 림프부종이 있는 환자에는 피부관리, 붕대, 운동에 관해 보다 세부적이고 전문적인 교육을 한다.
3. 의존성 정맥 정체로 인한 부종에는 다리 올리는 운동이 도움된다.

표층 림프 배농의 연습

표면 에플루라지와 같이 림프의 순환을 촉진하기 위해 가장 좋은 부위는 근위부에서 원위부로 나아가면서 시작된다. 그러나, 표층 림프 기법은 느리기 때문에 완전히 몸 전체를 하려면 반복되는 정도에 따라 어디서든지 1시간 30분에서 3시간이 소요된다.

기법을 각 부위에 연속적으로 적용한다. 각 부위로부터 원위부로 스트로킹을 시작하고, 점차 근위부로 움직이면서 전 부위를 짧은 구심성의 스트로킹으로 적용한다. 짧은 연습 시간, 다른 부위를 위해 목을 우선하고, 30분에서 1시간 정도 소요될 것이다.

누운 자세(supine): 목, 얼굴, 팔, 복부, 다리 전면
엎드린 자세(prone): 등, 둔부, 다리 후면

국부 외형에 가장 적합한 부드럽고, 편안하고, 이완된 손의 접촉을 찾는 것은 약간의 실험이 필요할 수 있다. 다음과 같은 변화를 시도해 보아라.

손바닥 전체면
손의 척골면
엄지, 집게, 섬유(web) 공간의 포함
편평한 손, 손가락 포함

옆으로 누운 자세에서 근위부에서 원위부로 움직이는 동안 이 기술을 어떻게 적용할 것인가?

임상에서의 예

환자 신상

우측 팔과 손에 림프부종(lymphedema)과 유방절제술 후 현재 한달의 경쾌(remission)를 보이는 45세의 유방암 환자. 50%의 림프 결절을 갖고 있고, 약간 유방 조직이 제거되었고, 방사(radiation)는 없다.

의학적 발견 요약

주관적(Subjectivc)
1. 기능적으로 방해되는 우측 손의 통증과 부종 호소
2. 활동 시의 통증 호소
3. 팔의 외형(appearance)에 관해 스스로 의식한다(self-conscious)고 말함

객관적(Objective)
손상(Impairment)
1. 큰 부종, 어깨에서 손가락까지 우묵함(pitting); 피로 기록함(girth recorded)
2. 사지 부피(volume) R>L; 부피 분석계(volumetric analysis)를 사용하여 측정
3. 강화(strength): 우측 어깨, 주관절, 손목 움직임 - 3등급
4. 관절가동범위
   우측 어깨 : 굴곡=85°, 신전=5°, 외전=70°, 내전=10°, 외회전=30°, 내회전=5°

(계속)

임상에서의 예

우측 주관절: 굴곡=95°, 신전=중립(neutral), 회내=45°, 회외=30°
우측 손목 : 굴곡=25°, 신전=35°, 요골측 편위=5°, 척골측 편위=10°
우측 중수지절관절(MCPs): 굴곡=45°, 신전=중립(neutral) ;
지절간관절(IPs) : 굴곡=50°, 신전=중립(neutral)

기능적 제한(Functional limitations)

1. 우측 손으로 빗질 불가능
2. 스스로 옷 입기와 활동하기 어려움
3. 물건을 어깨 높이 위로 놓기 불가능
4. 우측 손으로 물건 옮기기 불가능

치료계획

치료의 근본적 이유(Treatment rationale)

환자의 부종과 제2의 약증, 통증, 일그러진 신체 도식(body image)과 기능적 제한의 감소를 위함.

손상(Impairment)	*마사지의 역할(Role of massage)*
부종(손상된 림프 유출)	우선적 치료; 림프 유출에서 직접적인 효과
관절가동범위	우선적 치료; 부종으로 인해 제한된 범위의 직접적인 효과
강화(strength)	가능한 제2의 효과; 약증은 우선적으로 무사용에 의해 일어난다; 부종 감소는 강화를 촉진시키고 강화로 범위가 증가될 것이다.
변화된 신체 도식 (Altered body image)	가능한 제2의 효과; 큰 부종이 변화된 신체 도식의 원인이 된다.

마사지 기법

간단한 표층 에플루라지, 그 후 표층 림프 배농 기법. 이 기법들은 충분한 반대쪽 사분면의 처음과(늑간부와 흉골부 포함), 특히 액와, 늑간부, 부흉골부(parasternal area)에 영향을 받은 사분면 근위부에서의 각 부분에 적용되어진다. 치료사는 점차 환자 팔의 원위부로 더 움직이고, 근위부와 원위부 사이에서 앞과 뒤를 번갈아 가며 움직인다. 추가적으로, 각 중재의 시작에서 림프액의 접합부위로 인도되는 반복적인 광대한 접촉(broad-contact) 압축(compression)과 흉부 대정맥관(vena cava)이 사용될 것이다.(제7장 참고)

다른 적절한 기술과 중재

의학적 조치, 붕대(bandaging) 혹은 압박 의류(pressure garments), 피부 위생(skin hygiene), 관절가동범위 운동, 기능적 활동, 강화 운동, 단기간 사용에 적합한 기구

치료의 기능적 결과

1. 환자는 식료품을 옮길 때 필요한 것처럼, 100 ft 보행하는 동안 우측 손으로 10-lb 정도 무게의 물건을 옮길 수 있을 것이다.
2. 환자는 적합한 기구 없이 스스로 활동(옷입기, 씻기, 화장실가기)을 수행할 수 있을 것이다.
3. 환자는 빨랫줄 위에 세탁물을 걸기 위해 필요한 만큼, 우측 손으로 물건을 머리위 3 ft만큼 올릴 수 있을 것이다.
4. 환자는 머리 위에 있는 선반 위로 식료품을 놓거나 집기 위해 필요한 만큼, 오른손을 사용하여 1-lb 물건을 선반 위로 들어올릴 수 있을 것이다.
5. 환자는 팔의 외형에 관해 스스로 불평을 적게하는 것을 자각함으로써 사회적인 상호작용이 증가함을 보여줄 것이다.

참고문헌(References)

1. Fritz S. Fundamentals of therapeutic massage. St Louis: Mosby-Lifeline, 1995.
2. American Physical Therapy Association. The guide to physical therapist practice. Phys Ther 1997;77(11):1155–1674.
3. Tappan FM, Benjamin P. Tappan's handbook of healing massage techniques. 3rd ed. Stamford, CT: Appleton & Lange, 1998.
4. Loving J. Massage therapy. Stamford, CT: Appleton & Lange, 1999.
5. Salvo SG. Massage therapy. Philadelphia: WB Saunders, 1999.
6. de Domenico G, Wood EC. Beard's massage. 4th ed. Philadelphia: WB Saunders, 1997.
7. Holey E, Cook E. Therapeutic massage. London, England: WB Saunders, 1997.
8. Hollis M. Massage for therapists. 2nd ed. Oxford, England: Blackwell Science, 1998.
9. Schmid-Schonbein GW. Microlymphatics and lymph flow. Physiol Rev 1990;70(4):987–1028.
10. Tiidus PM, Shoemaker JK. Effleurage massage, muscle blood flow and long-term post-exercise strength recovery. Int J Sports Med 1995;16(7):478–483.
11. Shoemaker JK, Tiidus PM, Mader R. Failure of manual massage to alter limb blood flow: measures by Doppler ultrasound. Med Sci Sports Exerc 1997;29(5):610–614.
12. Yates J. A physician's guide to massage therapy; its physiological effects and their application to treatment. British Columbia, Canada: The Massage Therapists Association of British Columbia; 1990.
13. Mason MP. The treatment of lymphoedema by complex decongestive physiotherapy. Aust J Physiother 1993;39:41–45.
14. Groer M, Mozingo J, Droppleman P, et al. Measures of salivary secretory immunoglobulin A and state anxiety after a nursing back rub. Appl Nurs Res 1994;7(1):2–6.
15. Labyak SE, Metzger BL. The effects of effleurage backrub on the physiological components of relaxation: a meta-analysis. Nurs Res 1997;46(1):59–62.
16. Goldberg J, Sullivan SJ, Seaborne DE. The effect of two intensities of massage on H-reflex amplitude. Phys Ther 1992;72(6):449–457.
17. Sullivan SJ, Seguin S, Seaborne D, et al. Reduction of H-reflex amplitude during the application of effleurage to the triceps surae in neurologically healthy subjects. Physiother Theory Pract 1993;9:25–31.
18. Larsen JH. Infants' colic and belly massage. Practitioner 1990;234(1487):396–397.
19. Emly M. Abdominal massage. Nurs Times 1993:89(3):34–36.
20. Dunbar S, Redick E. Should patients with acute myocardial infarctions receive back massage? Focus Crit Care 1986;13(3):42–46.
21. Tyler DO, Winslow EH, Clark AP, White KM. Effects of a one minute back rub on mixed venous saturation and heart rate in critically ill patients. Heart Lung 19 1990(5):562–565.
22. Leduc A, Lievens P, Dewald J. The influence of multidirectional vibrations on wound healing and on regeneration of blood and lymph vessels. Lymphology 1981;14(4):179–185.
23. Ueda W, Katatoka Y, Sagara Y. Effect of gentle massage on regression of sensory analgesia during epidural block. Anesth Analg 1993;76(4):783–785.
24. Grieve GP. Episacroiliac lipoma. Physiotherapy 1990;76(6):308–310.
25. Wittlinger H, Wittlinger G. Textbook of Dr Vodder's manual lymphatic drainage, vol 1: basic course. 3rd ed. Heidelberg, Germany: Karl F Haug Verlag, 1982.
26. Kurz I. Textbook of Dr. Vodder's manual lymph drainage, vol 2: therapy. 4th ed. Heidelberg: Karl F Haug Verlag, 1997.
27. Kurz I. Textbook of Dr. Vodder's manual lymph drainage, vol. 3: treatment manual. 2nd ed. Heidelberg: Karl F Haug Verlag, 1990.
28. Kasseroller RG. The Vodder School: the Vodder method. Cancer 1998;83(12 suppl American):2840–2842.
29. Harris R. An introduction to manual lymph drainage: the Vodder method. Massage Ther J 1992;winter:55–66.
30. Fritsch C, Tomson D. [The usefulness of lymphatic drainage.] Schweiz Rundsch Med Prax. (French) 1991;80(15):383–386. (Abstract)
31. Casley-Smith JR, Boris M, Weindorf S, Lasinski B. Treatment for lymphedema of the arm—the – Casley-Smith method: a noninvasive method produces continued reduction. Cancer 1998;83(12 suppl American):2843–2860.
32. Leduc O, Leduc A, Bourgeois P, Belgrado JP. The physical treatment of upper limb edema. Cancer 1998;83(12 suppl American):2835–2839.
33. Lerner R. Complete decongestive physiotherapy and the Lerner Lymphedema Services Academy of Lymphatic Studies (the Lerner School). Cancer 1998;83(12 suppl American):2861–2863.
34. Francois A, Richaud C, Bouchet JY, et al. Does medical treatment of lymphedema act by increasing lymph flow? VASA 1989;18(4):281–286.
35. Hutzschenreuter P, Brummer H, Ebberfeld K. [Experimental and clinical studies of the mechanism of effect of manual lymph drainage therapy.] Z Lymphol (German) 1989;13(1):62–64. (Abstract)
36. Hutzschenreuter P, Ehlers R. [Effect of manual lymph drainage on the autonomic nervous system.] Z Lymphol (German) 1986;10(2):58–60. (Abstract)
37. Ko DS, Lerner R, Klose G, Cosimi AB. Effective treatment of lymphedema of the extremities. Arch Surg 1998;133(4):452–458.
38. Franzeck UK, Spiegel I, Fischer M, et al. Combined physical therapy for lymphedema evaluated by fluorescence microlymphography and lymph capillary pressure measurements. J Vasc Res 1997;34(4):306–311.
39. Herpertz U. [Outcome of various inpatient lymph drainage procedures.] Z Lymphol (German) 1996;20(1):27–30. (Abstract)
40. Boris M, Weindorf S, Lasinski B, Boris G. Lymphedema reduction by noninvasive complex lymphedema therapy. Oncology (Huntingt) 1994;8(9):95–106.

41. Foldi M. Treatment of lymphedema. Lymphology 1994; 27(1):1–5. (Editorial)
42. Gillham L. Lymphedema and physiotherapists: control not cure. Physiotherapy 1994;80(12):835–843.
43. Ruger K. [Lymphedema of the head in clinical practice.] Z Lymphol (German) 1993;17(1):6–11. (Abstract)
44. Barrellier MT. [Lymphedema: is there a treatment?] Rev Med Interne (French) 1992;13(1):49–57. (Abstract)
45. Lerner R. The ideal treatment of lymphedema. AMTA Massage Ther J 1992;winter:37–39.
46. Clodius L, Foldi E, Foldi M. On nonoperative management of chronic lymphedema. Lymphology 1990;23(1):2–3.
47. Cluzan R, Miserey G, Barrey P, Alliot F. [Principles and results of physiotherapeutic therapy in mechanical lymphatic insufficiency of secondary or primary nature.] Phlebologie (French) 1988;41(2):401–408. (Abstract)
48. Einfeld TH, Henkel M, Schmidt-Aufurth T, et al. [Therapeutic and palliative lymphdrainage in the treatment of face and neck edema.] HNO (German) 1986;34(9): 365–367.
49. Foldi E, Foldi M, Weissleder H. Conservative treatment of lymphoedema of the limbs. Angiology 1985;36: 171–180.
50. Kurz W, Kurz R, Litmanovitch YI, et al. Effect of manual lymph drainage massage on blood components and urinary neurohormones in chronic lymphedema. Angiology 1981;32(2):119–127.
51. Kurz W, Wittlinger G, Litmanovitch YI, et al. Effect of manual lymph drainage massage on urinary excretion of neurohormones and minerals in chronic lymphedema. Angiology 1978;29(10):764–772.
52. Enig B, Mogensen M, Jorgensen RJ. [Lymphedema in patients treated for breast cancer. A cross-sectional study in the county of Ribe. The need of manual lymph drainage; risk factors.] Ugeskr Laeger (Danish) 1999;161(22):3293–3298. (Abstract)
53. Johansson K, Albertsson M, Ingvar C, Ekdahl C. Effects of compression bandaging with or without manual lymph drainage treatment in patients with postoperative arm lymphedema. Lymphology 1999;32(3):103–110.
54. Fiaschi E, Francesconi G, Fiumicelli S, et al. Manual lymphatic drainage for chronic post-mastectomy lymphoedema treatment. Panminerva Med 1998;40(1): 48–50.
55. Foldi E. The treatment of lymphedema. Cancer 1998;83(12 suppl American):2833–2834.
56. Johansson K, Lie E, Ekdahl C, Lindfeldt J. A randomized study comparing manual lymph drainage with sequential pneumatic compression for treatment of postoperative arm lymphedema. Lymphology 1998;31(2):56–64.
57. Ferrandez JC, Laroche JP, Serin D, et al. [Lymphoscintigraphic aspects of the effects of manual lymphatic drainage.] J Mal Vasc (French) 1996;21(5):283–289. (Abstract)
58. Cluzan RV, Alliot F, Ghabboun S, Pascot M. Treatment of secondary lymphedema of the upper limb with CYCLO 3 FORT. Lymphology 1996;29(1):29–35.
59. Mirolo BR, Bunce IH, Chapman M, et al. Psychosocial benefits of postmastectomy lymphedema therapy. Cancer Nurs 1995;18(3):197–205.
60. Gruffaz J. [Management by the angiologist of sequellae of radiosurgical treatment of breast cancer.] J Mal Vasc (French) 1995;20(2):150–152. (Abstract)
61. Bunce IH, Mirolo BR, Hennessy JM, et al. Post-mastectomy lymphoedema treatment and measurement. Med J Aust 1994;161(2):125–128.
62. Bertelli G, Venturini M, Forno G, et al. An analysis of prognostic factors in response to conservative treatment of postmastectomy lymphedema. Surg Gynecol Obstet 1992; 175(5):455–460.
63. Casley-Smith JR, Casley-Smith JR. Modern treatment of lymphoedema. 1. Complex physical therapy: the first 200 Australian limbs. Aust J Dermatol 1992;33(2):61–68.
64. Zanolla R, Monzeglio C, Balzarini A, Martino G. Evaluation of the results of three different methods of postmastectomy lymphedema treatment. J Surg Oncol 1984;26: 210–213.
65. Weiss JM. Treatment of leg edema and wounds in a patient with severe musculoskeletal injuries. Phys Ther 1998; 78(10):1104–1113.
66. Trettin H. [Craniocerebral trauma caused by sports. Pathogenic mechanism, clinical aspects and physical therapy with special reference to manual lymph drainage.] Z Lymphol (German) 1993;17(2):36–40. (Abstract)
67. Valentin J, Leonhardt D, Perrin M. [Prevention of venous thromboses and cutaneous necroses using physical methods and pressure therapy in the surgery of chronic venous insufficiency of the lower limbs.] Phlebologie (French) 1988;41(3):690–696. (Abstract)
68. Asdonk J. [Physical lymph drainage and therapy of edema in chronic venous insufficiency.] Z Lymphol (German) 1981;5(2):107–111. (Abstract)
69. Chomard D, Habault P, Ledemeney M, Haon C. Prognostic aspects of TcPO2 in iloprost treatment as an alternative to amputation. Angiology 1999;50(4):283–288.
70. Husmann MJ, Roedel C, Leu AJ, et al. [Lymphoedema, lymphatic microangiopathy and increased lymphatic and interstitial pressure in a patient with Parkinson's disease.] Schweiz Med Wochenschr (German) 1999;129(10):410–412. (Abstract)
71. Klyscz T, Bogenschutz O, Junger M, Rassner G. [Microangiopathic changes and functional disorders of nail fold capillaries in dermatomyositis.] Hautarzt (German) 1996; 47(4):289–293. (Abstract)
72. Zahumensky E, Rybka J, Adamikova A. [New aspects of pharmacologic and general prophylactic care of the diabetic foot]. Vnitr Lek (Russian) 1995;41(8):531–534. (Abstract)
73. Bringezu G. [Combatting fatigue in sports physical therapy with reference to manual lymph drainage.] Z Lymphol (German) 1994;18(1):12–15. (Abstract)
74. Joos E, Bourgeois P, Famaey JP. Lymphatic disorders in rheumatoid arthritis. Semin Arthritis Rheum 1993;22(6): 392–398.

75. Trettin H. [Neurologic principles of edema in inactivity.] Z Lymphol (German) 1992;16(1):14–16. (Abstract)
76. Kaaja R, Tiula E. Manual lymph drainage in nephrotic syndrome during pregnancy. Lancet 1989;Oct 21:990.
77. Preisler VK, Hagen R, Hoppe F. [Indications and risks of manual lymph drainage in head-neck tumors.] Laryngorhinootologie (German) 1998;77(4):207–212. (Abstract)
78. Herpertz U. [Malignant lymphedema.] Z Lymphol (German) 1990;14(1):17–23. (Abstract)
79. Ciocon JO, Galindo-Ciocan D, Galindo DJ. Raised leg exercises for leg edema in the elderly. Angiology 1995;46(1):19–25.

추천서적(Suggested Readings)

Adcock J. Rehabilitation of the breast cancer patient. In: Physical therapy for the cancer patient. ed. Charles L. McGarvey III New York: Churchill Livingstone, 1990: 67–84.

Asdonk J. [Effectiveness, indications and contraindications of manual lymph drainage therapy in painful edema] (German). Z Lymphol. 1995;19(1):16–22. (Abstract)

Bauer WC, Dracup KA. Physiologic effects of back massage in patients with acute myocardial infarction. Focus Crit Care 1987;14(6):42–46.

Bertelli G, Venturini M, Forno G, et al. Conservative treatment of postmastectomy lymphedema: a controlled study. Ann Oncol 1991;2(8):575–578.

Browse NL. The diagnosis and management of primary lymphedema. J Vasc Surg. 1986;3(1):181–184.

Calnan JS, Pflug JJ, Reis ND, Taylor LM. Lymphatic pressures and the flow of lymph. Br J Plast Surg 1970;23(4): 305–317.

Carriere B. Edema: its development and treatment using lymph drainage massage. Clin Manage 1988;8(5):119–121.

Casley-Smith JR. Estimation of optimal massage pressure: is this possible? Folia Angiol 1981;29:154–156.

Casley-Smith JR. Measuring and representing peripheral oedema and its alterations. Lymphology 1994;27(2): 56–70.

Drinker CK, Yoffey JM. Lymphatics, lymph, and lymphoid tissue: their physiological and clinical significance. Cambridge, MA: Harvard University Press, 1941.

Dubois F. Use of a new specific massage technique to prevent the formation of hypertrophic scars. In: Cluzan RV, Pecking AP, Lokiec FM, eds. Progress in Lymphology XIII, Exerpta Medica. Int. Congress Series no. 994. Amsterdam: Elsevier Science Publishers BV, 1992:635.

Eliska O, Eliska M. Ultrastructure and function of the lymphatics in man and dog legs under different conditions—massage. In: Cluzan RV, Pecking AP, Lokiec FM, eds. Progress in Lymphology XIII, Exerpta Medica. Int. Congress Series no. 994. Amsterdam: Elsevier Science Publishers BV, 1992:97.

Flowers KR. String wrapping versus massage for reducing digital volume. Phys Ther 1998;68(1):57–59.

Foldi E, Sauerwald A, Hennig B. Effect of complex decongestive physiotherapy on gene expression for the inflammatory response in peripheral lymphedema. Lymphology. 2000;33(1):19–23.

Foldi E. Massage and damage to lymphatics. Lymphology 1995;28:1–3.

Foldi M. Anatomical and physiological basis for physical therapy of lymphedema. Experentia 1978;33(suppl):15–18.

Francois A. Use of isoptic lymphography in the evaluation of manual lymphatic drainage effects in chronic lower limb edema. In: Partsch H, ed. Progress in Lymphology XI, Exerpta Medica Int. Congress Series no. 779. Amsterdam: Elsevier Science Publishers BV, 1987:555.

Giardini D, Bohimann R. [Le drainage lymphatique manuel.] Lausanne: Ed. Payot; 1991. (French)

Gruffaz J. [Le drainage lymphatique manuel.] J Mal Vasc (French) 1985;10:187–191.

Herpertz U. [Significance of radiogenic damage for lymphology.] Z Lymphol (German) 1990;14(2):62–67.

Hurst PAE. Venous and lymphatic disease—assessment and treatment. In: Downie PA, ed. Cash's textbook of chest, heart and vascular disorders for physiotherapists. London: Faber and Faber, 1987:654–665.

Kirshbgaum M. Using massage in the relief of lymphoedema. Prof Nurse 1996;11(4):230–232.

Leduc A, Caplan I, Lievens P. [Traitment physique de l'oedeme du bras.] Paris, 1981. (French)

Lindemayr H, Santler R, Jurecka W. [Compression therapy of lymphedema.] MMW Munch Med Wochenschr (German) 1980;122(22):825–828. (Abstract)

Little L, Porche DJ. Manual lymph drainage (MLD). J Assoc Nurses AIDS Care 1998;9(1):78–81.

Morgan RG, Casley-Smith JR, Mason MR, Casley-Smith JR. Complex physical therapy for the lymphoedematous arm. J Hand Surg 1992;17(4):437–441.

Mortimer PS. Therapy approaches for lymphedema. Angiology 1997;48(1):87–91.

Mortimer PS, Simmonds R, Rezvani M, et al. The measurement of skin lymph flow by isotope clearance—reliability, reproducibility, injection dynamics, and the effect of massage. J Invest Dermatol 1990;95(6):677–682.

Rinehart-Ayres ME. Conservative approaches to lymphedema treatment. Cancer 1998;83(12 suppl American): 2828–2832.

Robert L. [Therapie manuelle des oedemes]. Paris: Ed Spek, 1992. (French)

Ruger K. [Diagnosis and therapy of malignant lymphedema.] Fortschr Med (German) 1998;116(12):28–30, 32, 34.

Stahel HU. Manual lymph drainage. Curr Probl Dermatol. 1999;27:148–152.

Swedborg I. Effectiveness of combined methods of physiotherapy for post-mastectomy lymphoedema. Scand J Rehabil Med 1980;12(2):77–85.

Thiadens SR. Current status of education and treatment resources for lymphedema. Cancer 1998;83(12 suppl American):2864–2868.

Uher EM, Vacariu G, Schneider B, Fialka V. [Comparison of manual lymph drainage with physical therapy in complex regional pain syndrome, type I. A comparative randomized controlled therapy study] (German). Wien Klin Wochenschr. 2000;112(3):133–137. (Abstract)

Vasudevan SV, Melvin JL. Upper extremity edema control: rationale of the techniques. Am J Occup Ther 1979;33(8): 520–523.

Vodder E. Lymphdrainage. Aesthet Med 1965;14:6.

Williams C. Compression therapy for lymphoedema from Vernon-Carus. Br J Nurs 1998;7(6):339–343.

Worthington EL Jr, Martin GA, Shumate M. Which prepared-childbirth coping strategies are effective? JOGN Nurs 1982;11(1):45–51.

Xujian S. Effect of massage and temperature on the permeability of initials. Lymphology 1990;23:48–50.

제 7 장

신경근 기법

Neuromuscular Techniques

서 현 규

신경근 기법은 근육을 촉진하고 휴지상태의 근육에 영향을 미치며 부가적인 정신신경면역학적 효과를 가지고 있다. 이러한 기법들은 광접촉 압박법(Broad−Contact Compression), 페트리사지(Petrissage), 스트립핑(Stripping) 그리고 특수압박법(Specific Compression)등이 있다. 7장에서는 각각의 기법들을 어떻게 수행하는지 그리고 어떻게 실제로 적용하는지를 묘사하고 있다. 그리고 또한 각각의 기법에 대한 적응증, 금기증, 주의점, 치료의 효과 그리고 치료 후 관리까지 다루고 있다.

표 7-1
손상 정도에 따른 신경근 기법들의 치료에 대한 효과

손상 정도와 치료효과	*기 법*			
	광접촉 압박법	**페트리사지**	**스트립핑**	**특수 압박**
긴장완화의 증가와 스트레스 호르몬의 감소	P	✔	P	P
불안과 스트레스 호르몬의 감소	P	✔	P	P
면역기능의 자극	P	✔	P	P
전신적 진정작용	P	✔	P	P
감각의 유발	P	✔	−	−
항 흥분 진통작용	P	✔	✔	✔
정맥혈의 순환 증가(1차적 효과)	P	P	−	−
림프순환의 증가(1차적 효과)	P	P	−	−
부종의 감소(1차적 효과)	P	P	−	−
휴식기 근 장력과 신경근 긴장의 정상화	−	P	P	P
근육 경련의 감소	−	P	P	P
근육 길이의 증가	−	✔	✔	✔
근 작용의 개선(2차적 효과)	−	✔	✔	✔
주동근 길항근 기능의 균형	−	P	P	P

계속

표 7-1 (계속)

손상 정도와 치료효과	기법			
	광접촉 압박법	페트리사지	스트립핑	특수 압박
반응적 움직임의 증가	–	P	P	P
통증점의 활동성 감소	–	✔	✔	✔
조직 유동성의 증가	–	P	P	P
관절 운동성의 증가	–	✔	P	P
근막의 분리와 길이의 증가	–	P	P	–
자세 정렬의 정상화	–	P	P	P
호흡곤란의 감소	P	P	P	P
늑곽의 유동성 증가	P	P	P	P
기도의 정화와 분비물 배획의 증가	✔	–	–	–
연동운동의 자극	P	P	P	P

✔, 효과는 제 7장 혹은 그 외의 장에서 요약된 연구로 뒷받침 되어진다; P, 효과가 있을 수 있음; –,거의 없거나, 아예 없다

광접촉 압박법(Broad-Contact Compression)

이 기법을 위해 사용되는 다른 이름 (OTHER NAMES USED FOR THIS TECHNIQUE)

"압박", "압력", "누르기".

정의(DEFINITION)

광접촉 압박법 : 미끄러지듯이 하지 않고, 넓은 접촉면에 적용한다. 압박과 이완은 환자의 몸의 방향에 수직이 되도록 한다.

주의(NOTES)

광접촉 압박법은 주로 운동선수들에게 많이 적용되는 독립적인 기법으로 분류가 된다. 이 기법은 오래된 책 또는 최근에 나온 책에도 생략되어 있기 쉽다. 그럼에도 불구하고 타법은 많은 고전적인 글라이딩 기법과 근육에너지기법에 기본 조건이 된다(7장 하단 페트리사지 참조). 비록 광접촉 압박법이 페트리사지의 특징인 "당김", "수평적 긴장"의 요소가 부족하지만, 이 기법 자체로 매우 폭넓게 사용된다.

임상적 적응증과 치료성과 (CLINICAL INDICATIONS AND IMPAIRMENT-LEVEL OUTCOMES OF CARE)

광접촉 압박법은 큰 골격근의 일반적인 질과 휴식기 긴장 정도를 측정하는데 유용한 기초적인 타법이다. 이 기법은 또한 혈류의 순환, 휴식기 근상태 그리고 늑곽의 유연성을 얻는데 효과적이다. 비록 많은 책들이 반복적이고 리듬감 있는 광접촉 압박법이 혈류순환을 돕는다고는 하지만, 이 직접적 기계적 효과의 요구는 아마도 림프와 정맥혈의 순환일 것이다. 예를 들면, 광접촉 압박법이 늑곽에 적용되었을 때–특히, 전부 상단과 후부늑골, 정맥혈의 순환과 우 림프선과 흉부 도관–이것은 몸의 전체적인 림프순환을 돕는다. 게다가 이 기법이 발바닥과 손바닥에 적용되었을

때, 이 또한 사지로 부터의 림프 순환을 돕는다. 그러나 마사지의 순환적인 측면에서 아직 학술적으로 뒷받침할 연구가 진행되지 않고 있다. 또 이 기법과 유사한 압박 페트리사지가 체액에 대한 순환의 연구도 같은 실정이다. 그럼에도 불구하고, 광접촉 압박법의 순환효과의 신뢰성은 넓은 범위에서 고려되어져야 한다: 심장 주위 마사지 그리고 공기 압착 장비의 적용, 강력한 늑곽의 압박(CPR)은 혈류의 전방 흐름을 이끌어 낸다. 압박을 적용하는 공기압 장비는 정맥혈의 순환을 증진시킴으로써 다양한 종류의 순환기 질환에 유용하다. 압박을 적용하는 공기압 장비의 적용은 또한 림프의 순환을 증가시킨다. 림프액의 순환은 수은주 압력 320 mmHg까지의 압력에 의해 증가했고, 사지에 다시 림프액이 들어차기 까지는 약 8초가 소비되었다.

늑곽에 대한 압박법은 심폐기능의 재활에 다양한 방법으로 사용되고 있다. 늑곽의 압박은 호흡에 도움이 되어 호흡주기와 숨을 들이쉬고 내쉴 때의 호흡체적을 증가시킨다. 광접촉 압박법이 늑곽에 강하게 적용 되었을 때(흔들기 혹은 늑골의 진동) 이것은 기관지의 분비물 배출을 촉진시킨다. 이 기법은 단독으로 쓰여지기도 하고, 체위 배액법과 같이 쓰여지기도 한다(10장 타진법 참고).

본문은 광접촉 압박법이 근육의 휴식기 장력을 증가시키는지 감소시키는 지에 대해서는 언급하지 않는다. 하지만 이 기법적용의 정도에 따라 휴식기 근 장력이 바뀌기도 하고, 증가하거나 감소하기도 한다. 광접촉 압박법은 여러 가지 이유로 스포츠 선수들의 경기전에 보편적으로 적용되어진다: 근육 긴장도에 대한 영향, 진정작용이나 자극용으로도 쓰인다. 오직 광접촉 압박법으로 몸 전체에 마사지를 적용함으로써 환자의 몸에 체계적인 영향을 미칠 수 있다. 광접촉 압박법 적용의 주된 증상에 따른 호전 정도는 표 7-1에 요약되어 있다.

주의와 금기증 (CAUTIONS AND CONTRAINDCATIONS)

임상 훈련과 실습은 광접촉 압박법의 적절한 적용에 매우 중요하다. 숙련된 훈련은 어떤 상황 특히 병리학적 상황에 있는 환자를 치료할 때 요구되어진다. 광접촉 압박법을 적용하는데 있어 모든 일반적이고 국소적인 금기증들이 표기되어 있다.(제 2장 임상 결정 과정 참조) 이 기법을 사용하는데 있어 혈우병과 같은 환자의 경우는 금기증이다; 국소부위의 급성 염증과 감염; 혈전 정맥염 혹은 악성종양이 의심되는 환자도 금기다. 치료사가 광접촉 압박법을 기관지 분비물의 배출이나 기도 확보를 위해서 늑곽에 적용한다면, 가슴압통, 움직이지 않는 늑곽, 늑골부위 골절선이나 척추부위에 수술한지가 얼마 지나지 않았을 때는 금기다. 치료사는 골다공증이나 상처 치유의 초기 그리고 항응고제의 약을 투여하는 환자에 대해서 신중한 검사나 중간 정도의 강도의 압을 적용해야 한다. 경련, 근육긴장저하 혹은 활동적 통증점 그리고 잠정적인 기관지 경련이 있는 환자의 늑곽을 다룰 때는 주의가 필요하다.

광접촉 압박법을 위한 기초 습득 기술

광접촉 압박법을 실습하기 전에 학생들은 다음의 사항을 알아야 한다.

- 몸 전체의 뼈와 주된 그룹의 근육들과의 공간적인 관계를 설명할 수 있어야 한다.
- 주된 그룹의 골격근과 주된 뼈의 돌출된 부위를 생각으로 그릴 수 있어야 한다.
- 숨을 편하게 쉴 때와 강제적으로 쉴 때 늑곽의 움직임을 묘사할 수 있어야 한다.
- 근 휴식기 장력을 평가할 수 있어야 한다.
- 근육의 부피, 긴장 정도 그리고 균형을 평가하기 위해 자세를 자세히 살필 수 있어야 한다.
- 무릎은 안정된 자세를 위해 넓게 구부리고, 펴고 바르게 섰다가 기대는 자세 그리고 안정적으로 기대는 자세를 취할 수 있어야 한다.

제 4장 치료를 위한 준비와 자세, 부록 B 연부조직 검사 기법 선택하기를 보라.

다음 페이지로 도수 기법 계속

도수 기법

광접촉 압박법(Broad-Contact Compression)

다음의 그림(그림 7-1에서 7-8)에서 광접촉 압박법이 신체의 다양한 부위에 적용되었다. 그림들은 머리로부터 발 그리고 바로 누운 자세에서 엎드려 누운 자세로 순서되어 진다. 각각의 그림들은 여러 도수기법 들에 대한 설명을 묘사하고 있다.

1. 광접촉 압박법은 윤활제가 없거나 거의 없는 경우에 최적이다.

2. 이 기법은 보통 근육 조직이 있는 곳에 주로 적용이 되고, 파라핀과 적외선이 사용된다(그림 7-4에서 7-7). 그러나 또한 특별한 효과를 얻기 위해 뼈 위에서 적용이 된다(그림 7-1과 7-3).

3. 손은 촉진를 위해 안정되어 있어야 하고, 압력은 접촉한 모든 부위에 고르게 배분될 수 있도록 한다. 손바닥을 사용할 때, 손가락은 접촉면적을 넓히기 위해 살짝 벌려져 있어야 한다(그림 7-4). 그러나 타법이 심한 힘으로 적용되었을 때 손바닥의 사용은 적절하지 않다. 왜냐하면 손목의 과신전이 우려되기 때문이다. 이러한 경우에는 주먹을 사용하거나 전환의 근위부를 이용하는 것이 알맞다(그림 7-5A, B, 7-6, 7-7).

4. 느린 속도로 기법을 적용할 때는 압박과 이완을 점차적으로 부드럽게 행한다. 빨리 적용할 때 또한 여전히 부드럽게 적용한다.

5. 처음의 기법 적용 방향은 환자의 체표면과 수평을 이루려고 노력하지 말고, 자연스레 수직을 이루도록 한다. 이러한 방식의 적용은 환자의 근육을 펴주는 역할을 한다. 적용하는 압이 높아짐에 따라 둔근과 같은 큰 근육군들은 구르는 경향을 가지고 수평적 움직임을 보인다.

6. 타율은 기술의 사용에 따라 다양하게 나타난다. 주로 운동경기 전의 선수에게는 1초에 1번에서 2번 정도의 빠르고 리듬감 있는 타법을 실시한다. 대체적으로 한 번의 압박은 압력을 천천히 가하고 풀어줌으로써 약 10초~20초 정도 유지한다(그림 7-7). 압박이 조직의 끝부분에 적용이 된다면, 이 기법은 종종 진정효과를 가지고 결합조직에 영향을 미친다.

7. 치료사는 슬건근과 대퇴사두근과 같은 큰 근육군에 빠르고 리듬감있는 압박을 적용함으로써 각 타법마다 환자의 조직을 들어올릴 수 있다.

8. 리듬감 있는 압박은 특히 골반부위에 적용이 되었을 때 그 자체의 효과로서 진동 효과를 가져온다(제 9장 수동적 운동기법 참고).

9. 정맥혈과 림프의 사지로부터 심장으로의 복귀를 위하여 치료사는 사지와 사지대 사이에서 부터 몸 중심쪽으로 그리고 사지 끝부분에서부터 몸 중심쪽으로 일련의 압박 타법을 적용한다. 각각 일련의 연속적인 압박은 심장에서 먼곳부터 가까운 쪽으로 적용한다(그림 7-8). 림프의 심장으로의 복귀를 위한 기법을 적용할 때에는 같은 부위를 다시 압박하기 전에 적어도 8초를 기다려야 한다.

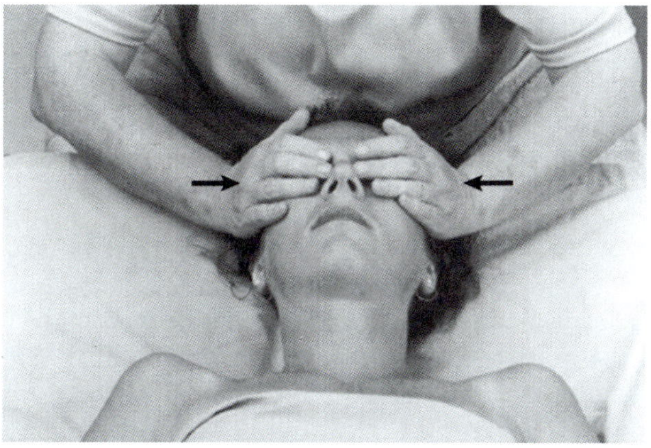

그림 7-1. 머리쪽 가벼운 양쪽 손바닥 압박은 부비동 배액를 돕는다.

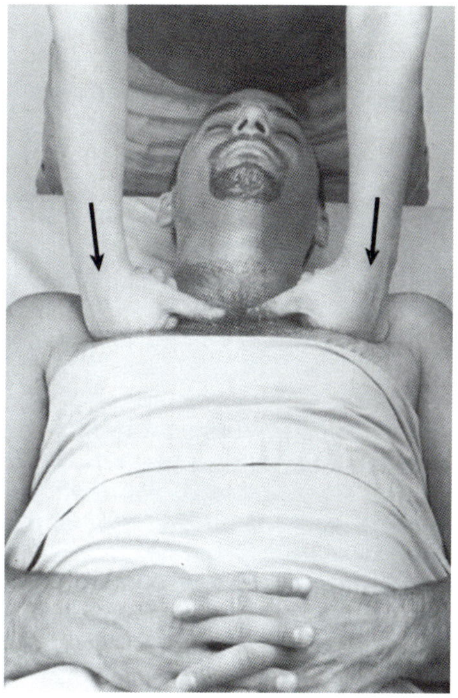

그림 7-2. 날숨을 돕기 위한 흉부 상단의 압박

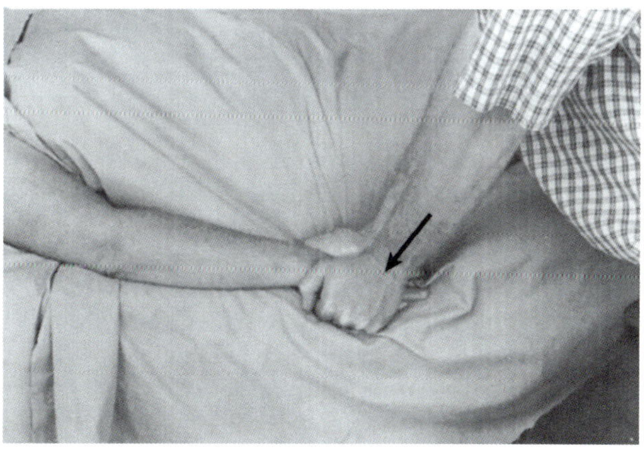

그림 7-3. 양쪽 어깨에 대한 손바닥 압박을 증진시키기 위한 광접촉 압박법

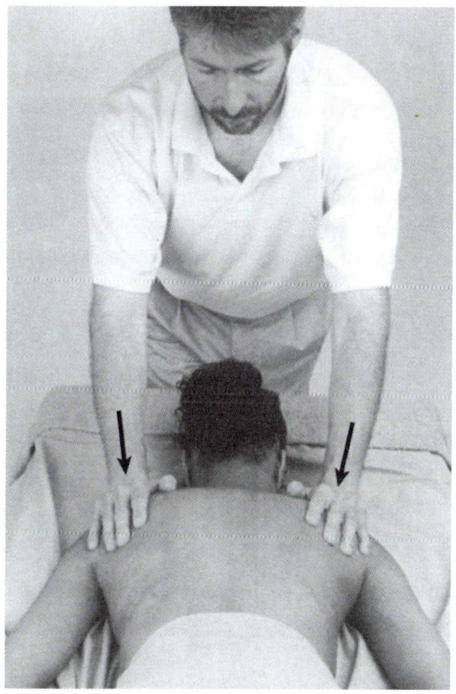

그림 7-4. 사지의 작은 관절들에 일반적 움직임을 안정된 기댄 자세에서 적용. 수장 부분이 승모근 상단의 견봉부위와 맞아야 있다.

다음 페이지로 도수 기법 그림 계속

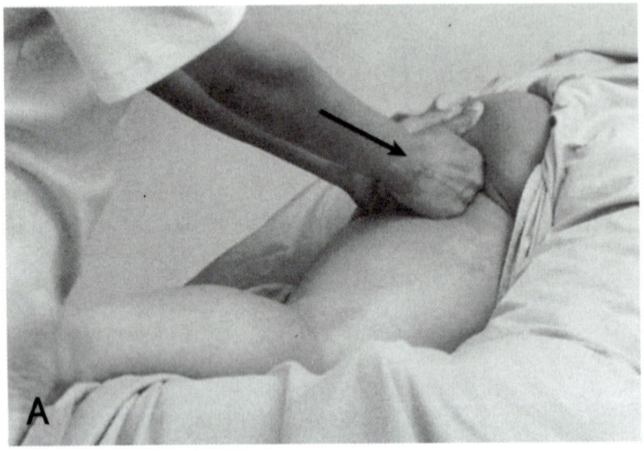

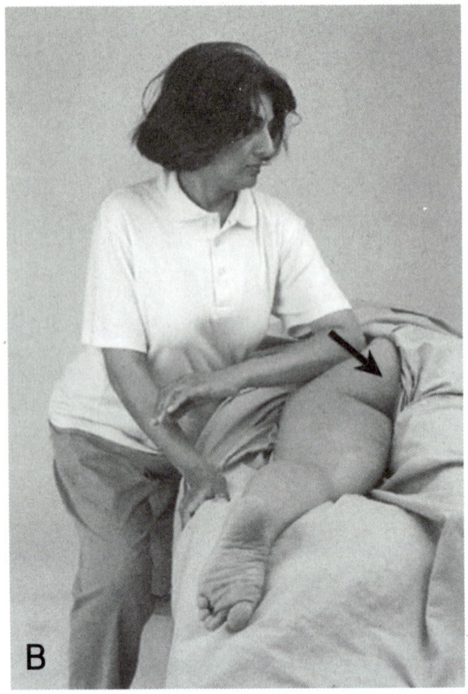

그림 7-5. A. 둔근에 대한 광접촉 압박은 진정작용이 있는데 피부에 직접 적용할 수도 있고, 천 위로 적용할 수도 있다. 치료사가 강화하기 위해서는 혹은 주먹, 손바닥 중에서 선택할 수 있다. B. 기댄자세에서 전박을 이용한 둔근 압박. 치료사는 사용하지 않는 손을 이용해 몸의 중심을 잡는다.

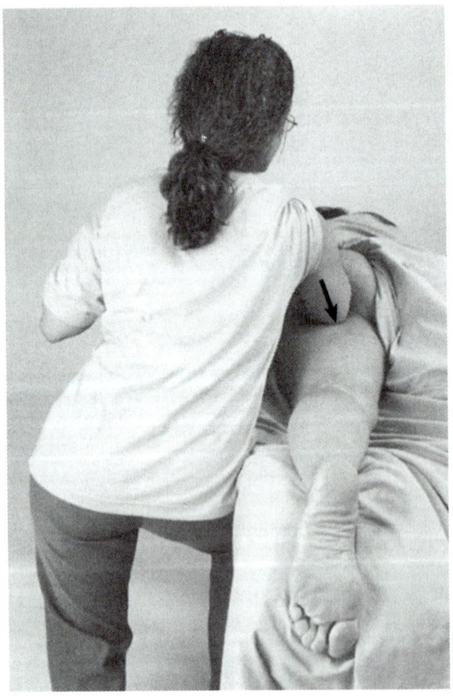

그림 7-6. 전완이나 팔꿈치로 압박하는 방법은 슬건근의 상단 부착부위를 기계적으로 효과를 줄 수 있는 몇 안되는 방법 중에 하나다. 이 기법은 조심스럽게 그리고 골반의 회전을 방지하기 위해 대칭적으로 행해져야 한다.

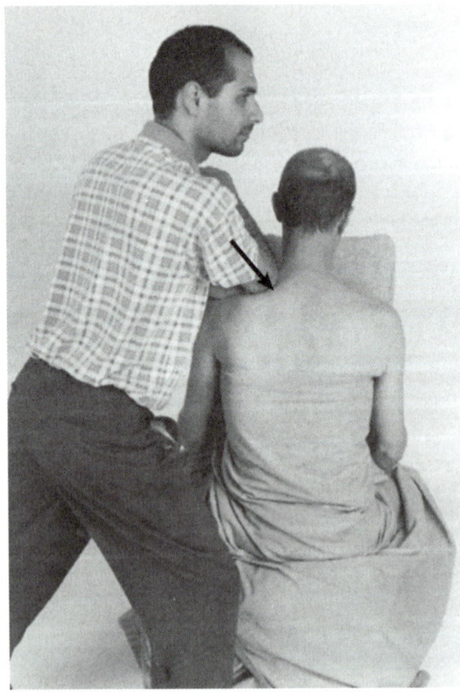

그림 7-7. 환자가 앉은 상태에서 치료사의 전박이나 팔굽은 환자의 굳은 승모근 상단을 압박하는데 효과적이다. 치료사는 무릎을 굽히고, 몸을 약간 기울이고, 몸의 체중을 환자에게 옮기기 위해서 어깨를 이완 한 채로 유지한다.

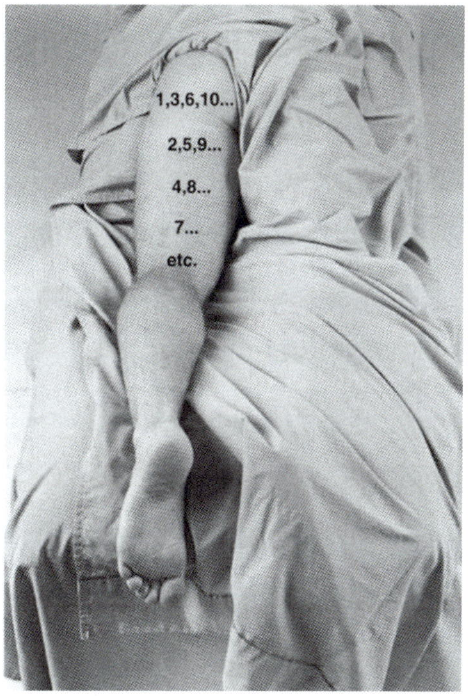

그림 7-8. 위의 번호들은 사지로부터 심장으로 체액이 잘 전달될 수 있도록 하는데 대한 압박순서를 나타낸다 (188쪽 도수 기법 9번 참고).

광접촉 압박법의 구성요소

접촉 : 손바닥 표면, 수장(손뿌리) 부위, 근위부 손가락 뒤쪽부분(주먹) 혹은 전박

압 : 가벼운 압력부터 강한 압력까지

연관된 조직 : 근육, 관련된 조직 그리고 늑곽과 같이 근육 밑으로 연결된 구조물. 만약 압박이 지속적으로 적용될 때에는 결합조직도 영향을 미친다.

방향 : 환자의 몸의 방향에 수직

진폭/길이 : NA

속도 : 1회의 압박과 이완동안 1~10초 혹은 이상

시간 : 20~60초 혹은 이상

동반되는 중간단계[a]: 페트리사지, 특수 압박법

병행 : 진동과 함께 사용할 수는 있지만, 승병이 되시는 않았다.

적용상황(문맥) : 홀로 광범위하게 쓰인다. 보통 에플루라지 사용 후나 특별한 신경근 기법 전에 주로 사용된다.

[a] 는 하나에서 다음으로 차례대로 나아간다는 뜻이다.

치료사의 위치(자세) 그리고 운동 (CLINIAN'S POSITION AND MOVEMENT)

1. 제 4장에서 치료사의 가장 기본적인 자세가 묘사되어 있다. 치료를 위한 준비와 위치, 섰을 때의 몸의 정렬, 안정된 기대어 선 자세, 기댓다가 펴는 자세, 넓게 다리 벌리고 무릎 구부린 자세. 치료사는 몸의 중심을 환자의 압박부분위로 옮기거나 흔들면서 적용하는 압력을 높일 수 있다. 다른 방법으로 치료사는 몸의 상체의 체중을 환자 위로 낮추기 위해서 두 무릎을 굽힌다(그림 7−4, 7−5B, 7−6 그리고 7−7).
2. 치료사가 정하는 적용 자세에 관계없이 치료사는 다음의 자세에 적응하게 된다: 두 다리를 바닥에 평평하게 두고, 손과 전완을 될 수 있는 한 이완한다. 그리고 팔꿈은 구부리고 어깨는 가능한 이완한다.
3. 치료사는 이 기법이 적용이 될 때 넓은 부위에 대한 압을 위해서 손 이외에 다른 부분을 많이 사용한다. 결과적으로 치료사는 깊은 압을 적용함에 있어서 촉진할 때, 얼마나 환자의 조직이 형성되어 있는 지를 잘 파악해야 한다.(그림 7−4에서 7−7) 이런 종류의 촉진는 "고유 수용기 촉진"이라고 불리어진다. −치료사는 환자의 조직의 움직임을 감지하는 고유감각을 이용하기 때문에 보통의 딱딱한 손의 촉진과는 다르다. 이 고유 수용기 감각의 발달은 높은 수치의 힘을 신경근과 결합조직에 어떻게 적용하는지를 배우는데 필수적이다.

촉진(PALPATE)

이 기법을 수행할 때, 치료사는 다음을 위해서 환자의 조직을 촉진하여야 한다.

1. 연부 조직의 일반적인 저항이나 탄성력.
2. 좀 더 특수한 기법을 요하는 국소부위의 딱딱함과 탄탄함.
3. 유연성이 증가되면서 나타나는 건강한 표층 피하 조직의 점성도 감소는 이 기법의 계속적인 적용에 의해 정상적으로 나타난다.
4. 표면 윤곽의 변화와 함께 생기는 부종성 조직의 체액 흡수 그리고 점성과 피하조직의 내부저항
5. 이 기법의 계속된 적응에 따른 휴식기 근 장력의 변화
6. 국소적으로 기법이 적용되었을 때 늑곽 유동성의 변화

관찰(OBSERVE)

이 기법을 행할 때 치료사는 환자의 근장력, 순환 혹은 호흡 주기의 변화를 관찰한다. 그 변화의 징조는 다음과 같다.

1. 조직 윤곽의 부드러워짐이나 넓어짐 혹은 몸 부분의 평평해짐을 근거로 하는 근 장력의 감소.
2. 이 기법이 호흡 병변을 다루는데 쓰여졌다면, 환자의 보통의 호흡 주기에서 비정상적인 점을 기록하고, 계속된 치료에 따른 주기의 변화도 기록한다.
3. 만약 기법이 부종을 다루는 것이라면, 15~45분이면 눈에 뛰는 부종의 감소를 종종 가져온다. 부종의 통상적인 감소는 염증 반응의 최소화 혹은 혈류순환과 림프의 기능이상의 최소화와 함께 치료 도중에 나타난다.
4. 순환기계의 변화를 나타내고 피부 색깔과 감촉의 정상화를 가져온다.

의뢰자와의 대화(COMMUNICATION WITH THE CLIENT)

치료사는 환자가 느끼는 편안함의 정도를 피드백하기 위해 기법을 적용하면서 대화를 나눈다. 치료사가 사용할 수 있는 몇몇 예들이 아래에 나열되어 있다.

1. "당신이 불편할 때 나에게 말해줘요" 환자가 느끼는 편안한 압박의 깊이를 명확히 알 수 있다.
2. "내가 지금 당신의 늑곽에 압력을 가하는 지점을 인지하세요. 자! 내 손에 숨을 쉬세요." 치료사가 이 기법을 환자의 늑곽에 적용하고 있다면(그림 7−2, 7−4), 치료사는 환자의 숨쉬기에 대한 저항이 압박 타법에 의한 것이 아님을 명확히 한다.

보상적 방식(COMPLEMENTARY MODALITIES)

1. 물리적 요소, 만성 정형학적 상황에서 치료사는 압박법을 적용하기 이전에 핫팩과 같은 심부열을 5~20분 동안(환자의 피부에 가벼운 홍반이 나타날 때까지)적절하게 적용할 수 있다.

광접촉 압박법을 위한 실습 과정

한 사람당 30분을 적용한다.

점진적인 압박과 유지 그리고 이완을 표함해서 한 타법마다 4~5분을 허용한다; 평탄하고 이완된 템포를 얻기 위해서 호흡과 타법을 조화시킨다; 길고 강한 압박을 주기 위해서 치료사는 체중을 접촉면 위에 두고 무릎을 구부리고 몸을 천천히 흔들어 준다; 이완되고 넓은 접촉을 적용한다.

바로 누운 자세

환자의 머리를 부분적으로 회전시키고 다음과 같은 방법으로 부드럽게 기법을 적용한다.

1. 유양돌기로부터 쇄골까지 목을 옆으로 숙인다(많은 사람들에게 이 부위는 민감하다).
2. 가슴 상위부를 흉골로부터 쇄골하단 겨드랑이까지 가로 지른다.
3. 삼각근 전부로부터 각각의 팔로 내려온다. 손을 압박해 준다.
4. 흉골로 내려온다 (환자의 가슴 부위를 피하기 위해서 손의 자뼈와 같은 좁은 넓이의 부분을 사용한다).
5. 갈비뼈 아래 부분을 가로질러 흉곽 부분으로부터 겨드랑이 까지(검상돌기 바로 위의 압은 피한다).
6. 복부에 부드러운 손으로 완만하게 시계방향으로 돌려준다.
7. 서혜부로부터 환자의 무릎바로 위까지: 허벅지의 앞안쪽면과 앞바깥쪽면까지 덮도록 반복한다.

엎드려 누운 자세

Gently apply techniques in the following manner:

1. 치료사가 침대 머리위에 있는 동안 승모근 양쪽을 따라 견봉까지 양쪽으로 적용
2. 삼각근 위쪽 부위로부터 각각의 팔로 내려감
3. 척추 후두부터 천골 부분까지 반복적으로 부드럽게 움직여준다.
4. 요추부 근육부위를 한쪽으로 그리고 양쪽으로 손바닥 전체로 적용한다.
5. 한쪽의 엉덩뼈능선으로부터 둔근 그리고 무릎까지. 허벅지의 뒷안쪽면과 뒷바깥쪽면까지 반복적으로 적용한다. 허벅지 뒷부분의 압력에 환자가 무릎통증을 호소하면, 여분의 베개를 발목이나 하퇴에 대어 준다.

2. 환자가 스트레스 때문에 휴식기에 높은 근 장력을 유지하고 있는 상황에서는 치료사는 치료에 대해 부가적으로 복식호흡이나 점차적인 이완을 유도할 수 있도록 한다.

자가 관리 지침(SELF-CARE INSTRUCTIONS)

1. 광접촉 압박법이 적용이 된 다음에 환자가 특별히 자가 관리를 해야 할 사항은 없다. 치료적 상황에 맞추어 스트레칭, ROM, 등척성 수축, 복식호흡 또는 점차적인 이완운동 등이 치료 중에 수어질 수 있다.

페트리사지(Petrissage)

이 기법을 위해 사용되는 다른 이름 (OTHER NAMES USED FOR THIS TECHNIQUE)

"주무름(Kneading)".

정의(DEFINITION)

페트리사지 : 근육조직에 대한 반복적인 압박, 비틀기 그리고 이완을 다양한 정도의 끌기, 당기기, 글라이딩으로 적용하는 일련의 기법이다.

주의(NOTES)

1. 페트리사지(프랑스인 petrir로부터, to knead)은 고전적인 마사지 기법에서 아주 중요하게 쓰인 두 가지 기법 중의 하나다(나머지 하나는 에플루라지; effleurage). 이것은 근육을 다룰 때 없어서는 안될 기법이다.
2. 페트리사지는 양손으로 반복적으로 잡고, 비틀고 이완하는 전형적으로 쓰이는 기법이다(제 7장에서 비틀기, 쥐어짜기 그리고 들어올리기를 참고). 연관있

는 기법으로 근육과 뼈 조직을 반복적으로 압박하고, 비틀고, 이완하는 것은 kneading으로 따로 정의되어 짐에도 불구하고, 때때로 이러한 정의는 바뀌어 쓰인다. 비록 약간 다르게 쓰이기는 하지만, 지금은 페트리사지라는 이름으로 당기기와 압박 형태로 일반적으로 쓰인다.

3. 작가들은 때때로 압박과 kneading의 형태로 이 기법을 적용할 때, 얼마나 많은 글라이딩이 쓰여져야 하느냐에 따라서 의견을 달리한다.
4. 관찰에 의하면, 다른 형태의 페트리사지가 서서히 나타나고 있다고 한다. 이 7장에서 기술된 근육에 적용되는 모든 형태의 페트리사지는 기본적으로 비슷하다. 그러나 적용의 속도를 늦추고 윤활제를 적게 사용하는 것은 끌기와 혹은 느린 수평의 힘을 적용하는 결과를 낳고, 이는 결합조직에 매우 큰 영향을 미친다.
5. 당기거나 kneading 형태의 페트리사지는 근육을 반복적으로 압박과 이완한다는 것에는 모든 저자들이 동의한다. 그러나 몇몇의 저자들은 근육을 압박하고 이완하는 것은 kellogg' s의 이론에 따라 "마찰"로 분류한다. 우리는 이 "마찰"을 결합조직에 적용하는 섬세하고 특수한 기법으로 사용한다.(제 8장 결합조직 기법을 참고)
6. 연구자가 치료에 대해서 자세하게 묘사하고 있지 않은 실패작의 마사지 책도 있었다. 결과적으로 페트리사지는 고전적으로 많이 사용해와졌음에도 불구하고, 그 방법적인 묘사가 드물다. 이 글에서 작가는 특별히 언급되지 않았거나 혹은 광범위하게 "마사지", "표준 마사지", "스웨덴 마사지" 혹은 "고전적 마사지"라고 특징 지워지는 많이 사용되는 페트리사지의 방법을 요약했다. 다른 마사지 기법보다 결과적으로 페트리사지를 위한 기초에 대한 연구와 손상 정도에 대한 치료의 결과는 다른 마사지 기법에 비하여 광범위하다. 그래서 특별히 신경근에 적용되는 이 기법은 다른 기법과 겹치는 부위가 있음을 독자들은 이해 바란다.

임상적 적응증과 치료성과 (CLINICAL INDICATIONS AND IMPAIRMENT–LEVEL OUTCOMES OF CARE)

최근의 많은 마사지의 연구는 고전적 마사지의 신경정신적면역학 적인 면에 초점을 맞추고 있다. 그리고 또 페트리사지는 휴식기 근 장력과 결합 조직의 연장성이라는 물리적 효과를 가지고 있다. 통증에 대한 효과와 더불어 심폐기능과 면역 기능도 있다. 그러나 내장기 기능의 순환과 이완적 효과는 확실하게 연구되지 않았다.

고전적 치료는 불안과 스트레스를 낮추고 이완을 증진시킨다. 스트레스에 대한 효과는 많은 일상의 경험에서 관찰되었다. 게다가 페트리사지는 의기소침한 상태의 기분을 환기시켜주고, 과흥분 상태를 안정시켜주는데 유용하다.

많은 연구들이 휴식기 근장력의 수준과 페트리사지의 효과를 심리학적인 효과와 때어서 말할 수 없게 한다. 불안은 골격근의 휴식기 근장력을 증가시킨다고 잘 알려져 있다. 결과적으로 불안을 줄이는 효과는 2차적 치유이다. 이 일반적인 효과에도 불구하고, 최근의 이것에 대한 연구는 거의 없다. 몇몇 저자들은 고유수용기에 대한 기계적인 효과로 이완기 근 장력을 줄일 수 있다고 언급하지만, 다른 이들은 이를 애매하게 생각하거나 언급하지 않는다. 비슷한 연구가 증명하기를 페트리사지를 적용하는 순간에 한하지만, 단일 신경의 흥분을 감소시킨다고 한다. 이것은 뇌나 척수와 관련이 잇는 잘못된 자세를 고정할 때나 경련과 같은 잘못된 신경근 긴장정도를 다루는 때 외에는 크게 소용이 없다.

다른 유사한 연구는 페트리사지가 관절의 움직임의 범위(ROM)를 증가시켜 준다고 하는데 이것이 결합조직의 유동성이 증가되어서 그런지 근육의 휴식기 장력을 감소시켜서 그런지는 확실히 알려져 있지 않다. 결합 조직의 유동성과 연장성을 늘려 준다는 것은 교과서나 연구에서도 알려져 있는 페트리사지의 효과다. 그러나 페트리사지는 좀더 느린 장력의 힘을 싣거나 끌어당기는 결합조직 기법보단 조직을 더 늘리진 못한다 (8장 결합조직 기법) 페트리사지의 긍정적인 효과로는 천식, COPD 그리고 낭성 섬유종이 있는데 불안의 감소와 증가된 늑곽의 유동성의 결과로 인한다고 보여진다.

페트리사지는 적용 후에 일하거나, 수술 후, 암 그리고 만성 정형학적 문제에서 기인하는 통증을 확연히 줄여준다고 보고 된다. 페트리사지는 허리 통증에도 효과가 있다. 그러나 오늘날까지도 페트리사지의 항진통적인 치료 효과는 이론적으로 확실히 밝혀지지 않았다. 일반적인 이론은 serotonin의 분비 증가와 수면을 유도하는 통증의 관문 조절설로 설명된다. 대부분의 책들이 페트리사지가 정맥혈의 심장으로의 흐름을 증가시켜준다고 기술하고 연구에서도 밝혀졌다.

이 기법은 혈액의 화학적 효과와 혈액의 국소적 흐름에 대한 영향을 미세하게나마 가지고 있다. 림프의 심장으로의 흐름에 대한 효과는 비록 반복적이고 강한 압박의 기법에서 기인되기는 하지만, 큰 영향을 미친다. 부종에 대한 감소는 이 기법이 근위부부터 부종부위로 그리고 참을 수 있다면, 부종부위 주위로 적용되었을 때 효과적이다. 혈액의 순환에 대한 미미한 효과는 페트리사지를 포함하는 스포츠 마사지가 운동 후에 젖산이 제거되는 속도를 증가시키지 못한다는 관찰에 근거한다. 사실 비록 마사지가 많은 운동선수들에게 호응을 얻었지만, 최근의 조사에서 실제로 스포츠에서 많은 형태의 기능향상에 대한 효과는 별 언급이 없다. 예를 들면, 페트리사지가 운동선수의 근육통증의 지연, 손상에 대한 치유, 기능과 기분에 대한 회복에는 영향을 미치지만, 기능 향상에 크게 도움이 되지 못했다는 연구결과가 있다. 반대로 페트리사지의 환자에 대한 재활과 기분 전환에 대한 효과는 지속적으로 지지되고 있다.

페트리사지는 다양한 모델 치료 프로그램에서 다른 기법들과 함께 두통, 근막통 증후군, 허리통증, 근섬유통 그리고 폐기종과 같은 임상적 상황들을 다루는데 사용되어 왔다. 이러한 병변들에서 일반적 물리치료의 사용과 환자의 참여라는 면을 포함하여 치료 계획을 효과적으로 수행하는데 긍정적인 효과가 있다. 마침내 (영국에서 추상적이지만) 외국에서 페트리사지를 포함하는 고전적 마사지가 순환과 내장기 기능에 반사적 효과가 있다는 것이 연구되어 흥미로움을 더한다. 페트리사지의 손상에 대한 치유 수준은 표 7-1에 요약되어 있다.

주의와 금기증 (CAUTIONS AND CONTRAINDCATIONS)

페트리사지의 적절한 적용에 대한 임상적 훈련과 연습은 필수적이다. 병리학적 문제를 다룸에 있어서는 더 발전된 형태의 훈련이 필요하다. 페트리사지는 적용하는 데에 대한 일반적이고 국소적인 금기증은 표기되어 있다.(제 2장 임상적 판단과정) 더불어 페트리사지 적용에 대한 여러 특수한 금기증도 명시되어 있다: 혈우병, 국소적 염증과 감염, 혈전증이 의심 될 때 혈전 정맥염 그리고 잠정적 전이성 악성종양, 골다공증이 있거나 의심되는 환자 혹은 초기 단계의 상처치유 상태 혹은 항응고제를 투여하는 환자는 페트리사지를 적용할 때 신중한 검사와 중간 정도의 강도로 한다. 치료사는 근육의 경련, 근 무력증 그리고 활동성 동통을 가진 환자는 신중하게 치료한다. 비록 심한 압박의 치료는 부종의 감소를 촉진하지만, 말초 림프관에 섬세한 손상을 주기도 한다. 마지막으로, 심각한 학습장애와 치매가 있는 환자에게 적용할 때는 어려움이 따른다는 것을 알려둔다.

페트리사지를 위한 기초 습득 기술

페트리사지를 연습하기 전에 학생들은 먼저 다음 사항을 알 수 있어야 한다.

- 몸 전체의 뼈와 주된 그룹의 골격근들과의 공간적인 관계를 설명할 수 있어야 한다.
- 주된 골격근들의 근위와 원위부의 부착, 운동: 섬유의 방향 그리고 공간적 관계를 설명할 수 있어야 한다.
- 얇은 층에 분포되어 있는 근육들의 섬유에 방향, 경계선 그리고 건들을 촉진할 수 있어야 한다.
- 근육의 긴장정도를 평가할 수 있어야 한다.
- 근육의 부피, 긴장 정도 그리고 균형을 알기 위해 자세를 분석할 수 있어야 한다.
- 무릎은 안정된 자세를 위해 넓게 구부리고 펴고 바르게 섯다가 기대는 자세를 사용한다.

제 4장 치료를 위한 촉진와 자세 그리고 부록 B 연부조직 검사 기법 선택하기를 보라.

다음 페이지로 도수 기법 계속

도수 기법

페트리사지 1 : 근육짜내기법(Muscle Squeezing)

아래의 그림(그림 7−9~7−15)에서 muscle squeezing은 신체 여러 부분에 적용된다. 그림에서는 바로 누운 자세에서 머리부터 발까지 순서화되어 있으며 그 다음 누운 자세에서 순서화되어 있다. 각각의 그림은 수기기술에 대한 대부분의 가이드 라인을 설명하고 있다.

페트리사지 1 : 근육짜내기법(MUSCLE SQUEEZING)

이 기술을 위해 사용되는 다른 이름

(Other Names Used for This Technique)

"짜내기(squeezing)", "짜내면서 주무름(squeez−kneading)"

1. 이 미끄러지지 않은 기술은 윤활제 없이 실행되고 구조(fabric)를 통하여 효과적으로 적용할 수 있다(그림 7−12).

2. 최소한의 미끄러짐 기술을 사용하여 근육군과 신체 부분 근육을 한손이나 양손을 이용하여 잡고 들어올리고 쥐어짜기한다. 이것은 종아리(그림 7−15), 상완, 상부승모근(그림 7−13), 손, 발(그림 7−12)과 같은 신체 부분에서 수행하는 것이 가장 쉽다.

3. 흉쇄 유돌근같은 작은 근육은 엄지와 검지 사이로 비틀려질 것이다(그림 7−9, 7−10).

4. 양손을 사용하면, 오무리는 동작은 근육을 더 쉽게 가를 수 있을 것이다.

5. 이 기술은 대부분 손과 전완의 힘을 사용하기 때문에 광범위하게 적용할 수는 없으며 대퇴사두근과 같이 대단위근육군에 적용될 경우에는 더 추천할 수 없다.

근육 Squeezing의 구성요소

접촉 : 손바닥 전체면 ; 엄지와 검지 그리고 얽힌 공간을 포함한다

압 : 적당히 알맞게 한다

적용 : 근육과 연합된 근막

방향 : 사지나 근복의 (부분적인)주위에 적용

진폭/길이 : NA

속도 : 압박/이완의 주기에 대해 1초나 그 이상

지속시간 : 10~20초나 그 이상

동반되는 중간단계 : 페트리사지와 다른 모양

적용상황 : 근치료법 시행 전에 특이적인 에플루라지(effleurage)를 실시하거나 페트리사지의 좀 더 특이적인 형태를 항상 이용한다 ; 뇌졸중 치료를 마칠 때나 단기간에 손상부위 위치를 치료할 때 사용

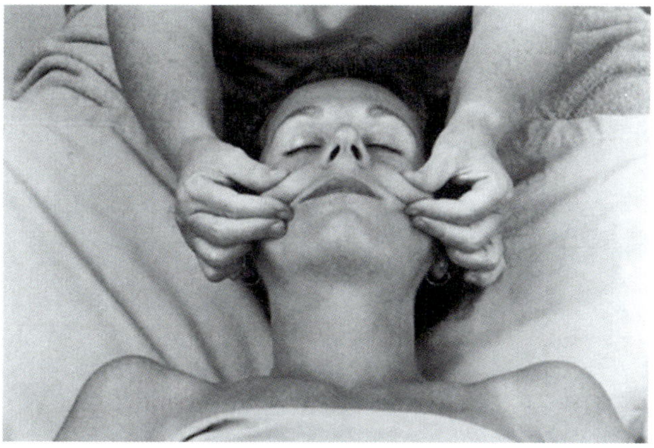

그림 7-9. 엄지와 검지 사이로 얼굴 근육과 표층조직을 부드럽게 쥐어짠다.

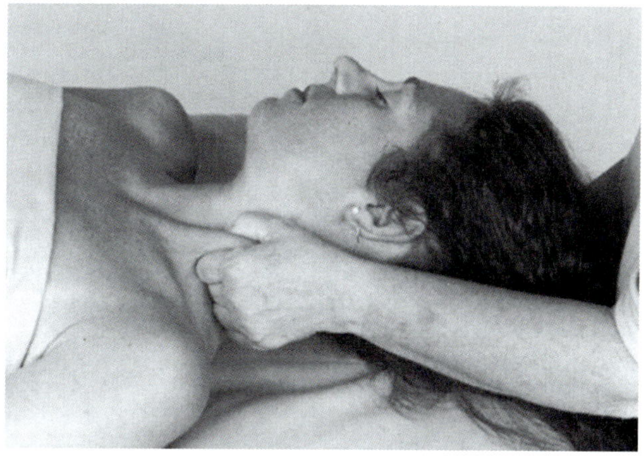

그림 7-10. 엄지와 검지 사이로 흉쇄유돌근을 쥐어짜는 것 또한 보이지 않은 통증점의 통증을 이끌어낸다(다음 장을 보라). 임상가는 근육의 두 경계 사이를 구별할 수 있어야 한다.

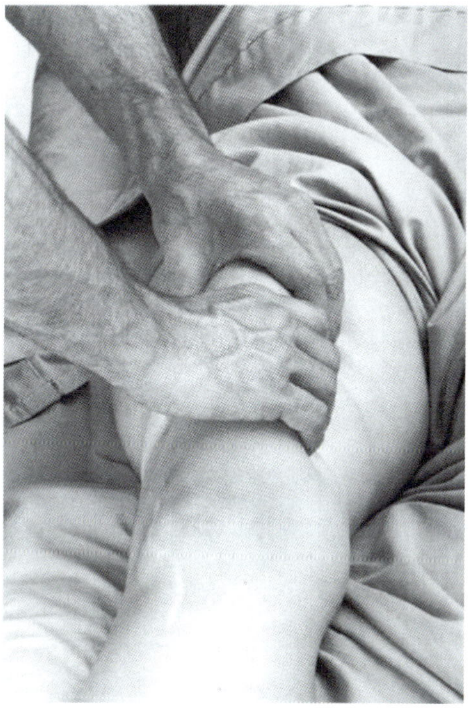

그림 7-11. 대퇴사두근과 같은 커서 다루기 힘든 근육군을 양손으로 쥐어짜는 것은 손에 부담을 주기 때문에 오랜시간 동안하는 것은 피하시오.

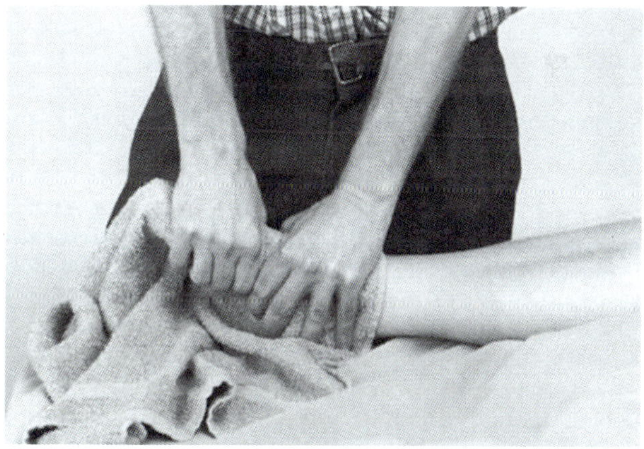

그림 7-12. 발을 전체적으로 압박할 때, 임상에서 종종 피부에 직접 닿는 것보다 시트나 타울을 사용해서 기술을 깊이 적용하는 것이 좋다.

다음 페이지로 도수 기법 그림 계속

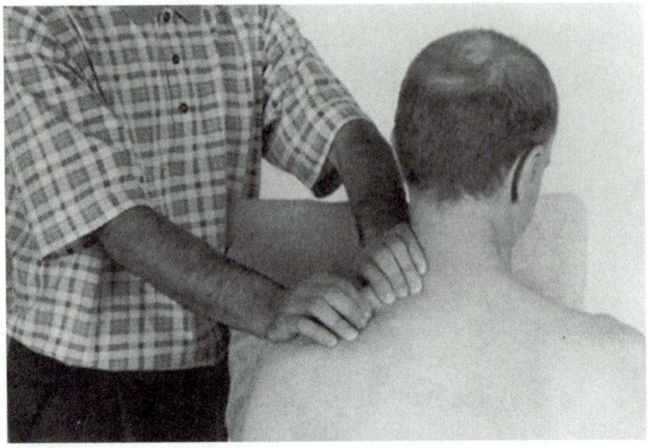

그림 7-13. 환자를 바로 누운 자세, 엎드려 누운 자세, 옆으로 누운 자세나 앉은 자세로 상부승모근을 압박할 수 있다. 추가적으로 굽히는 힘을 더할 수 있다.

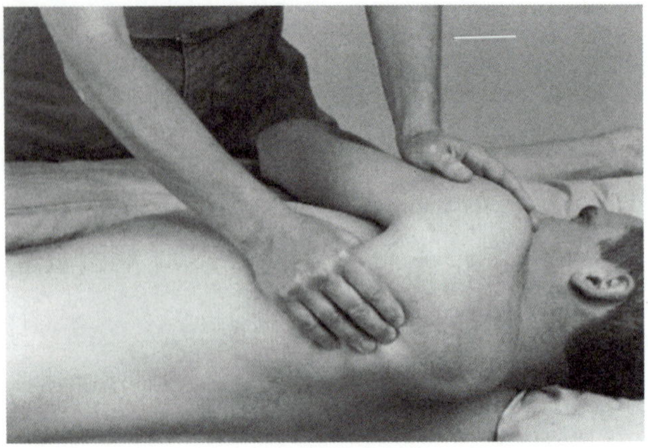

그림 7-14. 환자가 옆으로 누워 있을 때, 뒤쪽 액와부위벽(대원근, 광배근)을 접근하여 압박하기에 좋다. 한손으로 압박하는 동안 다른 손을 견갑골에 두는데, 근육에 접근이 증가할 때까지 둔다.

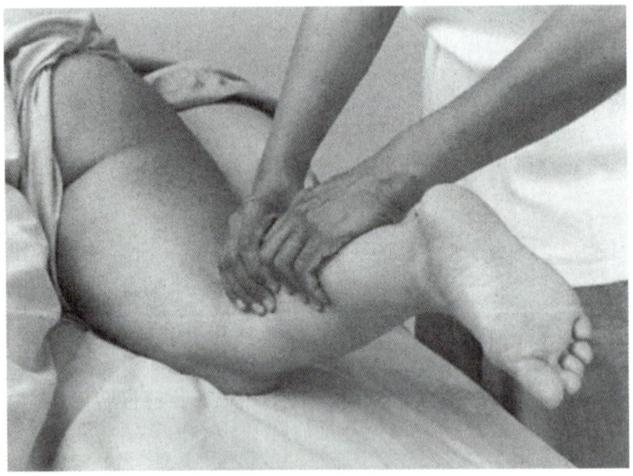

그림 7-15. 다리 뒷쪽 구획의 양손 압박은 아마도 무릎의 수동 굴곡/신전이나 족관절과 발의 흔드는 것과 같이 할 수 있다.

근육 압박 시 임상가의 자세와 움직임
(Clinician's Position and Movement for Muscle Squeezing)

1. 4장에서는 임상가의 기본적인 자세에 대해 기술하였다. 그 단락에서는 바로 선 자세와 앉은 자세에서의 치료를 위한 준비와 자세를 기술했다. 임상가의 자세는 변하기 쉽다. 신체부분이 넓을 때 임상가는 보통 근육의 긴 축 표면을 압박한다(그림 7−12~7−15).

다음 페이지로 도수 기법 그림 계속

도수 기법

페트리사지 2 : 쥐어짜기(Wringing)

다음의 (그림 7-16, 7-22) 쥐어짜기는 신체의 여러 부위에 적용된다. 그림들은 앞면에서 머리부터 발까지의 순서를 나타내고 다음으로 뒷면의 순서를 나타낸다. 각각의 그림들은 아래에 설명된 수기 치료에 대한 지침 대부분을 설명한다.

페트리사지 2 : WRINGING(PETRISSAGE 2: WRINGING)

1. 넓은 신체 부분일 경우, 각기 다른 쪽으로 비틀려지고 압축되어지는 신체부분의 반대쪽으로 손을 편안히 놓는다.

2. 손을 각기 다른 쪽으로 밀어낼 때 압력을 유지하고, 손을 각기 다른 쪽으로 통과시킬 때처럼 손들 사이의 근육을 들어올리고 shearing한다.

3. 손으로 그들의 몸 반대편 부분을 받칠때까지 압력 없이 밀어낸다. 그리고 새로운 스트로크를 시작한다. 완벽한 두개의 원이 만들어진 후에 손은 시작지점에 있어야 한다.

4. 경련을 피하기 위해서 스트로크를 시작하려는 시점에서 임상가는 조심스럽게 차츰차츰 압을 가해야만 한다.

5. 몸통이나 대퇴사두근과 같은 큰 신체 부분을 쥐어짜기 위해 엄지는 수근주수관절의 긴장을 피하기 위해서 내전시켜야 한다(그림 7-17, 7-18A~C, 7-20). 팔, 손 또는 다리와 같은 신체의 작은 부분을 쥐어짜기 위해서 엄지는 외전시켜야 한다. 왜냐하면 엄지와 검지 사이의 모든 web space(지간 공간)은 기술을 적용하는 동안 붙여있게 하기 위해서이다(그림 7-16, 7-19). 외전된 엄지로 쥐어짜는 것은 지나친 긴장을 일으킨다. 따라서 짧은 치료를 요하는 것을 제외하고는 피해야 한다.

6. 페트리사지의 다른 형태로 양손을 사용할 때, 사지에서 가까운 쪽에서 시작하여 먼 방향으로 옮겨가며 쥐어짠다. 쥐어짜기나 표층 에플루라지(effleurage)를 이용하여 가까운 부분으로 되돌아가고 이것을 반복한다. 이것은 처음에 근위를 깨끗하게 하고, 림프관 순환을 최대로 할 수 있을 것이다.

7. 휴식 시 긴장이 상승하는 부분은 연장된 쥐어짜기로 효과를 볼 수 있다. 그러나 이 방법은 임상가가 많은 힘을 필요로 한다.

8. ***주의 :*** 양손 사이로 상당양의 넓은 근육군을 들어올리거나 shear할 때, 상당한 압력을 필요로 한다. 임상가는 표층 에플루라지(effleurage)를 만드는 버릇을 반드시 피해야 한다. 이것은 몸의 부분적 교차에 순응하지 못하게 하고, 근육 스스로의 기계적 효과를 가지지 못하게 한다.

쥐어짜기의 구성요소

접촉 : 두 손의 손바닥 면

압 : 가벼운 무게

적용 : 근육, 연합섬유, 내제된 조직

방향 : 몸의 부분의 종축과 교차

진폭/길이 : 쥐어짜기를 시작할 때, 몸의 부분 주변의 반

Speed: 사이클의 1~3초의 압력과 휴식

속도 : 20~60초나 그 이상

동반되는 중간단계 : 일반적 페트리사지의 다른형태

적용상황 : 보통 표층의 에플루라지(effleurage)과 페트리사지의 더 특별한 형태를 따라하기에 앞서 예비적인 기술을 근육에 적용한다.

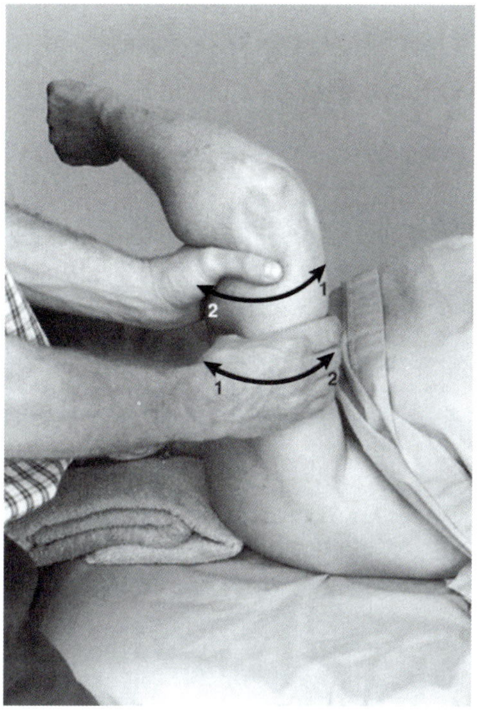

그림 7-16. 상완과 같은 작은 신체 분절은 엄지를 외전시킨 상태로 비튼다. 이 자세에서, 환자는 완전히 힘을 뺀다.

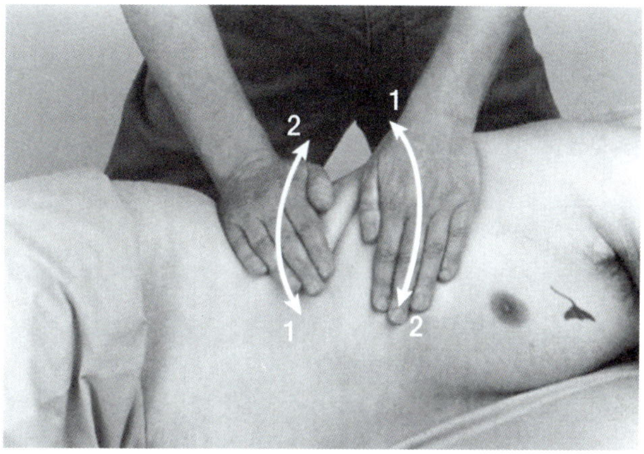

그림 7-17. 바로 누운 자세, 엎드려 누운 자세나 옆으로 누운 자세에서 하위 늑골부를 비트는 것은 호흡을 위해 횡격막을 느슨하게 하는 간접적인 방법이다.

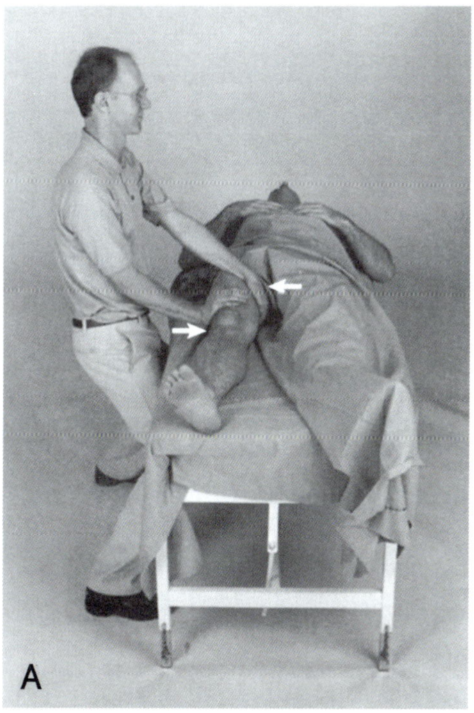

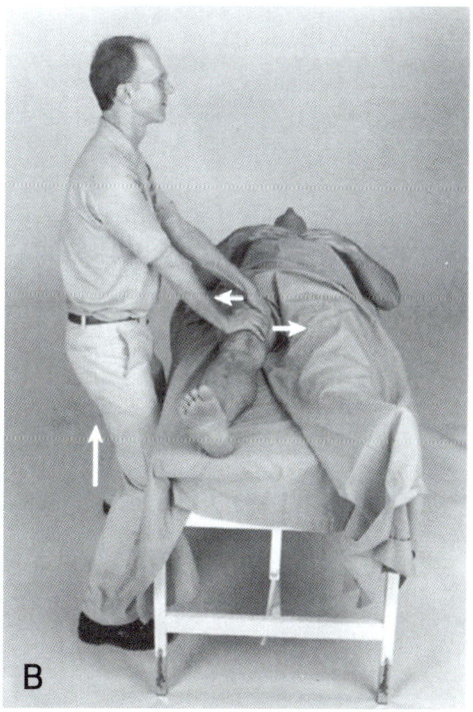

그림 7-18.

A. 대퇴사두근, 슬와근, 등과 같은 큰 부위를 효과적으로 비틀기 위해선 환자의 올바른 신체역학을 필요로 한다. 비틀기를 시작 할 때, 손을 반대로 맞댄다. 양손을 같이 압박한다. 시술자의 자세는 무릎 굽힌 상태에서 발을 넓게(승마자세) 벌린 자세이다.

B. 환자의 다리를 똑바로 하고, 들어올리기 위해 힘을 가하고 손을 오가며 스트로크 한다.

다음 페이지로 도수 기법 그림 계속

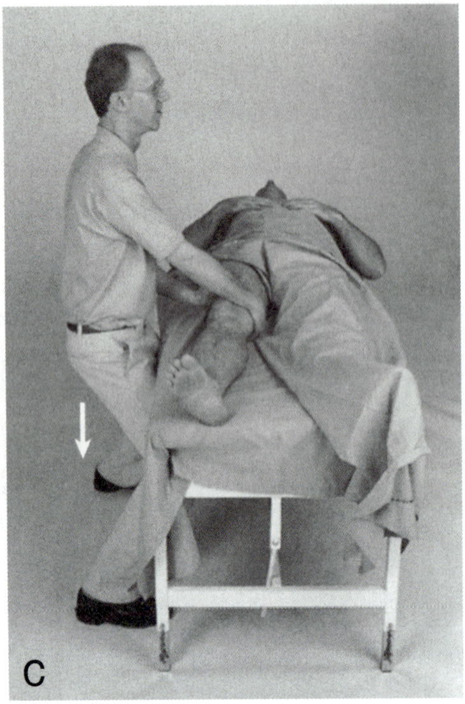

그림 7-18(계속). **C 이완성 단계** : 손은 서로 오가며, 조직을 이완시키고 시작자세에서 정반대자세가 될 때까지 움직인다. 동시에, 무릎을 구부리고 다시 다음에 비틀 준비를 한다.

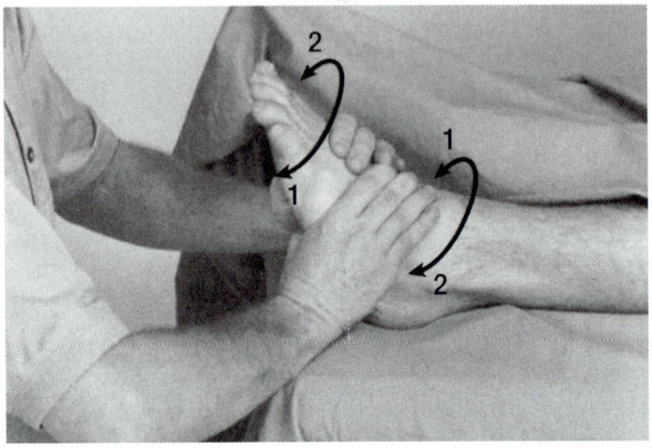

그림 7-19. 시간이 한정되었을 때 발이나 손 전체를 비틀 때, 다수의 구조물을 각각 비트는 것이 좋은 선택이다.

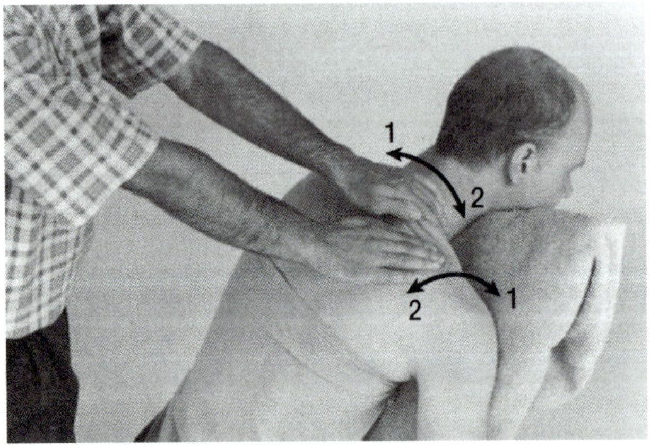

그림 7-20. 환자가 앉아있는 상태로 상부 승모근을 비튼다.

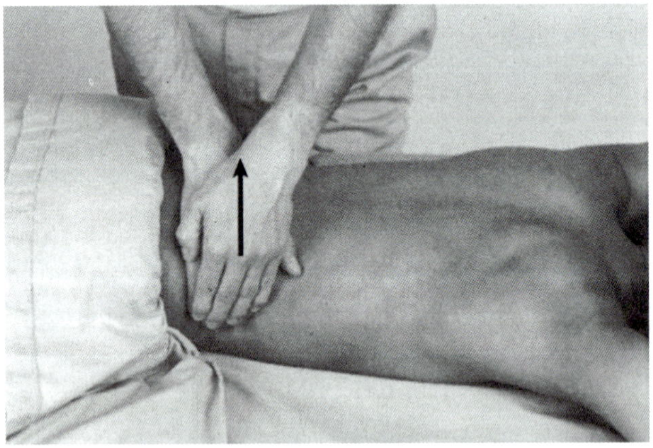

그림 7-21. 비틀기의 변화는 바로 누운 자세나 엎드려 누운 자세로 한 손 또는 양손을 포개어 몸통을 들어올린다. 중력에 반대되는 힘을 준다.

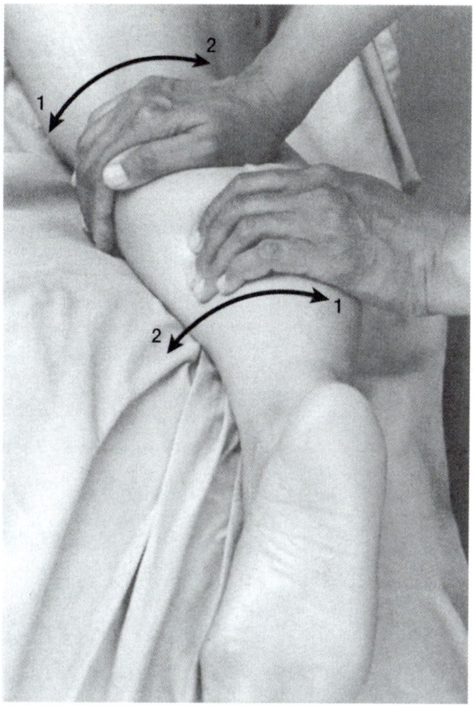

그림 7-22. 종아리근육 비틀기.

임상가의 쥐어짜기를 위한 자세와 움직임
(Clinician's Position and Movement for Wringing)

몸통이나 대퇴부와 같은 넓은 신체 부분에서 비틀기는 정확한 다리 움직임이 동반되어야 하고, 양손 사이로 강하게 압박하고, 들어올리고, 치기에 충분한 힘을 일으켜야 한다. 임상가는 다음의 단계를 통해 이러한 다리 움직임을 확립한다.

1. 비틀기 위해 신체 부분의 장축에 대면하여 선다(그림 7−18A).
2. 다리를 넓게 벌린 채 무릎을 30~45° 정도 구부린 자세에서 시작한다. 신전을 줄이기 위해서 낮춘 자세는 손목의 가까운 쪽 손의 손바닥 접촉을 가능하게 한다(그림 7−18A).
3. 스트로크로 압을 가하는 동안 손에 압을 가하고 양손으로 서로 미끄러지듯이 내려가며 시행한다. 내내 무릎의 과신전 없이 다리를 똑바로 편다(그림 7−18B). 스트로크로 이완하는 단계 동안 손은 떨어져서 미끄러지고 무릎은 다시 구부린다(그림 7−18C). 이렇게 각각의 스트로크를 하는 동안 무릎을 구부렸다 폈다 한다; 기술의 적용을 위한 대부분의 힘은 무릎을 펴면서 발생된다.
4. 팔과 다리 움직임의 협응을 연습한다. 이것에 대한 보답은 안전하고, 부드럽고, 매우 쉬오하고, 효과적인 기술이다.
5. 처음에는 임상가의 다리는 피로하거나 아플지도 모른다; 그것이 지나가고 나면 임상가의 다리 힘은 점점 증가한다.

보다 작은 신체 부위를 비틀 때, 임상가는 4장 치료의 준비와 자세에서 설명한 다양한 자세를 사용할 수 있다.

다음 페이지로 도수 기법 계속

도수 기법

페트리사지 3 : 집기(안마하기) (Pinking up "C-Kneading")

다음의 집기 그림들(그림 7-23, 7-28)은 신체의 여러 범위에 적용된다. 그림들은 바로누운 자세에서 머리부터 발까지, 다음으로 엎드린 순서로 정리되어 있다. 각각의 그림들은 아래에 설명된 손기술의 지침 대부분을 설명한다.

A. 위팔, 아래팔, 종아리와 같은 작은 신체부분에서의 한 손 기술(그림 7-23에서 7-24C)

1. 엄지는 벌리고 나머지 네 손가락은 내전에서 모두 모아 'C' 모양을 만든다.
2. 구심성 방향에서 미끄러짐 동안의 움켜잡기와 압착하기. 엄지와 검지, 지간(갈퀴막 공간 : 손가락 사이 사이)에 초점을 맞추고, 손의 대부분을 환자 신체에 접촉하여 머무른다. 환자의 조직들은 강력 스트로킹에 의해 밀폐된 지간으로 밀려 들어가고, 엄지는 쓰다듬는 쪽을 향하여 점차 모은다("squeezing stroke"(압착 스트로크))
3. 강력 스트로킹 동안, 임상가는 하부 골과 떨어진 조직들을 들어 올리는데 힘을 쓸 수 있다(그림 7-24A, B, C).
4. 최소한의 압(되돌아오는 스트로크)과 함께 본 자세로 미끄러져 돌아오는 동안 손은 C모양으로 다시 벌린다.
5. 한 저자는 다음의 4가지를 사용하는 것을 제안했다: 압착에 하나, 잡아 올리는데 둘, 놓는데 셋, 움직이거나 미끄러짐에 넷.

B. 넓적다리와 등과 같은 넓거나 평편한 신체부분에서의 양손 교대 기술(그림 7-25, 7-27, 7-28).

1. 이전에 언급한 것처럼 두 손은 C모양에서 서로 마주하게 된다(그림 7-28).
2. 각 손의 각각의 동작은 위에서 설명한 한 손 기술과 같다. 그러나 양손은 반대되는 작업을 한다: 한 손이 짧게 강력 스트로크를 실행하는 동안, 다른 한 손은 짧게 되돌아오는 스트로크를 실행한다. 강력 스트로크는 반대되는 손쪽으로 인도 한다: 되돌아오는 스트로크는 반대되는 손으로부터 물러난다.
3. 최적의 효과를 위해서 임상가는 이 기술을 적용하는 동안 손들 사이에서 약간의 압착을 유지해야 한다.
4. 팔다리에 있어, 가까운 곳에서 일련의 스트로크를 시작하여, 차차 먼 곳으로 스트로크의 초점을 움직인다.
5. 두 손의 협동은 연습을 가져야 한다: 한 번 숙련이 되면, 환자가 매우 흡족해할 수 있는 기술이 나올 수 있다.
6. 집기(한 손 또는 두 손)의 장기 적용은 임상가의 손과 아래팔을 지치게 할 수 있기 때문에 적당하지 않다.

집기의 구성요소

접촉 : 손바닥면, 특히 엄지와 검지의 지간 사이

압 : 적당히 가볍게

적용 : 근육과 관련 근막

방향 : 신체구획의 장축에 평행

진폭/길이 : 5 ~ 20 cm 또는 이상

속도 : 압박/이완의 주기 동안 1 ~ 3 초

지속 : 20 ~ 60초 또는 이상

동반되는 중간단계 : 일반적인 페트리사지의 다른 형태

적용상황 : 일반적으로 표면상의 에플루라지(쓰다듬기)와 페트리사지의 좀 더 일반적인 형태에 전제하여 페트리사지의 좀 더 특유한 형태에 따른다.

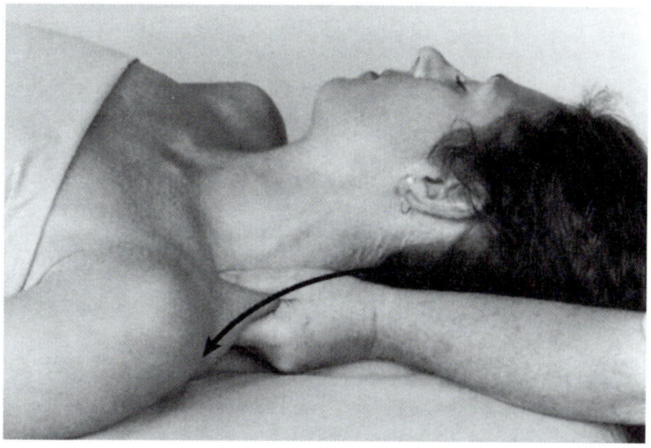

그림 7-23. 바로 누운 자세에서의 한쪽 상승모근의 집어올리기.

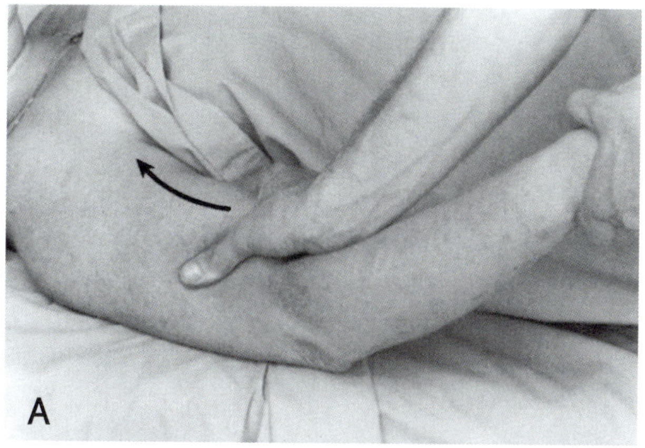

그림 7-24. 상완의 한손 집어올리기를 위한 크기. A. 상완이두근.

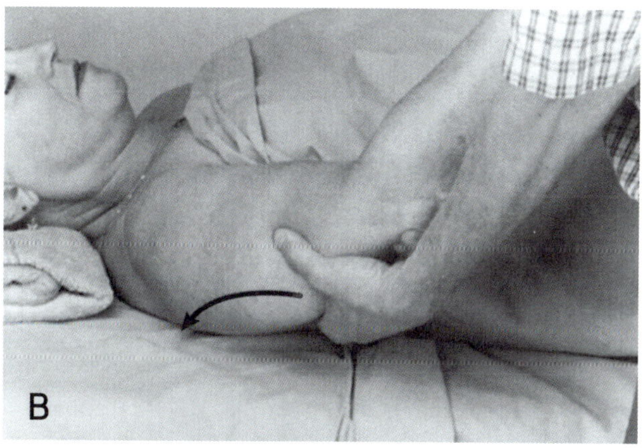

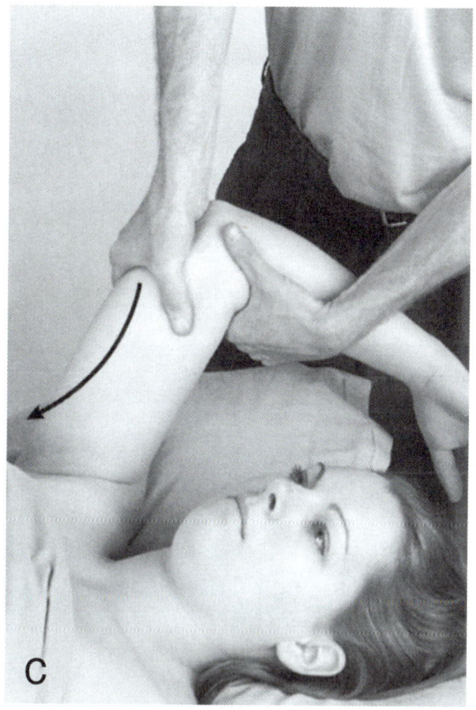

그림 7-24(계속). B. 상완관절의 풀림위치에서의 상완삼두근 집어올리기. C. 어깨와 팔꿈치의 굴곡상태에서 상완삼두근 집어올리기, 압력은 구심성 방향으로 그리고 아래에 있는 뼈로부터 조직을 들어올린다.

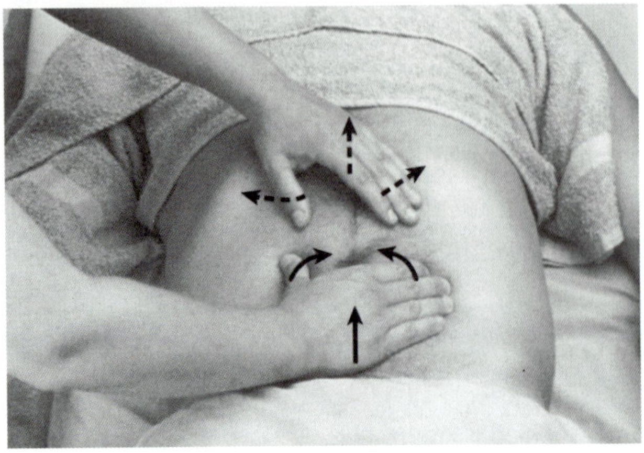

그림 7-25. 복직근에 대한 두 손으로 집어올리기. 점선은 되돌아오는 스트로크를 보여줌. 연습을 할 때는 등이나 배등의 평편한 부위를 두손으로 집어올릴 때 접촉이 잘 되도록 주의한다.

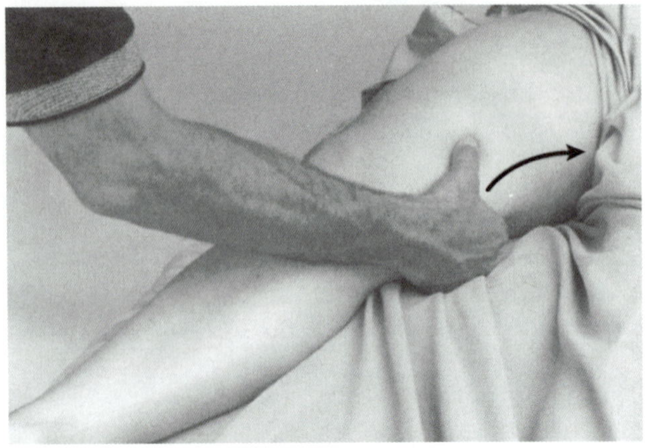

그림 7-26. 고관절 내전근들의 한손 집어올리기.

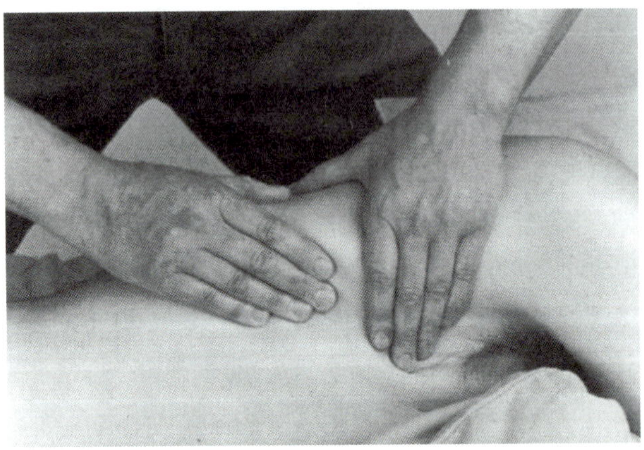

그림 7-27. 광배근의 외측부위에 대한 두손으로 집어올리기의 좋은 기술을 보여주고 있다. 임상가는 환자의 장골릉쪽으로 기울어져 있다. 환자의 팔이 머리위쪽으로 놓여져 있으면, 복사근과 요방형근의 평가를 용이하게 할 수 있다.

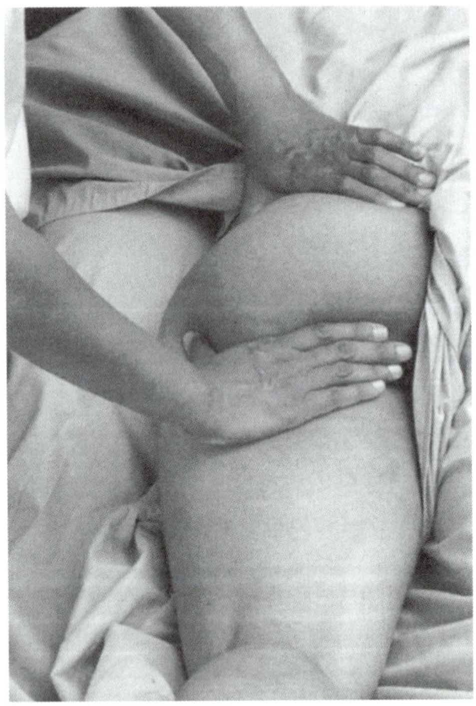

그림 7-28. 손의 위치는 대둔근에 대한 두손 집어올리기를 시작하는 자세이다.

집기에서의 임상가의 자세와 움직임
(Clinician's Position and Movement for Pickiing Up)

1. 4장에서는, 치료에 임하는 준비와 자세잡기, 일련된 자세, 넓은 자세 무릎 굽힘, 몸통 회전에서의 넓은 자세 무릎 굽힘과 같은 임상가의 기본 자세를 기술하고 있다.
2. 한 손 형식을 적용하는 동안 더 많은 힘을 내기 위해 스트로크의 압착과 들어올리는 동안 환자를 몸쪽으로 바꾸거나 기울인다. 그런 후, 부분을 풀어주거나, 움직이는 동안 뒤쪽으로 바꾸거나 기울인다.
3. 두 손 형식의 적용을 위해 임상가는 넓은 자세 무릎 굽힘에서 압착하는 한편, 신체구획의 장축에 맞이하여 선다. 이 자세에서 무릎 굽힘은 임상가가 환자의 수준에 접근하여 손목의 젖힘을 감소시킬 수 있다.
4. 두 손 형식에서 좀 더 힘을 내는 것은 같은 쪽 어깨를 회전하여 각기의 강력 스트로크(몸통 회전에서의 넓은 자세 무릎 굽힘)에 기울 수 있도록 한다. 이것은 힘과 기술의 효과를 증대시키고, 손과 아래팔의 피로를 최소화하며, 부드러운 상체리듬의 결과를 가져온다.
5. 기술을 적용하는 동안 어깨를 올려서는 안 된다.

다음 페이지로 도수 기법 계속

도수 기법

페트리사지 4 : 광접촉 주무르기와 "심층 에플루라지"
(Broad–Contact Kneading and "Deep Effleurage")

다음의 (그림 7–29, 7–36) 광접촉 그림들은 신체의 여러 부위에 적용된다. 그림들은 바로 누운 자세에서 머리부터 발까지의 순서로 정리되어 있고, 다음으로 엎드린 자세 순서로 정리되어 있다. 각각의 그림들은 아래에 설명된 수기 기술에 대한 지침 대부분을 설명한다.

1. 비틀기와 집기와 같은 압착 스트로크와 되돌아옴 스트로크가 있다. 압착 스트로크와 되돌아옴 스트로크는 다른 근육층들에서 근섬유의 앞으로나 가로질러 향한 원이나 타원들과 결합한다(그림 7–30A와 B와 그림 7–33). 대부분 스트로크의 장축은 신체구획의 장축과 평행하거나 근육에서의 기술이 적용될 때, 또한 특별히 중요한 압착이 요구될 때 등을 통해 이동한다(그림 7–30A와 그림 7–33). 준비된 압착인 타원 연장으로 끝난 "심층 에플루라지(effleurage)"은 구심성이다(그림 7–33과 그림 7–34).

2. 중립에서의 손목을 유지하라(요골이 없거나 척골의 탈선). 이것은 광접촉의 주무르기를 적용하는 높은 압력으로 관절의 스트레스를 줄이기 위해 중요하다(그림 7–29, 그림 7–30A와 B, 그림 7–33, 그림 7–35, 그림 7–36).

3. 다른 선택사항들은 손등 쪽의 공간 또는 다른 손의 손목(그림 7–30A와 그림 7–33)을 강화하기 위한 것이거나 서로 손들을 함께 강화하기 위한 것이다(그림 7–35).

4. 손을 아치모양으로 만들거나 다리 모양으로 만드는 것(중수지절과 지골간 구부림)은 좀 더 특별한 접촉에 포함된다. 이렇게 모양을 만드는 것은 뒤꿈치의 더 넓은 곳이나 손가락 끝의 특별한 곳의 표면 접촉을 만들어 낸다(그림 7–33).

5. 모든 종류의 페트리사지의 적용에서처럼, 구심성 압착을 지속하는 동안 림프관의 되돌아옴을 최대화하기 위해 가까운 곳에서 시작하여 먼 방향으로 나아간다.

6. 변수들 : 몇몇 저자들은 피부 위에서 미끄러짐이 일어나지 않을 때, 원형 주무르기의 형태를 기술한다. 이 기술은 근육에 관계하고 다른 측면에서는 피부 위에서의 미끄러짐 같은 주무르기이다.

7. 다른 변수들 : 몇몇의 저자들은 가득함이나 넓어짐과 같은 용어로 주무르기의 두 손 형태를 설명하는데, 이는 아래와 앞으로 손을 압착하여 근육을 불룩하게 한 뒤, 근육은 되돌아옴 스트로크에 의해 들려 올라간다.

8. 다른 변수들 : 몇몇의 저자들은 상자 주무르기와 같은 용어로 두 손 형태를 설명하는데, 손은 팔다리와 정반대로 자리잡고, 서로를 향해 압착한 후 가까운 곳으로 이동한다. 이 스트로크는 유동적인 되돌아옴의 증가하기 위해 권장된다(그림 7–30B).

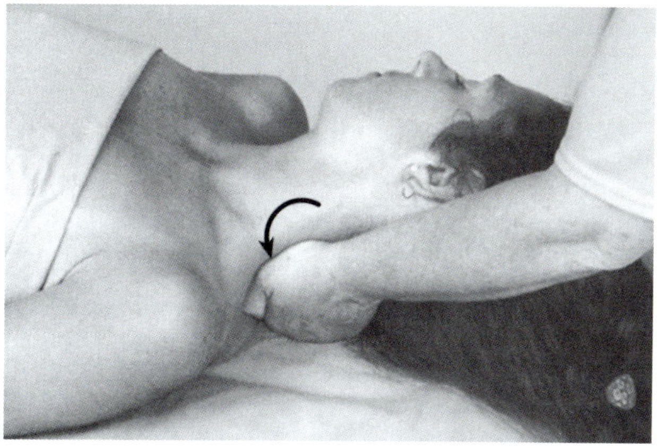

그림 7-29. 손바닥을 통한 목의 후삼각 부위 주무르기.

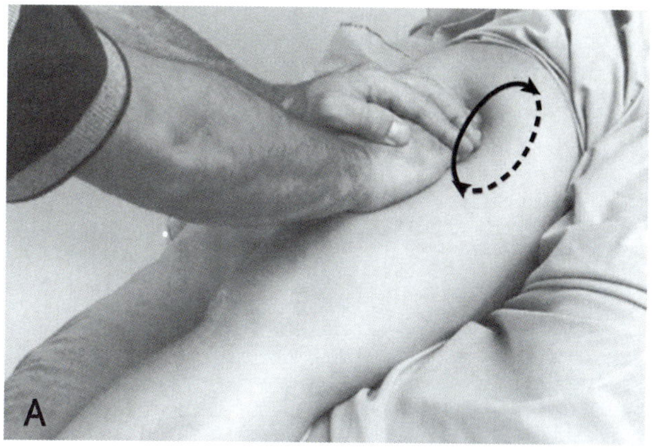

그림 7-30. A. 대퇴전면부위의 강한 손바닥 주무르기. 점선은 되돌아오는 스트로크를 보여줌.

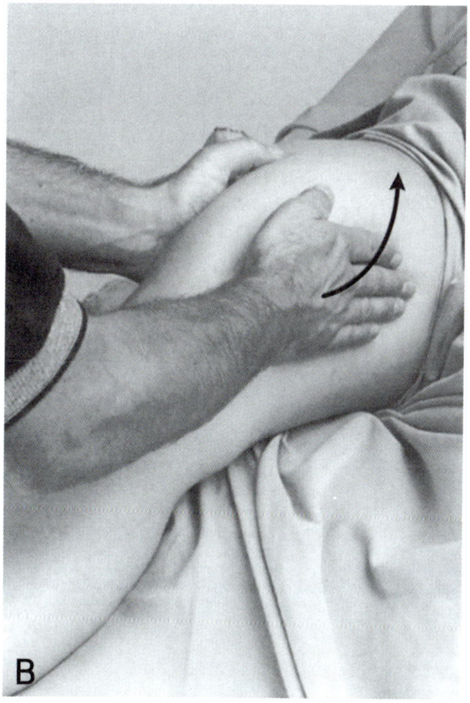

그림 7-30(계속). B. 하나의 "상자형-주무르기(box-kneading)". 양손을 반내방향에서 모으며 조직을 올리거나 근위부를 민다.

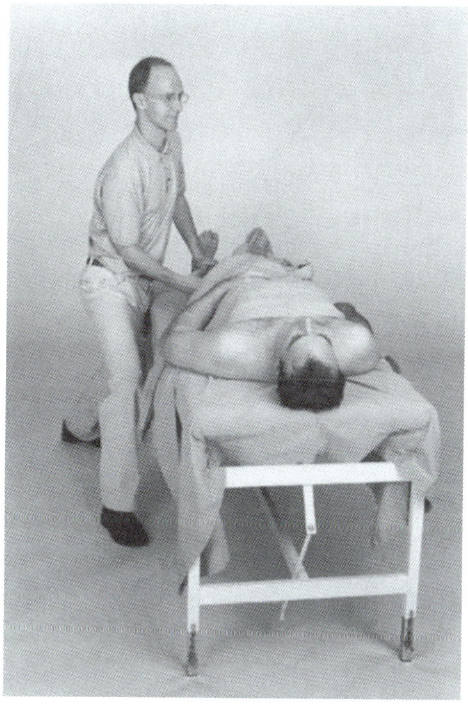

그림 7-31. 효과적인 주무르기는 임상가의 올바른 체중적용이 요구된다. 특히 장요밴드의 주무르기 시 결합조직의 강도가 포함되어 있기 때문이다. 임상가의 안정성은 그의 팔꿈치를 장골릉에 올려놓고, 조심스럽게 거의 체중을 환자에게로 옮기는 것이다.

다음 페이지로 도수 기법 그림 계속

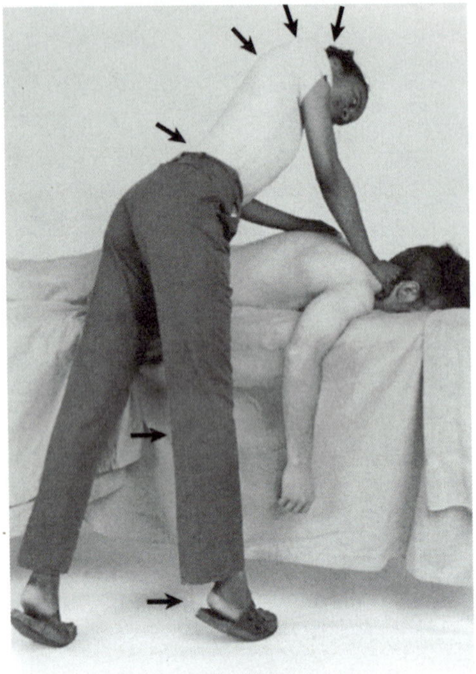

그림 7-32. 이 임상가는 적어도 5개 이상의 잘못된 신체 역학적 자세를 가지고 환자의 승모근에 대한 주무르기를 하고 있다. 잘못된 신체 역학적 자세는 제4장에서 치료를 위한 준비와 자세에서 소개하였다.

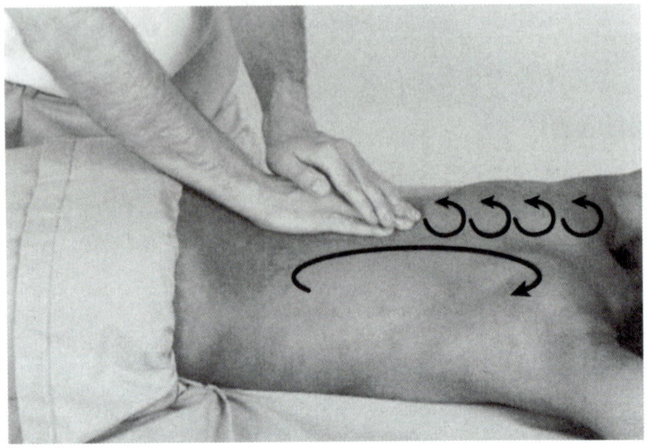

그림 7-33. 조그마하게 아취형 손을 만들어 척추기립근에 대해 강한 손바닥 주무르기를 하고 있다. 스트로크는 여러개의 작은 원을 만들거나, 하나의 큰 원으로 척추기립근을 덮을 수 있다.

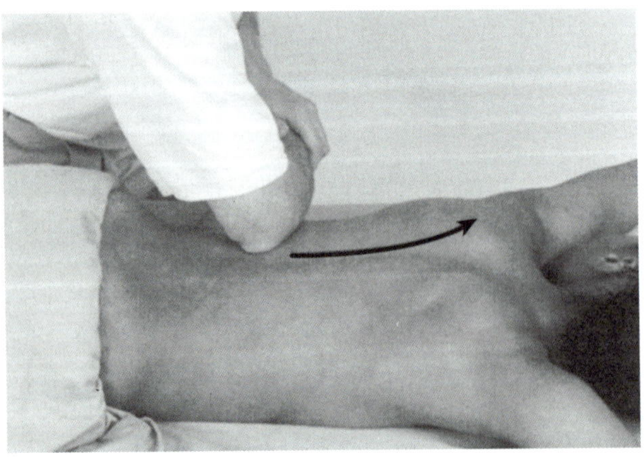

그림 7-34. 척추기립근에 대한 전완 사용. 임상가는 척추의 극돌기에 대한 압에 주의를 기울여야 한다. 되돌아오는 스트로크를 가끔 생략해도 된다.

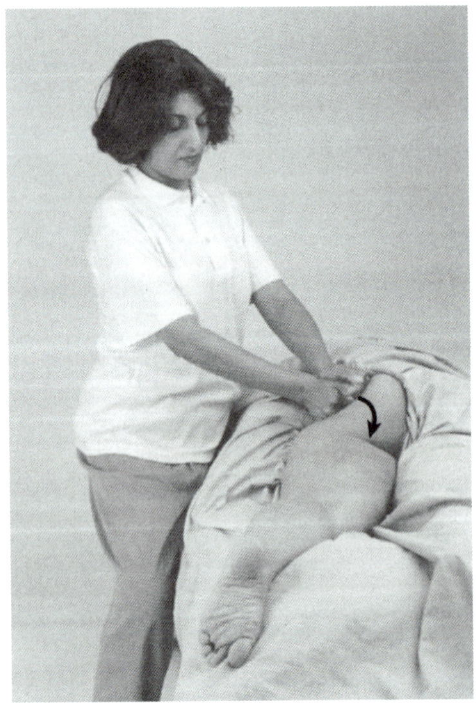

그림 7-35. 상둔근에 대한 강한 주먹 주무르기는 천골과 장골로부터 조직을 움직일 때 가장 효과적이다.

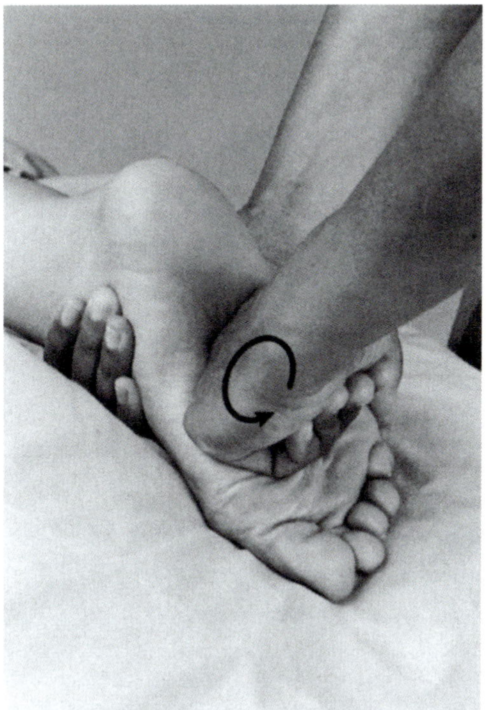

그림 7-36. 스트로크 동안에 주먹을 회전할 수 있다면, 발바닥에 대한 주먹 주무르기는 쉬울 것이다. 발목이 수동적 배측굴곡 상태라면, 깊은 곳까지 편안한 느낌을 줄 수는 없을 것이다.

광접촉 주무르기의 구성요소

접촉 : 손의 손바닥 모든 면, 종종 손목 그리고/또는 중수골, 주먹/손가락관절, 또는 근위 전완

압 : 가벼움에서 무겁게

적용 : 근육과 관련 조직 ; 좀 더 느린 스트로크와 좀 더 큰 끌어당김(수평 신장)은 근육이상의 연결 조직 요소를 늘린다.

방향 : 원형 또는 타원형 ; 타원형의 장축은 가끔 근 장축이나 근 조직들에 평행하여 일정하게 놓인다.

진폭/길이 : 10 cm 또는 이상

속도 : 초당 10 ~ 25 cm

시간 : 20 ~ 60초 또는 이상

동반되는 중간단계 : 표면상의 에플루라지와 페트리사지의 다른 형태; 일반적으로 주목할만한 변화를 때때로 부르기를 "심층 에플루라지" 또는 "심층 스트로크"라 하며, 주목할만한 에플루라지의 같은 길이와 미끄러짐 형판이지만 압착의 고려할 결과는 근육과 관계한다; 이는 주목할만한 묘책이 아니고, 여기에 기술된 광접촉 주무르기의 다수의 공통점이다; 안 미끄러짐 형태는 마찰과의 손가락 끝 접촉 중간단계로 쓰인다.

적용상황 : 보통 표재성 에플루라지에 전제함, 페트리사지의 다른 일반적인 형태로 교체, 그리고 페트리사지의 좀 더 특별함에 따름.

임상가의 자세와 움직임
(Clinician's Position and Movement)

1. 4장에서는, 치료에 임하는 준비와 자세잡기, 찌름의 구획, 찌름과 도달, 찌름과 기댐, 조절된 기댐 서기와 같은 임상가의 기본적인 자세에 대해서 기술하고 있다. 이 자세들은 임상가의 몸통이 접촉의 끝을 향해야 한다(그림 7-31).
2. 스트로크의 강력한 부분은 팔꿈치 일부분의 늘임을 통해 일어나며, 이는 찌름 동안의 앞쪽 움직임과 연결되거나, 찌름과 기댐 동안 접촉 끝을 향한 몸의 기댐에 연결된다(그림 7-31, 7-35).
3. 어깨와 팔은 정확한 하체 움직임으로부터 힘을 전달한다; 그것들은 힘을 일으키지 않는다. 그 결과, 이 기술 적용의 보다 큰 힘은 다리와 몸무게의 정확한 사용을 통해 일으킬 수 있다.
4. 공통적인 잘못된 자세들은 특히 임상가가 좀 더 압착을 일으킴을 시도할 때 일어난다.
   - 팔꿈치의 젖힘("곧은 팔")
   - 과도하게 올리기 그리고/또는 어깨를 길게 늘림
   - 머리의 기울임
   - 허리쪽의 과도한 구부러짐

이러한 잘못된 자세 모두 아마 테이블이 너무 높을 때 일어나는 경향이 많다.

도수 기법

페트리사지 5: 특정 주무르기(Specific Kneading)

다음의 (그림 7-37, 7-44B) 특정 주무르기는 신체의 여러 부위에 적용된다. 그림들은 supine에서 머리부터 발까지의 순서로 정리되어있고 다음으로 prone의 순서로 정리되었다. 각각의 그림들은 아래에 설명된 수기 기술에 대한 지침 대부분을 설명한다.

페트리사지: SPECIFIC KNEADING(엄지, 손면, 손끝)

A. 손가락 끝과 손가락 pad 기술(그림 7-37, 7-39, 7-42, 7-43)

1. 주무르지 않으면 접촉 부분은 비교적 작다. 손가락은 보통 함께 지지해준다. 팔꿈치나 손의 나머지 부분은 안정성을 위해 환자 몸에 접촉해야 할 수도 있다(7-42). 얼굴 주무르기처럼 가벼운 압이 요구될 때는 이러한 안정성이 꼭 필요하다.
2. 일반적으로 압력을 가하며 임상가에서부터 멀어지게 밀면서 스트로크 부분에 반복하여 원을 그린다. 이렇게 하는 것은 체중을 이용하여 힘을 증가시킬 수 있다.
3. 다른 한손은 손목의 안정성을 위하여 실시하고 있는(working) 손의 수근골과 중수골을 증가시킬 수 있고, 기술의 힘을 증가시킬 수 있다(그림7-43).

B. 엄지기술(그림 7-38, 7-40, 7-41, 7-44A~B)

1. 손가락을 평평하게 한 채 손은 가까이하거나, 환자의 몸에 평편하게 위치시킨다(그림 7-38). 손가락 끝부분은 몸에 붙인 채 느슨하게 있고, 머물러 있고, 뾰족한 부분에 주물러주고 손의 뒷축 일부분 연결시킨다(그림 7-40).
2. 첫 지골의 배측 표면을 작게 타원을 그리며 압력을 주고, 엄지를 길게 축으로 평행하게 하면서 해준다. 이러한 움직임을 하는 동안 엄지는 넓게 외전하면 안된다(그림 7-41, 7-44A).
3. 임상가들은 엄지를 세워서 가로지르기보다는 압력을 가해야 한다.
4. 보통 양쪽 엄지는 주무를 때 교대 기술이 이용되어 왔다. 하나의 엄지가 스트로크에 압을 가할 때, 다른 엄지는 수행했던 자리로 돌아오는 것이다.
5. 이 기술은 처음에는 다루기 힘든 것처럼 보이나 결과적으로 엄지 관절, 움직임에 대한 압력을 최소화 한다.
6. 이 주무르기는 단기간에 하고 다른 기술들과 종종 교대로 사용해야 한다.

특정 주무르기의 구성요소

접촉 : 표면에 작용하는 손가락 끝, 손가락 패드 또는 엄지
형태 : 손의 뒷축은 손의 안정성을 확립하기 위해 접촉한 상태에서 그대로 둔다.

압 : 가벼운 정도에서 중증도

연관된 조직 : 근육과 관련 조직; 더 늦은 스트로크와 더 큰 drag(끌기)(수평 긴장)는 더 빠른 스트로크보다 근육의 연결된 조직 요소를 늘리는 경향이 있다.

방향 : 원형 혹은 타원형; 타원의 긴축은 근육군이나 근육의 긴축과 평행하게 위치시킨다.

진폭/길이 : 10 cm 이상(환자 사이즈에 맞게)

속도 : 압축/이완의 주기는 0.5~2초

시간 : 한 번에 20초 이상, 임상가가 피곤을 느끼지 않는 시간.

동반되는 중간단계 : stripping

적용상황 : 일반적인 진행 과정에 따라, 교대적으로, 쥐어짜기와 손바닥 주무르기와 같은 표층 에플루라지(effleurage)와 더 일반적인 형태의 페트리사지에 따라.

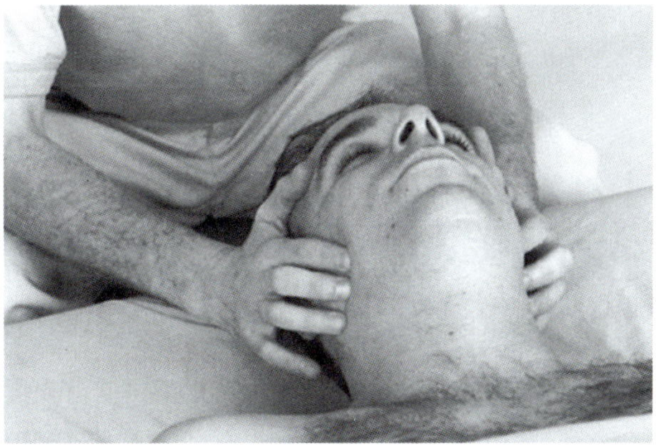

그림 7-37. 손가락 끝과 손가락 패드부분으로 얼굴을 페트리사지해주고, 손가락 패드는 근육결로 부드럽게 마사지 해준다.

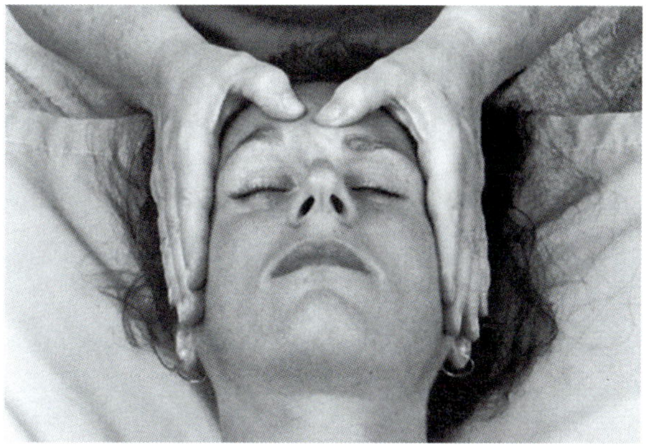

그림 7-38. 엄지는 얼굴 전면부에 교대로 마사지 해준다.

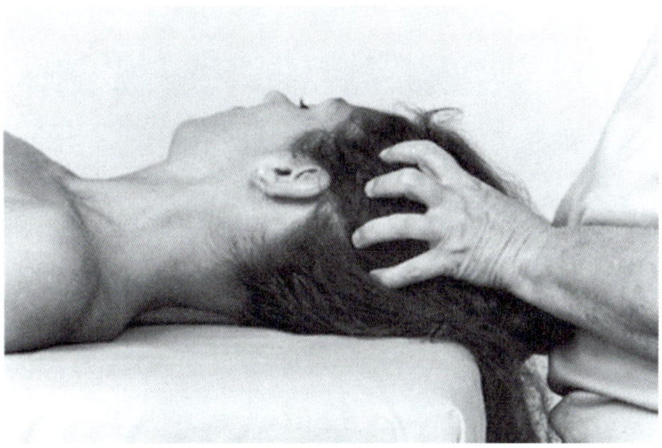

그림 7-39. 손가락 끝으로 두부의 두피를 미끄러지듯 가벼운 압을 이용해 마사지해준다.

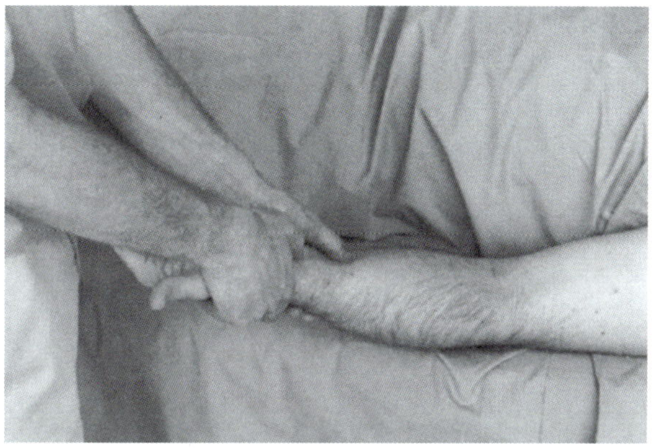

그림 7-40. 엄지로 주무를 때 적당히 전면 위에서 교대로 해준다. 근위부에서 원위부로 천천히 구심성으로 돌아온다.

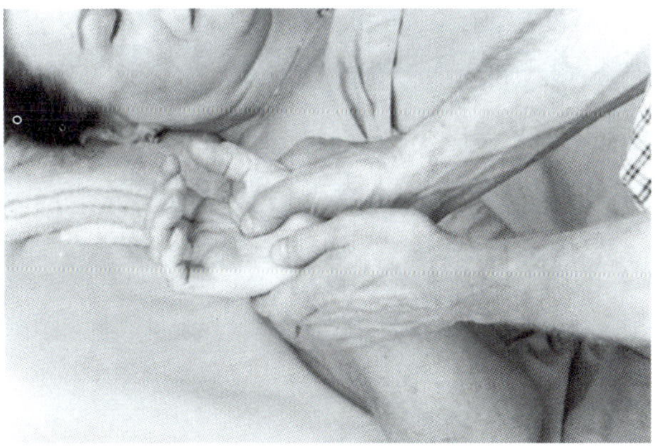

그림 7-41. 천천히 리드믹하게 손바닥을 엄지손가락으로 주무르기 하면 깊숙한 곳까지 이완된다. 손이나 발은 30분 혹은 그 이상 마사지 해주기 때문이다.

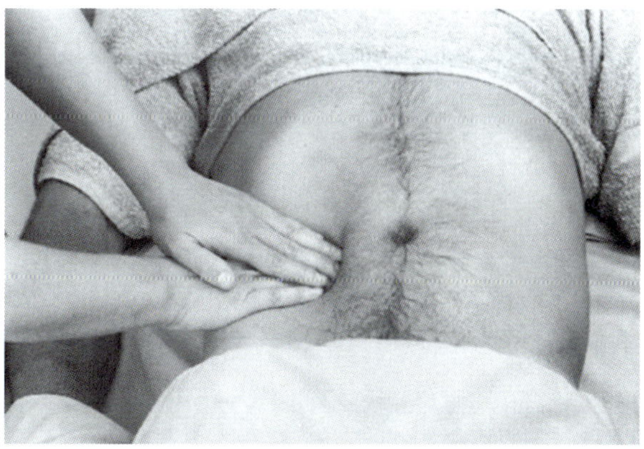

그림 7-42. 손가락 패드로 복부 바깥쪽 근육을 마사지해준다.

다음 페이지로 도수 기법 그림 계속

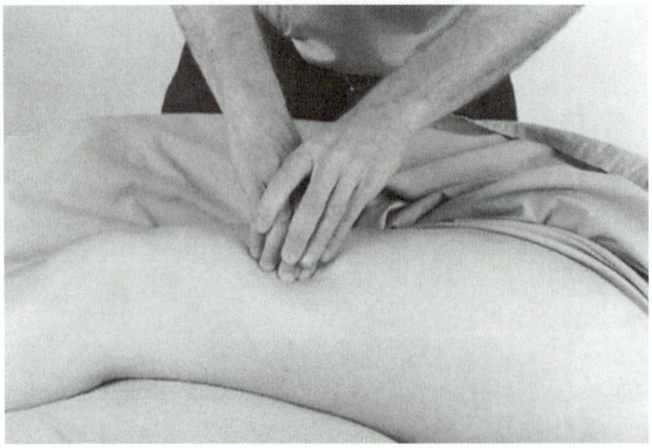

그림 7-43. 손가락 끝으로 대퇴사두근을 강하게 주무른다.

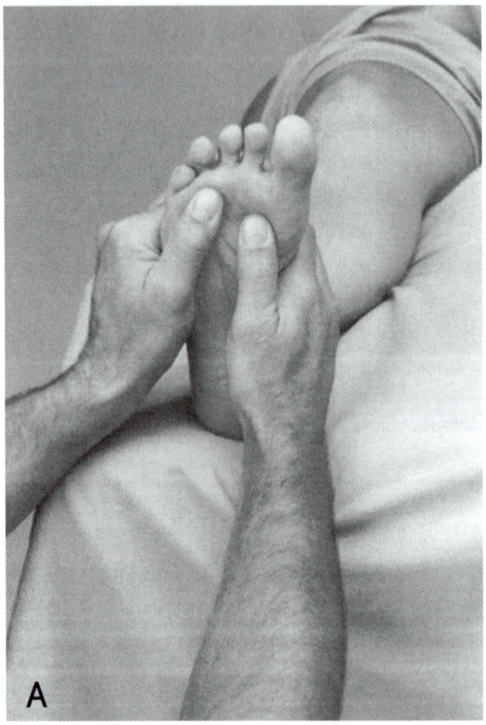

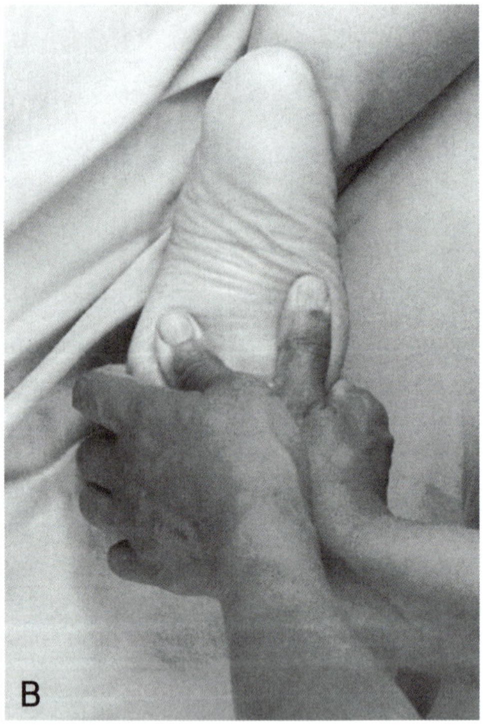

그림 7-44. A. 임상가의 무릎에 발을 올리고, 바로 누운 자세에서 엄지를 교대로 이용해 발바닥을 주물러준다. B. 같은 방법으로 엎드린 자세이다.

특정 주무르기를 위한 임상가들의 자세와 움직임 (Clinician's Position and Movement for Specific Kneading)

1. 임상가들이 사용하는 기본적 자세는 4장 준비와 치료 자세에 설명되어 있다. 이 세션에서는 서있거나 앉거나 무릎자세를 다룬다.
2. 엄지를 주무르는 동안, 엄지의 움직임은 앞에서 설명한 것처럼 상당히 강제적이다. 기술의 힘은 수근중수골, 수근골, 팔꿈치 관절에서의 작은 움직임에서 나온다.
3. 손가락 끝으로 주무르는 동안 임상가는 손가락을 밀어내는 동안 스트로크의 약한 기울임으로 힘을 증가시킬 수 있다.

촉진(PALPATE (FOR ALL FORMS OF PETRISSAGE))

이 기술을 수행할 때 임상가는 아래의 환자 피부와 조직을 촉진한다:

1. 일반적 저항과 부드러운 조직의 탄성
2. 근육과 근육층의 움직임의 조화에 의한 가동성
3. 각 스트로크 실시에 따라 더 많이 스트레칭할 때의 저항 정도
4. 보다 특정한 기술의 사용을 요구할 수도 있는 국소적인 부위의 단단함
5. 통증유발점(trigger point)의 활성화를 반영할 수 있는 근육의 단단한 띠(taut bands).
6. 만성염증을 나타낼 수 있는 근육층 안이나 사이에 있는 섬유증(fibrosis), 유착(adhesion)과 진통 유발(induction).
7. 기술의 계속적인 적용으로 인한 국소적인 액체 점성의 감소
8. 페트리사지를 몇 분 동안 한 결과 생기는 것들은 근육 조직의 부드러움을 증가시킬 수 있고 이것은 온도 상승으로 인한 표면 조직의 점성도 감소를 반영한 것이다; 결합조직물질의 수화작용(hydration)을 증가시키는 것; 단단한 띠의 부드러움; 이것은 통증유발점의 활동을 지속적으로 감소시킴으로 나타난다; 마사지가 이완을 도왔다면, 가장자기 체계(marginal systemic)가 근골격계 긴장 감소의 정도에 따라 감소될 수 있다.
9. 임상가는 촉진을 활성화시키기 위해서 그리고 각 스트로크 시 표면 조직을 움직이도록 하기 위해서 깊은 층에 적용 시 페트리사지의 속도를 느리게 한다.

관찰(OBSERVE(FOR ALL FORMS OF PETRISSAGE))

테크닉 수행 시, 임상가는 환자의 휴식시 근긴장의 변화와 부종에 대해 관찰한다. 아래 몇 가지 징후를 보시오.

1. 근긴장을 줄이는 방법. 부드러운 조직의 형태 혹은 몸의 분절을 평평하게 한다.
2. 보통 때의 경도와 휴식시 긴장(tone)은 어떻게 조직(tissue)이 유동적으로 나오느냐에 따라 나타난다.
3. 근육의 이완 시 보이는 단단한 띠는 근육의 과긴장 상태에서 보여지는 것이 아니기에 해부학적으로 선명하게 볼 수 있다.
4. 충혈(hyperemia); 반응적 충혈은 이 기술의 적용에 의해 일어날 수도 있다.
5. 페트리사지를 통해 부종(근위부 부종) 또는 섬유증 부종 등에서 부종 조직에 있는 체액이 재흡수되는 징후들은; 표면 윤곽의 변화, 부종의 크기나 단단함의 감소, 표면하 조직의 저항력이나 탄성의 변화 들이다.
6. 스트로크의 효과가 전달되는 깊이는: 환자 근육의 이완정도와 조직의 체액 점성도 감소 등에 의해 같은 힘이 환자의 조직을 따라 아주 깊을 곳까지 전달된다; 결론적으로 깊은 곳에 영향을 주기 위해 더 많은 힘이 필요 없으며, 오랜 시간을 위해 단순하고 적절한 기술의 적용이 필요한다.

의뢰자와의 대화 (COMMUNICATION WITH THE CLIENT)

임상가는 테크닉으로 환자에게 접근하면서 편안함을 위해 의사소통을 이용한다. 예를 들면, 아래와 같은 것들이다.

1. "이 정도의 압은 괜찮나요?", "더 깊이 있게 해드릴까요?" "더 적은 압을 넣을까요?" 이런 것들은 환자에게

편안함을 주는 것임에 틀림없다.

2. "이쪽의 통증은 어떠냐?", "내가 이쪽에 마사지할 때 느껴지는 또 다른 곳이 있냐?" 환자의 휴식 시 근긴장 증가에 대한 검사는 부드러움과 가능성 있는 통증 전이의 연구를 위해 아주 천천히 기술의 깊이를 증가시킨다.

보상적 방식(COMPLEMENTARY MODALITIES)

임상가들은 부가적인 방법 사용과 페트리사지의 효과를 증가시키기 위해 몇 가지 기술들이 있다.

1. 물리치료적. 정형외과 환자일 경우, 온습료 같은 것을 5~20분 압박을 가하는 동안 해준다.
2. 환자가 스트레스로 인해 휴식 시 일반적으로 근골격의 긴장이 올라가면, 임상가는 횡경막의 호흡운동과 지속적 이완법 또는 다른 적절한 이완 기술을 적용한다.
3. 페트리사지는 수동적 신장에 탁월하고, 고유수용성 신경근 촉진법이며 관절 움직임을 제공한다.

중재 후 자가관리의 교육 (POSTINTERVENTION SELF-CARE INSTRUCTIONS)

1. 집중적이고 깊은 페트리사지는 24~48시간 동안의 치료를 통해 중한 국소 통증을 유발한다. 임상가는 환자에게 따뜻한 목욕, 따뜻한 Epsom salt 목욕이나 증기열 등의 이용으로 이 통증을 줄일 수 있다고 충고해야 한다.
2. 좀 더 강하고 영구적인 중재후 통증이나 그 주변 통증은 잠복기 활동을 보이며 주변 통증유발점(trigger point)을 일으키거나 길항근 근육군에 반사적 긴장상태를 만든다. 임상가는 어떠한 마사기 기술을 통해 일시적인 통증(중등도 이상의 통증)을 일으킬 때를 대비하여 항상 환자의 접촉을 교육해 둔다.
3. 임상적 상황에 따라 치료적 운동의 사용, 자동적 움직임 테크닉, 횡경막 호흡 또는 지속적 이완 운동 등을 적용시킬 수 있다.
4. 환자가 혼자 마사지할 수 있도록 가르쳐준다.
5. 가족들에게는 기본적인 페트리사지를 가르치고 집안 프로그램 안에서 적용하는데 신중함을 주의시킨다.

페트리사지를 위한 실습 과정

첫 번째. 각 테크닉을 개별적으로 몸의 움직임과 기본적인 것부터 실시한다. 기본적인 순서를 따르고, 15~20분 동안 다른 부위로 각각 해준다. 같은 순서로 다른 모든 부분에 대한 테크닉 순서를 적용할 수 있다.

1. 환자의 몸을 표층 에플루라지를 이용해 부드럽게 해준다.
2. 근위부 부분부터 수행하고 그 다음 원위부를 실시한다.
3. 가장 원위부 부분에 닿았을 때는 지지가 되도록 짜주거나(wringing) 표층 에플루라지로 돌아온다.
4. 비슷한 패턴을 이용하고 근위부에서 원위부로 이 순서대로 수행한다.
   - 근육의 압박
   - 들어올리기(picking up)
   - 광접촉 주무르기(broad contact kneading)
   - 특정부위 주무르기(specific kneading)

언제든 가능한 최대의 구심성 압박. 그것이 끝나면 wringing 해주고 표층 에플루라지를 한다.

부위의 변경(Regional modifications):

등(Back): 근위부와 원위부는 각각 끝을 나타내는 것일 수 있다.

복부(abdomen): 가능한 시계방향으로 지도하고 그 순서대로 테크닉을 따른다.

얼굴(face): 가벼운 압을 가하고 윤활제는 금지다. 거의 모든 기술을 얼굴에 조금씩 적용할 수 있다. 두손가락만 혹은 모든 손가락과 엄지 손가락을 wringing과 집어올리는 방법으로 조직를 자극할 수 있다. 손끝기술은 가장 유용한 테크닉이 될 수 있다.

손과 발(hand & feet): 많은 작은 근육들과 힘줄의 끝, 근막(fascial) 부분 모두 개별적으로 효과적으로 할 수 있다. 얼굴에 기술을 더 작게하고, 그러나 적지 않은 압을 준다. 왜냐하면 결합조직 부분에 접근하기 위해서이다.

스트립핑(Stripping)

이 기법을 위해 사용되는 다른 이름 (OTHER NAMES USED FOR THIS TECHNIQUE)

"Stripping massage", "deep stroking", "deep stroking massage"

정의(DEFINITION)

스트립핑(stripping) : 아주 느리고 특정 기술을 따르는데, 하나의 근육과 다른 근막 지점을 경감시키는 목적으로 접근될 수 있다.

주의(NOTES)

1. Travell과 Simons이 첫 번째 스트립핑 마사지를 창조했다. 이 기술은 특정 페트리사지와 연관되어 있는데 압박과 근섬유를 이완해주고, 느린 미끄러짐의 비율로 직접적인 근막(fascial) 기술을 선보이기 때문이다. 이 본문에서는 통증유발점 활동에 대해 직접적인 효과를 보이고 보다 명확한 방법이 있기 때문에 좀 더 신중을 더해 구분하여야 한다.
2. Chaitow와 다른 학자들은 근신경계 기술은 스트립핑과 닮은 손가락과 엄지 스트로크와 같은 복잡한 시스템 기술을 포함한다고 정의한다.
3. "Strumming"은 직접적으로 또는 좀 더 많은 근섬유를 가로질러 직접적으로 근막에 적용될 수 있는 형태로, 때때로 스트립핑과 유사하고 통증유발점 활동에도 영향을 줄 수 있다.

임상적 적응증과 손상정도에 따른 치료 (CLINICAL INDICATIONS AND IMPAIRMENT–LEVEL OUTCOMES OF CARE)

근섬유의 통증유발점은 과민성과 긴장된 띠 내에 위치하고 있어 촉진할 수 있는 골격 내에서 과도한 반응을 한다. 이 부위는 압박의 통증과 증상의 다양함에서 일어날 수 있고, 연관통과 유연함과 관련된 것과 같은 운동장애와 자동적 현상들이다. 통증유발점은 첫 번째 또는 그 인접 부위에 능동적이거나 숨어 있는 것으로 분류되어 있다. 통증유발점은 촉진에서 특정한 반응을 보인다; 긴장된 근섬유의 공간에서 경련을 일으키는 반응과 근육에서 특수한 패턴의 연관성 등은 통증유발점의 직접적인 압박으로 일어날 수 있다.

활동성 통증유발점은 일할 때 또는 쉴 때 근육에 통증이 있어, 근육을 약하게 만들고 근육이 길어지는 형태를 방해한다. 대조적으로 지연성(또는 잠복성) 통증유발점은 오직 촉진에 의해서만 통증이 나타난다.

일차 통증유발점은 외상으로 일어난다. 급성 또는 만성일 때 과손상이 나타난다. 자세불균형, 피로, 감정적 스트레스 등에 의해 심하게 약화시킨다. 위성 통증유발점은 통증과 연관된 생역학적 부분 혹은 최초 통증유발점과 연관된 길항근 조직에 반응한다. 핵심(key) 통증유발점은 결과적으로 인접부위 활동에 관여하며; 결과적으로 중심 통증유발점의 활동저하는 인접부위 활동저하와 연관되어 발생할 것이다. 통증유발점은 조직, 근막, 인대와 골막 그리고 다양한 곳에 증상이 나타난다.

통증유발점은 보통 근골격계의 손상, 두통, 측두하악 관절의 문제, 디스크 통증, 만성골반 통증, 늑골 통증, 비관절성(nonarticular) 통증, 다른 근막통증증후군과 관련 있다. 통증유발점은 신경손상과 병리학적 신경손상, 내장을 침범하는 것 등의 원인으로 추정될 수 있다. 스트립핑은 통증유발점의 활동과 통증 그리고 다른 징후들의 감소에 적용되며 근육에 영향을 미치는 근길이와 근강화의 보존을 돕는다. 통증유발점이 근육의 중앙 부위 근처에 위치할 때 수기치료법이 우선 선택될 수 있다.

스트립핑은 페트리사지와 같이 같은 조직에 비슷한 힘을 적용하기 때문에 병변 부위에 체계적으로 적용한다면, 페트리사지의 효과를 극대화시킬 것이다(이 장 윗부분 참조). 스트립핑은 아마도 항상 직접적인 근막 치료기법과 함께 몇몇 공통적인 효과를 가진다(8장 참조, 결합 조직 치료기법). 스트립핑으로 치료할 주요 손상학적 수준은 표 7-1에서 요약하였다.

주의와 금기증 (CAUTIONS AND CONTRAINDCATIONS)

임상훈련과 감독된 연습(supervised practice)은 스트립핑의 적당한 적용에 비관적이다. 모험적인 훈련은 사실상 병리상태를 다룰 때 아마 적당할 것이다. 일반적이며 국소적인 금기 사항은 스트립핑을 이용한 마사지 치료기법을 위해 지적하였다. 스트립핑 사용 시 주의할 특이적 금기증은 혈우병, 급성염증이나 감염상태를 나타내는 국소부위, 혈전 상태 부위 또는 혈전성 정맥염, 그리고 잠재성 대사상태의 악성종양을 나타내는 환자들이다. 골다공증이라고 확신되거나 예상되는 환자 또는 치료 초기단계에서 부상을 입은 환자 또는 근육이 굳지 않도록 치료 기법이 적용되는 환자를 치료하는 임상의는 아마도 비활동적인 통증유발점의 비압박성치료 기법의 사용을 냉적용과 신장기법과 함께 선택한다. 임상의는 항상 경련부위(spasm)나 급성 염증부위에 근접한 근육을 치료할 때는 주의해야 한다.

Simons, Travell 그리고 Simons[129]는 통증유발점의 위치를 촉진할 손에 두어야 한다고 주장했지만, 몇몇의 연구에서는 잠재 통증유발점은 촉진으로 찾아낼 수 없다고 주장했다. 따라서, 임상의들은 결정부위를 찾기 위해 부단히 노력해야 한다. 부가적으로 통증유발점은 오차의 원인이 될 수 있는데, 임의적 오차, 신경근병 그리고 내장기 병리 때문에 나타나며, 임상의는 그것의 구별법 연구를 통하여 부분적으로 관리해야 하고, 좀 더 신중한 임상적 상태를 의심한다면, 의사들은 환자를 신속하게 대처해야 한다.

활동성 통증유발점은 접촉에 예민한 감각과 쇠약한 통증의 원인을 제공한다. 이러한 예시에서 임상의들은 환자의 통증내성 반응을 해결하도록 스트립핑을 적용하는 것이 부분적으로 중요하다. 장시간 서 있거나 재발된 통증유발점에 대해서는 임상의는 주동근, 길항근 그리고 협력근군을 치료하는 것에 주의해야 하며 구조적 불균형과 반복적인 인간공학적 부하 등으로 오는 지속적인 통증유발점을 생산하는 요소를 찾아야 한다. 정확한 치료 후에도 활동성 통증유발점이 남아 있다면, 핵심(key) 통증유발점이 되는 인접부위 통증유발점을 먼저 찾아내야 한다. 한 관절에 속하는 근육군이나 한 근육에 대한 과도한 마사지 적용은 중재 후 바로 반대 위치에서 협력근들과 또는 길항근들 사이에서 반사적 긴장(반사적 경련)의 원인이 될 수 있다. 중재 후 통증은 환자가 가지고 있던 징후와는 다른 잠복성(latent) 또는 위성(satellite) 통증유발점의 활동에 의한 것이며, 이를 위해서는 환자의 협력근과 길항근들의 좀 더 정확학 이해를 통한 치료가 필요하다.

스트립핑을 위한 기초 습득 기술

스트립핑을 시작하기 전 아래 사항을 지킬 것.

- *잠복성, 활동성, 1차(primary), 핵심(key) & 위성(satellite) 통증유발점*의 정의를 내린다.
- 통증유발점과 관련된 통증의 현상을 설명한다.
- 모든 큰 골격의 근섬유의 방향을 설명해준다.
- 경련반응을 확인하고 T-band 반응을 확인하라.
- 환자의 통증원인에 대한 정확한 feedback을 접수하라.
- 런지(lange) & 기울인(lean) 그리고 서 있거나 앉아서 조절된 기울인 자세를 이용하라.

제4장, 연부조직 검사 선택하기(부록 B)에 나와 있는 치료를 위한 준비와 자세를 보라.

도수 기법

스트립핑(Stripping)

다음의 그림(그림 7－45에서 7－52)에서 압착이 신체의 다양한 부위에 적용되었다. 그림들은 머리에서부터 발까지 바로 누운 자세에서 엎드려 누운 자세로 순서로 되어 있다. 각각의 그림들은 가장 좋은 수기법들에 대한 지침을 묘사하고 있다. Simons, Travell에 의한 수기법을 묘사하고 있다.[129]

1. 환자의 자세가 편안한 위치에 놓여진다면, 치료할 근육에 대하여 최대 신장이 가능해 질 것이다. 치료할 근육은 느슨하거나, 긴장된 신장을 하지 않을 것이다.

2. 만약 현재 윤할작용이 없다면, 임상가의 손이나 환자의 피부에 몇 방울 적용한다.

3. 두 손을 같이 위치시킴으로 언제나 가능한 손가락들과 엄지손가락을 강화하거나(그림 7－46, 7－48, 7－50) 제각기 사용하기 보다는 함께 손가락들을 사용한다(그림 7－47, 7－52). 가능하면 언제나 손가락 근육에 스트레스가 덜 가게 위치시키고, 당기기(pulling) 스트로크보다 쉽게 통제할 수 있기 때문에 밀기(pushing) 스트로크를 이용한다. 근육을 더 넓고 깊게 스트립핑할 때, 기술에 적용하는 압력을 증가시키기 위해 표면 접촉을 촉진할 때 팔꿈치를 이용한다(그림 7－49, 7－51). 선택된 손과 신체의 자세는 안정적이어야 한다.

4. 통증유발점의 한쪽을 표층에서 시작할 때, 임상가는 하나의 계속적인 움직임에서 단단한 띠를 사용하기 위해 적절한 압력을 사용하고, 통증유발점을 가로지르는 층을 따라 동일한 압력을 가하고, 천천히 미끄러진다. 다음의 스트로크는 통증유발점의 반대편에서 시작하고 다른 부착부를 향해 반대 방향으로 미끌어지듯이 시행한다. 단단한 띠가 부드러워지고 이완되며, 통증이 줄어들면, 임상가는 같은 압을 이용하여 다시 반복할 수 있다. 다른 방법으로 임상가는 각각의 적용 시 압을 점차적으로 증가시킬 수 있다.

5. 문헌에서 제안한 미끌어짐(glide)의 속도(rate)는 8 mm/sec 또는 단단한 띠내 결절(nodule)을 명백하게 이완할 수 있을 정도의 속도 또는 발달된 손가락을 부드럽게 만들만한 속도다. 미끌어짐(glide)의 속도에 관한 어떤 경우도 전통적인 페트리사지의 속도보다는 더 느리다.

6. 임상가는 이 기술에 적용된 압력과 강도를 적절하게 통제해야 한다. 단단한 띠에 있어 초기에 임상가는 환자의 참을성을 고려해 압력을 빨리 부드럽게 감소시킬 필요가 있다.

7. 단단한 띠와 관련통이 2~3일이 흐른 후에도 변화가 없다면, 임상가는 이 기술의 적용이 필요가 없다는 충고를 듣는다. 치료에 대한 반응의 부족은 통증유발점에 다른 기술을 적용하는 것이 더 좋다는 것을 나타내거나, 이 통증유발점이 부수적인 것이고, 원발성 통증유발점의 치료가 우선시 되어야 한다는 것을 나타낼지도 모른다.

8. 통증유발점의 활성화를 성공적으로 막는 것은 수동적인 스트레칭(30초나 그 이상)과 광범위한 능동 운동 이후 빠른 시일 내에 일어나야만 한다. 환자가 능동 운동이 불가능하면, 능동 운동은 중재의 마지막에 실시해야 한다.

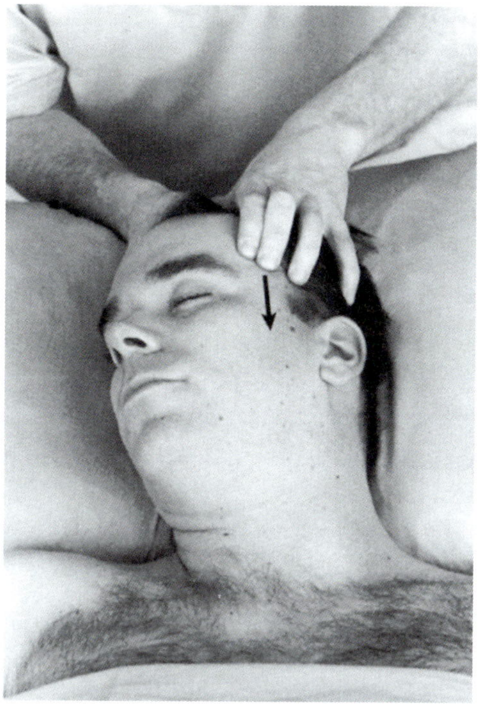

그림 7-45. 관자놀이 부근의 두통치료에 손가락끝 스트립핑을 두부 외측부 근육에 적용하고 있다.

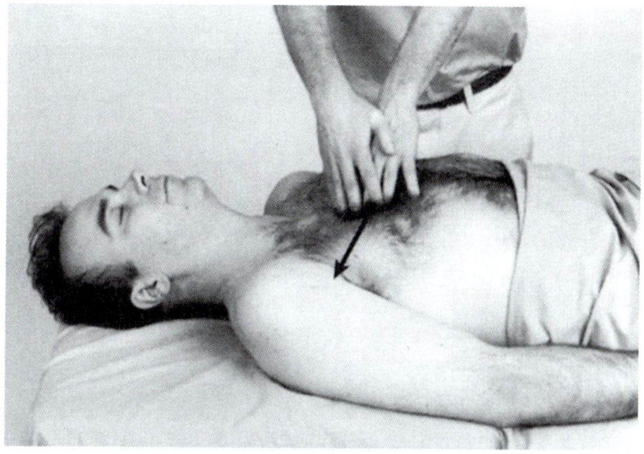

그림 7-46. 강한 손가락끝 스트립핑을 신체위치의 반대 방향으로 대흉근의 흉골두 부착부 부위에 적용한다. 환자이 피부털의 당김으로 인해 불편함을 호소하면, 임상가는 윤활제를 더 사용하든지 또는 같은 선상에서 긴 조정법을 중단하고 짧은 조정법을 사용한다.

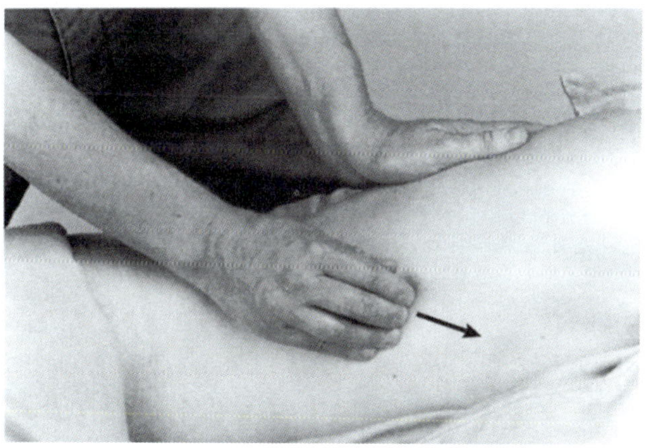

그림 7-47. 이 조정법은—흉늑간 근섬유를 인지하지 않는 스트립핑에 아주 가까운 기술—흉늑간 부위와 체간벽의 운동성 증진을 위한 그림이다.

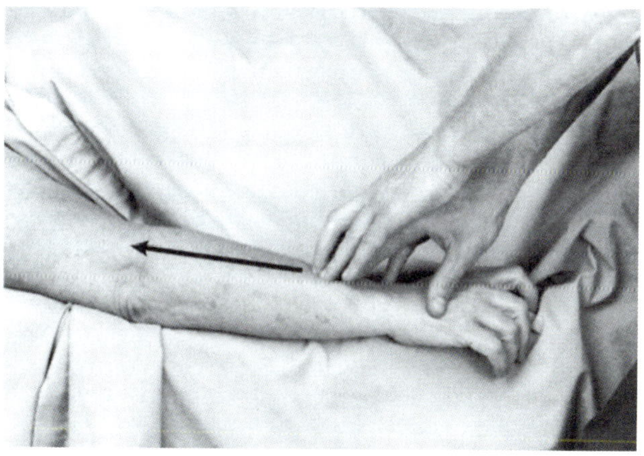

그림 7-48. 강한 손가락끝을 이용한 지신근의 스트립핑.

다음 페이지로 도수 기법 그림 계속 223

9. 한 곳에서 여러 개의 통증유발점를 치료할 때, 임상가는 먼저 효과를 볼 수 있는 곳을 찾아내어 표층 에플루라지로 근육 층을 하나씩 벗겨내듯이(strip) 시행한다. 특히 만성적이거나 고도의 증후를 보일 때, 국소적인 중재는 다양한 통증유발점의 근배열(myotactic) 단위로 표시된다.

스트립핑의 구성요소

접촉 : 강화된 손가락과 엄지, 인접한 지절간 관절(손가락마디;knuckles), 주두돌기

압 : 가벼운 것에서 무거운 것까지; 압력은 근육층과 근육층의 민감성에 따라 다양하다; 범위는 손의 무게보다 더 가벼운 것에서부터 다리의 압력을 강화하기 위한 상체 무게까지의 압력으로 다양하다.

연관된 조직 : 근육과 관련된 근막(fascia)

방향 : 섬유를 따라 또는 평행하게

진폭 : 근육의 길이

속도 : 매우 천천히; Travell and Simon은 0.8 cm/sec으로 제시하였고, 촉진적 이완(palpable release)을 할 수 있을 만큼 천천히

시간 : 10초에서 수 분까지

동반되는 중간단계 : 특정 페트리사지(petrissage)와 직접적인 근막(fascial) 기술

적용상황 : 30초 동안의 수동적인 스트레칭으로 통증유발점의 활성화를 막고, 손상된 근육의 등장(isotonic) 수축을 위해 움직임을 활성화한다; 심각하거나 장기간 고정된 통증유발점 또는 더 깊은 근육에서의 통증유발점, 스트립핑 이후나 전에 국소적인 페트리사지(petrissage)를 적용하는 것은 이득이 된다.

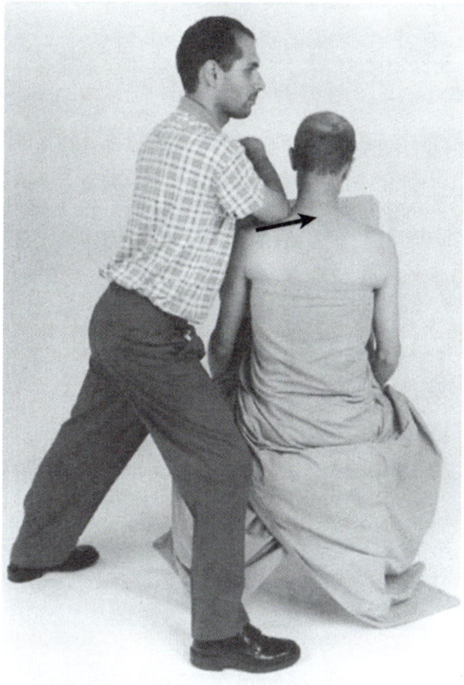

그림 7-49. 근섬유(myofascial) 통증의 가장 일반적인 원인인 위쪽 승모근 근육은 환자가 앉을 때 가장 많이 활성화된다. 환자는 바로 앉은 자세를 유지하고 지지하기 위해 발을 바닥에 대항해서 민다.

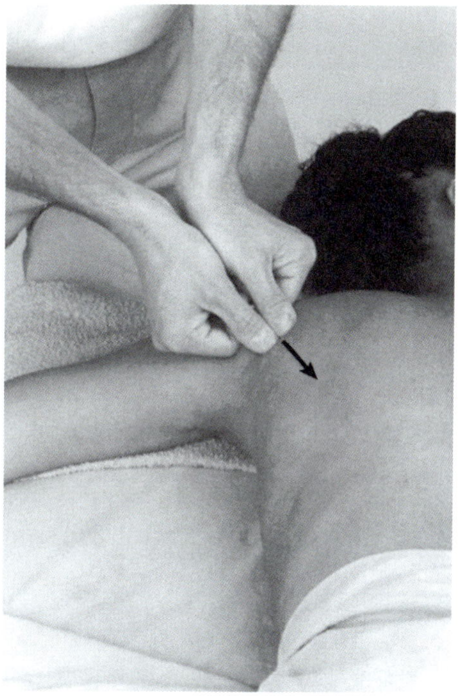

그림 7-50. 접촉 시 극하근을 스트립핑할 때, 엄지는 각각을 마주대어 두배로 강화하고 검지는 구부린다.

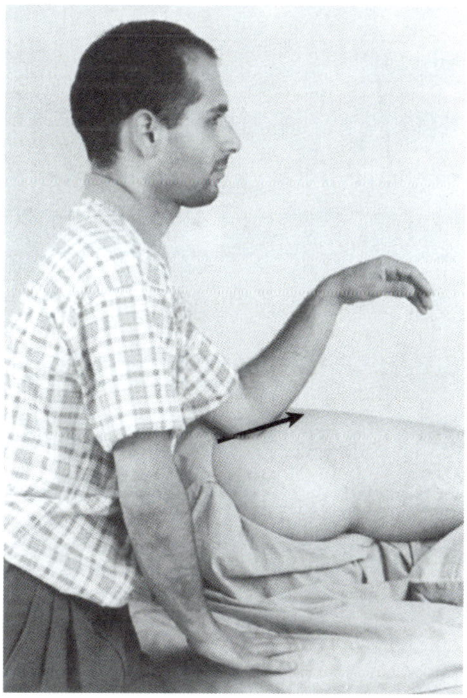

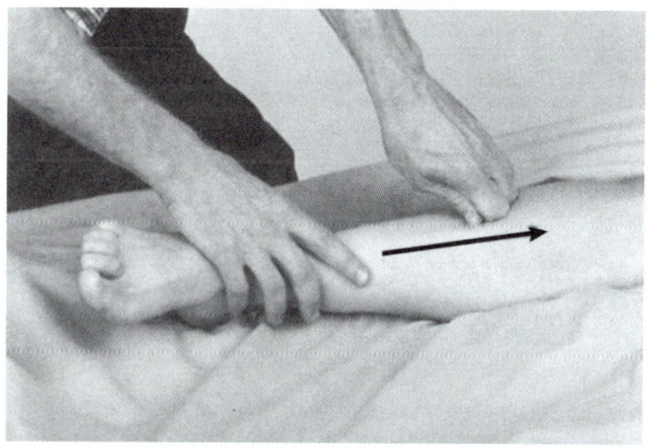

그림 7-51. 엎으로 누운 지세에서 팔꿈치의 상당한 압력은 중둔근이나 소둔근 근육을 벗기듯이(strip)할 때 필요로 할지도 모른다. 통증유발점는 장골 부위에 가깝게 위치할 때(대부분의 중둔근 통증유발점), 상위에서 하위 경로로 기술을 적용하고, 장골에 대항하는 표층 조직의 집기는 피한다.

그림 7-52. 손기락 관절을 사용하여 전경골근 근육을 스트립핑하기. 통증유발점이 활성화하는 것에 더하여 스트립핑은 앞쪽 부분의 근막 벽을 넓히는 경향이 있다.

치료사의 위치(자세) 그리고 운동 (CLINIAN'S POSITION AND MOVEMENT)

1. 임상가의 자세는 매우 안정적이여야만 한다. 특히, 활동적인 통증유발점을 스트립핑할 때 더 그러하다. 왜냐하면 압을 줄 때, 작지만 부주의한 실수는 통증유발점에서 유발되는 고통을 크게 증가시킬 수 있기 때문이다. 그림 7-49와 7-51은 통제된 방법으로 임상가의 체중을 환자에게 이동시킬 수 있도록 해주는 서서 조절되는 기울어짐(standing controlled lean)의 두 가지 방법을 보여준다. 어떤 자세를 택하더라도-특히 높은 압에서 기술을 적용할 때, 필요한 힘은 항상 임상가의 통제 하에 있어야 한다.
2. 이러한 기술의 적용 각도를 약간 상승시키는 것은 임상가가 통증유발점을 평가할 수 있는지 없는지와는 상관없이 중요한 차이를 만들 수 있다. 예를 들면, 스트립핑 시 임상가가 정확하게 앞 방향으로 압을 적용할 때, 요장늑근(iliocostalis lumborum)의 통증유발점(trigger point)은 통증유발점을 재생산하지 않거나 통증 또는 연관통(치료 효과)을 증가시킨다. 반면에 앞 중앙방향으로 같은 단단한 띠를 따라 동일한 압을 적용 시에는 상당한 통증유발점의 재생산과 연관통이 나타난다(그림 7-59).

촉진(PALPATE)

그녀가 기술을 수행한 것처럼, 임상가는 환자의 근육을 아래와 같이 수기치료해야 한다:

1. 단단한 띠. 근육 섬유의 방향으로(관련통 패턴처럼) 손상된 근육을 확인할 수 있다. 단단한 띠는 그것의 길이에 따른 긴장의 수준도 대략적으로 보여줄 것이다. 그러므로 임상가는 수기 치료하는 동안 일정한 긴장의 수준을 확인하는 능력을 길러야 할 것이다.
2. 국소적 경화(Local hardness). 통증유발점은 그것 자체로 단단한 띠에서 결절로 촉진되는 매우 작은 부위에 존재한다.
3. 연축 반응(twitch responses)은 표면 근육에서 촉진할 수 있다.
4. 점프징후(jump sign). 통증유발점을 촉진할 때, 많은 무의식적인 수축과 통증으로 인해 엄청난 감성적인 신호를 호소할 수 있다.
5. 보편적인 경화(General hardness). 예를 들면, 겹치는 층(layer)에서 인접한 통증유발점이 있다면, 예로, 견갑골 사이에서 일어난다. 임상가들은 보편적인 경화보다 이것을 더 찾기 힘들어 할 수 있다.
6. 조직의 연부화(softening of tissue). 단단한 띠와 국소적 경화(regional hardness)를 부드럽게 하는 것은 기술을 계속적으로 적용할 때 일어난다. 페트리사지(petrissage)과 함께 임상가는 촉진을 위해 다음과 같이 수행해야 한다.
7. 조직 저항력(tissue resistance). 일반적인 저항력이나 부드러운 근육의 탄성력(resiliensce).
8. 조직 가동성(tissue mobility). 근육과 근육층의 사이의 공간의 가동성
9. 염증의 징후(signs of inflammation). 만성적인 염증과 관련이 있는 근육층 사이나 근육층 내의 섬유증(fibrosis), 유착(adhesions)과 경화(induration).

관찰(OBSERVE)

그녀가 기술을 수행할 때, 임상가는 환자의 통증유발점이 활성화되는지를 관찰한다. 아래는 통증유발점이 활성화되는지 또는 치료에 긍정적인 반응을 보이는지의 지표이다.

1. 표재성 근육의 단단한 띠는 쉽게 눈으로 관찰할 수 있다.
2. 연축 반응(twitch response)은 일시적인 증상이다(1/4 sec). 연축반응은 종종 "실룩실룩(flutter)" 하는 것처럼 보일 수 있다.
3. 단단한 띠를 이용한 기술을 계속적으로 적용하는 것은 형태(contour)를 더 부드럽게 한다. 때때로 전체 근육의 형태(contour)가 부드러워진다. 그리고 보다 흔하지 않지만, 전체에 걸친 근육의 이완은 하나의 통증

유발점를 감소시키게 할 수 있다. 페트리사지를 통하여 임상가는 다음을 관찰한다.

4. 근육이 부드러워진 증거인 근육 긴장의 시스템적 감소와 신체 분절(body segment)의 늘임과 평평하게 하기(broadening and flattening).
5. 일반적인 조화(consistency)와 긴장(tone)의 휴식 수준.
6. 부분적 충혈(Local hyperemia). 이 기술을 적용할 때 반응적인 충혈이 일어날 지도 모른다.

의뢰자와의 대화 (COMMUNICATION WITH THE CLIENT)

임상가는 기술을 적용하는 동안 환자에게 편안함을 유발할 수 있도록 이야기를 한다. 다음의 리스트는 임상가가 사용할 만한 몇몇 예제들이다.

1. "내가 통증유발점에 손을 대면, 당신은 이것이 통증을 더 증가시키는지를 알 수 있을 것이다." 임상가는 통증유발점이 뭔지, 관련통이 무엇을 의미하는지를 설명하고, 통증유발점을 지날 때 환자의 증상이 일시적으로 다시 살아나고 더 아파질 수 있다는 것을 설명해야 한다. 환자에게 기술의 적용으로 인해 불편한 것은 불필요한 것이 아니며 치료적 목표 때문에 그런 것이라고 이해시키는 것이 중요하다.
2. "압이 다소 불편하게 느껴질 수 있지만, 실제로 많이 통증스럽지는 않고 참을만 합니다. 많이 불편하면 얘기하세요." 임상가는 기술의 적용을 위한 압이 참을만하다는 것을 확실히 한다. 불편함은 받아들지만, 하지만 심한 통증은 비생산적이다. 환자는(임상가가 아니라)기술의 적용의 강도를 확립해야 한다. 압이 증가할 때 마다 환자의 참을성을 다시 체크한다. 명확한 통증 행동(obvious pain behavior)을 보이게 되면, 임상가는 압을 감소시켜야 된다. 더욱이 임상가는 10점 통증 척도에 대해 설명하고, 환자는 통증이 level 3이상이 되지 않도록 한다. 가만히 있을 때 통증유발점의 통증이 이미 level 3이상을 넘으면, 기술의 적용은 1점 이상으로 환자의 통증을 증가시켜서는 안 된다. 그리고 환자가 명확한 통증 행동(obvious pain behavior)을 보이지 않는다면 절차대로 시행한다.
3. "이렇게 하는 것이 관련통을 가져오나요?" 임상가가 통증유발점에 위치할 때 그녀는 짧게 멈추게 되고, 현재 징후와 함께 통증유발점과 관련된 관련통 패턴을 비교할 수 있게 될 것이다.

보상적 방식(COMPLEMENTARY MODALITIES)

임상가가 통증유발점 활성화를 감소시키기 위한 보충 방법은 여러 가지가 있다. 급성기 외상을 치료할 때 통증유발점에 바로 대지 않아도 냉찜질(cold pack)은 급성기 염증의 해결을 돕는데 유용하다.

임상적으로 급성기 단계가 지나가면, 다음의 마사지 기술이 유용하다.

1. 페트리사지(petrissage)
2. 특별한 압축(specific compression) (통증유발점에 대해 압을 이용한 이완)
3. 피부 말기(skin rollin), 근막이완술(myofascial release)과 같은 연결된 근섬유 기술과 직접적인 근막(fascial) 기술

아래의 기술은 통증유발점을 효과적으로 치료할 수 있다.

1. 일반적인 수동 스트레칭의 유지(통증유발점이 활동하지 않은 이후에 필요하다).
2. 능동 관절범위는 손상된 근육의 등상성 수축을 생산한다(통증유발점이 활동하지 않은 이후에 필요하다).
3. 등척성 후(postisometric) 이완(relaxation).
4. 수축 이완, 이완 유지(hold relax), 관계있는 근에너지 기법.
5. 습열 적용(Moist heat application).
6. 차고(또는 냉각 증기(vapocoolant) 스프레이) 자극적인 수동 스트레칭, 시범자는 이해가능한 지시를 위해서 "근막 통증(myofascial pain)과 기능부전(dysfunction)" 을 참고한다.

7. 치료적 초음파(US).
8. 높은 전압의 평류(galvanic) 자극.
9. 경피 신경 전기 자극; 이것은 통증유발점를 위한 특별한 치료는 아니지만, 통증을 일시적으로 덜어줄 수 있다.

적절한 치료 관리를 포함한 치료를 위한 다학문적인 접근은 근막통증징후와 통증유발점의 치료에 가장 유용하다.

자가 관리 지침(SELF-CARE INSTRUCTIONS)

임상가는 환자에게 앞에서 말한 가정에서 사용하기에 유용한 보충적인 방법에 대해서 가르킬 수 있다. 특히 다음의 것들이 중요하다.

1. 자가 스트레칭 기술과 등척성 후 이완을 교정하라.
2. 움직임의 모든 범위에 걸쳐 움직임의 활동 범위를 길들여라; 영향을 받은 근육의 등장성(isotonic) 수축.
3. 통증유발점에 습열 적용(관련(referral) 부분이 아니라).
4. 환자는 접근 가능한 부분에 stripping을 어떻게 적용하는지 선택적으로 배울 수도 있다.
5. 자세나 반복적 활동과 관련된 인간 공학을 교육.

스트립핑을 위한 실습 과정

사람 당 적어도 30분은 시행하시오.

많은 사람들은 상과 중간 승모근, 능형근의 섬유(fiber)에 잠재적인 통증유발점이 있다. 환자가 이렇지 않다면, 당신은 국소적인 훈련에서 stripping을 연습할 수 있다.
시작하기 전에 상완관절(glenohumeral)과 견갑골(scapular) 움직임의 운동 범위와 용이함을 평가하라.

엎드린 자세(Prone)

1. 환자의 등에 적은 양의 오일을 뿌리고, 표층 에플루라지를 이용하라.
2. 제목에 나타난 것과 유사하게 "페트리사지(petrissage)을 위한 연습"을 이용하여 위쪽 등 부분과 후부(posterior)어깨 환상골의 모든 근육을 국소적으로 페트리사지하라. 넓은 부분을 다루는 broad-contact(광접촉) 기술을 이용하여 시작을 하고, 점차적으로 more-localized(보다 국소적인) 기술로 발전시켜라. 더 깊게 발전시켜라.
3. 이 마사지를 하는 동안 딱딱한 단단한 띠, 경련 반응을 일으키는 근육과 관련통을 보이거나 부드러운 부분을 면밀히 관찰하라.
4. 통증유발점이라고 생각하는 부분을 발견하면 촉진을 이용하여 확실히 하라.
5. 섬유의 방향에 주의하며 승모근 섬유를 점차적으로 stripping한다. 이 과정 동안 근육은 약간 늘려야 하나(뻗뻗해야 하나) 긴장하지 말아야 한다. 엎드린 자세에서 상승모근을 효과적으로 stripping하기 위해서 임상가는 치료대의 머리부분에 앉아야 하고 충분하고 강화된 압을 사용해야 한다.
6. 활성화되거나 잠재적인 통증유발점은 환자가 감각 저하를 보이는 단계가 될 때까지 상호적인(alternating) 방향으로 단단한 띠를 stripping 한다.
7. 능형근에 집중하여, 단계 5와 6을 반복한다. 이렇게 하기 위해 가장자리에 더 많은 압을 가해야 한다. 섬유 방향뿐만 아니라, 관련통 패턴은 임상가가 어떤 층(layer)에 있는지를 확인하는데 도움을 줄 것이다.
8. 국소적인 페트리사지를 끝내고, 그다음 표층 에플루라지를 하라.
9. 환자가 어떻게 느끼는지 알아보아라. 환자가 일시적인 두통을 호소한다면, 상승모근에서 잠재적인 통증유발점을 활성화시키는게 좋을 것이다.
10. 견갑골 움직임의 범위와 용이함을 다시 평가하라.

많은 사람들은 흉근의 앞쪽 표면에 잠재적인 통증유발점을 갖는다. 당신은 여기에서 제기된 것들을 어떻게 적용시킬 것인가?

특수 압박(Specific Compression)

기법을 위해 사용되는 다른 이름 (OTHER NAMES USED FOR THIS TECHNIQUE)

"부분 압박", "허혈 압박", "끝부분 압박", "끝부분 마찰", "지속적인 압박", "직접 압박", "직접 억제 마찰", "동적인 마찰", "정적인 마찰", "깊은 접촉".

정의(DEFINITION)

특수 압박 : 근육, 힘줄(tendon), 관련된 조직의 표면에 특정하게 접촉하는 미끄럼을 이용하지 않는 기술이다. 압박과 이완은 목표 조직에 직접적으로 수직되게 적용하고, 압박은 지속적으로 일어난다.

주의(NOTES)

정적인 접촉과 더불어 특수 압박은 모든 마사지 기술에서 가장 널리 퍼져있는 기술일 것이다. 이 기술은 단독으로 사용하거나 보다 정교한 방법과 시스템과 결합하여 사용한다. 정교한 방법과 시스템으로는 자세 이완(positional release), 근치료, 통증유발점 압축 이완, 신경근 기법(neuromuscular technique), 시아추, 지압(acupressure), 반사요법(reflexology) 등이 있다. 특수 압박에 관한 다양한 이론과 명칭들이 있다.

임상적 적응증과 치료성과 (Clinical Indications and Impairment-Level Outcomes of Care)

특수 압박은 특히 얇은 근육에서 근막 통증유발점의 활동성과 증상을 줄이는 효율적인 수기 기술일 수 있다. 세부적인 정의와 설명을 보기 위해서는 표 7-2를 보거나 stripping과 관련된 앞 장을 보라. "수기로 통증유발점을 이완하는" 동안, (관련 영역이 아니라) 통증유발점 그 자체에만 특정 압을 적용하고 수동적인 스트레칭을 하거나 자유롭게 능동적으로 움직여라. 이것이 통증유발점의 활성화를 감소시키는데 쓰일 수 있기 때문에 특정 압은 아래의 증상을 치료 할 때 폭넓게 적용된다. 치료 대상으로는 급성기나 만성기의 외상, 자세 불균형, 피로, 정서적인 스트레스, 긴장으로 인한 두통, 측두하악관절의 문제, 척추 통증, 만성적인 아래 허리 통증, disk heniation, 만성적인 골반 통증, 늑골통 증후군, 관절 아닌 곳의 통증과 같은 일반적인 근골격계 통증, 다른 근막통증증후군 등이 해당된다.

특수 압박은 고유수용(proprioceptive) 자극 기술 또한 사용할 수 있다. 견고하고(firm) 적당한(moderate) 특정 압은 짧은 시간 동안 관련 근육의 긴장도를 억압하는 방법으로 힘줄에 사용할 수 있다. 힘줄(근육이 아니라)에 특정 압

표 7-2
통증유발점(trigger point)의 유형

통증유발점(trigger point) 유형	설 명
활동(active)	휴식 시 특징적인 패턴의 통증을 산출한다.
잠재(latent)	촉진시에만 특징적인 패턴의 통증을 산출한다.
1차(primary)	외상이나 급성기 또는 만성기 과중부하에 대한 반응으로 나타난다.
핵심(key)	부수체를 활성화하거나(활성화하지 않을 때) 일어난다.
위성(satellite)	핵심 통증유발점에 의해서, 연관 부위가 있을 때 길항근(antagonist), 시너지가 있을 때 활성화된다.
중앙(central)	근섬유의 중앙 부근에 위치한다.
부착(attachment)	근육의 건이나 건막에 위치한다.

력을 간헐적이거나 지속적으로 적용하는 것은 자극을 적용할 동안만 아니라, 운동뉴런의 흥분성을 감소시킬 수도 있다. 근육 수축을 억압할 목적으로 특수 압박을 사용하는 것은 경련성 마비(spasticity)와 같은 비정상적인 신경근육의 긴장도와 관련되어 운동을 촉진하는 많은 치료적 기술들을 완전하게 한다.

저자의 임상적 관찰은 특수 압박을 천천히 지속적으로 적용을 할 때, 이 기술은 근육, 힘줄, 근막(fascia)에서 유착(adhesion)과 섬유 형성(fibrosis)을 부드럽게 하는 효과를 가질 것으로 제안한다.

마지막으로, 발 반사학과 동양에서 영향을 받은 마사지 시스템들은 특수 압박에 사용된다. 이는 기술이 적용되는 곳의 먼 부분에 통증과 물리적인 기능 등에 관해 광범위한 영향을 미친다. 이러한 시스템은 복잡한 체혈관계(somatovisceral) 반사가 일어나게 되면, 치료의 효과를 볼 수 있다고 제안한다. 특정 반사 치료로 인한 주요 손상된 수준에서의 효과는 표 7−1에 요약되어 있다.

주의와 금기증 (CAUTIONS AND CONTRAINDCATIONS)

임상적 훈련과 감독 하의 연습은 특수 압박을 적절하게 적용하기 위해서 중요하다. 특히 병리적 상황을 다룰 때 진전된(advanced) 훈련을 권할만 하다. 다른 압박 신경근육 기술에서와 같이 마사지 기술에서의 모든 금기(contraindication)가 작용된다(2장에 금기에 관해 자세히 설명한 진전을 위한 임상적 결정을 참고하라). 특수 압박에 관한 특별한 금기는 혈우병(hemophilia), 급성기 감염과 염증의 국소부분, 확실하거나 의심되는 혈전, 혈전성 정맥염, 악성 종양(malignancy)이 있는 환자에게 적용된다. 특수 압박은 외상의 아급성기 시기에 가장 유용할 수 있다. 이 상태에서는 적용 시 강도를 줄여야 하고, 환자의 통증을 유발하면 안된다. 신경압박(neurapraxia)을 유발할 수 있기 때문에 임상가는 요골(radial) 이나 총비골(common peroneal) 신경과 같은 표면적인 신경에 직접적으로 지속적인 특수 압박을 사용하지 못하도록 교육 받았다. 특수 압박의 적용 시 골다공증, 초기 단계에서의 부상, 항응고 치료 , 경련과 저긴장증을 조심해야 한다.

특수 압박으로 통증유발점을 치료할 때 생기는 일반적인 오류는 표 7−3에 제시되어 있다. 임상가가 통증유발점 치료 시 특수 압박을 사용할 때, 환자의 통증에 대한 인내성 정도를 고려하여 기술을 적용해야 하고, 주의깊은 의사소통을 통해 기술을 적용해야 할 것이다. 장기적이거나 재발된 통증유발점의 경우, 임상가는 주동근, 길항근과 두 근의 상호작용 근육군을 치료함으로써 통증유발점의 재발 가능

표 7−3
특별한 압박으로 통증유발점(trigger point)를 치료했을 때 생기는 일반적인 오류

오류	결과
압을 너무 빨리 적용하면	환자는 기술을 끝낸다. 자동 신경 시스템/동정적인(sympathetic) 반응
압이 환자가 참을 수 있는 한도를 넘으면	환자는 기술을 끝낸다. 자동 신경 시스템/동정적인(sympathetic) 반응
압이 통증유발점에서 유지되지 않으면 미끄러지는 경우	증후의 변화는 없다.
깊이가 불충분하면	증후의 변화는 없다.
압박의 반복이 너무 적으면	증후의 변화는 없다.
유지된 정확한 압을 줄여지지 않으면	다른 통증유발점에 시도한다
수동적인 스트레칭을 생략하면	같은 통증유발점의 증상이 재발한다.
영구적인 요소가 나타나지 않으면	같은 통증유발점의 증상이 재발한다
위성 그리고 2차 통증유발점이 나타나지 않으면	새로운 증상이 나타난다.

성을 최소화할 수 있다. 환자의 현재 증후와는 분명히 다른 중재이후의 통증은 잠재적이거나 주변부위 통증유발점의 활성화 때문에 주로 일어나고, 이러한 통증은 협력근과 길항근의 활성화를 계속적으로 해야 한다는 것을 나타낸다. 임상가는 특수 압박이 먼 곳의(remote) 반사 효과를 산출하다는 것을 깨달아야만 한다.

특수 압박을 위한 기초 습득 기술

통증유발점에 특정 압축을 적용하기 전에 학생들은 다음의 것을 할 수 있어야 한다.

- 잠재, 활동성, 1차, 핵심 그리고 위성(latent, active, primary, key and satellite) 통증유발점에 대한 정의를 내리는 것이 가능해야 한다.
- 통증유발점과 관련한 통증의 증상(이것은 일반적인 통증유발점의 관련 패턴과 위치를 이상적으로 인지할 수 있다.)을 설명 가능해야 한다.
- 모든 주요 골격근의 섬유질 방향을 설명 가능해야 한다.
- 단단한 띠를 확인할 수 있어야 한다.
- 환자에게 통증에 대한 정확한 피드백을 받아야 한다.
- 치료를 위해 런지 자세, 기대기와 서고, 앉아서 기대며 시행하는 조절된 자세를 이용할 줄 알아야 한다.

4장에서 치료를 위한 준비와 자세 잡기, 부록 B를 참고.

도수 기법

특수 압박(Specific Compression)

다음의 (그림 7-53A에서 7-61까지)의 특수 압박은 신체의 여러 부위에 적용된다. 그림들은 바로 누운 자세에서 머리부터 발까지의 순서로 정리되어 있고, 다음으로 엎드린 자세의 순서를 정리되어 있다. 각각의 그림들은 아래에 설명된 수기법에 대한 지침 대부분을 설명한다.

특수 압박의 적용을 위해서는:

1. 임상가와 환자의 상대적인 신체 크기, 치료해야 할 부위, 조직의 딱딱한 정도에 따라 접촉해야 할 부위를 정한다. 접촉 부위는 환자 신체의 "국소 해부학"에 맞게 정해야 한다는 것이 중요하다. 엄지와 손가락들은 작은 근육을 다루기에 용이하다. 작은 근육으로는 필요에 의해서 강화해야 할 회선근개(rotator cuff), 목(neck), calve 등이 해당된다(그림 7-53A와 B, 7-54, 7-55, 7-58). 환자의 조직이 매우 단단하거나 등, 다리, 골반과 같이 넓은 근육일 때 임상가의 팔꿈치를 이용하는 것을 추천한다. 이러한 접촉 시 상체(upper body)를 이용하여 압력을 유지하는 것이 좋고, 또한 임상가의 피로를 최소화한다.(그림 7-56, 7-57). 임상가는 손에 쥘 수 있는 나무나 플라스틱 도구(T-bars)를 이용할 수도 있다. 이와 같은 도구 2개를 7-61에서 보여준다.

2. 접촉 부위는 안정적이여야 하고, 임상가는 적용 압의 강도와 방향 두 가지 요소 모두를 정교하게 연습해야만 한다. 이러한 이유로 임상가의 손이 미끄러지는 것을 최소화하기 위해서 환자의 피부는 매끄럽지 않아야 한다.

3. 압은 천천히 가해져야 하고 점차적으로 원하는 강도까지 증가해야 하며, 균일하게 유지해야 하며 그런 후 점차적으로 풀어야 한다. 압을 가하는 기간은 몇초에서 몇분 등으로 다양해야 한다.

특수 압박을 통증유발점 압박 이완에 사용할 때 ;

4. 압의 적용은 통증유발점에서의 관련통을 약간 증가시키거나 재생이 가능하도록 해야 한다. 그러나 그 수준은 절대적으로 환자의 인내력에 달려있다. 표재성 근육에서 통증유발점이 많이 활성화될 때는 압의 정도를 가볍게 하며, 이상근처럼 깊은 근육에서 작은 통증유발점의 활성화가 일어나면 압의 정도를 무겁게 한다.

5. 임상가가 환자와의 상담을 통해 초기 강도/압력에 대한 참을성을 성립하고 나면, 통증유발점에 대한 특수 압박의 진행에 관한 기본적이 두 가지 접근법이 있다.

   환자의 구어적인(verbal) 피드백을 통한 진행(progression): 이 접근은 환자의 피드백에 주로 의지하고 신참 임상가에게 추천해줄 만 하다. 관련 통증유발점이 진정되기까지 압을 초기 강도로 유지하고 그런 후, 참을 수 있는 통증의 수준을 다시 만들어서 새로운 수준의 압축 적용 강도를 증가시켜라. 관련통이 진정될 때까지의 강도에서 압박의 압력을 유지하고, 그런 후 필요한 기술의 적용을 반복해라. 환자가 민감함이나 통증이 사라졌다고 할 때까지 적용의 강도는 점차적으로 계단식으로 증가시킨다.

   촉진(palpation) 피드백을 통한 진행: 다른 방법으로 임상가는 적용 압박을 유지할 수 있고, 강도의 지속적인 진행을 활성화하기 위한 barrier-release 현상을 독점적으로 이용할 수 있다. 통증유발점을 이완하고 조직을 부드럽게 할 때, 강도의 정도는 관

(232 계속)

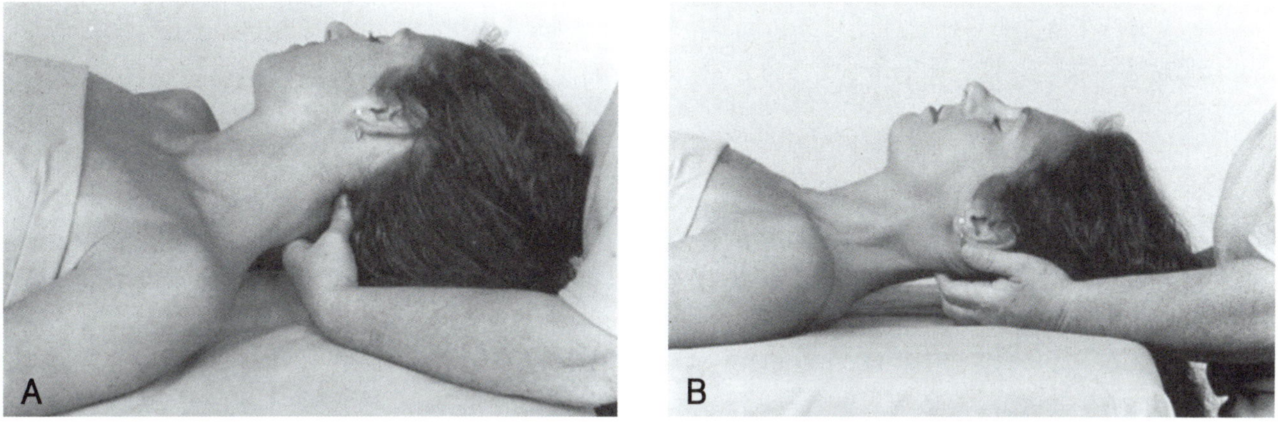

그림 7-53. 후두골에 부착하는 손가락의 압박은 긴장성 두통과 목의 긴장성에 효율적인 비특이성 치료법이다. 이것은 (A) 목을 돌려서 손을 사용할 수 도 있으며, 또는 (B) 중립위를 유지하는 목에 정렬된 손끝을 사용할 수도 있다.

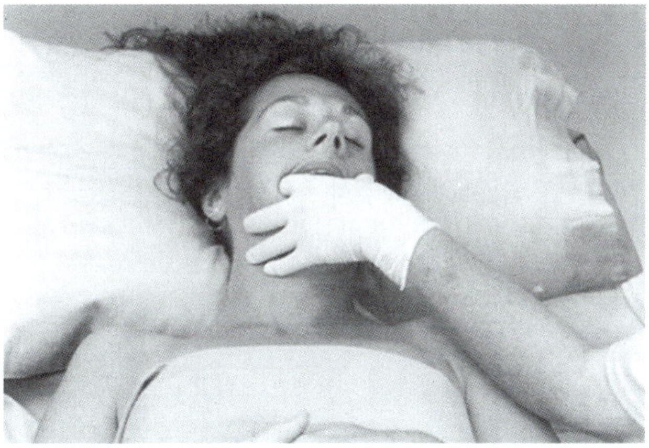

그림 7-54. 외측익돌근(lateral pterygoid)은 악관절 상애에 영향을 미친다. 구강내에서 이 근육에 특수 압박(specific compression)을 할 때, 훌륭한 의사소통기술과 큰 실행감각을 요한다.

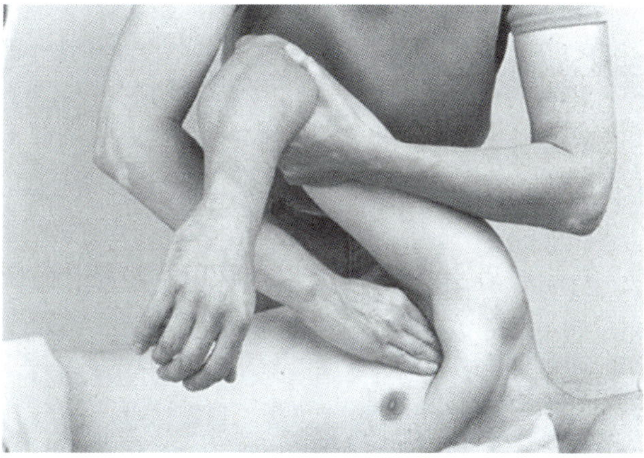

그림 7-55. 소흉근 통증유발점(pocteralis minor trigger point)의 효율적인 직접적 접근; 대흉근(pectoralis major) 아래로 밀어올리며, 늑골을 가로지르며, 오훼돌기 또는 늑골부착부를 향한다. 건긴장도 때문에 종종 매우 느리게 접근한다. 다른 손은 측면에서 팔(그리고 견갑골)을 안정화시킨다. 치료는 항상 환자를 바로 누운 자세(supine position)에서 실시할 수 있다.

다음 페이지로 도수 기법 그림 계속 233

련통이 사라졌다고 말하는 환자의 보고가 있을 때까지 점차적으로 증가시킬 수 있다. 이러한 접근법은 임상가가 압박에 대한 조직 장애(barrier)의 존재를 정확하게 느끼고, 환자 조직에 장애를 풀 수 있는 능력을 필요로 한다.

언어피드백 또는 촉진피드백 방법을 환자가 관련통이 완전히 사라진다고 얘기할 때보다 실질적으로 감소한다고 얘기하는 것이 임상가들에게 좀 더 실질적이다. 정확히 적용할 때 두 방법 다 가정에서 이용할 수 있는 정확하고 완전한 압박적용을 환자에게 제공할 수 있다.

6. 10초부터 1분 이상 통증유발점의 특수 압박(specific compression)을 오래 유지하는 방법에 관한 다른 의견들이 있다. 숙련도가 떨어지는 임상가와 특히 급성 또는 높게 반응하는 통증유발점 치료 시, 저자는 짧게 하거나, 15~30초 간 빈번하게 압박을 가하거나, 페트리사지, 스트립핑, 수동신장, 그리고 다른 수기치료법을 사용한다. 이것은 목표근육에 과하게 치료할 가능성을 감소시키며, 협력근군과 길항근군의 활동적인 잠재적 종속물, 또는 생역학적 불균형의 공급을 감소시킨다. 더 높은 수준의 수기 치료기법을 가진 임상가는 압박을 적용하는 기간을 보내는 등급을 그들의 판단에 맡길 수 있다.

7. 환자의 관련통 부위에 지속적인 특수 압박을 유지하는 것은 매우 어려우며, 특히 윤활유를 적용해 오지 않았을 때도 비슷하다. 그러므로 임상가는 환자의 관련통 감소에 대한 보고에서 제거된 통증유발점의 활동이나 환자의 통증유발점에 접촉하여 움직임을 반영하도록 결정해야 한다. 스트립핑 또는 신장기법은 "잘 미끄러지는(slippery) 부위의 통증유발점 치료를 위한 수기치료접근 보다 더 나을 수도 있다.

8. 통증유발점의 활동 저하는 30초 동안의 수동 신장 치료를 가능케 한다. 수동신장 후 되도록이면 빨리 환자에게 근효율적인 등장성 수축을 공급하기 위한 가치있는 범위를 통하여 능동가동범위를 조심스럽게 수행하도록 요청한다.

9. 어느 부위에서 몇몇 통증유발점을 치료할 때, 임상가는 아마도 먼저 일어나는 유리한 곳을 발견할 것이고, 페트리사지와 표층 에플루라지으로 특수 압박(specific compression)에 뒤이어 수행한다. 현저히 통증유발점 증상이 급성 또는 높게 나타낸다면, 조절하며서 국소적인 접근을 하는 것으로 다발적 통증유발점을 가질 때까지 myotactic 부위를 중재한다.

특수 압박의 구성요소

접촉 : 보강된 손가락 또는 무지, 보강된 근위 지절간관절, 주두

압 : 가볍게 시작하여 무겁게

연관된 조직 : 근육 그리고/또는 결합조직

방향 : 목표조직층에 수직으로 적용; 이것은 항상은 아니고 종종 인체의 표면에 수직이다; 약간의 방향 변화는 개별적 통증유발점의 접근을 촉진한다.

진폭/길이 : NA

속도 : 1회 압박 시 5~30초 또는 좀 더 실시

시간 : 근복이나 근부에 적용되는 압박이 종류에 따라 5분이나 그 이상 수행

동반되는 중간단계 : 넓게 접촉하는 압박, 특수 유찰법, stripping

적용상황 : 30초 간 수동신장을 하면서 통증유발점의 비활동을 뒤이어 실행한 다음, 포함된 근육에 등장성 수축으로 가동범위를 실행한다; 이 치료기법을 작은 영역 또는 심부 근육에 반복적으로 적용한다면, 국소적 페트리사지 적용전이나 후에 적용하기 유리할 것이다; 원하는 움직임 또는 기능적 활동을 하도록 비정상 신경근 긴장도의 억제를 목적으로 적용하는 특수 압박(specific compression)을 다음에 실행하기. 반사법과 지압에 관한 교재는 이 장 끝부분 표 안에서 설명하였다.

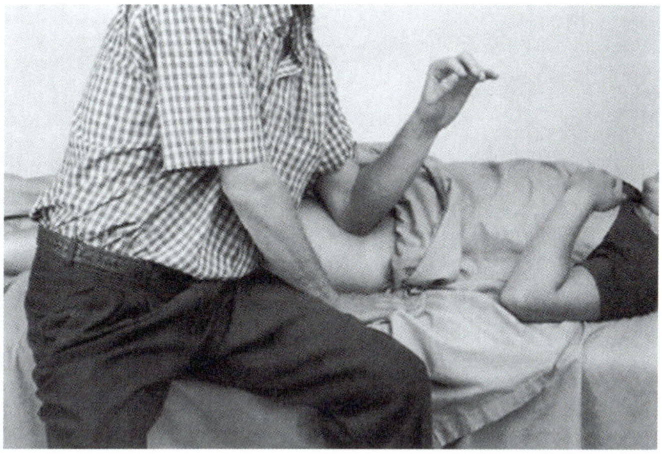

그림 7-56. 앉아서 기대 자세에서 대퇴근막장근에 대한 팔꿈치를 이용한 특수 압박(specific compression).

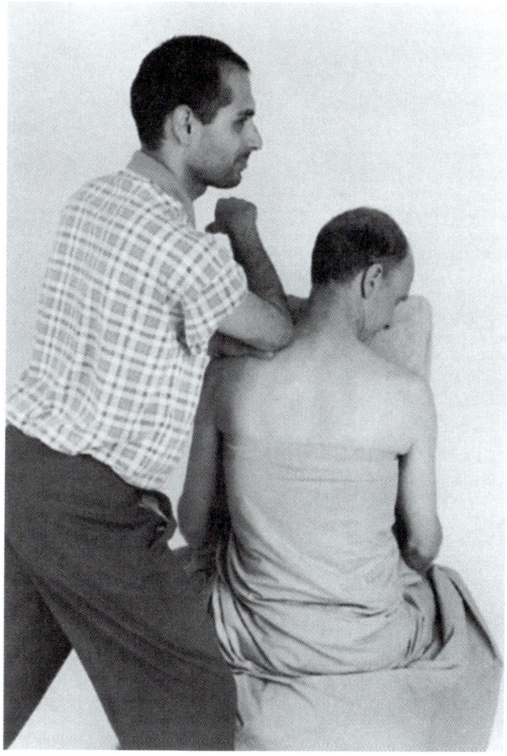

그림 7-57. 상부 승모근에 팔꿈치로 특수 압박을 적용하는 동안, 환자에게 가장 강한 연관통을 느낄 수 있도록 두부위치를 조정하도록 요구한다. 임상가는 접촉진점의 안정화를 위하여 좌측 팔을 사용하고, 단단한 띠를 부드럽게 하기 위하여 촉진한다.

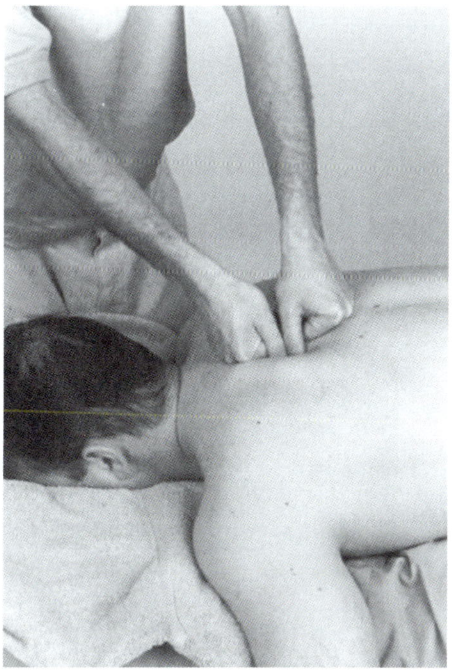

그림 7-58. 양 무지의 접촉을 강하게 하여 능형근/중부 승모근 부위에 적용된 특수 압박.

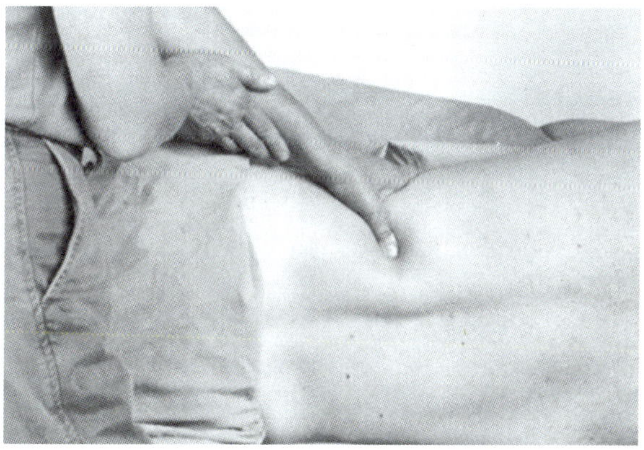

그림 7-59. 접근각(angle approach)은 종종 통증유발점(trigger point)에 특수 압박 적용시 중요하다. 여기 있는 치료사(clinician)는 요장늑근위를 전중앙부로 직접 압박한다. 아마도 단독 무지를 통한 가벼운 압박은 활동성 통증유발점(trigger point)으로부터의 관련통을 더 나타나게 한다; 강화된 무지 또는 팔꿈치와 몇몇 신체 무게는 잠재 통증유발점으로부터 연관통을 이끌어내기 위해 적용될 것이다.

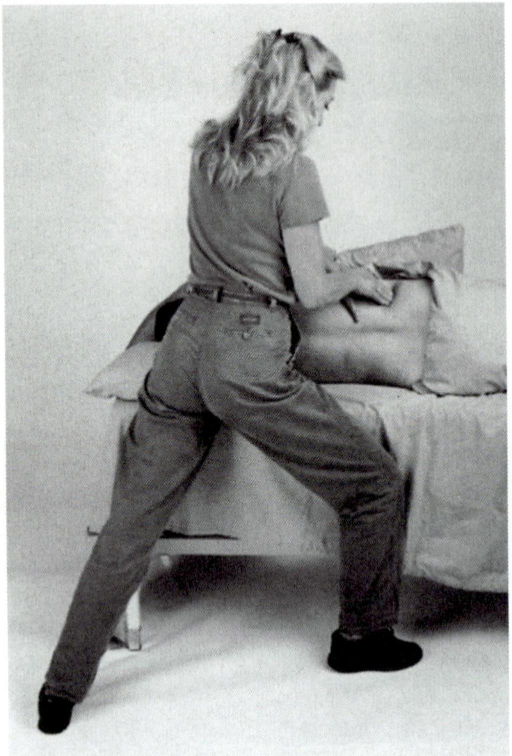

그림 7-60. 요방형근의 외측 가장자리는 항상 정확한 위치로 옆으로 누운 자세에서 특수 압박을 실행한다. 환자의 환측 팔은 충분히 내전시키고, 허리공간을 열기 위해 환측 다리는 아래로 수동적으로 신장시킨다. 양 무지, 강화시킨 손가락, 또는 팔꿈치의 끝을 사용한다. 약하게 지지된 11번과 12번 (부유)늑골을 피하여 보호한다.

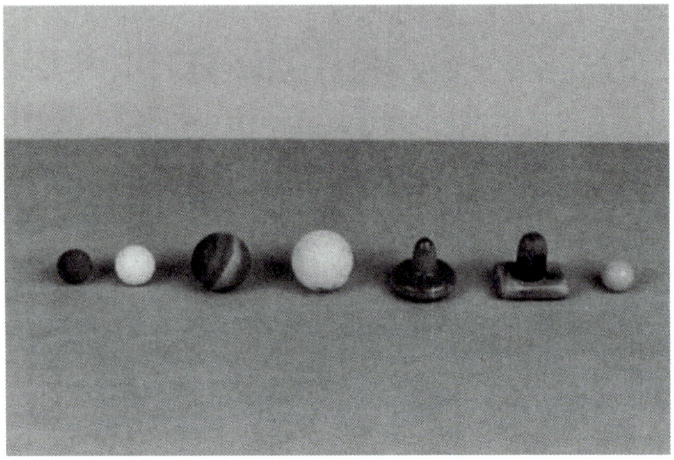

그림 7-61. 통증유발점(trigger point)의 특수 압박의 자가 조정을 위해 보조할 수 있도록 다양한 크기의 공과 조밀도 그리고 나무 또는 플라스틱 마사지도구를 포함한다.

치료사의 위치(자세) 그리고 운동 (CLINIAN'S POSITION AND MOVEMENT)

1. 자세를 정한 임상가는 안정되고, 완전한 자세를 유지해야 한다.
2. 임상가에 의해 이용되는 기본적 위치는 4장에서 설명하였으며, 치료하기 위한 준비이며 태도이고, 그 범위 내에서 펜싱자세를 취하며, 의지하고(그림 7−60), 조절된 펜싱자세로 서며(그림 7−57), 조절된 펜싱자세로 앉는다(그림 7−56). 이런 위치들은 치료기술 적용 중에 힘을 증가시키기 위하여 임상가의 상지 체중을 이용하여 유지하며, 조절하게 한다. 부수적으로, 임상의는 조절된 자세로 환자를 향하여 몸을 굽히고, 흐트러지거나 불균형적이지 않도록 접촉면에 상지체중 양을 원하는 만큼 정확히 적용한다.
3. 임상의는 접촉면을 팔꿈치로 이용할 때(그림 7−56 그리고 7−57), 환자의 압박된 조직이 임상의(clinician)의 체중 아래에서 변형되는 규격에 의해 발생한 이완 등급을 정한다.

촉진(PALPATE)

그녀가 치료할 때, 임상가는 뒤이어 설명되는 환자의 조직을 촉진한다.

1. 단단한 띠. 섬유 방향(뿐만 아니라 통증과 연관된 패턴)은 같이 포함된 근육과 동일 시 한다.
2. 국소부위 경화(local hardness). 통증유발점는 단단한 띠의 딱딱한 매우 작은 부위에 위치한다(촉진되는 결절). 압박은 장애물에 도달하여 접촉될 때까지 이 결절에 적용한다.
3. 연축반응(twitch responses). 연축반응은 근 표면에서 촉진된다.
4. 점프징후(jump sign). 환자는 아마도 큰 불수의적 수축을 일으킬 것이며, 통증유발점을 너무 강하게 촉진할 경우, 또 다른 섬유들의 통증양상에 영향을 미칠 것이다.
5. 일반적 경화(generalized hardness). 겹쳐진 층에서 인접한 통증유발점이 있다면, 견갑골 사이에서 공통적으로 발생되는 것은 임상의들이 다른 보편적인 강도로도 그것을 촉진하기가 어렵고 다른 것을 느낄 것이다.
6. 적용 시 압박은 조직장애물의 계속된 압박을 유지하며, 통증유발점이 부드러워지거나 이완이 될 것이며, 이로 인하여 촉진된 결절 또는 수축 결절이 화합을 이룬다. 임상가들은 적용 중에 압박 증가없이 조직 내의 이완도 수반할 것이다.
7. 염증징후(signs of inflammation). 급성염증이 발생한 근육층사이 또는 내에서의 섬유증, 유착, 그리고 경화

관찰(OBSERVE)

치료를 실시할 때 임상가는 통증유발점 활성 징후를 위해 환자를 관찰한다. 아래에 서술한 징후들은 통증유발점의 활동성 또는 치료의 긍정적 반응을 나타낸다.

1. 근 표면에서의 단단한 띠는 종종 쉽게 볼 수 있다.
2. 연축반응은 종종 느껴지게 되는 것보다 좀 더 쉽게 볼 수 있는 일시적 현상(1/4 sec)이다. 그것들은 인접한 근육에 직렬로 불규칙적으로 떨림으로 일시적으로 나타난다.
3. 치료기법의 계속된 적용을 실시하여 단단한 띠의 윤곽의 부드럽게 하기. 때때로 하나의 전체근육의 윤곽은 부드러우며, 그리고 드물게 근육의 이완을 통해 한 개의 활동성 통증유발점이 사라질 수 있다.

페트리사지로 항상 치료한다.

4. 근긴장도의 체계적 제거는 조직 윤곽의 부드러워짐 또는 확장 그리고 신체분절의 떨림이 증거이다.
5. 일반적인 경도와 휴식상태의 근긴장도.
6. 국소충혈(local hypermia). 역행성 충혈은 이런 치료기법의 적용을 함께 한다.

의뢰자와의 대화 (COMMUNICATION WITH THE CLIENT)

임상가들은 치료기법 적용동안 환자의 수고를 격려하기 위해 대화를 이용한다. 임상가들이 이용할 수 있는 몇 가지 예가 아래에 기록되어 있다. 임상가가 증가된 태도 중 하나에서 적용압박이 증가할 때 이러한 대화법들이 압박의 변화로 이용되었다.

1. "통증유발점 위에 압을 가했을 때, 당신은 아마도 그것이 당신이 느껴온 통증보다 강하다고 얘기할 것이다." 임상가는 환자에게 통증유발점과 연관통에 대해 설명하고, 통증유발점에 압을 가할 때 환자의 증상이 일시적으로 증가하는지 감소하는지 알아낸다. 환자는 치료의 불편사항(통증)이 불필요하지 않으며 그것이 치료목적이 있다고 이해하는 것이 매우 중요하다.
2. "이것이 당신의 통증의 정확한 유형으로 재현할 수 있을까?" 임상의가 처음에 통증유발점에 압을 가할 때, 환자가 연관통에 의한 증상과 비교하게 한다. 단독지점(slingle point) 징후를 가진 환자는 정확히 통증유발점 압박에 의해 나타나는 증상을 알려줄 것이다.
3. 압은 어딘가 불안정하다고 느낄 수도 있지만, 그것은 정말 고통스럽지 않아야 하며... 참을 수 있어야 한다. "언제라도 불편하다면 저에게 말하세요." 임상의는 치료 중의 압 적용이 환자에게 참을 수 있는 것이라고 확신한다 ; 불편함은 받아들일 수는 있지만, 많은 통증은 역효과를 나타내며 환자(임상의가 아닌)에게 적용 깊이를 정해야 한다. 압박을 증가시켜 환자의 내성을 다시 맞춰야 한다. 명백한 통증행동은 압박이 제거되야 함을 나타낸다. 부수적으로, 임상의는 10등급의 통증 범위에 대해 설명하고, 특수 압박을 통해 3등급을 넘고 있지 않는냐고 물어 봐야 한다. 활동성 통증유발점의 비활성 통증이 이미 3등급을 초과한다면, 그 다음에 치료의 적용은 통증유발점보다 좀 더 환자의 통증을 증가시키지 않아야 하며 항상 그렇게 할 수 있으며, 환자가 명백한 통증양상을 보이지 않는다면 명백히 그 절차에 동의한다. 연습과 함께, 임상의는 언어피드백을 위한 필요성이 최소화 된 수많은 압력 적용방법의 정확한 감각을 발전시킬 것이다.
4. "통증이 사라지고 저의 손가락 압박만 느껴질 때, 저에게 알려주세요." 환자에게 관련통이 사라지고 오직 압각만이 느껴질 때 알려달라고 안내한다.

다른 적합한 기법 (OTHER APPROPRIATE TECHNIQUES)

통증유발점(TRIGGER POINT)

임상가들이 통증유발점 제거를 위한 보충방법으로 이용할 수 있는 몇몇 기구를 이용한 방법이 있다. 급성외상치료시 통증유발점에 영향을 미침에도 불구하고, ice pack은 급성염증 해결에 보조적으로 적용한다. 임상적으로 급성기는 한번 지나가며, 다음에 이어지는 마사지 기법은 항상 유용할 것이다.

1. 페트리사지(petrissage)
2. 스트립핑(stripping)
3. 피부를 돌리며 근막을 이완하는 결합조직 치료 기법과 직접적인 근막 치료 기법

치료기법과 연관되는 다음에 이어지는 내용은 항상 통증유발점을 효율적으로 치료하는데 사용한다.

1. 부드럽게 유지되는 수동신장(통증유발점의 활동저하 후에 요구된다.)
2. 근육에 영향을 미치는 등장성 수축이 더해지는 능동 관절가동범위(통증유발점의 활동저하 후에 요구된다.)
3. 등척성 수축 후의 이완
4. 근에너지기법(Muscle Energy Techniqe)과 관계되는 수축성 이완(contract relax), 이완 유지(hold relax)
5. 습열 적용
6. 냉(또는 냉증기욕)이나 동시적 수동신장; 지시자는 교

육에 필요한 근막통증과 불기능에 대한 이해가 요구된다.

7. 치료적 초음파(ultrasound)
8. 고전압직류자극기
9. 경피전기신경자극기(TENS); 이것은 통증유발점을 특이적으로 조절하는 것이 아니라, 일시적인 통증의 일시적 경감을 일으키는 것일 것이다.

여러 치료분야에서 적절한 의료관리가 근막통증증후군과 통증유발점에 대부분 효과가 있다는 것을 포함하여 치료에 접근한다.

운동조절(MOTOR CONTROL)

임상의들이 고유수용성 자극치료법으로 특수 압박을 사용하고 있을 때, 몇몇의 보충적인 치료기법들은 신경근긴장도의 억제 또는 자극이나 운동반응촉진을 이용할 수 있다.

1. 늘어난 냉적용, 신경보온 그리고 느린 표층 스트로킹은 국소적으로 적용되거나 또는 그 다음의 최초분지는 신경근의 긴장도 억제나 운동반응촉진에 이용된다(5장 참조).
2. 강하거나 약한 지속적인 접촉, 그리고 가벼운 솔질, 견인, 관절 압축, 미세한 진동 등은 신경근 긴장도와 운동반응촉진의 증가에 사용할 수 있다(5장 참조)

자가 관리 지침(SELF-CARE INSTRUCTIONS)

임상가(clinician)는 가정에서 사용할 수 있는 앞에 서술한 기구를 이용한 방법을 많은 환자에게 가르칠 수 있다. 통증유발점 관리에 특별히 중요한 부분은:

1. 정확한 자가신장기법과 등척성 후 이완
2. 완전가동범위를 통한 부드러운 능동가동범위: 근육에 효율이 있는 등장성 수축
3. 통증유발점의 습열 적용(관련 부위가 아닌)
4. 특수 압박(specific compression)의 자가관리. 다양한 크기의 공 또는 경도 또는 수동고정 마사지장치는 이것을 증명하는데 이용할 수 있다(그림 7-61). 환자는 자가관리 프로그램을 실행하기 위해 앞서 설명한 기본적인 통증유발점 개념을 이해해야 한다. 환자는 2~3번 이상 압박을 반복하지 않기 위해 충고를 해야 한다; 표층 스트로킹과 같은 근육의 몇가지 준비과정이 있는 압박을 먼저 적용하여 실행한다; 그리고 등장성 수축과 함께 압박적용이 뒤이어 실행되고, 신장운동을 실시한다. 마지막으로 환자는 임상가(clinician)가 동일한 통증유발점을 몇 분씩 누르지 말라고 주의를 준다(좋은 느낌과 일시적 증상경감 제공).
5. 다음에 이어지는 내용은 관리내용의 예문들이며 눈에 보이는 통증유발점 감각의 감소가 나타나는 단독 통증유발점(single trigger point)의 효과적인 자가관리 프로그램이며, 인식되는 감각수준, 그리고 급성경부 근막통증이 빈번히 나타나는 성인의 자가관리이다. 통증유발점이 나타나는 근육에 부드러운 표층 스트로킹(2~3분); 15~60초 동안 수동고정 마사지 계획을 가진 통증유발점에 특수 압박(specific compression) 적용; 근육에 영향을 미치는 부드러운 등장성 수축(5번 반복); 근육에 영향을 미치는 신장(30초 동안 2번 반복); 그리고 부드러운 표층 스트로킹과 니딩(kneading)(2~3분). 이러한 내용 실시는 매일 한번씩 실행하고, 환자는 자가관리 프로그램에 근접한 통증유발점 지점에 습열 적용을 아마도 할 것이다.
6. 인간공학 교육은 자세 또는 반복적 활동성과 연관된다.

통증유발점(trigger point)의 특수 압박(specific compression)을 위한 실습 과정(통증유발점 압박 이완)

30~40분간 실시.

이어지는 연습순서는 스트립핑 순서처럼 시작하지만, 통증유발점을 치료할 때, 순서 지점에 stripping을 대용하는 특수 압박을 실시한다.

이 순서는 환자 위치의 단 하나의 변화를 가진 순서를 수행할 목적을 가진 슬괵근(hamstring)에서 실시한다(숨겨진 통증유발점을 찾기 위한 아주 공통적인 또 다른 장소). 당신이 시작하기 전에 슬괵근의 길이와 강도를 정하고 환자 위치 변화의 최소한의 수를 가진 순서로 수행하는 방법을 고려한다.

1. 에플루라지는 표면부에서 시작하며 깊게 들어간다.
2. 깊이와 특수 기법을 증가시키면서 후대퇴부의 국소적 페트리사지(local petrissage).
3. 통증유발점(trigger point)이 있음을 촉진으로 확인한다.
4. 목표근육에 약간의 신장을 가하고, 10~30초 간 특수 압박을 적용한다.
5. 30초 동안 수동적으로 근육을 신장한다.
6. 관련증상이 감소한다든지 근육길이의 전 범위가 보충될 때까지 단계를 4~5번까지 반복한다.
7. 국소 페트리사지(local petrissage)은 길항근군과 협력근군까지 포함한다.
8. 다른 통증유발점(trigger point) 위에도 3~7번 반복한다; 허리 또는 둔부, 종아리(calves) 부위에 광접촉 페트리사지를 몇 분간 시행하기까지 3－4번의 반복보다 더 많은 적용은 삼가한다; 왜?
9. 마무리는 표층 에플루라지와 페트리사지로 한다.
10. 당신은 같은 시간에 다른 다리도 같은 시간 동안 끝내야 한다; 왜?

재검사를 하라. 당신의 환자가 느낀 것을 다시 feedback 시켜라.

특수한 압박의 반사적 효과: 족부 반사학(foot reflexology)

족부 반사학의 기초적 근거는 발과 손의 특정 부위가 몸의 부분과 기관에 반사적으로 연관되어 있다는 것에 있다(그림 7－62). 반사학에서 발의 특정 부위의 통증, 민감함, 혹은 연부의 경화를 관계된 몸의 특정 부위나 기관의 급성 혹은 만성 비정상 기능의 반사라고 말한다. 이러한 기초에서 발의 특정 부위에 대한 압박은 관련된 부분의 "불균형의 올바른 정렬" 혹은 "에너지 흐름의 촉진"을 이끌어 냄으로써 기능을 정상화시킬 수 있다고 한다.

이 반사학에 의한 효과에 대한 기전은 알려져 있지 않다. 이 분야에 대한 연구는 모자라거나 대부분 유럽의 일간지에도 번역되지 않았다. 반사학의 효과에 대한 결과와 의견은 분분하지만, 몇몇 연구결과는 기관의 기능에 특정한 영향을 미친다고 보고되어 있다. 족부 반사학의 적용에 대한 좀 더 일반적인 효과에는 불안의 감소, 긴장완화의 증가 그리고 기분과 에너지의 개선 등이 있다.

족부 반사학은 이론적으로 행하기에 간단하고 오일, 수건 등이 필요 없고 환자의 옷을 벗길 필요도 없다. 금기증과 주의점도 상대적으로 적다. 이것들은 동통, 말초혈관 장애 그리고 발의 감염과 같은 발의 부분적인 금기증들이 속한다. 게다가 약하고 치유상태이고 나이든 환자들에 대해서는 치료시간도 짧다. 족부 반사학에 대한 총 치료 시간은 30~60분 정도이다. 다른 방법으로 치료사는 몸의 연관된 다른 부분에 마사지를 적용하기 전에 5~10분 정도 족부 반사학을 사용한다.

환자에 대한 검사결과에 따라 특별한 치료는 다음과 같은 방법으로 한다. 짧은 족욕 후에 환자를 편안하게 앉히거나 눕힌다. 치료사는 일반적으로 넓은 신경근 기법 예로, 비틀어 짜기, 압박 그리고 발목, 발바닥, 발가락에 대한 몇 분간의 수동적 관절운동을 적용한다. 발가락으로부터 시작해서 발전체를 느리고 안정된 리듬을 이용하여 전체적이고 체계적으로 특정한 부위에 압박한다. 엄지손가락과 손가락 관절 부분이 발의 발바닥 부위에 적용될 때, 쓰이고 손가락은 발등부위에 적용할 때 쓰인다. 압박은 수초 동안 지속적으로 적용하는데 부위가 딱딱하거나 민감하다면 15~30초 동안 더 압박해 준다. 압력은 대부분 깊게 주지만 다른 마사지와 같이 환자가 편안함을 느낄 수 있게 중간 정도의 압박을 준다. 그렇지 않으면 환자는 동통에 반하여 불편함을 호소하게 된다. 치료사는 또한 stripping 혹은 direct facial 기법과 유사한 짧은 글라이딩 타법을 사용할 수 있다. 족부 반사학에 대한 좀더 자세한 설명과 묘사는 이 분야를 집중적으로 다루는 책에 제공되어 있다.

임상적 중요성

족부 반사학은 최소한 발의 마사지에 대한 일반적인 효과를 가지고 있다. 치료사는 발이나 손에 특정한 압박을 가함에 있어서 족부 반사학의 가능한 효과를 인지하고 있어야 한다. 환자의 손이나 발에 이러한 종류의 마사지를 적용하는 것은 이 이론이 지지하는 것을 넘어서 긴장과 민감함을 이완해 주는 생리학적 영향과 함께 몸에 체계적 치료를 이끌어 낼 수 있다는 것에 의미가 있다.

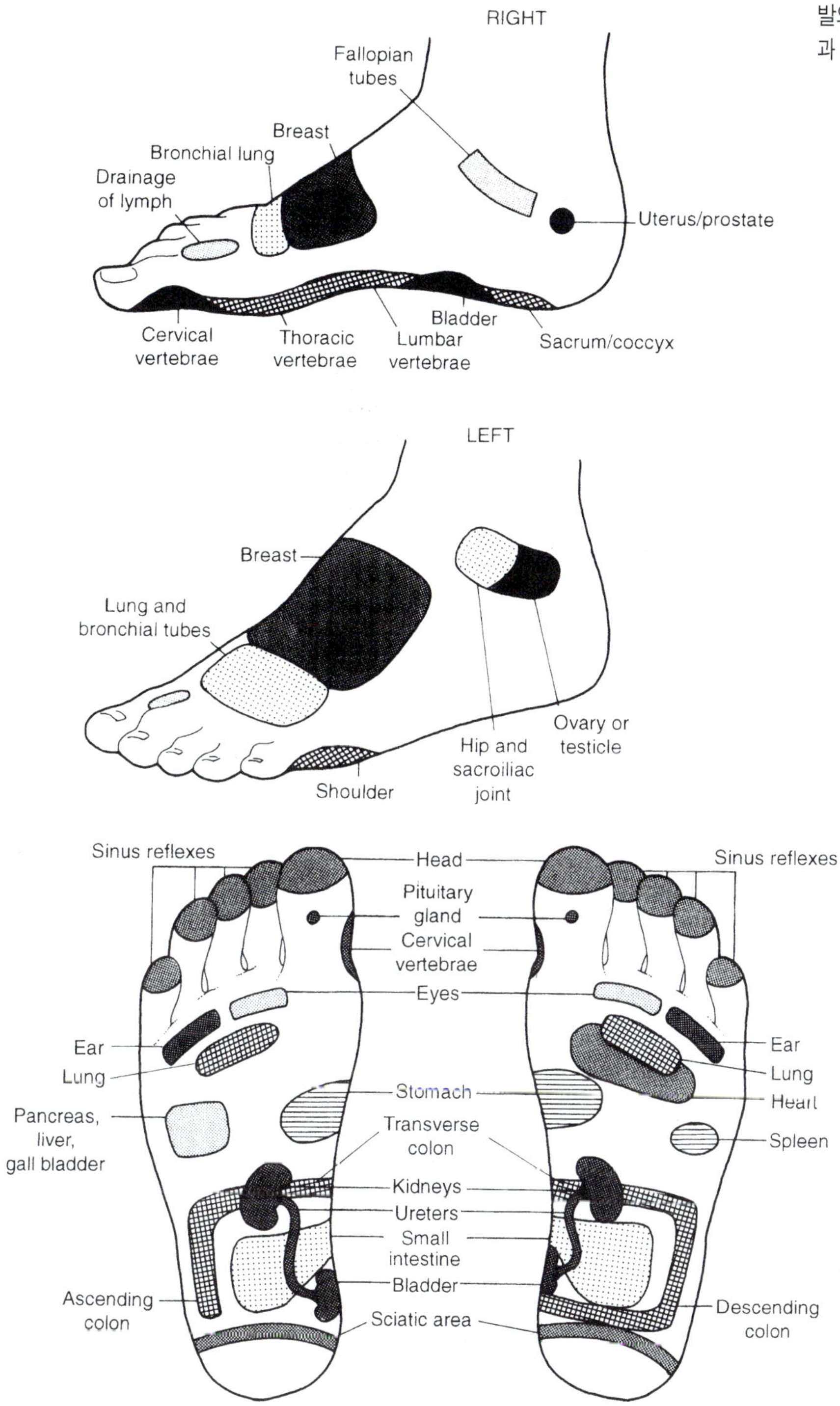

그림 7-62. 그림은 신체 분절 및 기관과 연관된 발의 반사 지역을 보여주고 있다. 손의 반사 지역과 비슷함을 보여준다.

특정부위 압박에 대한 반사효과: 경락이론과 경혈

전통적인 중국의 의학은 고전적이고 광범위하고 철학의 복잡함을 가진 치료적 이론으로 최근 10여년 동안 침술의 진통적 효과에 대한 근거로 인해 서구 사회에서도 많은 관심을 가지게 되었다. 중의학의 기초적 구조는 서양의학의 개념과는 아무런 연관성을 찾아볼 수 없다.

중의학에서 "기"라고 불리는 에너지는 몸의 도관 또는 경로 즉, 경락이라는 곳을 통하여 잘 순환되어 진다. 12쌍의 대칭적 경락과 2개의 중앙 수직 경락이 있다. 각각의 경락은 이름 붙여진 기관과 연관되어 있고 생리적 기능과도 연관되어 있지만 서양에서 정의되는 기관의 성격과는 다르다. 각각의 경락은 또한 음과 양으로 불리는 기본적인 에너지를 가지고 있다. 음 에너지는 비유적으로 "여성"과 "소극적임" 그리고 "위"와 같은 속이 텅 빈 기관과 연관이 있다. 양 에너지는 "남성"과 "적극적임" 그리고 "간"과 같이 속이 꽉 찬 기관과 연관이 있다. 건강은 경락을 통하여 흐르는 음과 양의 활동적인 균형이라고 개념되어 진다.

경락의 통로는 비록 때때로 근육사이의 오목한 부위와 중요 신경을 따르기도 하지만, 물리적인 해부학적 구조와는 일치하지 않는다. 각각의 경락을 따라 체표면으로부터 2.5 cm 정도의 깊이에 경혈이라고 불리는 수개의 작은 지점이 있는데 균형이 맞지 않거나 병변이 있을 시에 낮은 전기적 저항, 해당지점의 높은 체온 그리고 민감성의 변화를 나타낸다(그림 7—63). 대부분의 경혈은 신장, 통증점 또는 운동점과 우연히 겹쳐 위치해 있지만, 어떻게 이러한 독립적인 지점들이 연결될 수 있는가에 대해서는 논쟁이 많다. 경혈은 여러 가지 방법으로 경락에 영향을 줌으로써 기관, 생리학적 과정과 관련하여 활성화될 수 있다. 각각의 경락은 활성점, 균형점 그리고 연화점 등을 포함하는 특이한 지점을 가지고 있다. 활성점과 연화점은 각각 경락을 자극하거나 안정화시켜 연관된 기관과 기능에 영향을 미친다. 균형점은 다른 곳의 경락의 기능과 연결되어 있다. 결국 연관된 경락에 기능 이상 시 다른 여러 지점에도 예민함과 민감함이 생긴다. 침점을 자극하는 방법으로는 마사지, 전기적 자극, 레이져 그리고 뜸 등이 있다. 경혈 압박 그리고 shiatsu와 같이 길이 장력을 주는 방법과 느린 특정한 압박과 미끄러짐 없는 좁은 범위의 회전자극, 두드림 그리고 스트레칭의 수기적 방법으로 자극을 준다.

최근의 다양한 연구가 침점 자극의 영향에 대한 뒷받침을 해주고 있다. 손을 사용하지 않고 손목 안쪽 주름 중간부위의 심장부 6점에 대한 집중적인 압박은 수술 후의 구역질과 구토에 대해 효과적임을 보여줬다. 그리고 경혈에 대한 자극은 수면장애, COPD, 여성들의 출산장애에 또한 효과적일 수 있다. 그러나 에너지의 흐름과 불균형에 대한 치료는 복잡한 진단 방법에 의해서 여러 군데의 점들을 자극하고 치료하는 고난위도의 시술이다. 침술과 지압술 그리고 다른 방법들은 정교하고 복잡하므로 근본적으로 서양이론과 다름을 알고 있어야 한다. 경혈에 대한 자극의 이해는 이 책의 범위를 넘어섬으로 관심 있는 독자는 다른 문헌의 참조를 바란다.

임상적 중요성

통증점에 대해 특수한 압박으로 치료하려는 치료사는 다음 사항을 유의하여야 한다. 특수압박에 대한 진통적 효과는 통증점을 치료함으로써 얻는 결과와 달리 다른 특징을 보인다. 이것은 치료사가 통증점을 치료하는 것이 아니라, 경혈에 대해 치료하기 때문에 일어나는 현상이다. 게다가 근육의 통증과 긴장이, 특히 계속적으로 일어나는 것은 다른 부위에 생리학적, 병리학적 요인이 있기 쉽다. 특수 압박은 언제나 환자가 견딜 수 있는 동통 범위에 이루어져야 하고, 촉진에 대해 반응이 바로 일어나야 한다. 치료사는 지나치게 민감한 부위에 치료의 적용을 피하고, 촉진한 부위의 변화가 빨리 일어나지 않는다는 계속적인 치료를 그만두어야 한다. 특수 압박의 적용이 계속적으로 증상이 있던 그 부위의 상태를 잠시나마 이완시켰다면, 치료사는 기법을 적용하기 전에 해당부분의 증상의 이유를 알아야 한다.

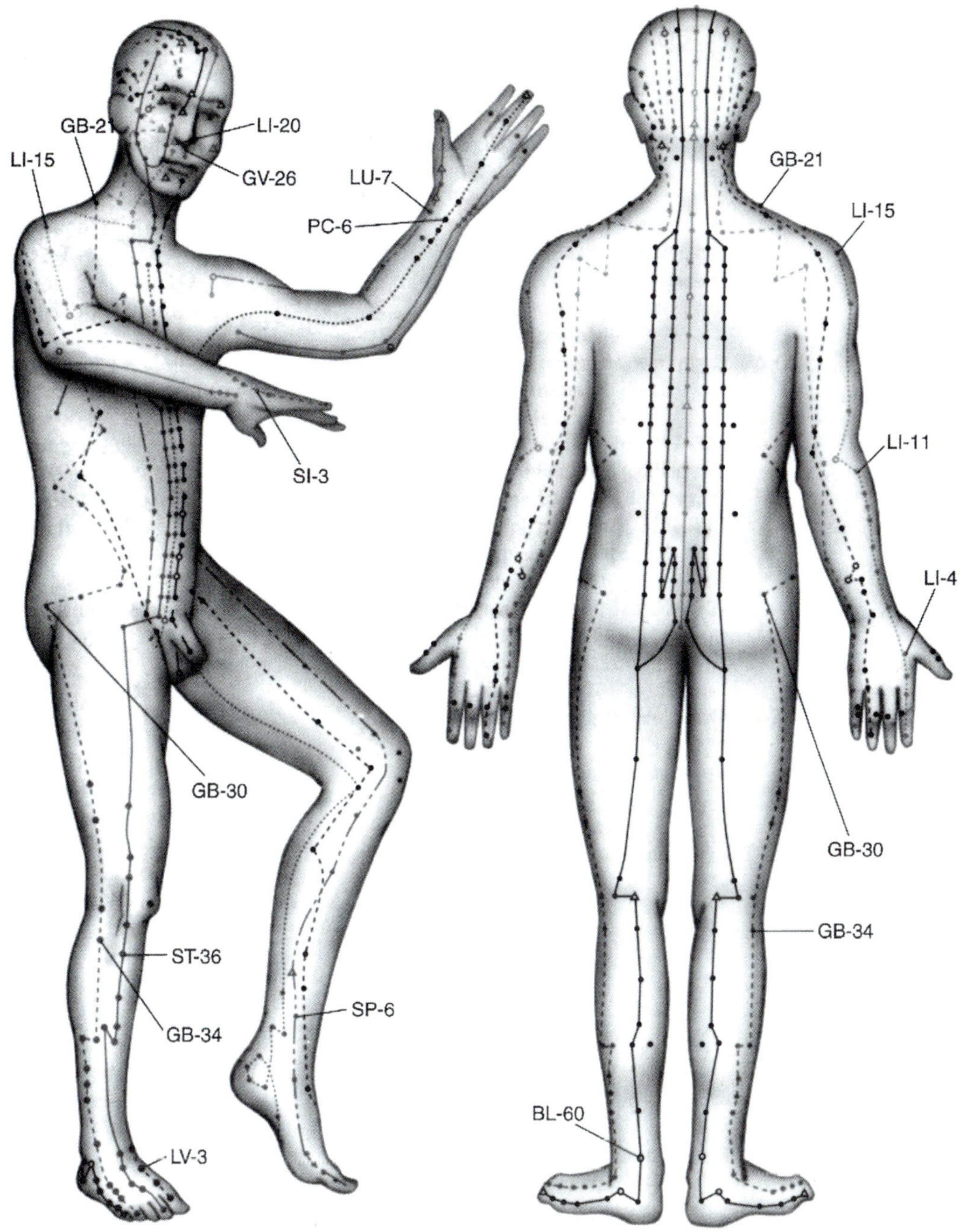

그림 7-63. 그림은 경락과 경혈점이 한 줄로 이어져 있음을 보여준다. Tappan FM, benjamin PJ. tappan's handbook of healing Massage Techniques, 3rd Edition. Copyright 1998. Reprinted by permission of Prentice–Hall, Inc., Upper saddle River, NJ.

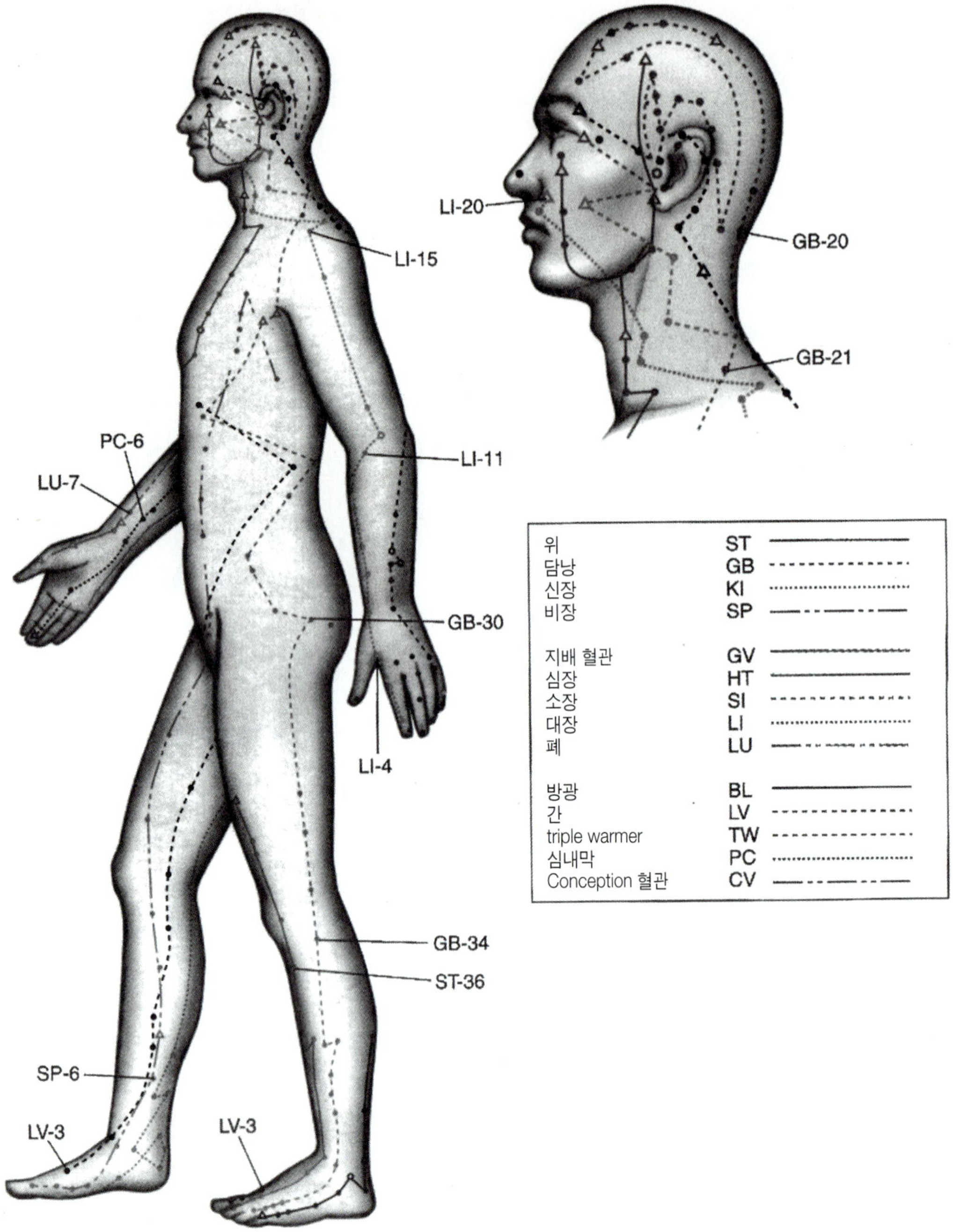
LI-20
LI-15
GB-20
GB-21
PC-6
LU-7
LI-11
GB-30
LI-4
GB-34
ST-36
SP-6
LV-3
LV-3
위 ST
담낭 GB
신장 KI
비장 SP
지배 혈관 GV
심장 HT
소장 SI
대장 LI
폐 LU
방광 BL
간 LV
triple warmer TW
심내막 PC
Conception 혈관 CV

그림 7-63(계속).

임상적 예

환자의 상황

40세의 여성이 분만의 위험으로 평가와 조기분만 산통에 대한 약물의 조절을 위해서 28주 동안 입원해 온 상태이다; 입원 전에 6주 동안 집에서 머물렀다; 약물: terbutaline(β−adrenergic stimulant)

임상적 관찰의 요약

주관적(Subject)

1. 근육과 관절에 대한 통증 호소
2. 전반적인 허약에 대한 호소
3. 높은 분만 위험에 대한 스트레스 호소
4. 시각적 지수를 이용한 스트레스 정도: 84
5. 스트레스와 관련한 증후군
   - 신체적: 일정하지 않은 수면 주기, 피로, 불안함, 두통, 어깨, 목, 허리에 대한 통증과 긴장
   - 감정적: 분만에 대한 불안, 의기소침, 그리고 좌절감; 감정의 갑작스러운 변화
   - 정신적: 기억상실, 집중 장애
   - 행동적: 울음, 혼란, 잦은 화냄, 수면 장애의 연속
6. 스트레스 검사 결과: 상황(가족, 역할, 사회역활, 환경, 재산, 일, 학교) 증상(근육 체계, 부교감 신경체계, 교감 신경체계, 감정, 인지, 내분비, 면역) 상처받기 쉬움, 전체적 상황에 대한 스트레스, 전체적 증상; 임상 인터뷰를 위해 측정을 하되 수치는 정하지 않음; 다양한 스트레스와 관련된 징후와 스트레스 적응훈련의 필요성을 위해 반응이 표시됨.

객관적(Objective)

- 태아가 정 위치에 있는지 관찰
- 환자를 눕혀서 진단함; 화장실에 가기위해 이동해야 할 때 앉은 자세와 선 자세를 평가함

손상

1. ROM: 목, 상지, 하지의 ROM의 정상범위 내에서; ROM 운동 시 통증을 호소함. 요추부는 측정하지 않음.
2. 근력: 정확하게 측정할 수 없다; 저항적 움직임은 금기증; 제한된 움직임으로 인해 근력이 계속 약해질 위험 있음
3. 휴식기 근 장력: 목, 어깨 그리고 척추 기립근의 증가된 휴식기 근 장력

기능적 제한

1. 침상 움직임: 양옆으로 구를 수 있고 지지대를 잡고 상체를 구부릴 수 있으나, 통증과 허약을 호소함
2. 제자리 움직임: 도움을 받아서 앉기, 서기를 할 수 있지만 허약과 통증을 호소함
3. 이동: 한사람의 최소한의 도움으로 10걸음 이동함. 이동 뒤에 균형 잡기의 어려움과 허약을 호소함

(계속)

(계속)

치료 계획

치료원리

치료는 (a) 활동하지 않음으로 인한 건강상태와 기능의 악화를 막음 (b) 환자의 안정을 추구하고 산모와 태아의 건강상태를 촉진함으로써 스트레스 수치를 낮춘다.

주의

산모와 태아의 빈맥과 저혈압을 관찰

신체적 활동 제한: 부축으로 화장실에 가는 것 외에는 앉기, 서기, 이동은 금한다.

발살바 효과, 저항운동, 복부운동은 금한다.

치료할 동안 수분을 자주 공급해 주고 방광을 자주 비우도록 도와준다.

β-adrenargic 약물의 부작용: 산모와 태아의 빈맥과 저혈압

손상	*마사지의 역할*
불안	1차적 치료: 불안의 감소
스트레스	1차적 치료: 이완의 증가
증가된 휴식기 근 장력	1차적 치료: 국소적 휴식기 근 장력의 감소 2차적 효과에는 이완의 증가와 불안의 감소가 있다.
근육과 관절의 통증 ("통증")	1차적 치료: 불안에 대한 진정과 안정을 통한 통증의 감소
피로	2차적 치료: 감각의 환기를 통한 2차적 효과
여타의 스트레스와 관련된 징후	2차적 치료: 불안의 감소와 이완의 증가를 통한 마사지의 2차적 효과
허약	효과 없음

마사지 기법

일반적 사항

치료사는 치료동안 주치의의 자문을 듣는다. 처음 치료 시에 복부에 대한 치료는 금한다. 기법 적용의 깊이는 얕은 깊이의 근육에 제한된다. 흔들기와 같은 수동적 기법은 치료에 포함하지 않는다. 처음 치료는 약 15분 정도로 한다. 산모와 태아의 위험이 없이 잘 참는다면, 치료는 5~40분 정도를 더한다. 치료가 진행 될수록 더 많은 신체 부위를 포함하여 치료한다.

기법

- 부드러운 일반적 표층 에플루라지와 광접촉 압박법을 사지와 등 그리고 어깨 부위에 리듬감 있고 부드럽게 적용하여 환자의 치료 목적과 안정을 도모한다. 리듬감 있고 부드러운 특별한 페트리사지를 손, 발 그리고 얼굴에 적용한다. 어깨부위와 같이 근 긴장이 증가된 부위를 스트립핑과 특수 압박을

(계속)

통하여 환자가 이완감을 느낄 수 있도록 좀 더 특별한 신경근 기법을 적용한다.

- 마사지 기법을 적용하는 동안 복식 호흡을 유도한다. 치료를 적용한 근육에 부드러운 수동적 스트레칭을 유도한다. 치료 중 환자에 의해 선택된 음악으로 이완을 돕는다. 환자의 기분과 손상의 정도가 개선됨에 따라 치료사는 환자 자신이 직접 복부에 적용할 수 있는 표층 반사 기법, 예를 들면, 정적 접촉, 표층 스트로킹 등을 가르쳐 준다. 이것은 로션을 사용한 피부의 관리와 더불어 산모의 기분과 태아와의 유대감을 증진시켜주는 효과가 있다.

다른 적절한 기법과 중재

- 의학적 치료
- 이완 훈련(상상과 명상을 통한 점차적 근육이완)
- 스트레스 관리 교육(대응 기술)
- 누운 상태의 치료적 운동(누운 자세에서 목, 상지, 하지에 스트레칭, 느리고 부드러운 능동적 ROM 운동) 특히, 하지의 순환을 돕기 위한 발목의 펌프 운동
- 숨쉬기 훈련
- 자세에 대한 교육
- 사회 심리적 자문
- 산통과 약물의 부작용에 대한 자가 발견 교육
- 필요하다면 출생 전과 출생 후의 교육

치료에 대한 기능적 효과

환자는 양옆으로 몸을 굴릴 수 있고 혼자 지지대를 이용해 상체 들어올림을 유지할 수 있다.

환자는 지지자의 도움으로 앉고 일어서는 것을 유지할 수 있다.

환자는 한 사람의 최소한의 도움으로 10걸음으로 화장실에 가는 것을 유지할 수 있다.

환자는 기능적 활동을 하는 동안 통증과 허약에 대한 호소를 줄일 수 있다.

환자는 복지감의 증가와 스트레스와 관련된 징후의 감소를 느낄 것이다.

참고문헌(References)

1. Fritz S. Fundamentals of therapeutic massage. St Louis: Mosby-Lifeline, 1995.
2. Tappan FM, Benjamin P. Tappan's handbook of healing massage techniques. 3rd ed. Stamford, CT: Appleton & Lange, 1998.
3. Salvo SG. Massage therapy. Philadelphia: WB Saunders, 1999.
4. American Physical Therapy Association. Guide to physical therapist practice. Phys Ther 1997;77(11).
5. Loving J. Massage therapy. Stamford, CT: Appleton & Lange, 1999.
6. de Domenico G, Wood EC. Beard's massage. 4th ed. Philadelphia: WB Saunders, 1997.

7. Holey E, Cook E. Therapeutic massage. London, England: WB Saunders, 1997.
8. Hollis M. Massage for therapists. 2nd ed. Oxford, England: Blackwell Science, 1998.
9. Benjamin PJ, Lamp SP. Understanding sports massage. Champaign, IL: Human Kinetics, 1996.
10. Murrell W. Massotherapeutics or massage as a mode of treatment. Philadelphia: Blakiston, 1890.
11. Palmer MD. Lessons on massage. 4th ed. London: Balliere Tindall and Cox, 1912.
12. Kellogg JH. The art of massage: a practical manual for the nurse, the student and the practitioner. Battle Creek, MI: Modern Medicine Publishing, 1929.
13. DiGiovanna EL, Schiowitz S. An osteopathic approach to diagnosis and treatment. Philadelphia: Lippincott-Raven, 1997.
14. Greenman PE. Principles of manual medicine. 2nd ed. Baltimore: Williams & Wilkins, 1996.
15. Field TM. Massage therapy effects. Am Psychol 1998; 53(12):1270–1281.
16. Mair P, Kornberger E, Schwarz B, et al. Forward blood flow during cardiopulmonary resuscitation in patients with severe accidental hypothermia. An echocardiographic study. Acta Anaesthesiol Scand 1998;42(10):1139–1144.
17. Boczar ME, Howard MA, Rivers EP, et al. A technique revisited: hemodynamic comparison of closed- and open-chest cardiac massage during human cardiopulmonary resuscitation. Crit Care Med 1995;23(3):498–503.
18. Redberg RF, Tucker KJ, Cohen TJ, et al. Physiology of blood flow during cardiopulmonary resuscitation. A transesophageal echocardiographic study. Circulation 1993;88(2):534–542.
19. Horiuchi K, Johnson R, Weissman C. Influence of lower limb pneumatic compression on pulmonary artery temperature: effect on cardiac output measurements. Crit Care Med 1999;27(6):1096–1099.
20. Malone MD, Cisek PL, Comerota AJ Jr, et al. High-pressure, rapid-inflation pneumatic compression improves venous hemodynamics in healthy volunteers and patients who are post-thrombotic. J Vasc Surg 1999;29(4): 593–599.
21. Liu K, Chen LE, Seaber AV, et al. Intermittent pneumatic compression of legs increases microcirculation in distant skeletal muscle. J Orthop Res 1999;17(1): 88–95.
22. Vanek VW. Meta-analysis of effectiveness of intermittent pneumatic compression devices with a comparison of thigh-high to knee-high sleeves. Am Surg 1998;64(11): 1050–1058.
23. Ricci MA, Fisk P, Knight S, Case T. Hemodynamic evaluation of foot venous compression devices. J Vasc Surg 1997;26(5):803–808.
24. Valtonen EJ, Lilius HG, Svinhufvud U. The effect of syncardial massage produced without synchronization and with different pressure impulse frequencies. Ann Chir Gynaecol Fenn 1973;62:69–72.
25. McGeown JG, McHale NG, Thornbury KD. The role of external compression and movement in lymph propulsion in the sheep hind limb. J Physiol 1987;387: 83–93.
26. McGeown JG, McHale NG, Thornbury KD. Effects of varying patterns of external compression on lymph flow in the hind limb of the anaesthetized sheep. J Physiol 1988;397:449–457.
27. Kisner C, Colby LA. Therapeutic exercise: foundations and techniques. 3rd ed. Philadelphia: FA Davis, 1996.
28. Frownfelter DL, Dean E. Principles and practice of cardiopulmonary physical therapy. 3rd ed. St. Louis: CV Mosby, 1996.
29. Frownfelter D, ed. Chest physical therapy and pulmonary rehabilitation: an interdisciplinary approach. Chicago: Year Book, 1978.
30. Fritz S. Mosby's fundamentals of therapeutic massage. St Louis: Mosby-Lifeline, 2000.
31. Hayes J, Cox C. Immediate effects of a five-minute foot massage on patients in critical care. Intensive Crit Care Nurs 1999;15(2):77–82.
32. Ahles TA, Tope DM, Pinkson B, et al. Massage therapy for patients undergoing autologous bone marrow transplantation. J Pain Symptom Manage 1999;18(3): 157–163.
33. Field T, Hernandez-Reif M, Hart S, et al. Pregnant women benefit from massage therapy. J Psychosom Obstet Gynecol 1999;20(1):31–38.
34. Richards KC. Effect of a back massage and relaxation intervention on sleep in critically ill patients. Am J Crit Care 1998;7(4):288–299.
35. MacDonald G. Massage as a respite intervention for primary caregivers. Am J Hospice Palliat Care 1998;15(1): 43–47.
36. Field T, Schanberg S, Kuhn C, et al. Bulimic adolescents benefits from massage therapy. Adolescence 1998; 33(131):555–563.
37. Field T, Peck M, Krugman S, et al. Burn injuries benefit from massage therapy. J Burn Care Rehabil 1998;19(3): 241–244.
38. Field T, Hernandez-Reif M, Seligman S, et al. Juvenile rheumatoid arthritis: benefits from massage therapy. J Pediatr Psychol 1997;22:607–617.
39. Field T, Ironson G, Pickens I, et al. Massage therapy reduces anxiety and enhances EEG pattern of alertness and math computations. Int J Neurosci 1996;86:197–205.
40. Fraser J, Kerr JR. Psychophysiological effects of back massage on elderly institutionalized patients. J Adv Nurs 1993;18:238–245.
41. Field T, Morrow C, Vaideon C, et al. Massage reduces anxiety in child and adolescent psychiatric patients. J Am Acad Child Adolesc Psychiatry 1992;31:124–131.
42. Field T. Maternal depression effects on infants and early interventions. Prev Med 1998;27(2):200–203.
43. Field T, Grizzle N, Scafidi F, Schanberg S. Massage and relaxation therapies effects on depressed adolescent mothers. Adolescence 1996;31:903–911.

44. Field T, Quintino O, Hernandez-Reif M. Adolescents with attention deficit hyperactivity disorder benefit from massage therapy. Adolescence 1998;33:103–108.
45. Field T, Lasko D, Mundy P, et al. Autistic children's attentiveness and responsivity improved after touch therapy. J Autism Dev Disord 1997;27:329–334.
46. Ironson G, Field T, Scafidi F, et al. Massage therapy is associated with enhancement of the immune system's cytotoxic capacity. Int J Neurosci 1996;84:205–217.
47. Zhao A. Study of effects of traditional Chinese massage. Chin J Sports Med 1982;1(1):46–48, 64.
48. Schachner L, Field T, Hernandez-Reif M, et al. Atopic dermatitis symptoms decreased in children following massage therapy. Pediatr Dermatol 1998;15(5):390–395.
49. Yates J. A physician's guide to therapeutic massage. Vancouver, British Columbia: Massage Therapists' Association of British Columbia, 1990.
50. Hoehn-Saric R. Psychic and somatic anxiety: worries, somatic symptoms and physiological changes. Acta Psychiatr Scand Suppl 1998;393:32–38.
51. Millensen JR. Mind matters: psychological medicine in holistic practice. Seattle, WA: Eastland Press, 1995.
52. Morelli M, Chapman CE, Sullivan SJ. Do cutaneous receptors contribute to the changes in the amplitude of the H-reflex during massage? Electromyogr Clin Neurophysiol 1999;39(7):441–447.
53. Morelli M, Sullivan SJ, Chapman CE. Inhibitory influence of soleus massage onto the medial gastrocnemius H-reflex. Electromyogr Clin Neurophysiol 1998;38(2):87–93.
54. Goldberg J, Seaborne DE, Sullivan SI, Leduc BE. The effect of therapeutic massage on H-reflex amplitude in persons with a spinal cord injury. Phys Ther 1994;748(8):728–737.
55. Goldberg J, Sullivan SI, Seaborne DE. The effect of two intensities of massage on H-reflex amplitude. Phys Ther 1992;72(6):449–457.
56. Sullivan SJ, Williams LRT, Seaborne D, Morelli M. Effects of massage on alpha neuron excitability. Phys Ther 1991;71(8):555–560.
57. Morelli M, Seaborne DE, Sullivan SJ. H reflex modulation during manual muscle massage of human triceps surae. Arch Phys Med Rehabil 1991;72(11):915–919.
58. Morelli M, Seaborne DE, Sullivan SJ. Changes in H-reflex amplitude during massage of triceps surae in healthy subjects. J Orthop Sports Phys Ther 1990;12(2):55–59.
59. Newham DJ, Lederman E. Effect of manual therapy techniques on the stretch reflex in normal human quadriceps. Disabil Rehabil 1997;19(8):326–331.
60. Lederman E. Fundamentals of manual therapy. New York: Churchill Livingstone, 1997.
61. Leivadi S, Hernandez-Reif M, Field T, et al. Massage therapy and relaxation effects on university dance students. J Dance Med Sci 1999;3(3):108–112.
62. Crosman LJ, Chateauvert SR, Weisburg J. The effects of massage to the hamstring muscle group on range of motion. Massage J 1985:59–62.
63. Blackman PG, Simmons LR, Crossley KM. Treatment of chronic exertional anterior compartment syndrome with massage: a pilot study. Clin J Sport Med 1998;8(1):14–17.
64. Shipman MK, Boniface DR, Tefft ME, McCloghry F. Antenatal perineal massage and subsequent perineal outcomes: a randomised controlled trial. Br J Obstet Gynaecol 1997;104(7):787–791.
65. Field DA, Miller S. Cosmetic breast surgery. Am Fam Phys 1992;45(2):711–719.
66. Hernandez-Reif M, Field T, Krasnegor J, et al. Children with cystic fibrosis benefit from massage therapy. J Pediatr Psychol 1999;24(2):175–181.
67. Beeken JE, Parks D, Cory J, Montopoli G. The effectiveness of neuromuscular release massage therapy in five individuals with chronic obstructive lung disease. Clin Nurs Res 1998;7(3):309–325.
68. Field T, Henteleff T, Hernandez–Reif M, et al. Children with asthma have improved pulmonary functions after massage therapy. J Pediatr 1998;132(5):854–858.
69. Labrecque M, Nouwen A, Bergeron M, Rancourt JF. A randomized controlled trial of nonpharmacologic approaches for relief of low back pain during labor. J Fam Pract 1999;48(4):259–263.
70. Field T, Hernandez-Reif M, Taylor S, et al. Labour pain is reduced by massage therapy. J Psychosom Obstet Gynecol 1997;18:286–291.
71. Nixon N, Teschendorff J, Finney J, Karnilowicz W. Expanding the nursing repertory: the effect of massage on post-operative pain. Aust J Adv Nurs 1997;14(3):21–26.
72. Ferrell-Tory AT, Glick OJ. The use of therapeutic massage as a nursing intervention to modify anxiety and the perception of cancer pain. Cancer Nurs 1993;16(2):93–101.
73. Weinrich SP, Weinrich MC. The effect of massage on pain in cancer patients. Appl Nurs Res 1990;3(4):140–145.
74. Puustjarvi K, Airaksinen 0, Pontinen PJ. The effect of massage in patients with chronic tension headache. Int J Acupunct Electrother Res 1990;15:159–162.
75. Danneskiold-Samsoe B, Christiansen E, Anderson RB. Myofascial pain and the role of myoglobin. Scand J Rheumatol (Stockholm) 1986;15:174–178.
76. Ernst E. Massage therapy for low back pain: a systematic review. J Pain Symptom Manage 1999;17:65–69.
77. Carreck A. The effect of massage on pain perception threshold. Manipulative Physiother 1994;26(2):10–16.
78. Day JA, Mason RR, Chesrown SE. Effect of massage on serum level of beta-endorphin and beta-lipotropin in healthy adults. Phys Ther 1987;67(6):926–930.
79. Ernst E, Matrai A, lmagyarosy I, et al. Massages cause changes in blood fluidity. Physiotherapy 1987;73(1):43–45.
80. Arkko PJ, Pakarinen AJ, Kari-Koskinen O. Effects of whole-body massage on serum protein, electrolyte and hormone concentrations, enzyme activities and hematological parameters. Int J Sports Med 1983;4:265–267.

81. Shoemaker I, Tiduus M, Mader R. Failure of manual massage to alter limb blood flow: measures by Doppler ultrasound. Med Sci Sports Exerc 1997;1:610–614.
82. Linde B. Dissociation of insulin absorption and blood flow during massage of a subcutaneous injection site. Diabetes Care 1986;6:570–574.
83. Wyper DJ, McNiven DR. Effects of some physiotherapeutic agents on skeletal muscle blood flow. Physiotherapy 1976;62(3):83–85.
84. Hovind H, Nielsen SL. Effect of massage on blood flow in skeletal muscle. Scand J Rehabil Med 1974;6:74–77.
85. Hansen TI, Kristensen JH. Effect of massage, shortwave diathermy and ultrasound upon ^{133}Xe disappearance rate from muscle and subcutaneous tissue in the human calf. Scand J Rehabil Med 1973;5(4):179–182.
86. Mortimer PS, Simmonds R, Rezvani M, et al. The measurement of skin lymph flow by isotope clearance—reliability, reproducibility, injection dynamics, and the effect of massage. J Invest Dermatol 1990;95(6):677–682.
87. Yamazaki Z, Idezuki Y, Nemoto T, Togawa T. Clinical experiences using pneumatic massage therapy for edematous limbs over the last 10 years. Angiology 1988;39(2): 154–163.
88. Yamazaki Z, Fujimori Y, Wada T, et al. Admittance plethysmographic evaluation of undulatory massage for the edematous limb. Lymphology 1979;12:40–42.
89. Martin NA, Zoeller RF, Robertson RJ, Lephart SM. The comparative effects of sports massage, active recovery, and rest in promoting blood lactate clearance after supramaximal leg exercise. J Athletic Train 1998;33(1):30–35.
90. Gupta S, Goswami A, Sadhukhan AK, Mathur DN. Comparative study of lactate removal in short term massage of extremities, active recovery and a passive recovery period after supramaximal exercise sessions. Int J Sports Med 1996;17(2):106–110.
91. Dolgener FA, Morien A. The effect of massage on lactate disappearance. J Strength Condition Res 1993;7(3): 159–162.
92. Bale P, James H. Massage, warmdown and rest as recuperative measures after short term intense exercise. Physiother Sport 1991;13(2):4–7.
93. Tiidus PM. Manual massage and recovery of muscle function following exercise: a literature review. J Orthop Sports Phys Ther 1997;25(2):107–112.
94. Callaghan MJ. The role of massage in the management of athletes: a review. Br J Sports Med 1993;27(1): 28–33.
95. Cafarelli E, Flint F. Role of massage in preparation for and recovery from exercise. Physiother Sport 1993;16(1): 17–20.
96. Harmer PA. The effect of pre-performance massage on stride frequency in sprinters. Athletic Train 1991;26:55–59.
97. Boone T, Cooper R, Thompson WR. A physiologic evaluation of the sports massage. J Athletic Train 1991;26:51–54.
98. Wiktorsson-Moller M, Oberg B, Ekstrand J, Giliquist J. Effects of warming up, massage, and stretching on range of motion and muscle strength in the lower extremity. Am J Sports Med 1983;11(4):249–252.
99. Ernst E. Does post-exercise massage treatment reduce delayed onset muscle soreness? A systematic review. Br J Sports Med 1998;32(3):212–214.
100. Weber MD, Servedis FJ, Woodall WR. The effects of three modalities on delayed onset muscle soreness. J Orthop Sports Phys Ther 1994;20:236–242.
101. Smith LL, Keating MN, Holbert D, et al. The effects of athletic massage on delayed onset muscle soreness, creatine kinase, and neutrophil count: a preliminary report. J Orthop Sports Phys Ther 1994;19(2):93–99.
102. Rinder AN, Sutherland CJ. An investigation of the effects of massage on quadriceps performance after exercise fatigue. Complement Ther Nurs Midwifery 1995;1(4): 99–102.
103. Tiidus PM. Massage and ultrasound as therapeutic modalities in exercise-induced muscle damage. Can J Appl Physiol 1999;24(3):267–278.
104. Rodenburg JB, Steenbeek D, Schiereck P, Bar PR. Warm-up, stretching and massage diminish harmful effects of eccentric exercise. Int J Sports Med 1994;15(7):414–419.
105. Drews T, Kreider B, Drinkard B, et al. Effects of post-event massage therapy on repeated endurance cycling. Int J Sports Med 1990;11:407.
106. Drews T, Kreider RB, Drinkard B, Jackson CW. Effects of post-event massage therapy on psychological profiles of exertion, feeling and mood during a 4-day ultra endurance cycling event. Med Sci Sport Exerc 1991; 23:91.
107. Weinberg R, Jackson A, Kolodny K. The relationship of massage and exercise to mood enhancement. Sport Psychol 1988;2:202–211.
108. Gam AN, Warming S, Larsen LH, et al. Treatment of myofascial trigger-points with ultrasound combined with massage and exercise—a randomised controlled trial. Pain 1998;77(1):73–79.
109. Gluck NI. Passive care and active rehabilitation in a patient with failed back surgery syndrome. J Manipulative Physiol Ther 1996;19(1):41–47.
110. Hammill JM, Cook TM, Rosecrance JC. Effectiveness of a physical therapy regimen in the treatment of tension-type headache. Headache 1996;36:149–153.
111. Inoue M, Ohtsu I, Tomioka S, et al. [Effects of pulmonary rehabilitation on vital capacity in patients with chronic pulmonary emphysema.] Nihon Kyobu Shikkan Gakkai Zasshi (Japanese) 1996;34(11):1182–1188. (Abstract)
112. Pope MH, Phillips RB, Haugh LD, et al. A prospective randomized three-week trial of spinal manipulation, transcutaneous muscle stimulation, massage and corset in the treatment of subacute low back pain. Spine 1994; 19(22):2571–2577.
113. Waylonis GW, Perkins RH. Post-traumatic fibromyalgia. A long term follow-up. Am J Phys Med Rehabil 1994;73(6): 403–412.
114. Levoska S, Keinanen-Kiukaanniemi S. Active or passive physiotherapy for occupational cervico-brachial disorders? A comparison of 2 treatment methods with a 1 year follow-up. Arch Phys Med 1993;74(4):425–430.

115. Aksenova AM, Teslenko OI, Boganskaia OA. [Changes in the immune status of peptic ulcer patients after combined treatment including deep massage]. Vopr Kurortol Fizioter Lech Fiz Kult (Russian) 1999;(2):19–20. (Abstract)
116. Makarova MR, Kuznetsov OF, Markina LP, et al. [The effect of massage on the neuromuscular apparatus and blood coagulating system of patients with chronic salpingo-oophoritis]. Vopr Kurortol Fizioter Lech Fiz Kult (Russian) 1998;(6):45–8. (Abstract)
117. Aksenova AM, Romanova MM. [The effect of reflex muscle massage on the body regulator processes of peptic ulcer patients with concomitant diseases]. Vopr Kurortol Fizioter Lech Fiz Kult (Russian) 1998;(6):24–6. (Abstract)
118. Gusarova SA, Kuznetsov OF, Gorbunov FE, Maslovskaia SG. [The characteristics of the effect of point and classical massage on the hemodynamics of patients with a history of transient ischemic attacks in the vertebrobasilar system]. Vopr Kurortol Fizioter Lech Fiz Kult (Russian) 1998;(5):7–9. (Abstract)
119. Kuznetsov OF, Makarova MR, Markina LP. [The comparative effect of classic massage of different intensities on patients with chronic salpingo-oophritis]. Vopr Kurortol Fizioter Lech Fiz Kult (Russian) 1998;(2):20–23. (Abstract)
120. Aksenova AM. [A new method for deep reflex muscular massage]. Vopr Kurortol Fizioter Lech Fiz Kult (Russian) 1997;(4):30–32. (Abstract)
121. Aksenova AM, Reznikov KM, Andreeva VV. [The effect of deep massage and physical exercises on the cerebral circulation in osteochondrosis of the cervicothoracic spine]. Vopr Kurortol Fizioter Lech Fiz Kult (Russian) 1997;(3):19–21. (Abstract)
122. Gusarova SA, Kuznetsov OF, Maslovskaia SG. [The effect of the massage of different areas of the body on the cerebral hemodynamics in patients with a history of acute disorders of the cerebral circulation]. Vopr Kurortol Fizioter Lech Fiz Kult (Russian) 1996;(1):14–6. (Abstract)
123. Richaud C, Bouchet JY, Bosson JL, et al. [Manual fragmentation of deep vein thrombosis]. J Mal Vasc (French) 1995;20(3):166–71. (Abstract)
124. Eliska O, Eliska M. Are peripheral lymphatics damaged by high pressure manual massage? Lymphology 1995;28: 21–30.
125. Lindsay WR, Pitcaithly D, Geelen N, et al. A comparison of the effects of four therapy procedures on concentration and responsiveness in people with profound learning disabilities. J Intellect Disabil Res 1997;41(pt 3):201–207.
126. Brooker DJ, Snape M, Johnson E, et al. Single case evaluation of the effects of aromatherapy and massage on disturbed behaviour in severe dementia. Br J Clin Psychol 1997;36(pt 2):287–296.
127. Travell JG, Simons DG. Myofascial pain and dysfunction. The trigger point manual, vol 1. Baltimore: Williams & Wilkins, 1983.
128. Travell JG, Simons DG. Myofascial pain and dysfunction. The trigger point manual, vol 2. Baltimore: Williams & Wilkins, 1992.
129. Simons DG, Travell JG, Simons LS. Travell and Simons' myofascial pain and dysfunction: the trigger point manual, vol 1: upper half of body. 2nd ed. Baltimore: Williams & Wilkins, 1999.
130. Chaitow L. Modern neuromuscular techniques. New York: Churchill Livingstone, 1996.
131. Mannheim CJ, Lavett DK. The myofascial release manual. Thorofare, NJ: Slack (McGraw Hill), 1989.
132. Murphy GJ. Physical medicine modalities and trigger point injections in the management of temporomandibular disorders and assessing treatment outcome. Oral Surg Oral Med Oral Pathol Oral Radiol Endod 1997;83(1): 118–122.
133. Fricton JR. Management of masticatory myofascial pain. Semin Orthod 1995;1(4):229–243.
134. Clark GT, Seligman DA, Solberg WK, Pullinger AG. Guidelines for the treatment of temporomandibular disorders. J Craniomandib Disord 1990;4(2):80–88.
135. Seaman DR, Cleveland C III. Spinal pain syndromes: nociceptive, neuropathic, and psychologic mechanisms. J Manipulative Physiol Ther 1999;22(7):458–472.
136. Kovacs FM, Abraira V, Pozo F, et al. Local and remote sustained trigger point therapy for exacerbations of chronic low back pain. A randomized, double-blind, controlled, multicenter trial. Spine 1997;22(7): 786–797.
137. Ingber RS. Iliopsoas myofascial dysfunction: a treatable cause of "failed" low back syndrome. Arch Phys Med Rehabil 1989;70(5):382–386.
138. Morris CE. Chiropractic rehabilitation of a patient with S1 radiculopathy associated with a large lumbar disk herniation. J Manipulative Physiol Ther 1999;22(1): 38–44.
139. Hawk C, Long C, Azad A. Chiropractic care for women with chronic pelvic pain: a prospective single-group intervention study. J Manipulative Physiol Ther 1997; 20(2):73–79.
140. Hughes KH. Painful rib syndrome. A variant of myofascial pain syndrome. AAOHN J 1998;46(3):115–120.
141. Antonelli MA, Vawter RL. Nonarticular pain syndromes. Differentiating generalized, regional, and localized disorders. Postgrad Med 1992;91(2):95–98, 103–104.
142. Gerwin RD. Myofascial pain syndromes in the upper extremity. J Hand Ther 1997;10(2):130–136.
143. Lew PC, Lewis J, Story I. Inter-therapist reliability in locating latent myofascial trigger points using palpation. Manual Ther 1997;2(2):87–90.
144. Hannon JC. The man who mistook his patient for a chair: a speculation regarding sitting mechanical treatment of lower back pain. J Bodywork Movement Ther 1998;2(2): 88–100.
145. Han SC, Harrison P. Myofascial pain syndrome and trigger-point management. Reg Anesth 1997;22(1):89–101.
146. Chaitow L. Positional release techniques. New York: Churchill Livingstone, 1996.
147. Prudden B. Pain erasure: the Bonnie Prudden way. New York: M. Evans, 1980.

148. Prudden B. Myotherapy: Bonnie Prudden's complete guide to pain-free living. New York: Ballantine Books, 1984.
149. Masunaga S, Chashi W. Zen Shiatsu: how to harmonize yin and yang for better health. Tokyo: Japan Publishers, 1977.
150. Yamamoto S, McCarty P. The shiatsu handbook. New York: Avery Publishing Group, 1996.
151. Tappan F. Finger pressure to acupuncture points. In: Tappan FM, Benjamin PJ, eds. Tappan's handbook of healing massage techniques. Stamford, CT: Appleton & Lange, 1998:243–268.
152. Wolf JE, Teegarden IM. Jin shin do. In: Tappan FM, Benjamin PJ, eds. Tappan's handbook of healing massage techniques. Stamford, CT: Appleton & Lange, 1998: 295–308.
153. O'Sullivan SB. Strategies to improve motor control. In: O'Sullivan SB, Schmitz J, eds. Physical rehabilitation, assessment and treatment. 2nd ed. Philadelphia: FA Davis, 1988.
154. Leone JA, Kukulka CG. Effects of tendon pressure on alpha motoneuron excitability in patients with stroke. Phys Ther 1988;68(4):475–480.
155. Kukulka CG, Haberichter PA, Mueksch AE, Rohrberg MG. Muscle pressure effects on motoneuron excitability. A special communication. Phys Ther 1987;67(11):1720–1722.
156. Kukulka CG, Beckman SM, Holte JB, Hoppenworth PK. Effects of intermittent tendon pressure on alpha motoneuron excitability. Phys Ther 1986;66(7):1091–1094.
157. Kukulka CG, Fellows WA, Oehlertz JE, Vanderwilt SG. Effect of tendon pressure on alpha motoneuron excitability. Phys Ther 1985;65(5):595–600.
158. Dougans I. The complete illustrated guide to foot reflexology. Boston: Element Books, 1996.
159. Byers DC. Better health with foot reflexology: the original Ingham method. St. Petersburg, FL: Ingham Publishing, 1996.
160. Herskovitz S, Strauch B, Gordon MJV. Shiatsu-induced injury of the median recurrent motor branch. Muscle Nerve 1992;Oct:1215. (Letter)
161. Andrade C, Randall T, Swift T, Brescia N. The effect of a self-managed manual trigger point pressure program with a hand-held massage device on trigger point sensitivity, perceived pain levels, and frequency of self-care in adults with chronic myofascial neck pain. Project report, Samuel Merritt College, Oakland, CA, 1997.
162. Stephenson NL, Weinrich SP, Tavakoli AS. The effects of foot reflexology on anxiety and pain in patients with breast and lung cancer. Oncol Nurs Forum 2000;27(1): 67–72.
163. Kesselring A. [Foot reflexology massage: a clinical study]. Forsch Komplementarmed (German) 1999;6(suppl 1): 38–40. (Abstract)
164. Sudmeier I, Bodner G, Egger I, et al. [Changes of renal blood flow during organ-associated foot reflexology measured by color Doppler sonography]. Forsch Komplementarmed (German) 1999;6(3):129–134. (Abstract)
165. Baerheim A, Algroy R, Skogedal KR, et al. [Feet—a diagnostic tool]? Tidsskr Nor Laegeforen (Norwegian) 1998;118(5):753–755. (Abstract)
166. Kesselring A, Spichiger E, Muller M. [Foot reflexology: an intervention study]. Pflege (German) 1998;11(4):213–218. (Abstract)
167. Kristof O, Schlumpf M, Saller R. [Foot reflex zone massage—a review]. Wien Med Wochenschr (German) 1997;147(18):418–422. (Abstract)
168. Omura Y. Accurate localization of organ representation areas on the feet & hands using the bi-digital O-ring test resonance phenomenon: its clinical implication in diagnosis & treatment—part I. Acupunct Electrother Res 1994;19(2–3):153–190.
169. Kesselring A. [Foot reflex zone massage]. Schweiz Med Wochenschr Suppl (German) 1994;62:88–93. (Abstract)
170. Oleson T, Flocco W. Randomized controlled study of premenstrual symptoms treated with ear, hand, and foot reflexology. Obstet Gynecol 1993;82(6):906–911.
171. Petersen LN, Faurschou P, Olsen OT. [Foot zone therapy and bronchial asthma—a controlled clinical trial]. Ugeskr Laeger (Danish) 1992;154(30):2065–2068. (Abstract)
172. Helms JM. Acupuncture energetics. A clinical approach for physicians. Berkeley, CA: Medical Acupuncture Publishers, 1995.
173. Porkert M, Hempen C-H, The China Academy. Classical acupuncture—the standard textbook. Dinkelscherben, Germany: Phainon Editions and Media GmbH, 1995.
174. Kielkowska A. Your health in your hands. Gdansk, Poland: Kolmio, 1995.
175. Melzack R. Myofascial trigger points: relation to acupuncture and mechanisms of pain. Arch Phys Med Rehabil 1981;62:114–117.
176. Melzack R, Stilwell DN, Fox EJ. Trigger points and acupuncture points for pain: correlations and implications. Pain 1977;3:23.
177. Shenkman Z, Holzman RS, Kim C, et al. Acupressure—acupuncture antiemetic prophylaxis in children undergoing tonsillectomy. Anesthesiology 1999;90(5):1311–1316.
178. Harmon D, Gardiner J, Harrison R, Kelly A. Acupressure and the prevention of nausea and vomiting after laparoscopy. Br J Anaesth 1999;82(3):387–390.
179. Aikins, Murphy P. Alternative therapies for nausea and vomiting of pregnancy. Obstet Gynecol 1998;91(1): 149–155.
180. Stein DJ, Birnbach DJ, Danzer BI, et al. Acupressure versus intravenous metoclopramide to prevent nausea and vomiting during spinal anesthesia for cesarean section. Anesth Analg 1997;84(2):342–345.
181. Ho CM, Hseu SS, Tsai SK, Lee TY. Effect of P-6 acupressure on prevention of nausea and vomiting after epidural morphine for post–cesarean section pain relief. Acta Anaesthesiol Scand 1996;40(3):372–375.
182. Beal MW. Acupuncture and acupressure. Applications to women's reproductive health care. J Nurse Midwifery 1999;44(3):217–230.

183. Chen ML, Lin LC, Wu SC, Lin JG. The effectiveness of acupressure in improving the quality of sleep of institutionalized residents. J Gerontol A Biol Sci Med Sci 1999;54(8):M389–394.

184. Maa SH, Gauthier D, Turner M. Acupressure as an adjunct to a pulmonary rehabilitation program. J Cardiopulm Rehabil 1997;17(4):268–276.

185. Miller L H, Smith AD, Mehler BL. Stress audit. Brookline, MA: Biobehavioral Associates, 1987.

186. Kisner C, Colby L. Therapeutic exercise: foundations and techniques. 3rd ed. Philadelphia: FA Davis, 1990.

추천서적 (Suggested Readings)

Airaksinen O, Partanen K, Kolari PJ, Soimalkallio S. Intermittent pneumatic compression therapy in post-traumatic lower limb edema: computed tomography and clinical measurements. Arch Phys Med Rehabil 1991;72(9): 667–670.

Airaksinen O. Changes in post-traumatic ankle joint mobility, pain and oedema following intermittent pneumatic compression therapy. Arch Phys Med Rehabil 1997;70(4): 341–344.

Alexander R, Bennet-Clerk HC. Storage of elastic energy in muscles and other tissues. Nature 1977;265:114–117.

Ause-Ellias KL, Richard R, Miller SF, Finley RK Jr. The effect of mechanical compression on chronic hand edema after burn injury: a preliminary report. J Burn Care Rehabil 1994;15(1): 29–33.

Balke B, Anthony J, Wyatt F. The effects of massage treatment on exercise fatigue. Clin Sports Med 1991;12:184–207.

Balla JI. The late whiplash syndrome. Aust NZ J Surg 1980;50: 610–614.

Barr JS, Taslitz N. The influence of back massage on autonomic functions. Phys Ther 1970;50:1679–1691.

Bell GW. Aquatic sports massage therapy. Clin Sports Med 1999;18(2):427–435,ix.

Birukov AA, Peisahov NM. [Changes in the psychophysiological indices using different techniques of sports massage.] Teoriya i Praktika Fizicheskoi Kult (Russian) 1979;8:21–24. Translated in: Yessis M, ed. Sov Sports Rev 1986;21(1):29.

Birukov AA, Pogosyan NM. [Special means of restoration of work capacity of wrestlers in the periods between bouts.] Teoriya i Praktika Fizicheskoi Kult (Russian) 1983;3:49–50. Translated in: Yessis M, ed. Sov Sports Rev 1983;19(4): 191–192.

Bodian M. Use of massage following lid surgery. Eye, Ear, Nose Throat Monthly 1969;48:542–545.

Bonica JJ. Management of myofascial pain syndromes in general practice. JAMA 1957;164:732–738.

Bork K, Korting GW, Faust G. [Serum enzyme levels after a whole body massage.] Arch Dermatol Forsch (German) 1971;240:342–348.

Braverman DL, Schulman RA. Massage techniques in rehabilitation medicine. Phys Med Rehabil Clin N Am 1999;10(3): 631–49,ix.

Brown BR. Myofascial syndrome. In: Warfield CA, ed. Principles and practice of pain management. New York: McGraw Hill, 1993:259–264.

Burovych AA, Samtsova IA, Manilov IA. An investigation of the effects of individual variants of sports massage on muscle blood circulation. Sov Sports Sci Rev 1989;24:197–200.

Cady SH, Jones CE. Massage therapy as a workplace intervention for reduction of stress. Percept Motor Skills 1997;84:157–158.

Cailliet R. Soft tissue pain and disability. Philadelphia: FA Davis, 1996.

Carrier EB. Studies on the physiology of capillaries: reaction of human skin capillaries to drugs and other stimuli. Am J Physiol 1922;11:528–547.

Cawley N. A critique of the methodology of research studies evaluating massage. Eur J Cancer Care (Engl). 1997;6(1): 23–31.

Chor H, Cleveland D, Davenport HA, et al. Atrophy and regeneration of the gastrocnemius-soleus muscles: effects of physical therapy in monkeys following section and suture of sciatic nerve. JAMA 1939;113:1029–1033.

Chor H, Dolkart RE. A study of simple disuse atrophy in the monkey. Am J Physiol 1936;117:4.

Curties, D. Could massage therapy promote cancer metastasis? Journal of Soft Tissue Manipulation 1994(April–May);3–7.

Danneskiold-Samsoe B, Christiansen E, Lund B, Anderson RB. Regional muscle tension and pain ('fibrositis'): effect of massage on myoglobin in plasma. Scand J Rehabil Med 1982;15:17–20.

Dejung B. [Manual trigger point treatment in chronic lumbosacral pain.] Schweiz Med Wochenschr Suppl (German) 1994; 62:82–87.

Delaney GA, McKee AC. Inter- and intra-rater reliability of the pressure threshold meter in measurement of myofascial trigger point sensitivity. Am J Phys Med Rehab 1993;72: 136–139.

Dubrovsky, VI. [Changes in muscle and venous flow after massage.] Teoriya i Praktika Fizicheskoi Kult (Russian) 1982;4:56–57. Translated in: M Yessis, ed. Sov Sports Rev 1980;18(3):134–135.

Dunn C, Sleep J, Collett D. Sensing an improvement: an experimental study to evaluate the use of aromatherapy, massage and periods of rest in an intensive care unit. J Adv Nurs 1995;21(1):34–40.

Eason E, Labrecque M, Wells G, Feldman P. Preventing perineal trauma during childbirth: a systematic review. Obstet Gynecol 2000;95(3):464–471.

Edgecombe W, Bain W. The effect of baths, massage and exercise on the blood-pressure. Lancet. 1899;1:1552.

Elkins EC, Herrick JF, Grindlay JH, et al. Effects of various procedures on the flow of lymph. Arch Phys Med 1953;34:31.

Evans RW. Some observations on whiplash injuries. Neurol Clin 1992;10:975–997.

Felhendler D, Lisander B. Effects of non-invasive stimulation of acupoints on the cardiovascular system. Complement Ther Med. 1999;7(4):231–234.

Field T, Hernandez-Reif M, Shaw KH, et al. Glucose levels decreased after giving massage therapy to children with diabetes mellitus. Diabetes Spectrum 1997;10:23–25.

Field T, Quintino O, Henteleff T, et al. Job stress reduction therapies. Altern Ther Health Med 1997;3(4):54–56.

Field T, Seligman S, Scafidi F, Schanberg S. Alleviating posttraumatic stress in children following Hurricane Andrew. J Appl Dev Psychol 1996;17:37–50.

Field T, Sunshine W, Hernandez-Reif M, et al. Chronic fatigue syndrome: massage therapy effects on depression and somatic symptoms in chronic fatigue. J Chron Fatigue Syndrome 1997;3:43–51.

Fire M. Providing massage therapy in a psychiatric hospital. Int J Altern Complement Med 1984;June:24–25.

Fischer AA. Documentation of myofascial trigger points. Arch Phys Med 1988:69:286–291.

Fishbain DA, Goldberg M, Steele R, et al. DSM-III diagnoses of patients with myofascial pain syndrome (fibrositis). Arch Phys Med Rehab 1989;70:433–438.

Fricton J, Kroening R, Haley D. Myofascial pain syndrome: a review of 168 cases. Oral surf 1982;60:615–623.

Fricton JR. Clinical care for myofascial pain. Dent Clin North Am 1991;35(1):1–26.

Gardener AMN, Fox RH, Lawrence C, et al. Reduction of post-traumatic swelling and compartment pressure by impulse compression of the foot. J Bone Joint Surg 1990:72:810–815.

Goats GC. Massage—the scientific basis of an ancient art: part 1. The techniques. Br J Sports Med 1994;28(3):149–152.

Goats GC. Massage—the scientific basis of an ancient art: part 2. Physiological and therapeutic effects. Br J Sports Med 1994;28(3):153–156.

Goldman LB, Rosenberg NL. Myofascial pain syndrome and fibromyalgia. Semin Neurol 1991;11:274–280.

Graff-Radford SB, Reeves JL, Baker RL, Chiu D. Effects of transcutaneous electrical nerve stimulation on myofascial pain and trigger point sensitivity. Pain 1989;37:1–5.

Grimsby D, Grimsby K. Electromyographic and range of motion evaluation to compare the results of two treatment approaches: soft tissue massage versus a segmental manipulation off the cervical spine. Ned Tijdschr Manuele Ther 1993;12(1):2–7.

Guan Z, Zheng G. The effects of massage on the left heart functions in patients of coronary heart disease. J Tradit Chin Med 1995;15(1):59–62.

Gulla J, Singer AJ. Use of alternative therapies among emergency department patients. Ann Emerg Med. 2000; 35(3):226–228.

Gunn CC. Treating myofascial pain: intramuscular stimulation for myofascial pain syndromes of neuropathic origin. Seattle: University of Washington, 1989.

Gusarova SA, Kuznetsov OF, Gorbunov FE, Maslovskaia SG. [The use of point massage in patients with circulatory encephalopathy.] Vopr Kurortol Fizioter Lech Fiz Kult (Russian) 1997;(6):11–13.

Hack GD, Robinson WL, Koritzer RT. Previously undescribed relation between muscle and dura. Proceedings of the Congress of Neurological Surgeons. Phoenix, AZ, Feb 14–18, 1995.

Hartman PS. Management of myofascial dysfunction of the shoulder. In: Donatelli RA, ed. Physical therapy of the shoulder. New York: Churchill Livingstone, 1991.

Hemmings B, Smith M, Graydon J, Dyson R. Effects of massage on physiological restoration, perceived recovery, and repeated sports performance. Br J Sports Med. 2000;34(2): 109–114; discussion 115.

Hemphill L, Kemp J. Implementing a therapeutic massage program in a tertiary and ambulatory care VA setting: the healing power of touch. Nurs Clin North Am. 2000;35(2): 489–497.

Hernandez-Reif M, Field T, Hart S. Smoking cravings are reduced by self-massage. Prev Med. 1999;28(1):28–32.

Hernandez-Reif M, Field T, Theakson J, Field T. Multiple sclerosis patients benefit from massage therapy. J Bodywork Move Ther 1998;2:168–174.

Hernandez-Reif M, Martinez A, Field T, Quintero O, Hart S, Burman I. Premenstrual symptoms are relieved by massage therapy. J Psychosom Obstet Gynaecol. 2000;21(1):9–15.

Hey LR, Helewa A. Myofascial pain syndrome: a critical review of the literature. Physiol Can 1994;46(1):28–36.

Hobbs S, Davies PD. Critical review of how nurses research massage therapy: are they using the best methods? Complementary Therapies in Nursing and Midwifery. 1998;4(2):35–40.

Holmes MH, Lai WM, Mow VC. Compression effects on cartilage permeability. In: Hargens AR, ed. Tissue nutrition and viability. New York: Springer-Verlag, 1986.

Hondras MA, Linde K, Jones AP. Manual therapy for asthma. Cochrane Database Syst Rev. 2000;(2):CD001002.

Huang FY, Huang LM. Effect of local massage on vaccination: DTP and DTPa. Chung Hua Min Kuo Hsiao Erh Ko I Hsueh Hui Tsa Chih 1999;40(3):166–170.

Hulme J, Waterman H, Hillier VF. The effect of foot massage on patients' perception of care following laparoscopic sterilization as day case patients. J Adv Nurs 1999;30(2):460–468.

Jacobs M. Massage for the relief of pain: anatomical and physiological considerations. Phys Ther Rev 1960;40(2): 93–98.

Jami L. Golgi tendon organs in mammalian skeletal muscle: functional properties and central actions. Physiol Rev 1992;73(3):623–666.

Janda, V. On t he concept of postural muscles and posture in man. Aust J Physiother 1983;20(3):83–84.

Jimenez AC, Lane ME. Serial determinations of pressure threshold tolerance in chronic pain patients. Arch Phys Med Rehab 1985;66:545–546.

Jones NA, Field T. Massage and music therapies attenuate frontal EEG asymmetry in depressed adolescents. Adolescence. 1999;34(135):529–534.

Jones DA, Round JM. Skeletal muscle in health and disease. Manchester: Manchester University Press, 1990.

Jordan KD, Jessup D. The recuperative effects of sports massage as compared to rest. Massage Ther J 1990;Winter:57–67.

Katz J, Wowk A, Culp D, Wakeling BA. A randomized, controlled study of the pain- and tension-reducing effects of 15 min workplace massage treatments versus seated rest for nurses in a large teaching hospital. Pain Res Manage 1999;4(2):81–88.

Katz J, Wowk A, Culp D, Wakeling H. Pain and tension are reduced among hospital nurses after on-site massage treatments: a pilot study. J Perianaesth Nurs 1999;14: 128–133.

Kinney BM. External fatty tissue massage (the "endermologie" and "silhouette" procedures). Plast Reconstr Surg 1997; 100(7):1903–1904.

Kolich M, Taboun SM, Mohamed AI. Low back muscle activity in an automobile seat with a lumbar massage system. Int J Occup Saf Ergon 2000;6(1):113–128.

Kraus H, ed. Diagnosis and treatment of muscle pain. Chicago: Quintessence, 1988.

Krilov VN, Talishev FM, Burovikh AN. The use of restorative massage in the training of high level basketball players. Sov Sci Rev 1985;20:7–9.

Ladd MP, Kottke FJ, Blanchard RS. Studies of the effect of massage on the flow of lymph from the foreleg of the dog. ArchPhys Med 1952;33(10):604–612.

Le-Vu B, Dumortier A, Guillaume MV, et al. [Efficacy of massage and mobilization of the upper limb after surgical treatment of breast cancer.] Bull Cancer (French) 1997; 84(10):957–961.

Li Z, Liu J, Wu Y, et al. Effect of massotherapy on the in vivo free radical metabolism in patients with prolapse of lumbar intervertebral disc and cervical spondylopathy. J Tradit Chin Med 1995;15(1):53–58.

Linde B, Philip A. Massage-enhanced insulin-absorption—increased distribution or dissociation of insulin? Diabetes Res 1989:11(4):191–194.

Lipton SA. Prevention of classic migraine headache by digital massage of the superficial temporal arteries during visual aura. Ann Neurol 1986;19(5):515–516. (Letter)

Losito JM, O'Neil J. Rehabilitation of foot and ankle injuries. Clin Podiatr Med Surg 1997;14(3):533–557.

Lowe JC, Honeyman-Lowe G. Facilitating the decrease in fibromyalgic pain during metabolic rehabilitation: an essential role for soft tissue therapies. J Bodywork Move Ther 1998;2(4):208–217.

Lund I, Lundeberg T, Kurosawa M, Uvnas-Moberg K. Sensory stimulation (massage) reduces blood pressure in unanaesthetized rats. J Auton Nerv Syst 1999;78(1):30–37.

Lynn J. Using complementary therapies: reflexology. Prof Nurse 1996;11(5):321–322.

Manyam BV, Sanchez-Ramos JR. Traditional and complementary therapies in Parkinson's disease. Adv Neurol 1999;80: 565–574.

McCain GA. Treatment of fibromyalgia and myofascial pain syndromes. In: Rachlin ES, ed. Myofascial pain and fibromyalgia. St. Louis: Mosby Year Book, 1994:31–44.

McCain GA, Scudds RA. The concept of primary fibromyalgia (fibrositis): clinical value, relation and significance to other chronic musculoskeletal pain syndromes. Pain 1988;33: 273–287.

Molea D, Mucek B, Blanken C, et al. Evaluation of two manipulative techniques in the treatment of post exercise muscle soreness. J Am Osteopath Assoc 1987;87(7): 477–483.

Morelli M, Chapman CE, Sullivan SJ. Do cutaneous receptors contribute to the changes in the amplitude of the H-reflex during massgae? Electromyogr Clin Neurophysiol. 1999;39 (7):441–447.

Morhenn VB. Firm stroking of human skin leads to vasodilatation possibly due to the release of substance P. J Dermatol Sci 2000;22(2):138–144.

Nguyen HP, Le DL, Tran QM, et al. CHROMASSI: a therapy advice system based on chrono-massage and acupression using the method of ZiWuLiuZhu. Medinfo 1995;8(pt 2):998.

Nordschow M, Bierman W. The influence of manual massage on muscle relaxation: effect on trunk flexion. J Am Phys Ther Assoc 1962;42(10):653–657.

Nussbaum EL, Downes L. Reliability of clinical pressure-pain algometric measurements obtained on consecutive days. Phys Ther 1998;78(2):160–169.

Ortego, NE. Acupressure: an alternative approach to mental health counselling through bodymind awareness. Nurse Pract Forum 1994;5(2):72–76.

Paikov, VB. Means of restoration in the training of speed skaters. Sov Sports Rev 1988;20:7–12.

Partsch H, Mostbeck A, Leitner G. [Experimental studies on the efficacy of pressure wave massage (Lymphapress) in lymphedema.] Z Lymphol (German) 1981;5(1):35–39.

Petermans J, Zicot M. [Musculo-venous pump in the elderly.] J Mal Vasc (French) 994;19(2):115–118.

Pfaffenrath V, Rehm M. Migraine in pregnancy: what are the safest treatment options? Drug Safety 1998;19(5):383–388.

Potapov IA, Abisheva TM. [The action of massage on lymph formation and transport.] Vopr Kurortol Fizioter Lech Fiz Kult (Russian) 1989;(5):44–47.

Poznick-Patewitz E. Cephalic spasm of head and neck muscles. Headache 1976;15:261–266.

Rachlin ES. Musculofascial pain syndromes. Med Times Jan 1984:34–47.

Rachlin ES. Trigger point management. In: Rachlin ES, ed. Myofascial pain and fibromyalgia. St. Louis: Mosby Year Book, 1994:173–195.

Rachlin I. Therapeutic massage in the treatment of myofascial pain syndromes and fibromyalgia. In: Raclin ES, ed. Myofascial pain and fibromyalgia. Baltimore: Mosby, 1994.

Reeves JL, Jaeger B, Graff-Radford SB. Reliability of the pressure algometer as a measure of myofascial trigger point sensitivity. Pain 1986;24:313–321.

Rubin D. Myofascial trigger point syndromes: an approach to management. Arch Phys Med Rehabil 1981;62(3): 107–110.

Sander M, Siegert R, Gundlach KK. [Results of physiotherapy for patients with myofacial dysfunction.] Dtsch Zahnarztl Z (German) 1989;44(11 Spec No):S12–14.

Schneider W, Dvorak J. [Functional treatment of diseases and injuries of the cervical spine.] Orthopade (German) 1996;25(6):519–523.

Scudds RA, Trachsel LCE, Luckhurst BJ, Percy JS. A comparative study of pain, sleep quality and pain responsiveness in fibrositis and myofascial pain syndrome. J Rheum 1989; 16(suppl 19):120–126.

Severini V, Venerando A. The physiological effects of massage on the cardiovascular system. Eur Medicophys 1967;3: 165–183.

Simons DG. Muscular pain syndromes. In: Fricton JR, Awad EA, eds. Advances in pain research and therapy, vol 17. New York: Raven Press, 1990.

Simons DG, Simons LS. Chronic myofascial pain syndrome. In: Tollison CD, ed. Handbook of chronic pain management. Baltimore: Williams & Wilkins, 1989:509–529.

Sinyakov AF, Belov ES. Restoration of work capacity of gymnasts. Gymnastika 1982;1:48–51.

Snyder-Mackler LS, Bork C, Bourbon B, Trumbore D. Effect of helium-neon laser on musculoskeletal trigger points. Phys Ther 1986;66:1087–1090.

Sola AE. Trigger point therapy. In: Robers JR, Hooges JR, eds: Clinical procedures in emergency medicine. Philadelphia: WB Saunders, 1985.

Sola AE, Rodenberger MS, Gettys BB. Incidence of hypersensitive areas in posterior shoulder muscles: a survey of two hundred young adults. Am J Phys Med 1955;34:585–590.

Sullivan SJ, Blumberger J, Lachowicz C, Raymond D. Does massage decrease laryngeal tension in a subject with complete tetraplegia. Percept Mot Skills 1997;84(1):169–170.

Sunshine W, Field T, Schanberg S, et al. Massage therapy and transcutaneous electrical stimulation effects on fibromyalgia. J Clin Rheumatol 1997;2:18–22.

Suskind MI, Hajek NA, Hines HM. Effects of massage on denervated skeletal muscle. Arch Phys Med 1946;27: 133–135.

Takeuchi H, Jawad MS, Eccles R. The effects of nasal massage of the "yingxiang" acupuncture point on nasal airway resistance and sensation of nasal airflow in patients with nasal congestion associated with acute upper respiratory tract infection. Am J Rhinol 1999;13(2):77–79.

Travell J. Pain mechanisms in connective tissue. In: Ragan C, ed. Connective tissues, transactions of the second conference, 1951. New York: Josiah Macy Jr Foundation, 1952:90, 92–94, 105, 119, 121.

Travell JG, Rinzler SH. The myofascial genesis of pain. Postgrad Med 1952;11:425–434.

Tunnell PW. Protocol for visual assessment: postural evaluation of the muscular system through visual inspection. J Bodywork Move Ther 1996;1(1):21–27.

Urba SG. Non-pharmacologic pain management in terminal care. Clin Geri Med 1996;12(2):301–311.

Valtonen EJ. Syncardial massage for treating extremities swollen by traumata, vein diseases or idiopathic lymphedema. Acta Chir Scand 1967;133:363–367.

Wakim KG, Martin GM, Krusen FH. Influence of centripetal rhythmic compression on localized edema of an extremity. Arch Phys Med 1955;36:98.

Wakim KG, Martin GM, Terrier JC, et al. Effects of massage on the circulation in normal and paralyzed extremities. Arch Phys Med 1949;30:135–144.

Watson S, Watson S. The effects of massage: an holistic approach to care. Nurs Stand 1997;11(47):45–47.

Wilkinson S, Aldridge J, Salmon I, Cain E, Wilson B. An evaluation of aromatherapy massage in palliative care. Palliat Med. 1999;13(5):409–417.

Williams PE, Goldspink G. Changes in sarcomere length and physiological properties of immobilised muscle. J Anat 1978;127:459–468.

Yunus MB. Fibromyalgia syndrome and myofascial pain syndrome: clinical features, laboratory tests, diagnosis, and pathophysiologic mechanisms. In: Rachlin ES, ed. Myofascial pain and fibromyalgia. St. Louis: Mosby Year Book, 1994:3–29.

Yunus MB, Kalyan-Raman UP, Kalyan-Raman K. Primary fibromyalgia syndrome and myofascial pain syndrome: clinical features and muscle pathology. Arch Phys Med Rehab 1988;69:451–454.

Yunus MB, Masi AT, Aldag JC. A controlled study of primary fibromyalgia syndrome: clinical features and association with other functional syndromes. J Rheumatol 1989;16(suppl 19):62–71.

Zalessky M. [Coaching, medico-biological and psychological means of restoration]. Legkaya Atletika (Russian) 1979;2: 20–22.

Zalessky M. [Restoration for middle, long-distance, steeplechase and marathon runners and speed walkers]. Legkaya Atletika (Russian) 1980;3:10–13.

Zeitlin D, Keller SE, Shiflett SC, Schleifer SJ, Bartlett JA. Immunological effects of massage therapy during academic stress. Psychosom Med 2000;62(1):83–84.

제 8 장

결합조직 기법

Connective Tissue Techniques

남 종 철

결합조직 기법은 마사지 기법으로서 촉진, 신전과 결합조직의 수정된 촉진이다. 이 기법은 피부 말기, 근막 이완, 직접 근막 기법과 마찰법이 있다. 이번 장에서는 이러한 기법들을 어떻게 적용할 것인지, 어떠한 결과가 나타나는지 다루게 된다. 또한 증상, 금기, 주의, 결과와 치료기법과 관련지어서 설명하였다.

결합조직 기법 치료 시 손상 정도별 결과 요약

손상 정도별 치료결과	*기 법*			
	피부 말기	근막이완	직접 근막 기법	마찰법
안정 시 근육의 긴장 또는 신경근 강도 감소	—	P	P	—
근막의 분리와 신장	P	✔	P	P
밀집한 연부조직의 재구성 촉진	—	P	P	P
근육의 신장성 증가	—	✔	P	P
관절가동범위 증가	P	✔	✔	✔
조직의 진정상태/불안 감소	—	P	✔	—
늑골구조의 가동성 증가	—	P	P	—
근막통증의 활동 감소	—	P	P	—
통증 경감	P	✔	✔	✔
정상적인 구조직 정열	—	P	✔	—
주동근/길항근 기능의 균형	—	P	✔	—
향상된 움직임의 양과 질	—	P	✔	—
향상된 근육의 수행	—	P	✔	—

✔, 효과가 있다; P, 효과가 있을 수 있음; —, 거의 없거나, 아예 없다

피부말기(Skin Rolling)

이 기법을 위해 사용되는 다른 이름 (OTHER NAMES USED FOR THIS TECHNIQUE)

"말기", "조직 말기"

정의(DEFINITION)

피부말기 : 표면상의 조직에서 근막의 심부층을 잡고 미끄러지게 하는 방법으로 지속적으로 들어올리고 피부하 조직 전체를 굴려서 요동을 일으키게 하는 동작이다.

주의(NOTES)

1. 독특한 방법은 대개 페트리사지와는 구분되는데 조직을 쥐고, 들어올리고 하기 때문이다(7장 참고, 신경근 기법). 그러나 피부 말기는 기본적으로 페트리사지와 다른데 근육에 의한 작용 보다는 피하에 있는 표면상의 조직에 더 작용한다. 이 기술을 적용하는 동안 촉진될 수 있는 스트레치에 대한 저항은 피부와 표면근막의 팽팽함 때문인데, 이것은 아마 차례로 깊은 근막과 근육아래 놓인 긴장과 연관있을 것이다. 피부말기를 천천히 적용하면, 임상적 효과로 나타나는 표면근막의 점탄성 스트레치와 이 장의 아래의 설명된 바 있는 다른 결합조직 기술의 느낌과 비슷한 촉진의 느낌을 가져온다.(상자 8-4 참조).
2. "피하조직 말기"는 이 기법의 좀 더 정확한 명칭일수도 있다; 그러나 피부말기란 용어는 문헌에서 계속 사용되었다.

임상적 적응증과 치료성과 (CLINICAL INDICATIONS AND IMPAIRMENT-LEVEL OUTCOMES OF CARE)

피부말기는 환자의 검진과 치료에 유용한 기법이다. 치료사는 피부말기 기법을 환자의 피부와 표면근막의 가동성 때문에 화상의 만성 후유증, 상처, 수술 그리고 정형외과적 손상일시에는 제한적으로 사용해야 할지도 모른다.

부가적으로, 피부말기를 시행하는 동안 통증의 호소를 유발하거나 조직의 저항이 촉진된다면, 이는 아마도 잠재된 근육긴장의 만성적 상승, 분절척추기능장애 혹은 장기의 병리학적 상태를 뜻하는 것일 수 있다.

치료방법으로서 피부와 피하에 있는 결합조직의 유동성 증진을 위해 관절 가동범위 증가를 위해 반복적으로 피부말기 기법을 적용해야 한다. 피부말기 기법 적용 시 해부학상 근막의 물리적인 신장효과를 얻기 위해 근막 깊이 침투하도록 천천히 하되 힘을 가해야 한다. 마지막으로 일반적인 효과는 정확한 반동적인 충혈의 결과를 가져온다.

주의와 금기증 (CAUTIONS AND CONTRAINDCATIONS)

임상적인 훈련과 지도된 연습은 피부 말기의 적당한 적용을 위해 중요하다. 향상된 훈련은 정확한 상황에서, 특히 병적인 상태와 연관되어 바람직하게 적용될 수 있다. 피부 말기 기법의 일반적이고 부분적 금기사항이 공지되어 있다(2장을 참고). 따라서 모든 결합조직 기법에서 부분적으로 피부말기 기법 적용시 절대적인 금기 사항이 있다: 급성충혈 또는 염증, 과유동성 또는 관절의 불안정 또는 연령 또는 약물사용으로 인한 피부 약함. 환자에게 아급성 단계의 염증 반응이 있을 시에는 피부말기 기법 적용 시 약하게 하고, 그 밖의 부종문제가 해결하고 내성치료를 할 수 있다. 이 기법은 결합조직의 기능장애가 있을 때 주의 깊게 사용해야 한다. 부가적으로, 정골요법의 전통에서 어떤 특정 척추분절 위에 깔린 피부는 척추분절에 의해 제공된 내장에서의 기능적/장기적 불균형이나 병리학적 상태가 내재되었음을 시사한다고 여겨진다. 결합된 근막 부위에서는 이 기법이 통증을 유발하게 할 수도 있고, 통증의 내성을 기르기 위해 적용되어져야 한다.

피부말기를 위해 필요한 기술

피부말기 기법을 실시하기 전에 치료사는

- 피부의 신축성과 탄력의 정도를 분류할 수 있어야 한다.
- 선자세 또는 앉은 자세로 실시할 수 있다.
- 표면의 지방조직과 근막의 두께를 촉진한다.
- 심부 근막층의 작용위치를 지정 한다.
- 정상적인 근막과 다양한 피부근막 조직들을 대상으로 어떻게 기법을 접근해야 하는지 묘사하라!

도수 기법

피부말기(Skin Rolling)

그림(그림 8-1, 8-6)에서 보듯이, 피부말기 기법은 신체의 다양한 부위에서 사용되고 있다. 그림과 같이 바로누운자세에서 얼굴, 목, 가슴, 복부, 대퇴 전방 부위에서 피부말기 기법을 사용할 수가 있으며, 엎드린 자세에서 척추 주위 근육을 시작으로 발끝까지 이 기법을 사용할 수가 있다.

1. 오일이 필요 없다. 치료사는 사전에 환자의 피부를 깨끗이 한다. 이 기술은 환부에 마사지 타올을 덮어서, 기술을 사용한다면 잘 적용될 수 있다 .

2. 표면상의 근막과 지방을 엄지와 검지로 쥔 다음 환자의 피부면에서 수직으로 들어준다.

3. 치료사는 가능한한 접촉면을 넓게 한다. 몸의 작은 부위를 제외하고, 환자들이 경험하는 꼬집기 감각의 가능성을 최소화 하기 위해 몸의 일부분과 함께 원위부 지골과 손바닥의 끝부분으로 환자의 피부를 느슨하게 또는 지방조직이 많은 부위를 포함하여 접촉한다.

4. 손으로 환자의 피부를 동시에 신장시켜 주고 표면조직을 따라서 느린 율동이 일어나도록 굴린다. 두가지가 동시에 발생하는 신장력: 피부에 수직 방향으로 다른 부위에도 적용한다. 미끄러짐 동작은 치료사에 의해서 동시에 발생되고, 환자의 피부를 쥐고 들어 올리는 동안에 이완된다. 미끄러짐 동작은 치료사로부터 조직이 말아질 때까지 이루어진다. 손으로 이완되며, 한 동작이 끝날 때까지 조직이 말아져야 한다.

5. 한 손 또는 양손으로 피부 말기가 가능하다: 그러나 피부말기는 양손으로 하는 것이 더 쉬우며, 이때는 양손을 펴서 겹친 후에 동시에 시행한다.

6. 피부말기는 다른 방법으로 할 수 있어 다양하게 행할 수 있다. 표면 근막에 접촉할 때와는 달리 몸의 다양한 부분에서 지속적으로 쉽게 독특한 방법으로 피부말기를 할 수 있을지도 모른다(그림 8-3, 8-4 그리고 8-6).

7. 치료사는 피부 말기를 할 때 전체적으로 한번 한 다음 다시 점착이나, 자극을 느끼는 부위에 부가적으로 실시하고, 환자의 피하에 있는 조직이 쉽게 들리고 자극이 감소될 때까지 다른 방법으로 실시한다.

8. 느린 속도로(〈 1cm/sec) 적당히 들어올리는 힘이 적용될 때, 피부말기는 환자의 표면근막에서 "수기자의 손이 기는 듯한(느리게, creep) 기법"의 과정이 일어난다-심부 근막의 피부층 아래까지 효과가 일어난다.

9. 손을 피부에 가장 넓게 접촉하여 피부말기를 할 때 작은 부위까지 연관되어 지며, 이 기법에 대한 내성이 생기지 않을 수도 있다. 피부 말기 과정에서 아주 민감한 반응을 보인다면, 표면근막 이완을 시키거나 직접적으로 근막에 대해 가벼운 압박을 하고, 넓은 면을 접촉하여 실시한다면 피부말기 기법과 비슷한 결과를 얻도록 한다.

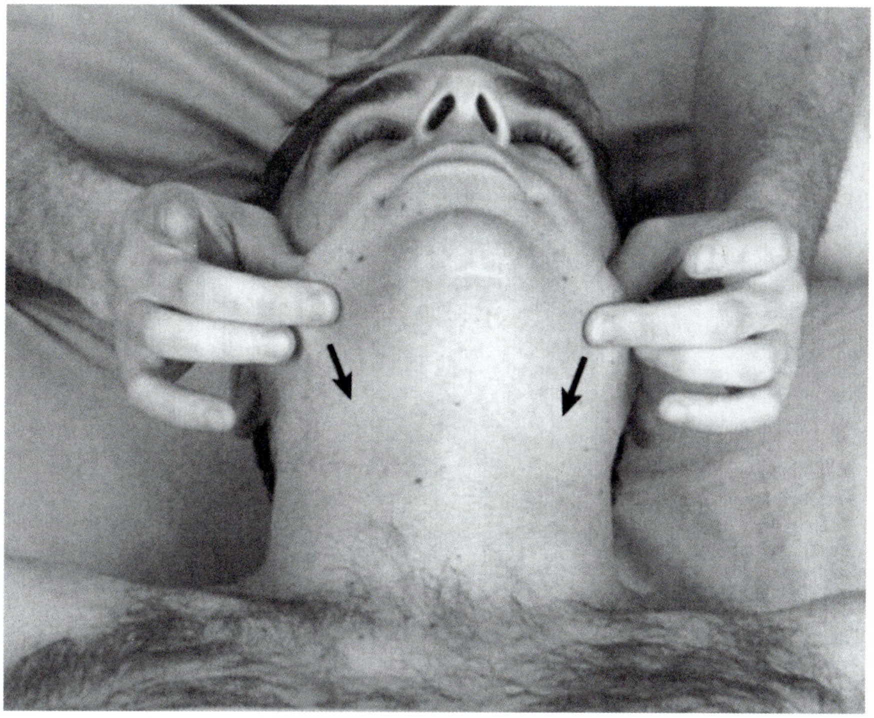

그림 8-1. 손가락 끝으로 부드럽게 작용을 시작하여 턱 끝부위까지 얼굴마사지에 완벽하게 실시한다.

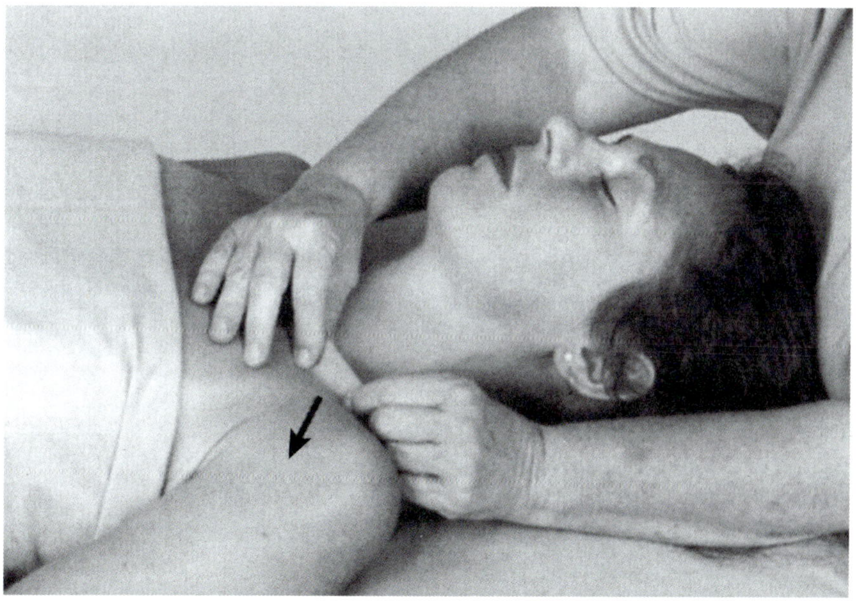

그림 8-2. 쇄골 전체와 앞쪽 목부위에 차지하고 있는 표면 근막과 넓은 목근육부위에 피부말기 기법을 적용한다.

다음 페이지로 도수 기법 그림 계속

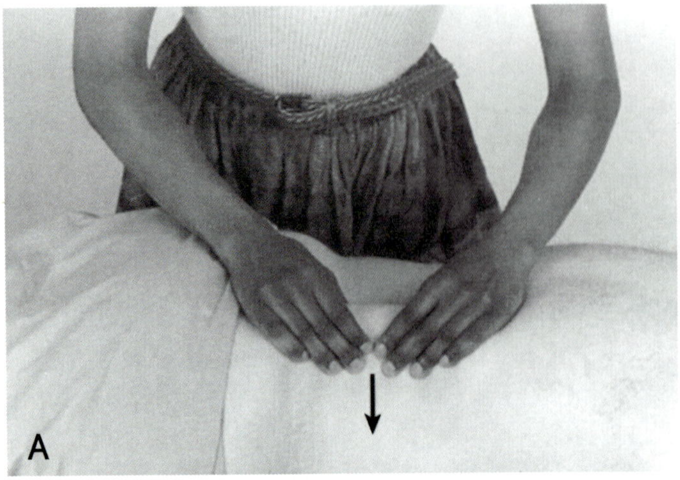

그림 8-3. 허리에서 일어나는 조직의 반응은 요추 근막과 대체로 한 동작의 기법이 다양한 방향으로 작용된다.(그림 A,B 참조)

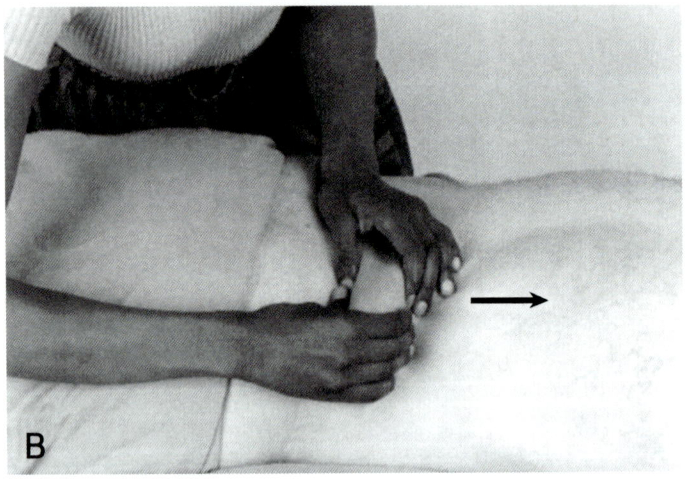

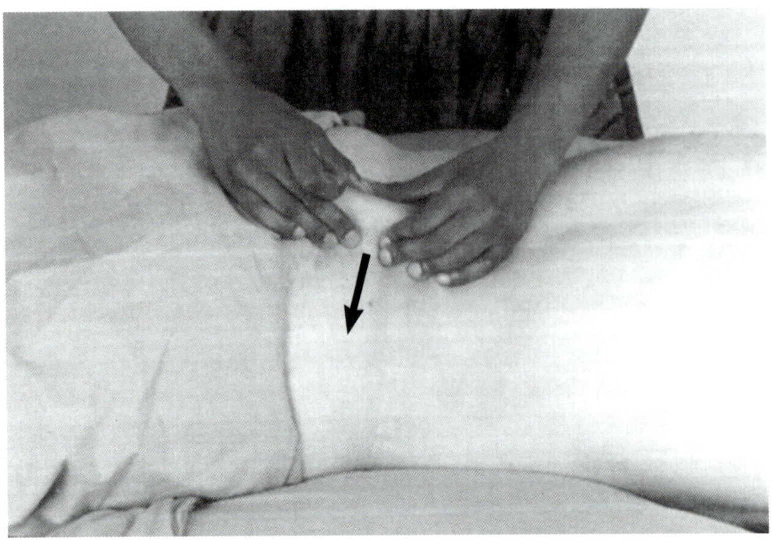

그림 8-4. 천골부위의 피부조직은 전반적으로 밀집된 근막의 부착점 부위로서 쉽게 들어올려지지 않는다.

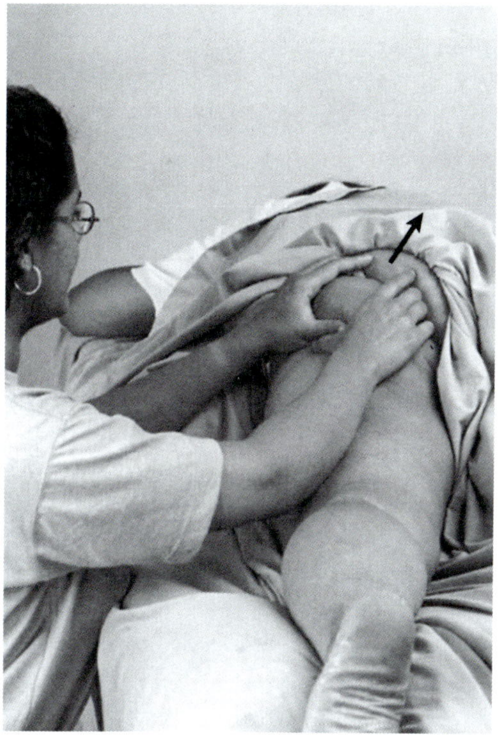

그림 8-5. 둔부와 같이 지방이 많은 부위는 손바닥의 끝과 손가락을 사용하면 좀 더 많은 부위를 쥘 수 있다.

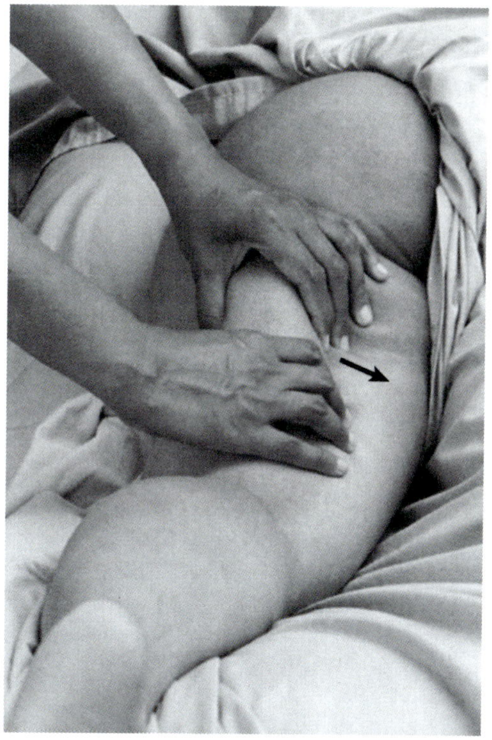

그림 8-6. 다리와 같은 부위는 차라리 피부말기 기법을 하는 것이 보다 더 쉽다.

피부말기 기법의 구성요소

접촉 : 손가락의 원위부 지골을 포함해서 엄지, 손바닥에서 돌출된 부분, 또는 손바닥 끝

압 : 표면근막의 충분한 들어올림

연관된 조직 : 피부, 표면 근막, 지방; 직접적으로 심부 근막층의 접촉

진폭/길이 : 다양함. 치료사의 기법 변화

속도 : 느리게, 1~4 cm/sec 보다 더 느리게

시간 : 30초 또는 더 길게

동반되는 중간단계: [a] 식섭적 근막 기법, 페드리시지

적용상황 : 흉터와 같은 표면 연결(연부)조직의 제약을 유동화시키기 위해 단독으로 적용하기.
조직의 유동성을 평가하기 위해 직접 근막기술이나 심근막의 이완 전후에 적용하기.

[a] 하나에서 다른 하나로 단계적으로 융합시킨다.

치료사의 위치(자세) 그리고 운동 (CLINIAN'S POSITION AND MOVEMENT)

1. 기본적인 자세는 4장에 제시되어 있는데 치료를 위한 준비와 시술을 위한 자세로서 바로 선 자세 또는 바로 앉은 자세가 있다.
2. 피부 말기는 손을 사용하는 방법으로 편안하게 선자세 또는 앉은 자세에서 할 수 있다.
3. 앉은 자세에서 할 때는 치료사가 환자의 피부를 손가락과 손바닥 끝으로 쥘 때 허리의 과신전을 막을 수 있을 것이다(그림 8–5).

촉진(PALPATE)

이 기법은 환자의 피부와 다음 사항을 촉진한다:

1. 피부의 온도와 감촉
2. 표면지방의 감촉과 두께; 지방종과 섬유조직 축적은 보통 등과 골반 위 허리둘레 부분이다.
3. 피부표면과 수직이 되는 환자의 피부표면조직의 스트레칭에 대한 저항, 피부표면과 평행이 되는 조직의 스트레칭에 대한 저항, 치료사가 쓰다듬기를 시행하는 동안 피부 말기의 완화에 대한 저항으로서 촉진되는 표면근막의 팽팽함.
4. 조직의 점탄성 스트레치. 만일 치료사가 피부말기를 천천히 실행한다면, 치료사는 아마 환자의 표면조직의 변형 또는 느린 점탄성의 스트레치를 촉진할 수 있을 것이다.

관찰(OBSERVE)

이 기법을 수행하기 위해서 아래 항목에 나열된 징후를 준수해야 한다.

1. 피부의 일반적인 상태, 특히 순환 또는 영양상태(trophic)의 변화
2. 확실한 만성적인 근육긴장은 표면 근막 아래의 긴장과 관련되어 있을 수도 있다.
3. 충혈반응; 피부말기법은 종종 빨리 이루어지는 과정에서 충혈반응이 생기는데 몇 분 동안 지속된다.

의뢰자와의 대화 (COMMUNICATION WITH THE CLIENT)

치료사는 환자에게 이 기법의 효과에 대해 편안함과 불만의 정도를 피드백하는 것이 좋다. 그래서 아래와 같은 예를 들어 놓았다.

1. "제가 피부말기법을 하는 동안 타는 통증 느낌이 들면 말씀하세요" 처음에는 단단한 표면근막이 스트레칭 될 때 불쾌한 느낌이 든다. 이 느낌은 완전히 없앨 수는 없다; 그래서 치료사는 적당하게 피부를 들어 올리고 환자에게 피드백을 계속 하거나 결합조직 기법에 변화를 줄 수 있다.
2. 환자에게 말해주어야 할 것은 피부 말기법이 흉터를 내는 것도 아니라 일시적이며, 지속적으로 건강한 피부가 유지되는 것이 아니지만 두드러지는 효과를 볼 수 있는 방법이다.
3. 이 기법은 일반 마사지 기법이 아니며–피부말기법을 포함–"셀룰라이트(여성의 엉덩이, 넓적 다리 피하에 쌓여 있는 지방 축적물)는 눈에 띄게 감소된다.

다른 적합한 기법 (OTHER APPROPRIATE TECHNIQUES)

피부말기법을 할 때 상호 보완이 되는 방법이 몇 가지 있다. 특히, 근막 이완 또는 직접적인 근막 기법 적용시에 가볍게 해야 효과를 볼 수 있다.

수기 후의 자가관리 (POSTINTERVENTION SELF–CARE)

1. 치료사는 환자에게 피부말기를 실시하는 부위에 있어서 어떻게 피부말기를 직접 수행하는지 가르쳐 줄 수 있다.
2. 환자는 근육 스트레칭을 통해 특별한 부위를 호전시킬 수 있다. 스트레치 자세는 바르게 서서 30초 또는 그 보다 더 길게 하여 표면 근막에 있어서 움직임이 제한되는 부위에 도움을 줄 수 있다.

피부말기를 위한 연습 지속

실행 시간: 1인 당 30분

누운자세: 환자의 후방 몸통 절반을 어깨 밑에서 둔부가 겹쳐지는 곳까지 벗긴다. 척추부위의 과정이 확실히 실행되게 한다.

1. 어깨에서의 시작: 환자의 피부와 가능한 한 많은 피하지방을 들어올리고 중단없는 한번의 동작(만일 가능하다면)으로 등에서 엉덩이까지 조직을 말아내린다.
2. 어깨로 다시 돌아가기: 외측 혹은 내측으로 움직인다. 드러난 모든 부위가 치료를 받을 때까지 동일한 방향에서 연속적인 실행을 한다. 실행하는 동안 조직의 위축이 어디에서 일어나는지 머리 속으로 주목한다.
3. 비슷하고 긴 수평 쓰다듬기로 같은 부위를 다루는데, 이번에는 위쪽으로 실시한다.
4. 좀 더 짧은 쓰다듬기로 같은 부위를 다루는데 이번에는 내측에서 외측으로, 그 다음 외측에서 내측으로 실시한다. 조직반응에서의 차이점을 주목한다.
5. 더 큰 위축을 보이는 것으로 나타난 부위로 되돌아간다. 여러 방향으로 그 기술을 반복 적용한다. 조직위축의 특색을 재평가한다.

아마 치료사는 환자를 서고 활발히 움직일 수 있도록 만들고 또 몸의 양측을 비교하고 싶을 것이다.
환자 몸의 다른 측에 비슷한 연속동작을 실행한다. 마지막에 피부말기가 신체의 다른 부위, 예를 들어 두피, 양 손과 발 그리고 주위의 관절과 같은 곳에 어떻게 적용되는지 조사한다.

과제: 다른 부위도 같은 순서로 시행하시오.

근막 이완(Myofascial Release)

이 기법을 위해 사용되는 다른 이름 (OTHER NAMES USED FOR THIS TECHNIQUE)

"근막 스트레칭".

정의(DEFINITION)

근막이완 : 이 기법은 미끄러짐이 아니라 근막 견인을 포함한 중간 정도의 스트레치, 근육 탄력성과 근막과 관련되며 점탄성 신장과 근막의 변형이 된 결과로 정형외과적으로 다양한 의미가 있다.

주의(NOTES)

1. 근막 이완은 때때로 치료 단계의 한 부분으로 사용되며—같은 명칭에 의해 알려진—두개천골, 조골, 다른 연부조직 기법의 다양성과 관련된다.
2. 어떤 저자들은 "직접적"와 "간접적"을 둘 다 근막이완법에 적용하기도 한다. "직접적"인 것의 의미는 기법의 힘을 직접적으로 초기에 제한된 부분에 사용한다; 다른 의미로 이 동작은 제한적인 근막의 장애 부위에 적용된다. 반대로 간접적인 기법은 적용된 힘 또는 환자 이동, 근막의 장애로 인한 움직임이 제한된 곳에 적용한다. 근막이완의 간접적인 방법은 이 책에서는 다루지 않는다.

임상적 적응증과 치료성과(CLINICAL INDICATIONS AND IMPAIRMENT–LEVEL OUTCOMES OF CARE)

근막 이완은 근막층과 운동계 작용의 효과가 감소된 부분에 근막층을 신장시켜 가동범위를 증가시킨다. 그래서 근막 이완법은 만성적으로 근막의 수축된 결과 관절 가동범위가 제한된 상태 즉, 다음과 같은 자세(척추 후만증, 척추 전만증, 척추 측만증, 거상된 어깨, 머리가 전방으로 나온 자세)는 다양한 범위에서 움직일 수 있도록 해주고, 외상후 만성적인 후유증, 만성적인 근막 통증 증후 그리고 신경성 또는 외상성 징후와 같은 상태에서 근막 이완의 효과는 골격의 정렬을 정상화시키고 주동근과 길항근의 균형을 맞춰주고, 근육 움직임의 양과 질을 향상시켜주며, 체형 정렬과 초기 치료시 기능장애로 인한 통증을 감소시켜준다.

이 기법은 또한 만성적인 근막통증부위를 해소해 줄 수 있고, 만성적인 스트레스를 해소시켜주며, 신장력 증가로 근육을 원활하게하여 운동 수행을 향상시켜 준다.

주의와 금기증 (CAUTIONS AND CONTRAINDCATIONS)

임상실습과 잘 지도된 마사지 기법은 근막이완의 적용을 원활하게 할 수 있다. 상급 훈련은 확실한 상황에서 조언을 구할 수 있고, 특별한 경우인 병리학적인 상태를 다룰 수 있다. 모든 절대적이고 상대적인 금기사항은 근막이완법의 적용을 위해 필수적이다(2장. 임상 결정 과정). 따라서 모든 결합조직 기법에서 몇가지 주의 사항과 금기사항을 근막이완법에서 적용할 수 있다; 악성을 포함한 소포염, 열, 급성 류머티스 관절염, 절개된 상처, 봉합성 혈종, 회복된 골절부위, 골다공증, 혈액응고 치료, 회복된 당뇨병과 민감성 피부 게다가 피부조직이 약하고 마비되었거나 느슨하거나 불안정한 부위에는 아주 조심해야 한다. 관절 또는 병적인 것과 관련된 관절은 근막 "지지대"에 의해 구성되어 있다. 부가적으로 근막이완은 결합조직 장애일때 비급성단계에서 주의깊게 사용되었을 것이다.

치료사는 근막이완법이 미치는 영향을 알고 있어야 한다. 비록 근막이완법을 적용하더라도, 환자의 근막 균형이 빠르게 회복될 수 있지만 특별하게 크고, 주된 변화는 나타나지 않는다. 그 후에 환자들은 뒤섞인 근막계통 "전신계통" 행위를 보여왔고, 근막 이완법의 효과는 국소 또는 항상 주된 국소 부위에만 있는 것이 아니다. 게다가 이 기법은 자율신경계의 반사적 효과, 생체운동의 이완 등의 효과를 볼 수 있다. 보존적인 접근과 주의 깊은 관찰; 그리고 환자와의 대화가 필요하다.근막이완의 효과에 대한 견해에 있어서 치료사는 정확하게 실시해야 하고, 기본적으로 근막이완법을 적용하기 전에 중재를 통해 시각적인 시진으로 자세를 평가해야 한다.

더욱이 근막이완법을 배우고 있는 치료사는 처음에 이 기술의 적용을 어떠한 세션에서든 10분 이내로 제한해야 하며 적어도 시각적 재 평가를 주기적으로 실시한다. 매 시기마다 환자를 보고 느끼면서 "균형이 잡힘"을 세심히 다루어야 하며, 특히 무릎 또는 골반 위주로 제한된 일을 많이 하는 사람에 있어서 더욱 그렇게 해야 한다.

치료사는 주동근과 길항근, 협력근군과 균형있게 작용을 하며 유지하도록 노력해야 하고, 치료 효과를 위해 정확한 평가를 해야 한다.

결합조직 반응에 어떻게 장력을 가할것인가?

기계적 하중에 대한 반응으로 빽빽한 결합조직의 행위에 대한 광범위한 조사가 있다. 몇 가지 관련 있는 개념들은

신장/신장력 : 구조물을 늘이는데 효과적이며, 아주 고전적인 방법이다.

탄성 : 스프링과 같다. 탄성스트레치는 줄어든 길이를 늘여주고 회복시켜준다.

유연성 : 쉽게 모양을 바꿀수 있다. 유연성은 감각을 회복시킬수 없지만 스트레치하는 동안은 효과를 얻게 되고 이완된 상태에서는 변함없이 유지된다.

점탄성 : 유연성과 탄성력 모두 있다. 점탄성 스트레치는 부분적으로 감각을 회복시켜주며 부분적으로 길이를 늘여주고 이완된 상태에서는 변함없이 유지된다.

"Creep"(점탄성 "creep") : 조직에서 점진적으로 길이가 늘어나고 신장력을 유지하며 밀집된 결합조직의 점탄성 또는 유연성은 상호관련이 있다. 점탄성이 지속된 신장에 의해 결합조직 부위의 촉진 동안 할 수 있다.

탄성과 유연성 반응의 결합조직에서 신장력은 힘의 속도와 기간에 적용할 수 있으며 가장좋은 방법은 영구히 결합조직체에 길이를 늘이는 것이고 구조적으로 유지하기 위해서 지속적으로 저강도로 하는 것이 좋다.

근막 이완을 하는데 있어서 필수적인 기술

근막 이완법을 하기 전에 아래 상항을 준수해야 한다.

- 표면근막과 심부근막층의 가동성 평가
- 바로 선 자세, 보행시 자세의 불균형 평가
- 근막 단위의 신장 평가
- 선자세 또는 앉은 자세에서 어깨를 축으로 시술하는 손에 치료사의 체중을 가함
- 골격근 섬유의 배열 평가
- 근육과 근막과 관련된 근육의 관계평가
- 주된 근막을 촉진하고 직접적으로 관련되어 있는 것을 평가

다음 페이지로 도수 기법 266 계속

도수 기법

근막 이완(Myofascial release)

그림에서와 같이(그림 8-7~8-14) 근막 이완은 신체의 다양한 부위에 적용된다. 그림에서와 같이 누운자세와 엎드린 자세에서 머리부터 발끝까지 할 수 있다. 주요 특징적인 기법을 그림을 통해 설명해 놓았다. 화살표로 표시된 부분은 힘이 가해지는 것을 말한다. 치료사의 손과 환자의 피부가 미끌리지 않도록 한다.

1. 치료되는 조직들은 (예, 근육, 부분적 근육, 근육신장 단위 또는 림프 전체) 팽팽함에서 미치지 못하거나 팽팽해 지려는 순간의 스트레치 자세에 놓여 있다.

2. 근막을 이완할 곳에 양손을 이용하여 서로 반대되는 방향에 대고 스트레치시킨다(그림 8-7, 그림 8-9, 그림 8-14). 공통적으로 전체 손바닥, 손바닥의 끝 또는 전완에 접촉한다. 치료사는 환자의 조직에 충분한 압박을 가해서 심부 근막층의 작용을 살핀 다음, 가벼우면서도 중정도의 수평방향 또는 반대방향에서 신전시킨다. 조직에 스트레치되는 이 동작은 손을 근섬유의 방향과 나란히 댄다. 이때 주의할 점은 환자의 피부에서 손이 미끌리지 않도록 한다.

   근막 이완을 할 지점이 체중에 의해 안정된 부분이라면 그림 8-8, 그림 8-11, 그림 8-12와 같이 자세를 바로하여 정확하게 스트레치시킨다.

3. 수평방향으로 유지하거나 스트레칭시킬 때 일정한 힘으로 천천히 늘여준다. 만약 촉진할 수 없거나 스트레치가 잘 안되는 부분은 90초 보다 더 많이 해주고, 환자에게 "들숨"을 쉬게 하던지 기침을 하도록 유도한다. 치료사는 스트레치를 약하게 할 상황에서 조절할 수 있으며 신장력 또는 근막 이완을 할 지점을 바꾸어 효과적으로 실시할 수 있다.

4. 환자의 조직이 늘어나 느슨하다. 예를 들면, 근육의 끝 지점에 손을 반대방향으로 대고 넓은 면을 아주 느리게 피부에서 미끄러지지 않게 한다(그림 8-7, 그림 8-9, 그림 8-10, 그림 8-13A, b, 그림 8-4). 양손을 체중에 의해 안정성 있는 부분에 대고 스트레치시킬 수 있다(그림 8-8, 그림 8-11, 그림 8-12). 근막 이완을 90초로 제안한 것은 근막 이완을 위해 최소한 필요한 시간이고, 근막 장애를 연속적으로 늘이기 위해서는 3~5분이 필요하다.

5. 특히 대근육에는 가능한한 넓게 손을 교차시켜 짧은 시간에 조정한다(그림 8-9, 그림 8-10, 그림 8-13 A,B). 그러나 오래 지속하면 치료사의 허리에 부담이 간다.

6. 치료사는 환자의 조직의 길이를 신장시키기 전에 압박해야 한다; 이것은 가볍게 압박해야 하고 심부근막층의 작용에 접촉해야 한다. 이렇게 하는 이유는 초기에 표면근막층에만 가해질 수도 있으며 수평방향으로 신장시킴과 근막 이완은 심부 근막층에 효과를 줄 수 있다. 초기에 가해지는 힘뿐만 아니라, 연부 조직에 스트레치 결과에 적용시 힘이 가해지는 시간이 영향을 미친다(표 8-4). 게다가 더 가해지는 힘은 통증, 저항력과 불안을 야기할 수 있다. 따라서 중정도의 힘 이상 가해서는 안 된다.

다음 페이지로 도수 기법 268 계속

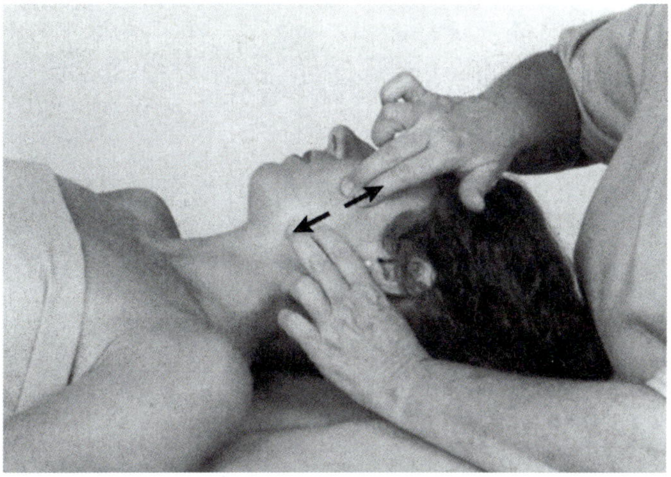

그림 8-7. 저작근과 같은 소근육은 검지 혹은 중지를 겹쳐서 사용한다.

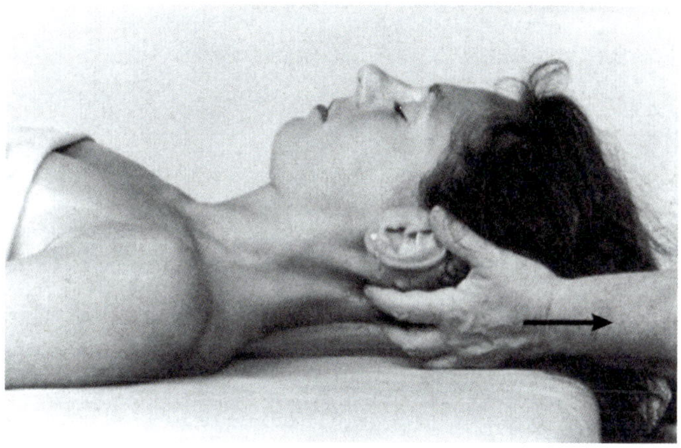

그림 8-8. 누운자세에서 후방 경추 결합부의 스트레칭.

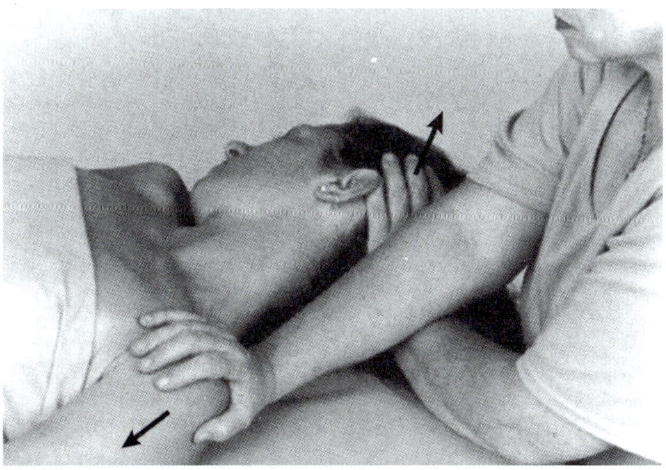

그림 8-9. 상승모근에서 그보다 윗쪽인 머리에 손을 교차시켜 한쪽 먼저 스트레칭한다.

다음 페이지로 도수 기법 그림 269 계속

7. 치료사는 환자의 조직에 운동성이 생기고 근막의 장애가 해결될 때까지 3~5분 또는 그 이상 스트레치해야 한다. 대신에 치료사는 단기간에 스트레치를 한 다음 자세를 교정하고, 환자의 근육과 관련된 조직은 적당히 지속적으로 높여준다. 그 다음 다른 근육과 근막층에 스트레치를 할 때 압을 가할 수도 있고, 여러 근섬유에 신장력을 적용할 수 있다.

8. 이완시키고 서서히 압박한다.

근막 이완의 구성

접촉 : 전체 또는 부분적으로 손을 사용

압 : 가볍게~중정도

조직의 효과 : 근막; 근육과 관련되어서 효과가 있으며 근막 반응은 초기 촉진에 초점을 둔다.

방향 : 전형적으로 적용시 힘은 근육과 근섬유의 축과 긴 방향에서 나란히 한다 ; 마지막 스트레치는 같은 방향으로 작용한다.

진폭/길이 : 길이 증가를 위해 오랫동안 근막 전체를 스트레치하면 3 cm 늘어날 수 있다.

속도 : 번형률은 매우 느리고 부위, 양 그리고 스트레치를 가하는 조직의 건강상태에 의해 결정된다.

시간 : 90초~ 50분 또는 그보다 더 길게

동반되는 중간단계 : 정적인 접촉 직접적인 근막 기법과 관습적인 정형외과적 스트레칭

병행 : Trp에는 특별하게 더 압박할 수도 있다. trigger point를 치료하기 위해 특정한 압박과 겸할 수도 있다.

적용상황 : 일반적으로 단독 또는 변형된 직접근막기법 적용; 근막이완은 적용범위가 넓고 우선적으로 사용되거나, 좀 더 특별한 근육에 사용되거나 결합조직 기법 사용.

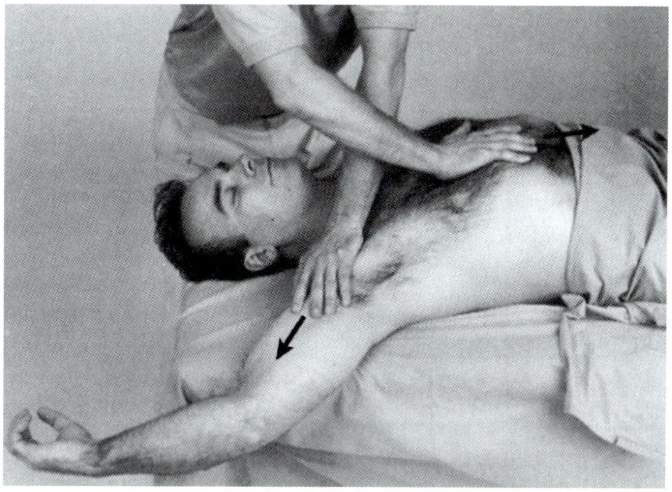

그림 8-10. 대흉근의 깊은 부분의 근섬유까지 영향이 가도록 손을 교차하여 스트레칭시킨다.

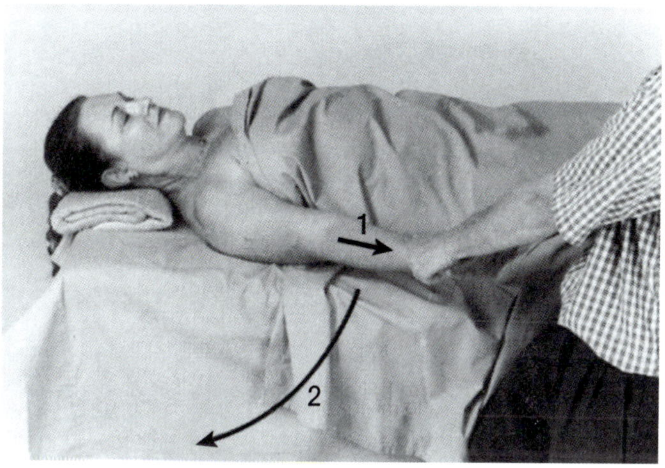

그림 8-11. 환자의 팔(또는 다리)을 신전시켜 유지한다. 치료사는 신전시킨 환자의 팔을 천천히 움직이고, 점차적으로 완전 외전시킨다. 상벽골을 내회전 또는 외회전할 수 있다.

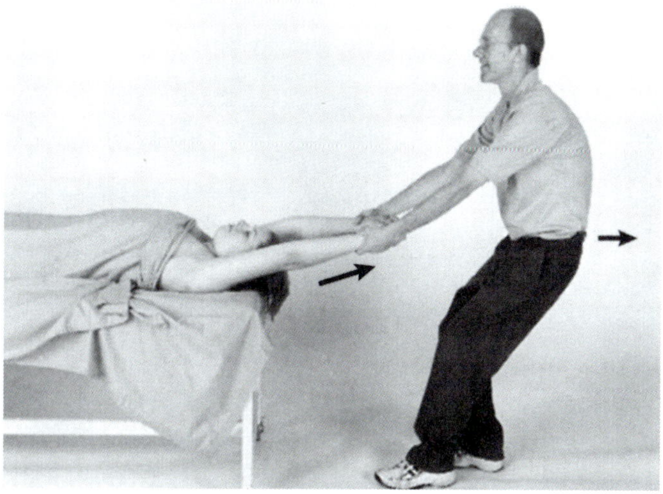

그림 8-12. 누운 자세 또는 엎드린 자세에서 양 팔을 신전시킨다. 기본적인 자세는 앞서 말한 바와 같이 한 상태에서 시작하여 조금씩 위치를 바꾸어 신장시키고, 실질적으로 상체의 근육군을 늘인다. 두 번째로 다리도 동시에 신전시켜서 더 큰 효과를 기대할 수 있다.

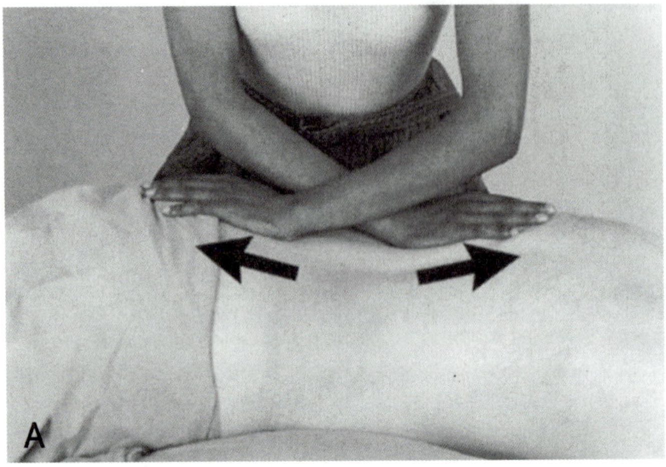

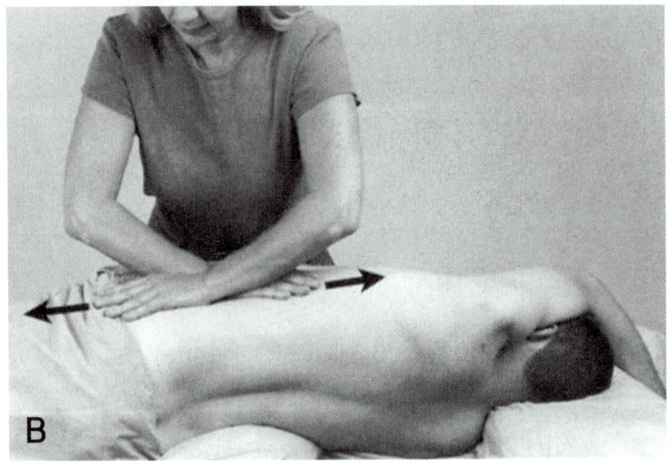

그림 8-13. A. 엎드린 자세에서 양팔을 교차시키며 요추를 신전시킨다. 이 기법을 부드럽게 적용시키면, 밀집된 곳의 뭉친 부위, 요추 천골근막의 많은 층이 어딘지 알아내고 늘여준다. B. 손은 중심부와 교차하여 허리에 얹고, 척추주변의 근육조직의 척추면과 양측 모두 스트레치한다. 베개를 벤 방향 위에 팔을 두고, 베게 아래 방향에서 방형근 요방형근의 스트레치를 촉진할 수 있다.

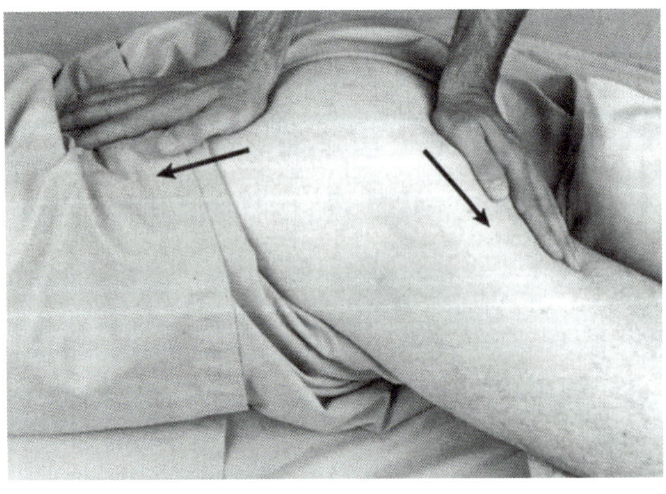

그림 8-14. 대둔근을 최대로 근막 이완시킨다.

치료사의 위치(자세) 그리고 운동 (CLINIAN'S POSITION AND MOVEMENT)

1. 기본적인 자세는 4장에서 볼 수 있으며 치료를 위한 준비와 자세는 바로 서거나 바로 앉거나 다른 자세에서 취할 수 있다.
2. 치료사는 효과적이고, 유용한 자세를 선택하여 몇분 동안 자세를 유지시킨다. 전완 또는 손과 접촉하여 허리에 부담을 주는 것은 피한다.
3. 환자 몸에 대한 ergonomic 하중은 이완이 진행될 때, 발 위치와 무게 중심에서의 작은 변화를 이용해 바꿀 수 있다.
4. 림프 전체와 전신의 이완은 두사람(또는 3명)이 서로 보조하여 실시할 수도 있다.
5. 작은 신체의 움직임과 관련하여 장기간 기술이 요구되는 자세를 취할 때 횡경막 호흡을 할 수 있다.

촉진(PALPATE)

이 기법을 수행할 때 치료사는 아래의 사항을 준수해야 한다.

1. 점탄성의 스트레치 또는 조직의 변형. 이것은 근막 이완의 정확한 수행에 있어서 촉진하는 것을 쉽게 해준다. 이는 치료사의 손이 환자의 피부에서 움직이지 않기 때문이다. 일단 치료사가 스트레치 위치에 도달하고 그 곳의 말단지점에 최초의 탄력적 스트레치를 가하면 두 손의 단계적 분리는 변형(creep)을 초래할 것이다.
2. 근막층의 위치: 치료사는 양 손으로 동일한 근막층을 다루어서 양손 간의 의사소통이 이루어질 수 있도록 하고, 마치 연결된 시트의 반대편 양 끝에서 당기듯이 각 손은 다른 편에서 가해진 장력의 양과 방향에 자은 변화가 있음을 감지한다. 근막층을 분리, 촉진하는 능력은 연습(훈련)이 필요한 기술이다.
3. 스트레치의 리듬과 동작: 근막 이완의 효과적인 적용은 스트레치하는 동안에 치료사가 지닌 리듬과 동작에 따라 결정된다. 눈을 감고 실시하면 손에 집중할 수 있고 촉진 결과; 이것은 특별하게 기법을 배울 때 유용하다.
4. 두개의 리듬. 스트레치 장력의 방향으로 스스로 생겨난 듯한 작고 촉진 가능한 변화는 아마 환자의 두개의 리듬 혹은 비 대칭적으로 짧아진 근막외장의 풀림을 초래할 것이다. 가장 간단한 형태에서, 근막이완은 두개의 리듬과는 상관없이 실행될 수 있다. 근막이완을 행하는 동안 두 개의 리듬을 적용한 기술을 연마하고 싶은 치료사는 upledger를 참조한다. 그러나 심지어 근막이완 실행을 배우는 초기단계에서도, 치료사는 이완 발달을 수반할 수 있는 작고 3차원적인 움직임을 촉진할 수 있도록 노력해야 한다.

관찰(OBSERVE)

이 기법을 수행 할 때 치료사는 환자의 근육 긴장의 변화와 조직의 길이 변화를 주의 깊게 관찰해야 한다.

1. 국소부위의 길이 신장. 이완하는 동안 치료사는 스트레치에 의해 달라지는 국소부위의 길이 신장이 조금(1~2 mm)이라도 일어나는지 잘 관찰해야 한다.
2. 아래에 위치한 근육 긴장 완화. 치료사는 스트레치하여 이완시킨 후에 국소부위가 유연해 졌는지 팽팽한지 파악하고, 아래에 위치한 근육의 긴장을 완화시킨다.
3. 요변성의 것을 원래로 돌리다. 조직의 물질 주변에 가변성의 것을 원래로 돌리려고 할 때, 스트레치로 인해 조직이 이완되어 더욱더 부드럽게 할 수 있을 것이다.
4. 신체의 다른 부위에 있어서의 변화. 신장과 위치를 근위부, 원위부 또는 근막이완을 하는 동안 그 주변 부위에서 바꿀수 있을지도 모른다. 치료사는 환자들에게 있어서 근막 이완을 하는 주변 부위의 평가하고, 지속적으로 적용해야 한다.
5. 골격의 정열. 골격과 관련된 신체의 부위의 변화는 평가를 하는 중과 끝나가는 시점에서 선자세와 보행자세를 평가하는 것이 가장 좋다.

의뢰자와의 대화 (COMMUNICATION WITH THE CLIENT)

치료사는 환자와의 대화를 통해 전신의 이완과 조직의 신장 촉진을 도울 수 있을 것이다. 예를 들면, 아래에 나열된 사항들을 참고하기 바란다.

1. "강제적으로 하게 하지 말고 심호흡을 하라" 심호흡은 근막 이완을 촉진시키고, 이완시키는 것을 원활하게 해준다. 경우에 따라서 헛기침 또한 이완을 촉진시켜준다.
2. "눈을 감고 움직임을 느껴보라..." 치료사는 환자에게 눈을 감으면, 조직이 신장되는 느낌을 훨씬 더 잘 느낄 수 있다고 말해준다.
3. "고통을 느끼게 되면 말하시오" 압력과 신장력은 편안함을 느끼고 내성도 생기게 된다.
4. 치료사는 환자에게 비교되는 부위에 불편한 부분이 어딘지 치료받아야 되는지 아닌지(예를 들면, 왼쪽과 오른쪽을 비교한다) 물어본다. 환자는 앉거나 걸을 때 특별하게 심한 부분이 있는지 알아낸다. 치료사는 기법의 효과를 지속하기 위해 환자에게 충분한 시간을 주어 관찰하고 보고하는 것은 필수적이며 특히, 기능장애로 인한 근육 사용량이 적은 경우에 도움이 될 수 있다.
5. "어떤 느낌이 드는가?", "당신의 왼쪽과 오른쪽 몸이 일치하는가?", "당신의 신체의 왼쪽과 오른쪽의 다른 점을 말해줄 수 있는가?" 치료사는 의뢰자의 느낌을 바탕으로 치료의 마지막 단계에서 확실하게 해야 한다.
6. "초기 치료를 받은 후에는 환부가 비조정 되는 듯한 느낌이 정상이다." 환자는 이완 치료 후에 하루 또는 이틀 동안 변화된 자기 수용과 생체역학을 자주 느끼게 된다. 이러한 변화들이 생기는 동안 통증이 없고, 환자는 불안정감을 느끼지 않을 수도 있다.
7. "치료 후에 정상적이지 않다면 전화를 해주라, 특히 통증이 지속된다면 말이다." 주동근과 길항근의 균형에 큰 변화가 있을 때, 치료한 부위 외에 다른 곳에 일시적인 근육통이 있을 수도 있다. 이러한 이유는 운동사슬에 있어서 길항근, 협동근 또는 다른 근육의 작용이 증가 되기 때문이다. 그래서 치료사는 가볍거나 심한 통증이 2일 이상 지속될 수 있다고 말해주어야 한다.

다른 적합한 기법 (OTHER APPROPRIATE TECHNIQUES)

몇 가지 양식을 치료사는 근막 이완기법을 적용할 때 참고할 매너로서 사용할 수 있다.

1. 구조물의 손상을 시키지 않으면서 콜라젠 구조의 더 많은 신장을 시키기 위해 치료실의 온도를 따뜻하게 조절한다. 그러니 임상 실습과정에서 따뜻한 온도를 유지하지 않는 상태에서 결합조직에 지속적인 힘을 가할 경우에는 콜라젠 파열의 위험을 증가시킬 수 있다. 따라서 치료사는 따뜻하거나 차가운 온도를 유지하기 전에 결합조직 기법을 적용하는 것은 삼가야한다. 특별하게 환자의 팔이 골절 또는 콜라젠의 변성이 아닐 때 위와 같이 적용한다. 따뜻하게 한 뒤 근막 이완기법의 적용은 근막 조직의 유연성을 일시적으로 향상시킬 수 있다.
2. 근막 이완은 특별하게 두개천골 리듬을 참고하여 적용할 수도 있고, 두개천골 기법과 직접적 근막 기법을 조화시켜 적용할 수도 있다.
3. 또한 효과는 신경근 또는 근 에너지 기법이다. 머리 또는 골반에서부터 관절 가동성과 촉진, 척추신전을 수행 할 수 있다.
4. 만성적인 상태는 뼈의 불균형을 교정해야 할지도 모른다.
5. 환자가 자세를 바꿀 때 확실한 어떤 경험이 있을 때 자세의 자각 훈련, 신경근 교육과 움직임 자각 훈련이 효과가 있을지도 모른다. 광범위한 체계는 자세의 인식과 움직임 훈련, 알렉산더 기법과 같은 움직임 훈련과 자세의 인식이 이러한 상태에서 사용될 수도 있다. 인체공학의 재훈련은 환자의 작업 환경과 관련

하여 요구될 수도 있다.

6. 스트레칭.
7. 근력강화.
8. 생체자기 제어, 근육의 전기적 자극, 피부를 통한 전기적 신경자극(TENS)과 같은 전기요법 방법이 있다.

수기 후 자가관리 (POSTINTERVENTION SELF-CARE)

1. 치료사는 환자에게 정확한 스트레칭 운동과 중정도의 힘과 전형적인 기간보다 길게 치료할 수 있도록 가르쳐줄 수 있다.
2. 환자는 움직임의 지각과 근력강화운동을 수행할 수 있다.

근막이완 기법을 익히기 위한 연습 순서

연습시간: 개인당 40분 소요

더 많은 표면요추와 골반근육을 위한 아래 순서는 각각의 스트레치를 1분 이상 시켜 주고, 조직 내에서의 느슨함을 죄어주기 위해 더욱 자주 멈추어 줌으로써 잘될 수 있다. 각각의 스트레치에 비슷한 시간을 배분하여 균형잡힌 조정을 이루어내는 것이 바람직하다. 실행 전에 치료할 근막군의 섬유방향을 재검토한다.

조정을 시작하기 전에, 환자의 정적정렬과 걸음걸이를 면밀히 살핀다.

1. 엎드린 상태에서 복부에 베개를 대준다. 등의 넓은 부위 중 요추의 일부분에 손을 교차시켜 스트레치한다.
2. 옆으로 눕도록 한다. 동측의 다리와 12개의 늑골과 장골릉 부위를 스트레치한다(사선방향에서 외측근막의 일부분).
3. 같은 자세에서 환자의 다리와 함께, 대둔근과 소둔근의 기시부와 정지부에서 근막이완법을 실시한다.
4. 환자는 다리를 들어올려 태아와 같은 자세를 취한다. 이 자세에서 척추 기립근 아래 일부분을 신전시키고 대둔근을 최대로 늘어나게 한다.
5. 이번에는 반대쪽 옆으로 누워서 2, 3, 4번과 같이 실시한다.
6. 환자는 바로 눕는다. 장근근막 lata와 대퇴직근 양쪽을 근막 이완시킨다. 필요에 따라서는 다리를 테이블에 얹어서 보조할 수도 있다.
7. 형식적으로 요근도 양쪽을 스트레치한다.
8. 마지막으로, 다리를 지속적으로 부드럽게 신전시킨다. 그런 다음 지속적으로 부드럽게 척추를 신전시키고 목에서부터 천골까지 적용한다.

직접 근막 기법(Direct Fascial Technique)

이 기법을 위해 사용되는 다른 이름 (OTHER NAMES USED FOR THIS TECHNIQUE)

"결합조직 기법", "결합조직 마사지", "근막 마사지", "심부 조직 마사지", "깊이 쓰다듬기", "가볍게 치기", "펴기", "근막 촉진", "연부조직 가동성".

정의(DEFINITION)

직접 근막 기법 : 느리고 미는 기법으로 표면 근막 또는 심부근막과 관련된 근육에 중정도의 지속적인 장력의 힘을 적용한다. 점탄성 신장(creep)과 근막을 유연하게 해준다.

주의(Notes)

1. *직접적인* 방법은 근막 이완기법과 관련된 의미인데 조직이 제한된 부위를 직접적으로 힘을 가하는 방법이다. 다시 말하면, 제한적인 근막 장벽 아래와 그 부위에 적용된다. 간접적 방법과는 대표적으로 적용되며, 위치 이완과 같은 상황에서 힘이 적용되거나, 환자의 움직임, 근막 장벽 또는 움직임의 제한에 적용된다. 간접적 기법은 이 책에서 다루지 않는다.

2. 직접 근막 이완 기법은 이 시대의 영향력 있는 임상 마사지 기법이며, 미국에 Ida Rolf와 독일에 엘리자베스 Dick에 의해 처음으로 보급되어 발전시켰고, 정교한 이 기법은 두 가지 다른 목적으로 사용되었다.

   전문가들은 다양한 구조물의 협회에서 신체를 포괄적으로 재통합하고, 그들의 신체를 사용하는데 있어서 10학기 동안 연속으로 교육하여 심부 근막층에 적용하고, 구조물을 포함한 근육조직에 걸쳐 적용한다. Rolfing®과 다양한 제자들을 포함한 이러한 학교: Hellerwork℠, 신체 신경근 협회, 신경근협회와 구조물의 정열(NISA), 주조물 협회를 위한 단체, 자세 협회. Dicke의 Bindegewebs massage(결합조직 마사지[CTM]), 직접 근막 기법은 피부와 근막층에 정확한 연습으로 인해 적용되어 특별한 생리적인 효과를 나타낸다. 피부줄기근육(cutaneous trunci muscle) 체계 또한 피부 말기와 간단한 스트로킹이 사용되는데 미끄러지는 것이 아니라 근막 피하를 신전시키는 것이다. 이 체계는 남아메리카보다 유럽에서 널리 사용된다.

3. 대략적으로 직접 근막 기법은 때때로 스트립핑 기법과 같은 현대 신경근 기법과 유사하다. 근복 전체에 적용할 때 직접 근막 기법은 신경근 기법의 효과를 얻을 수 있을지도 모른다. 이것은 신경근 기법과 크게 다르지만, 촉진 동안 핵심적인 형태, 적용위치, 목적, 결합조직에 효과가 있다.

임상적 적응증과 치료성과 (CLINICAL INDICATIONS AND IMPAIRMENT-LEVEL OUTCOMES OF CARE)

직접 근막 기법은 일반적인 임상효과가 있으며, 근막 이완 기법과 유사한 기법으로 늘여주고 근막층 사이의 가동범위를 회복시켜 준다. 게다가 직접 근막 기법은 구조물 통합 또는 CTM과 같은 포괄적인 체계로 사용할 수 있으나, 결과는 다르다. 근막 이완기법과 같이 직접근막기법은 관절범위 제한으로 인한 만성적 근막 단축과 같은 상태에서 치료하여 쉽게 움직일 수 있도록 할 수 있다. 다음과 같은 자세(척추 후만증, 척추 전만증, 척추 측만증, 거상된 어깨, 머리가 전방으로 나온 자세), 외상 후 만성적인 후유증, 만성근막 구분 증후군, 신경학 또는 순환상의 압박 증후군과 같은 흉부 돌출 증후군, 만성 요통으로 인한 기능상실, 가벼운 마비 증세.

이러한 상태에서 직접 근막 기법은 골격의 정열을 정상적으로 만들어 주고, 주동근과 길항근의 기능상 균형을 맞추어 주고 교차된 신체분절 움직임의 질과 양을 향상시켜 주고, 기능부전 치료를 통해 통증을 감소시킨다.

이 기법은 또한 만성 통증유발점 이완에 2차 신장력을 증가시켜 근육 수행력을 강화시켜 도움을 준다.

주의와 금기증 (CAUTIONS AND CONTRAINDCATIONS)

임상 트레이닝과 지도된 훈련은 직접 근막 기법의 적당한 적용을 위해 중요하다. 향상된 트레이닝은 특별하게 병리학적 문제와 관련이 있을 때 확실한 상황을 충고해 줄 수 있다. 직접 근막 기법의 적용 시 마사지를 위한 절대적이고 상대적인 금기 사항이 공지되어 있다(2장 참고). 결합조직 기법과 직접 근막 기법을 위한 몇가지 주의 사항과 금기 사항이 있다; 악성 종양, 소포염, 열, 조직 또는 국소 감염, 급성 순환 상태, 골수염, 정맥류, 폐색성 부종, 급성 류마티스 관절염, 절개된 상처, 봉합선, 혈종, 회복된 골절, 골다공증, 혈액 응고 치료, 회복된 당뇨병, 민감성 피부. 게다가 치료사는 약한 정도의 마비 상태, 이완되거나 불안정한 관절, 또는 가동 범위가 감소된 관절 부위에 직접 근막 기법을 적용할 시에 근막 “보호대”에 의해 보호하고 극단적인 주의사항을 지켜야 한다. 게다가 직접 근막 기법은 조직의 결합조직 장애가 아급성 단계일 때만 사용되어야 한다.

치료사의 조직 전체에 직접 근막 기법의 충분한 효과에 대한 판단이 필요하다. 비록 치료사가 직접 근막 기법을 한다 할지라도, 그것은 크게 특별하지 않거나 확실한 변화가 일어나지 않고, 환자의 근막 균형에 있어서 아주 빠르게 회복된다−1~2번의 스트로킹. 환자의 뒤섞인 근막 체계 ‘전체 체계’를 설명하고 직접 근막 기법의 기계적 효과는 부분적 또는 주된 부위에만 있는 것이 아니다. 게다가 이 기법은 장기간 동안 조절되어 사용되었을 때, 강한 자동적 효과, 반사적 효과 그리고 신체 정서적 이완 효과가 있다. 환자에 대한 조심스런 접근과 주의 깊은 관찰과 대화가 필요하다.

직접 근막 기법의 효과는 치료사가 직접 근막 기법을 조절하여 사용하기 전에 기본적으로 시진을 통해 자세를 평가하여 정확하게 수행해야 한다. 게다가 치료사는 직접 근막 기법을 정확히 익혀서 시각적 평가를 하고, 실시할 때마다 초기에 10분 이내로 제한적으로 적용해야 한다. 만약 특별하게 한쪽 다리 또는 골반에 문제가 있을 시에 환자와 대화를 유지하고, 이 기법을 실시할 때마다 마지막에 환자를 보고 느껴서 균형이 이루어지도록 해야 한다. 치료사는 환자의 주동근, 길항근과 협동근 그룹의 균형을 유지하도록 노력해야 하고, 치료사는 치료 효과를 최대로 하기 위해 정확한 평가를 해야 한다.

직접 근막 기법을 위한 필수적인 기술

직접 근막 기법을 적용하기 전에 아래 사항을 준수해야 한다.

- 표면근막의 유동성과 심부근막층 피복 접근.
- 선 자세 정열과 보행 시 골격의 불균형에 대한 접근
- 근막 단위의 길이에 대한 접근
- 융기와 돌출 이용과 선 자세와 앉은 자세에서 효율적인 굴곡
- 신체 체중을 효과적으로 적용
- 근막과 근육 사이의 관계를 해부학적으로 설명
- 레티나큘라(retinacula), 관절주변의 근막, 근막 사이의 중격을 포함한 모든 주된 근막 구조의 설명과 촉진

도수 기법

직접 근막 기법(Direct Fascial Technique)

그림에 따르면(그림 8−15 ~ 8−13), 직접 근막 기법은 신체의 다양한 부위에 적용된다. 그림은 머리에서 발끝까지 누운자세, 엎드린 자세를 보여준다. 수기법은 대부분의 지침을 그림을 넣어 설명해놓았다.

1. 근막은 노출되고, 근두께와 관련된 부위는 치료를 하기 위해 접근하기 쉽다; 관절, 건의 지지대, 뼈의 돌출 주변, 천골과 후두골 융기와 같은 부위(그림 8−15~8−18, 8−22, 8−23) 이러한 부위는 주의 깊게 "전형적인" 마사지를 하는데 왜냐하면 근육 두께가 얇고, 직접 근막 기법을 사용했을 때 큰 중요성이 없다. 대부분 직접 근막 기법 실시의 효과는 매 실시 시기 때마다 밀집되어 있는 허리-천골근막에 집중해서 이 기법을 사용하며, CTM 또는 직접 근막 기법 실시의 결과를 구조물협회에서는 많이 권장하고 있다.(그림 8−21, 아래 화살표).

2. 오일이 필요 없다. 치료사는 환자의 피부를 깨끗하게 한다.

3. 직접적으로 힘을 사용하는데 두 가지 기본적인 단계가 있다. 첫째, 대부분 근막층의 제한 부위에 집중하여 환자의 조직을 손으로 압을 가한다. 그런 다음 환자의 피부를 수평으로 천천히 작용한다. 근막층의 신전을 위해 같은 압을 적용하며, 치료사는 환자의 피부를 이동해가며, 대략 5~15 cm/sec의 비율로 지속적으로 근막층에 자유롭게 관절 라인을 따라 실시한다(그림 8−18).

4. 치료사는 스트로크의 길이를 다양화할 수 있다. 스트로크 마무리에 손으로 접촉하지 않고 몇초 동안 중단한다. 그 부위에는 다시 하지 않는다. 털이 많은 부위에는 더 짧게 한다.

5. 손으로 환자의 근섬유와 관련된 방향에서 수평으로 직접 힘을 가할수 있다. 몸통은 복부 표면 윗 방향에서 그리고, 등은 아래 방향에서(앞쪽 뒤, 등 아래)은 좀 더 쉽게 더 효과적으로 할 수 있다. 치료사는 방향을 따라 한 동작을 할 수 있는데 피부와 피하에 있는 조직을 하는 것이 다른 방향이 더 쉬울 것 같다. 한 동작을 위해서는 덜 직접적으로 하는 것과 좀 더 직접적으로 하는 두 가지 방향으로 각각 할 수 있는데 이러한 지침서는 어길 수 없다; 치료사는 다양한 부위를 경험 할 수 있고, 기법의 목표인 조직의 전반적인 부위의 길이와 유연성을 증가시킬 수 있다.

6. 선택된 근육층에 가능한 한 오래 손을 유지해야 한다. 이 부위는 항상 촉진할 수 없을지도 모르나, 치료사는 실시하는 동안 같은 압을 유지하도록 노력해야 하고, 조직의 층에 동등한 느낌의 경도, 밀도, 저항으로 적용해야 한다.

7. 치료사는 반복해서 스트로크하고, 환자의 조직의 유동성이 저하된 부분 또는 다른 방향에서의 원래 부위를 중점으로 한다. 표면 근막의 수평방향으로 하는 것이 쉬우며, 앞서 반복한 동작으로 심부근막층에 힘을 증가시키며 압박할 수 있다.

8. 지시에 따른 치료과정은 중요하다. 치료사는 심부층(최소한 국부적으로)을 하기 전에 표면 근막층을 하고, 초기에 넓은 면과 일반적인 부위에 접근한다. 직접 근막 기법의 효과는 근막층은 순서대로 연속해서

다음 페이지로 도수 기법 278 계속

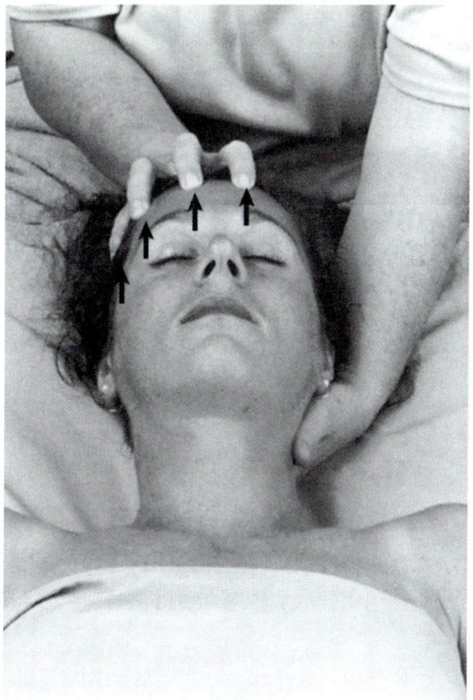

그림 8-15. 손가락 끝으로 두피 건막을 들어올린다. 천천히 이마에서 한 동작을 시작하고, 머리선을 따라서 가로로 한다. 짧게 연결된 동작은 머리의 당김을 줄여줄 수 있다. 치료사는 모든 손가락의 힘을 동일하게 유지하여 실시하도록 노력한다.

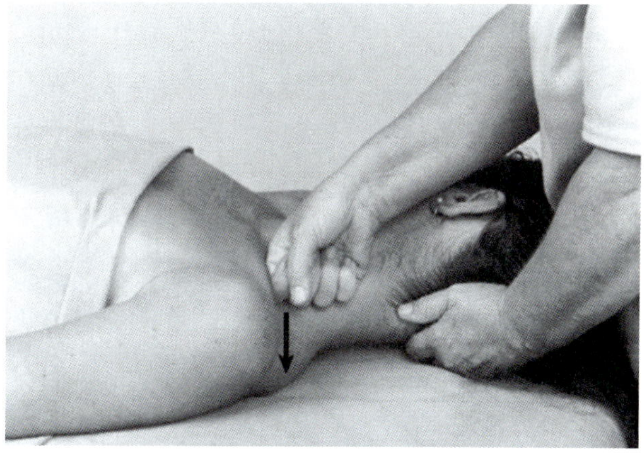

그림 8-16. 주먹을 주로 쇄골 위의 표면에 적용하는 것이 알맞다. 후방 외측의 방향에서 쇄골을 따라 이루어지는 동작은 사각근 이완을 시킬 수 있다.

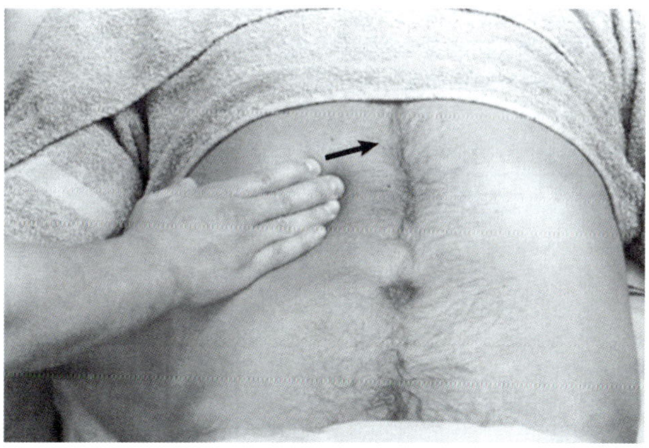

그림 8-17. 전방 늑골 가장자리는 근막 위와 아래를 고정시킨다. 늑골 가장자리는 몸통의 앞면이 신장될 때 치료된다.

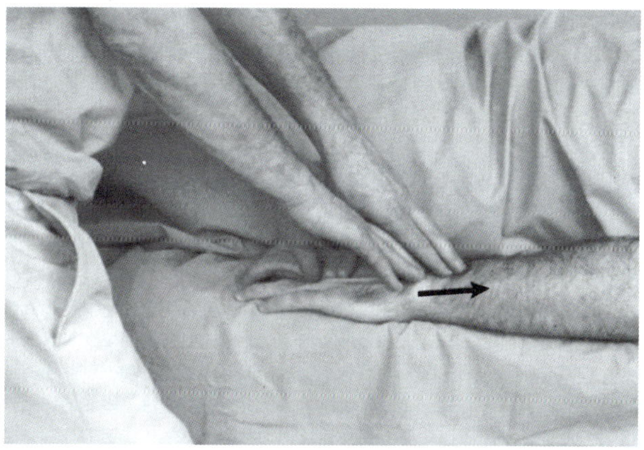

그림 8-18. 직접 근막 기법은 손목(또는 발목)의 지지띠에 적용되는데 지지띠와 관련되어 신장효과를 얻을 수 있다. 환자의 관절 자세는 중심이 되도록 하는 것이 바람직하다.

다음 페이지로 수기법 그림 279 계속

표면에서 심부 근막까지 부드럽게 했을 때 부작용이 최소화된다. 그 결과 심부 근막층에 더 큰 힘을 사용하는 것은 부정확하며, 표면근막층을 안전하게 하는 것은 완전히 유동성이 있다. 이것은 일반적인 부위 또는 국소 부위에 해당한다.

9. 2~3번 동작 후에 부위를 바꾸어 적용하고, 촉진 또는 조직 반응의 시진을 무시해서는 안 된다. 환자의 접촉된 조직에 반으이 없다면, 치료사는 방향을 바꾸어 동작을 할 수 있다; 같은 층에 가깝게, 멀게 또는 가운데 부위에 실시한다; 또는 다른 부위를 돌아와서 실시 한다. 치료사는 문제를 제시하여 생각하고, 습관적으로 몰두하여 평가하고 전적인 매너로는; 근막 체계는 서로 연결되어 있으며 부분적 문제를 알아낼 수 있으며 좀 더 일반화되어질 수도 있다.

10. 손 모양은 손가락 관절의 과신전을 피한다(그림 8-17과 8-18). 아치 모양인 손은 손바닥 각과 지골사이 관절을 살짝 굴곡시키는 것은 손가락을 사용하여 요구되는 밀기 동작이 가능하다.

직접근막의 구성

접촉 : 손가락(서로 내전 시키고 강화할 수도 있다), 손가락 관절, 주먹, 팔꿈치, 전완의 척골

압 : 가볍게~강하게

연관된 조직 : 근막; 근육과 관계 될지라도, 안전하게 해야하며 근막 반응은 초기 촉진이 중요하다.

방향 : 다양함; 힘이 자주 사용되지만 필요하지 않을 수도 있다.

진폭/길이 : 5~10 cm 내외

속도 : 느리게, 5~15 cm보다 적게

시간 : 5초 또는 보다 길게

동반되는 중간단계 : 쓰다듬기, 마찰, 근막 이완

병행 : 이 기법의 신장 효과는 환자의 신체 분절이 치료되어 천천히 활기 있는 움직임이 가능해지며 극적으로 향상된다.

적용상황 : 일반적으로 단독 또는 치료사의 경험에 의한 근막 이완이 대체되어 적용된다; 이것은 경험이 적은 치료사를 위해 도움이 되고, 치료사는 국소부위와 함께 넓은 접촉의 페트리사지에 직접 근막 기법(7장 신경근 기법)보다 중요시 한다.

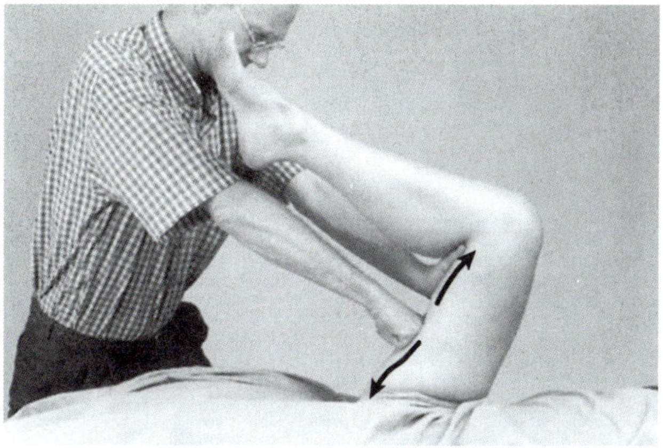

그림 8-19. 근막과 슬괵근 신장은 바로 누운 자세 또는 엎드린 자세에서 할 수 있다. 각각의 손가락 관절은 근막 중격에 붙어 있다. 체중이 많이 나가는 환자는 그림과 같이 치료사의 팔꿈치를 사용할 수 있다.

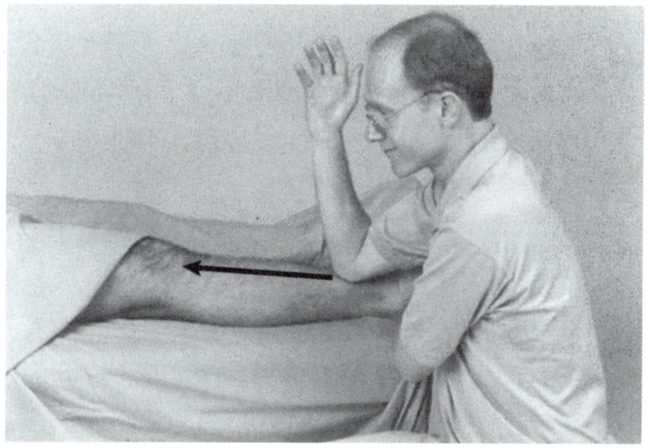

그림 8-20. 앞쪽 구획은 의외로 밀집되어 있고 신체를 사용해야 한다. 치료사는 체중을 이용하여 무릎을 굽혀 조절할 수 있다.

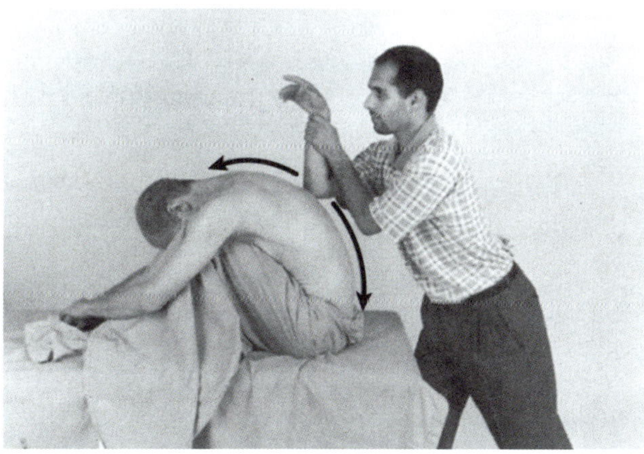

그림 8-21. 척추 기립근과 관련된 근막은 최대한 굴곡시킨 자세에서 치료된다; 엎드린 자세, 앉은 자세, 옆으로 누운 자세. 여기서 치료사는 옆에서 척추골을 따라서 최장근의 내측면에서 실시하고, 돌기가 있는 부분은 피해서 다룬다.

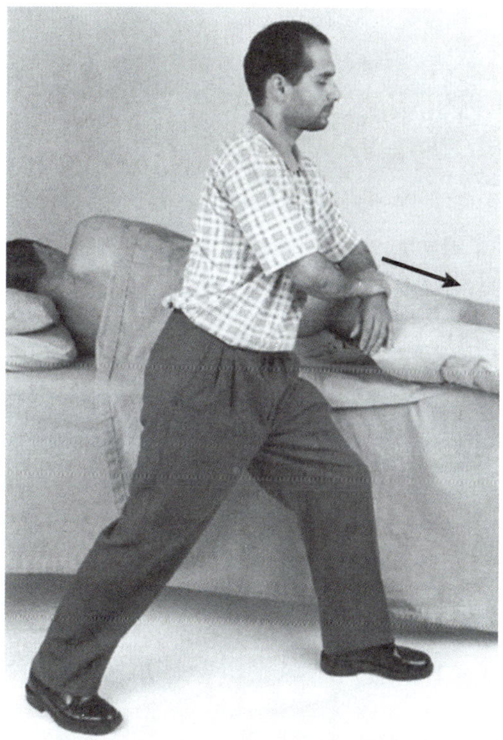

그림 8-22. 밀집된 장골경골부위는 체중을 적당히 사용하여 팔꿈치로 할 수 있다. 상부 장골 부착지점을 포함한다.

다음 페이지로 도수 기법 그림 계속

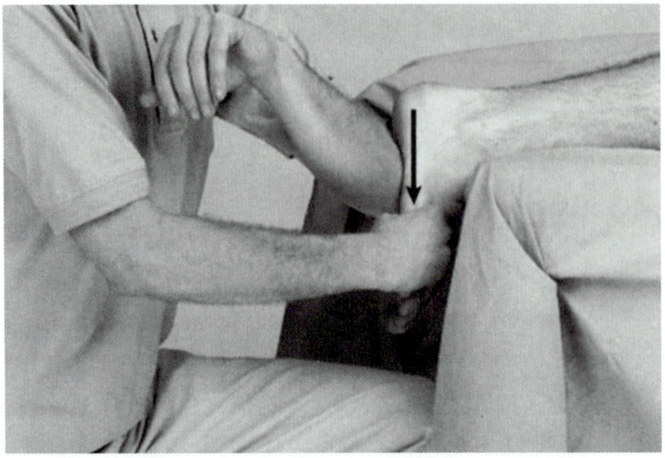

그림 8-23. 주두 또는 주먹은 접촉면에 내성이 생기기 때문에 발바닥 근막에 직접 근막 기법은 적용된다. 환자의 발은 발등쪽으로 골곡시킨다; 더욱 더 발등쪽으로 굴곡시키면, 근막을 드러내고 압을 더 주기 쉽다.

치료사의 위치(자세) 그리고 운동 (CLINIAN'S POSITION AND MOVEMENT)

1. 치료사에 의해 사용된 기본 자세는 4장에 묘사되어 있는데 치료를 위한 준비와 자세이다. 느린 동작 동안 신체운동이 조금 일어나고, 다른 자세에서는 효과적이고, 안정성과 편안함이 적당하다. 런지와 기울인 자세는 선 자세, 앉은 자세 그리고 무릎을 굽힌 자세만큼이나 조절되는데 기울인 자세는 치료사가 체중을 이용하는 것을 쉽게 할 수 있고, 심부근막층을 안전하게 조절할 수 있다. 그림 8−19, 8−22와 8−23에서는 이러한 자세의 신체 역할을 잘 보여준다.
2. 특별한 기법의 사용 시 압을 증가시키려고 체중을 이용할 때, 치료사는 반드시 천천히 해야 하며 움직임을 조절해야 한다. 게다가 체중 사용 시, 치료사가 환자의 근막 외피의 약간의 신장촉진 능력을 어렵게 해서는 안된다.
3. 연부 조직의 만성적인 제한의 치료는 적당한 체중이 사용되어야 할지도 모른다; 그래도 치료사는 항상 이완되어야하고, 침착하고, 과도한 힘을 사용함에 있어 징후에 조심해야 한다. 일반적인 신체와 정신의 과도한 노력의 징후는 거상된 어깨를 포함한 과도한 손과 전완의 긴장과 자유로운 경사이다. 치료사는 그림 8−21에서와 같이 억제되지 않는 경사에서 시작해야 한다.

촉진(PALPATE)

이 기법을 수행할 때, 치료사는 다음과 같은 사항을 환자의 조직에서 촉진해야 한다.

1. 근막 구조. 주된 근막 구조의 촉진은 장골경골 관, 건의 지지대, 후두전두골 건막, 쇄골 흉부 근막과 큰 근육 사이의 중격과 같은 부위는 비교적 쉽다. 그러나 실질적으로 근 두께와 관련된 부위의 작은 근막 외피의 촉진은 불가능다. 마찬가지로 주된 외상의 결과인 외과 수술로 인한 흉터 또는 단단해진 부종은 두꺼워진 근막과 제한됨을 촉진할 수 있고, 결합조직에 덜

뚜렷한 제한됨을 찾아내기 위해 상당한 연습이 필요하다. 직접 근막 기법의 적용과 함께 분리성 결합조직 구조는 촉진할 수 있고, 더욱 부드럽고 딱딱하고, 섬유성 부위는 더 잘 느낄 수 있고, 더 부드럽고, 수화하고, 덜 섬유성일 수도 있다.

2. 근막층. 치료사가 경우에 따라서 접촉된 지점으로부터 전체 근막 외피의 움직임을 분명히 촉진할 수 있을지라도, 정말로 층에 완전히 접근한 것은 아니다. 많은 경우에 층은 촉진의 유용한 대상에 주의를 기울여 사용되어야 한다. 치료사는 지속된 수평신전이 되는 동안과 접촉면이 미끄러지는 동안 결합조직의 전체 층의 촉진 능력을 발전시켜야 한다. 게다가 좀더 일반화된 촉진을 바꾸는 것은 전형적인 신경근 기법, 페트리사지을 습관화하여 사용해왔던 치료사에게는 어려울 수도 있고 주위를 기울이는 것은 손 끝에서의 조직의 느낌에 집중된다.
3. 지속된 신장에 대한 저항. 지속된 신장력 저항은 근막층에 위치를 나타낼수도 있으며 아래쪽으로 신전시킨다. 연습과 함께 치료사는 신장에 대한 저항을 확인할 수 있을수도 있으며, 국소부위의 접촉면으로부터 멀리 있는 지점의 기시부이다.
4. 점탄성 스트레치 또는 변형. 변형은 직접 근막 기법 동안 발생하며, 근막 이완법을 적용할 때 보다 더 확인하기 어렵고, 접촉 표면의 미끄러짐이 조직의 변형과 함께 동시에 신전 시 발생한다.
5. 점착 또는 근막통증부위. 치료사는 수기요법을 적용하는 동안 점착 또는 근막통증부위 위를 활주할 수도 있으며 국부적으로 직접 근막 기법의 지속된 적용을 유연하게 할 수 있을지도 모른다. 이러한 변화가 일어나지 않는다면, 특별한 압박 또는 마찰과 같은 좀더 특별한 기법을 적용한다.

관찰(OBSERVE)

이 기법을 적용할 때 치료사는 조직의 질과 신장의 변화를 준수해야 한다. 아래에 나열된 증상들은 신호일지도 모른다.

1. 충혈. 충혈 반응은 이 기법의 적용 시 동반될 수 있다.
2. 국소조직 윤곽. 관찰된 부위는 긴장한, 평편한 또는 거상된 부위, 위축증 또는 비대. 조직의 윤곽은 직접근막 기법의 적용에 따라 달라질 수 있다.
3. 요변성의 재수화. 조직을 이루는 기본물질의 요변성 재수화는 아마도 이 기술의 효력이 나타난 후 국소 조직 외곽에 한층 더 부드러움을 가져올 것이다.
4. 다른 신체분절에서의 변화. 신장자세 변경은 직접 근막 기법 적용 동안 원위부, 근위부 또는 분절의 근처에서 일어날 수 있다. 치료사는 환자가 책상 위에 있든 없든 변화를 위한 근접신체 분절을 끊임없이 평가하는 버릇을 길러야 한다.
5. 구조물의 정열. 환자의 신체 분절의 구조적 관계에 있어서 변화는 똑바로 선 자세에서 정열과 보행의 각 단계 마지막에 조사하는 것은 가장 좋은 접근법이 된다.

의뢰자와의 대화 (COMMUNICATION WITH THE CLIENT)

치료사는 대화를 통해 이완과 조직의 신장을 촉진할 수 있도록 해줄 수 있다. 예를 들면, 아래에 나열된 사항들을 참고하기 바란다.

1. "불편한 느낌이 있다면 말해주세요" 일반적으로 직접 근막 기법은 기묘하게도 초기에 환자를 압도하여 기분을 좋게한다. 치료사는 환자마다 다른 유형의 감각이 나타날 수 있다는 것에 대해 정보를 알아야 한다. 환자는 표면 근막층이 처음 스트레치될 때 타는 듯한 느낌을 자주 경험하게 된다. 치료사가 손가락, 커팅 또는 스트레칭 감각과 같은 특별한 방법으로 표면을 접촉할 때 발생할 수도 있다. 환자는 분명하게 국소부위의 근막 제한이 있을 때 불쾌함을 느낄 수 있을지도 모른다. 일반적으로 치료사는 환자를 이해하고, 환자를 통재하여 압력의 정도에 내성이 생기도록 해야 할지도 모른다.
2. "당신의 몸에서 일어나는 현상에 주목하라... 대개 감각 경험이 아니라 나의 손의 위치로부터 거리이다"

환자는 종종 치료사의 손으로부터 거리감을 일으키는 느낌을 보고하는데 이런 현상은 정상임을 재확인시켜 줄 필요가 있다. 여기에는 일반적으로 두 종류가 있다. 한 가지는 치료사와 손이 가로지르는 내재된 근막통증부위에서 유발된 일시적 통증이며, 다른 하나는 현재 수축하에 있는 근막층의 어떤 떨어져 있는 부분의 직접적이고 기계적인 당김이다.

3. "강제적으로 호흡을 하지 말고 심호흡을 하라." 의식적인 횡격막 호흡은 근막 이완을 촉진하고, 이완됨을 방해하는 요소를 없애준다. "심호흡을 할 때, 들숨 시 심상훈련을 하라" 환자가 심상훈련을 하는 것은 효과적일 수 있고, 들숨과 날숨을 통해 치료가 될 수도 있다.
4. "당신이 몸이 좌우의 다른점을 말해 줄 수 있는가?" 치료사는 환자에게 치료된 부위와 치료하지 않은 부위를 비교하여 물어본다(예를 들면, 오른쪽과 왼쪽 비교). 환자는 앉아 있거나 걸을 때 좀더 뚜렷한 변화를 발견할 수 있을지도 모른다. 치료사는 환자들이 앉아 있거나 걷고 있을 때 좀 더 뚜렷한 변화를 발견할 수 있을 것이다. 치료사가 환자들을 관찰하고 그 기술의 진행중인 효과를 보고하는 시간은 없어서는 안될 교육수단(과정)이다. 특별하게 환자가 습관적으로 약한 부위의 근육을 사용하는 경우에는 기능장애를 초래한다.
5. "어떤 것이 제자리에 위치하지 않은 듯한 느낌이 드는가?", "왼쪽과 오른쪽이 일치하는가?", "다음 단계까지 이를 견딜 수 있겠는가?" 치료사는 환자의 각 단계의 마지막에 균형된 느낌이 들도록 해야 한다.
6. "치료 후 또는 하루 동안 치료한 부위가 조정되지 않는 느낌이 정상이다". 환자는 종종 하루 또는 이틀 후에 물질의 이완 경험을 하고, 변화된 자각수용과 생역학을 지각한다. 이러한 변화 동안 통증이 없어야 하고, 환자는 불편한 부분을 찾을 수 있을 지도 모른다. 따라서 치료사는 환자에게 통증이 일어날 수도 있고, 걷기와 같은 간단한 일상 동작에 의해 통증이 감소될 수도 있다고 알려주어야 한다.
7. "치료 후에 불편한 감이 있거나 특별히 통증이 지속될 경우에 전화를 주세요" 주동근과 길항근의 균형에 있어서 분명한 변화가 있을 때 환자는 치료된 부위 외에 다른 곳에 일시적으로 근육에 상처가 생겼을 수도 있다. 이러한 이유는 운동사슬에 있어서 길항근, 협동근, 또는 다른 근육에 부하가 증가되었기 때문이다. 그래서 치료사는 환자에게 중재 후 가벼운 정도거나 그것보다 더 길게 상처가 생긴다면 얘기하도록 알려주어야 한다.
8. 과거 신체적 병력 또는 정신적 충격과 함께 현재력을 가능한 한 신체 정서 이완에 의해 수반되는 특발성의 자율신경계 재균형을 위해 현저하게 알아야 한다. 신체 정서적 이완이 촉진은 치료사의 영역에서 민감성과 영향력이 요구된다. 이것은 2장 임상적 의사결정 과정에서 좀 더 논의된다.

다른 적합한 기법 (OTHER APPROPRIATE TECHNIQUES)

몇 가지 양식으로서 직접 근막 기법을 적용할 때 치료사가 사용할 수 있고 보완이 되는 예들이다.

1. 실험실의 상태를 통제하고, 적당한 온도를 유지하여 구조물의 손상 없이 콜라겐 구조물의 신장을 좀 더 촉진되게 한다. 그러나 임상 연습에서 온도를 올리기 전에 지속적으로 결합조직 기법을 적용하는 것은 콜라겐 골절의 위험을 증가시킨다. 따라서 치료사는 열 또는 온도를 내리기 전에 결합조직 기법을 적용하는 것은 피한다. 환자의 팔이 특별하게 골절이 있다거나 콜라겐 변성이 있는 경우가 아니라면, 열이 가해진 후 근막 이완기법의 사용은 근막 조직의 유연성이 일시적으로 증가된다.
2. 또한 신경근 또는 근 에너지 기법, 관절 유동성과 촉진의 효과가 있고, 머리 또는 골반에 적용될 시 척추 신전 효과가 있다.
3. 만성적 상태의 뼈 불균형은 교정이 요구될 지도 모른다.
4. 환자 자세에 있어서 확실한 변화를 경험할 때 자세의

직접 근막 이완 기법을 익히기 위한 연습 순서

연습 시간 : 한 사람 당 45분

양 팔에 촛점을 맞춘 어깨 girdle은 직접 근막 기술을 처음 배우기에 좋은 지점이다. 각 개인의 두 팔과 양 손은 자주 긴장되기 때문에 길이 변화가 쉽게 관찰된다. 덧붙여, 이런 변화들은 무게를 지탱하는 하위 동력학 사슬의 역학관계에 영향을 미치지 않을 것이다.

조정과정 전체에 걸쳐 여러 요소들을 기억하는 것이 중요하다. 결합조직을 접촉시키고 조직층에 수평방향으로 견인(잡아끌기)을 적용한다. 느린 속도의 미끄러짐, 쓰다듬기 전후 간의 휴지를 적용하여 시행하고 환자로부터 잦은 반응을 얻어낸다. 촉진의 사용외에 길이신장을 위해 조직들을 관찰한다.

환자의 상부 신체구조를 면밀히 점검한다.

반듯이 누운 자세:

1. 짧게 손가락 끝으로 쓰다듬기를 여러 방향으로 적용한다. 팔목의 지지띠 위로, 반복적으로 장측 근막, 무지구와 소지구 융기 모두 위로 그리고 손가락 뼈와 관절 주위로, 이것이 어깨 girldle 전체에 미치는 영향을 관찰한다.
2. 환자 전완의 등측과 배측 두 표면 모두에 대해 당신의 전완, 손바닥 그리고 주먹같이 좀 더 넓은 접촉면을 사용한다. 좀 더 특정한 손가락이나 엄지 손가락을 사용하여 근육사이의 공간에 들어가서 근육간 근막층에 대해 적용할 수 있도록 한다. 다시 한번 결과를 관찰한다.
3. 전완에서와 같은 방법으로, 넓은 표면 사용하고 그 다음 좀 더 특정한 접촉을 사용하여 환자의 상부 팔을 치료한다. 삼각근 위의 근막과 외측과 내측 근육간 septa를 포함한다.

재평가한다.

4. 환자의 다른쪽 팔에도 똑같은 치료를 행한다.

마무리하기 위해, 아래에 나오는 각각의 쓰다듬기를 여러번 적용한다.

5. 반듯이 눕는다. 환자 아래의 중간 흉곽면까지 도달한 다음 중간 흉곽부터 후두까지 이르는 환자의 척추 양측에 위치한 척추 기립근까지 당신의 구부린 손가락을 끌어올린다.
6. 머리를 돌린다. 손의 튀어나온 부분 같이 넓은 표면을 사용하여 사각근을 가로질러 전방에서 후방으로 움직인다. 한번에 한 쪽만 치료한다.
7. 몸통을 굽힌 채 앉는다. 팔꿈치나 전완으로 척추기립근까지 길고 하향하는 쓰다듬기를 적용한다.

자각 트레이닝, 신경근 근육과 움직인 자각 트레이닝의 효과가 있을지도 모른다. 알렉산더 기법과 같은 포괄적인 자세 자각의 체계와 움직임 트레이닝은 이러한 상황에서 사용되어질 수도 있다. 인간공학의 재교육과 관련된 환자의 작업환경이 요구되어질지도 모른다.

5. 스트레칭.
6. 근력 운동.
7. 바이오 피드백과 같은 전기요법 양식은 전기적 근육 자극과 TENS.

수기 후 자가관리 (POSTINTERVENTION SELF–CARE)

1. 치료사는 환자에게 정확한 자가 스트레칭 운동을 적당한 힘과 일반적인 기간보다 더 길게 실시할 수 있도록 지도해 주어야 한다.
2. 환자는 자세의 수행, 움직임 자각 또는 근력 운동이 요구되어질 수 있다.

마찰(Friction)

이 기법을 위해 사용되는 다른 이름 (OTHER NAMES USED FOR THIS TECHNIQUE)

"순회하는 마찰", "횡단 마찰", "심부 마찰", "심부 횡단 마찰", "교차 섬유 마찰", "시리악스 마찰".

정의(DEFINITION)

마찰 : 반복적인, 특별하고 미끄러짐이 없는 기법으로 밀집된 결합조직 섬유사이에 움직임을 생성하고, 증가된 조직의 신장성 그리고 조직 내의 콜라겐의 정열을 촉진시킨다.

주의(Notes)

1. 이러한 결합조직 기법의 다양한 형태는 다른 방향과 상당히 큰 힘이 적용된다. 그럼에도 불구하고, 치료목표, 임상적인 효과, 촉진의 핵심과 많은 면에서 도수 기법은 유사하며, 힘은 직접적으로 교차하여 사용하든지 또는 윤곽이 뚜렷한 구조물 섬유의 방향과 나란히 하여 적용하든지 건 인대 또는 윤곽이 덜 뚜렷한 밀집한 결합조직 구조와 같은 점착성 섬유와 같은 방향에서 적용한다.
2. 전통적으로 마찰이라는 용어는 두 가지 이상의 듯이 있는 것으로 넓은 의미로 사용되었는데 실질적으로는 두 표면 사이를 문지르는 것이다. Tappan은 " 표면 마찰" 신체 표면을 빠르게 마찰하는 것으로 묘사했다. 다른 사람들은 마찰이라는 용어를 미끄럼 없는 기법으로 더 잘 사용하는데 반복적으로 다른 근육층을 당겨 가며 적용하고, 이것은 전단력과 임상적 효과의 용어는 페트리사지와 유사하다(7장을 보라, 신경근 기법). 이번 장에서는 마찰이란 용어는 특별한 결합조직 기법으로 제한하여 설명한다.
3. 아래의 설명된 기법의 분명히 증명된 보고에는 아급성 단계의 정형외과적 부상인 환자에게 적용될 수도 있다.

임상적 적응증과 치료성과 (CLINICAL INDICATIONS AND IMPAIRMENT–LEVEL OUTCOMES OF CARE)

마찰 유지 또는 증가, 결합조직 신장은 재통합의 촉진과 콜라겐 섬유의 개조에 의해서 이루어진다. 따라서 마찰은 통합과–결합조직 회복의 화농성 단계가 진행되는 동안 불규칙한 조직의 변형에 의해 가동성이 제대로 발휘되지 못한 상태를 치료하기 위해 사용되어질 수도 있다. 이것은 실질적으로 만성적인 정형외과적 손상, 염좌를 포함한(한가지 반대되는 의견), 염좌와 골절의 재활에 있어서 바람직하다. 이러한 상태에서 마찰은 증가된 관절 범위, 캡슐 가동성과 보조적인 움직임 또는 이상 비대 상처 조직의 신장의 증가는 마찰이 효과가 없다고 여겨진다. 마찰은 또한 중재효과–매뉴얼 중재의 선택–건염, 건초염, 활액낭염 그리고 족저 근막염, 진행 중인 미세한 외상, 경증 염증과 조직

결합조직 반응 기전

결합조직 기전은 연속적으로 중요한 생화학 변화를 일으킨다; 다음을 포함한 형성부에서 히알루산의 집중적으로 감소된다:

- 형성부의 골수양이 감소된다
- 형성부의 수용량이 감소된다
- 콜라겐 섬유의 접근(근사)
- 콜라겐 교차 결합이 감소된다

이러한 것은 임상적 장애가 원인이 되어 바뀔 수 있다:

- 조직의 경직이 증가된다
- 조직의 가동성이 감소된다
- 관절 캡슐과 인대의 제한
- 관절 유동성의 장애가 생긴다

적당한 운동 또는 마사지에 의해 회복되는 동안 손상된 조직은 상당히 스트레스를 받게 되어 세포외부 기질의 수화가 증가하게 되고 콜라겐의 위치가 more–orderly 바뀌는 것을 볼 수 있을 것이다. 이것은 상처 조직에 강하게, 더욱더 팽창하게 되고, 더욱더 기능적이게 된 결과이다.

의 개조와 같은 반복적인 염좌 부상을 위한 중재로서 효과가 있다. 마지막으로 많은 다른 마사지 기법과 같이 마찰은 무통증과 확실한 중재 후 일시적인 반응을 나타내는 충혈의 결과를 가져올 수도 있다.

주의와 금기증 (CAUTIONS AND CONTRAINDCATIONS)

임상훈련과 잘 지도된 연습은 마찰 기법의 적당한 적용을 위해 중요하다. 향상된 훈련은 병리학적 상태와 관련된 특별한 어떤 상황에서 바람직하게 사용할 수도 있다. 마사지 기법을 사용할 때, 모든 일반적이고 상대적인 금기사항이 제시되어 있다(2장 참고). 모든 여부조직 기법에 적용되고 마찰기법을 사용할 때 몇 가지의 주의 사항과 금기 사항이 있다; 다음을 포함; 혈우병, 혈전, 악성종양, 혈관의 기능부전, 소포염, 정맥염, 열, 온몸 또는 국소감염, 급성순환장애, 골수염, 정맥류, 폐색성 부종, 급성 류마티스 관절염, 절개된 상처, 봉합선, 혈종, 회복중인 골절, 골다공증, 환자가 복용중인 국소 또는 전신 지통제, 항염증 또는 혈액 응고제, 진전된 당뇨병, 그리고 민감성 피부(2장 참고). 경련, 안정시 통증, 열, 붉음, 굳지않은 부종과 같은 모든 급성 염증 증상은 마찰기법을 사용하기 전에 간과해서는 안된다. 마찰기법은 혈종이 있는 부위, 석회화, 말초 신경 또는 약한 피부에는 적용해서는 안된다. 치료사는 최근의 염좌 또는 탈골, 전체적인 결합조직 장애와 골다공증의 결과 과유동성 또는 불안정한 관절 주변에는 절대적인 주의를 해야한다. 마지막으로 치료사는 마찰기법을 근육 부위 또는 활성 통증 포인트에 적용할 때 주위를 하여 사용해야 한다.

마찰법을 위한 필수적인 기술

마찰법을 적용하기 전에 교육생들은

부종과 관련된 급성과 만성적인 정형외과적인 상태를 구분해야 한다.

건측을 확인하고 환측을 기준으로 결합조직, 촉진해야 한다.

수축성 또는 비수축성 핵심적인 증상에 대한 접근해야 한다.

접근하기 쉬운 인대와 건 촉진과 위치, 설명해야 한다.

강화된 접촉 표면에 높은 강도의 특별한 압을 가하는 등 다양성 있게 사용해야 한다.

체중을 조절하여 이동시켜 지지하게 한 후, 선 자세에서 접근해야 한다.

중요한 증상과 환자의 피드백을 통하여 마찰기법의 적용 시간을 결정해야 한다.

과다 치료를 하는 것은 치료효과를 최소화한다.

도수 기법

마찰(Friction)

그림에서 나타낸 것은(그림 8-24~8-3), 마찰기법은 신체 다양한 부위에 적용된다. 그림은 머리에서부터 발끝까지 누운 자세와 엎드린 자세에서 규정된 것이다. 모든 그림마다 그림을 삽입하여 매뉴얼 기법을 위한 대부분의 지침서를 제시해 두었다.

1. 마찰법을 적용하기 전에 치료사는 손톱을 깍거나 정리하여 아주 짧게 한다.

2. 오일이 필요 없다. 만일 오일을 사용할 경우에는 소독 알코올을 이용하여 환자의 피부를 깨끗이 한 후 미끄러짐을 막도록 한다.

3. 치료사의 자세는 치료되는 신체 분절에 정상적인 조직 주변과는 관계없이 사실상 격리된 목표조직에 마찰력을 주기위해 충분한 긴장이 필요하다. 목표조직이 느슨해져 있다면 접촉 표면은 마끄러지도록 해야 하고, 마찰력은 건강한 조직과 염증의 원인을 제거해 준다. 반면에 치료할 조직이 너무 늘어나 있다면, 내부로 침투하기 힘들게 될 것이다. 엄지를 효과적으로 사용하는 방법은 신체 분절에 있어서 더 많은 조직의 표면을 쥐고, 더 많이 스트레치시키도록 노력해야 한다. 예를 들면, 손상된 부위는 한정된 활액의 외피 또는 외피와 그 부위의 건 모두, 건은 최대로 내성이 생기도록 스트레치 한다. 인대에는 중립의 자세와 많은 스트레치는 충분히 적당할 것이고, 마찰법을 위해 바람직한 깊이에 의존한다. 건 내부에 손상됨은 마찰법이 적용되는 동안 스트레치 매뉴얼이 반드시 유지되어야 한다. 그러나 느슨한 부위는 근육에 있어서 심부이며 표면 조직이 늘어나야 하는데 느슨해지도록 하기 위해 접근한다. 마지막으로 스트레치의 정도는 가장 효과적일 수 있고 또한 목표조직의 단단함을 바꿔 줄 것이다.

4. 손은 핵심적으로 사용되고 특별하게 접촉한다. 대개 첫 번째와 세 번째 손가락의 복합 기능은 서로 단단하게 쥘 수 있고, 효과적으로 사용할 수 있고, 세 번째 손가락은 표시하기에 효과적이거나 엄지와 세 손가락을 효과적이게 한다(그림 8-24~8-29와 그림 8-31). 손상된 부위에 접근할 때 치료사는 체중을 깊게 또는 넓게 적용되어야 하고, 팔꿈치를 이용한 절차는 손가락으로도 지속할 수 있다(그림 8-30). 치료할 조직은 아주 딱딱하고 단단한 나무 또는 플라스틱 "T-바"가 필요할지도 모른다(그림 7-61). 접촉 표면과 관계 없이 치료사는 사용할 수 있는데 자주 접촉 표면을 바꾸어야 하고, 반복적인 염좌의 가능성을 최소화할 수 있을 것이다.

5. 손으로 환자의 피부를 미끄러지도록 하는 것이 아니다. 게다가 조직이 다른 관계된 곳인 표면 조직에 손이 작은 움직임이 있다; 그것은 치료할 조직의 표면 모든 조직에 손으로 움직인다. 마찰기법의 목표는 결합조직의 움직이기 어려운 조직에 작은 움직임을 일으키게 하여 연관된 다른 치료할 조직에 가동성을 유도하여 신장을 증가시키는 것이다. 좋은 접촉 기술과 압력의 확실한 조절은 근본적이고 성공적인 목표이다.

6. 치료사는 초기에 기준이 되는 결합조직의 표면 근막층에 집중 시키도록 마찰 기법의 깊이를 설정해야 한다. 만약 손상된 표면 근막은 약한 정도의 압력을 적

다음 페이지로 도수 기법 288 계속

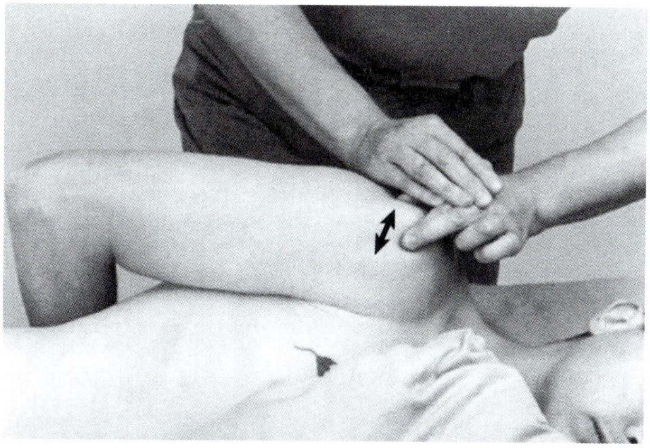

그림 8-24. 마찰법을 적용하고자 극상건을 노출시키기 위해 환자의 팔을 내전시켜 뻗게 하고 안쪽으로 회전시킨다. 누운 상태에서 회전근건 기시부 아래의 두꺼운 부분, 승모근의 조밀한 섬유, 회전근개 근육에 손상은 심부 촉진 시 환자의 반응과 관련하여 정확하게 알 수 있다.

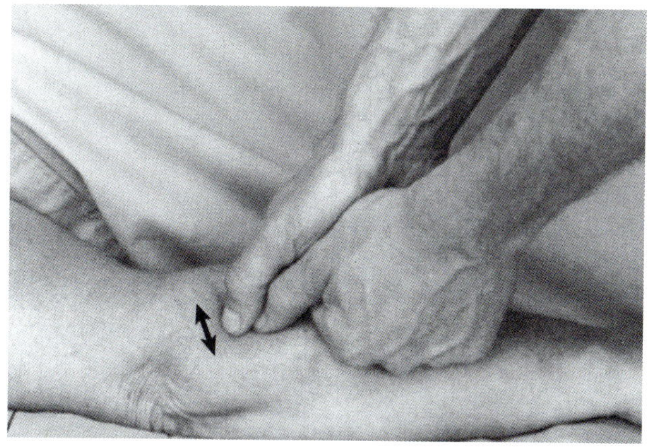

그림 8-25. 신전근의 손상은(" 테니스 엘보우")근골막과 근-건 연접부의 어디에서든 생길 수 있다. 국소 통증점을 사전에 치료하고 마찰법을 적용하되 요골 신경의 손상을 초래해서는 안된다.

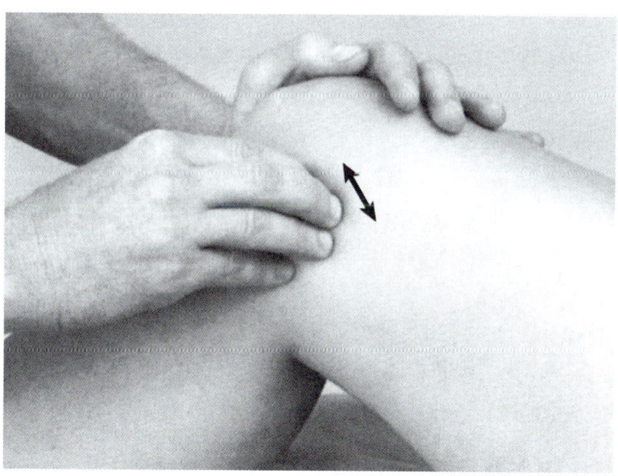

그림 8-26. 무릎의 내측 측부 인대에 마찰법을 적용할 수 있다. 무릎의 염좌 시 마찰법은 중간 정도로 굴곡시킨 뒤 인대가 스트레치되도록 한다. 최대로 허용되는 범위에서 굴곡과 신정시켜 적용한다.

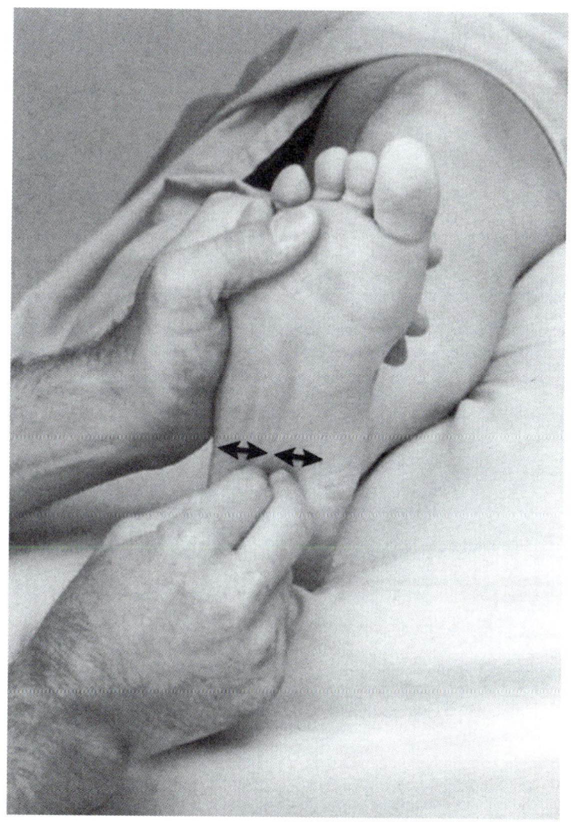

그림 8-27. 특별하게 발바닥 근막을 치료하고자 할 때 조밀한 발바닥 근막에 마찰법을 적용하려면, 환자의 내성이 생기기 어려운 손가작 접촉을 먼저 마찰법으로 적용하고, 반죽하듯이 좀 더 한 동작씩 해나간다.

다음 페이지로 도수 기법 그림 289 계속

용해야 할지도 모른다; 그러나 손상된 것은 몇몇 근육의 층 밑에 위치하고 있고, 힘의 사용이 고려되어져야 하고, 치료사는 중재하는 조직에 적당히 준비한다(그림 8−24, 8−29와 8−30).

7. 치료사는 짧게 한 동작을 짧게 하여(〈 2m), 뒤의 치료할 조직의 표면 일부를 움직여주고 앞에서는 일부를 깊게 한다. 치료할 조직에 미끄러지거나 부딪치는 것을 피해야 하는데 건강한 조직이 손상받을 가능성이 있기 때문에 아주 중요하다. 시리악스 제안이기는 하나 마찰법은 "충분한 제거"로 적용되는데 그것은 치료할 조직이 아주 작고 한 동작을 통해 횐단하기 쉬운 부위에 접근 가능하고, 좀 더 조절될 수 있고, 짧게 한 동작을 적용할 수 있다(그림 8-24~8-26). 이러한 경우에 치료사는 짧게 한 동작 실시할 수 있는 근접한 부위에 마찰법을 적용하여 손상된 부위의 전체 밑을 안전하게 할 수 있다.

8. 한 동작의 적용은 특히 교차된 섬유인 인대 또는 건을 치료한다. 근막 또는 상처 조직을 치료할 때 콜라겐은 유기적 구조가 적당히 줄어들게 되고, 방향에 따라서 번갈아 가면서 일어나거나 순환하여 한 동작이 이루어질 수도 있다.

9. 마찰법은 일반적으로 1초에 2~3번 반복하여 적용된다. 1초에 3번 반복하는 것은 손상된 표면근막에 치료사가 수행할 수 있는 최대한의 횟수라고 설명한다. 1초에 1~2번 반복하는 것이 적당하고 효과적이며 동시에 접촉 부위를 촉진하게 되고, 과다 치료의 가능성을 줄여준다.

10. 손으로 같은 조직층을 접촉을 유지하는 동안 마찰법은 2분 또는 초기에 이루어지는 조직이 부드럽게 촉진될 때까지 적용한다.

11. 치료사는 접촉 표면을 바꾸기 위해 몇 초 동안 자주 쉬어야 하고, 손상된 부위를 재배치되도록 정확하게 관리해야 하고, 다시 안정성 있게 유사한 깊이의 마찰법을 적용해야 한다.

12. 환자가 긍정적인 피드백을 준다면("환자와 함께 대화"를 보라, 292쪽) 치료사는 치료될 조직의 심부층 또는 아주 약하게 근접한 부위에 이동해가며 압력을 증가시켜 집중적으로 할 수 있고, 그런 다음 마찰법을 다르게 반복해서 수행할 수도 있다.

13. 사지와 관련된 손상은 치료사가 목표를 위해 좀더 쉽게 접근하여 기법을 위한 깊이와 조절을 할 수도 있다. 이는 치료될 조직을 손으로 정적인 특별한 압박을 유지하는 것을 포함하여 환자의 사지를 움직이는 동안 치료될 조직에 치료사의 손 동작은 다른 과정이 필요하다(그림 8−30과 8−31). 이 기법은 종종 환자에게 더 큰 내성이 생기게 한다.

14. 환자의 피드백을 기본으로 하여 안전한 강도, 마찰기법을 적용하는 최대 시간은 초기 중재시 6분으로 한다. 한 사람 당 2분 또는 3분으로 늘여서 적용 시간을 증가시킬 수도 있고, 상지에 제한하여(사실상 결코 필요하지는 않다) 15~20분 동안 실시한다.

마찰기법의 구성

접촉 : 손가락, 엄지, 주먹, 주두를 보강한다.

압 : 가볍게~강하게. 손상 위치에 따라 결정.

연관된 조직 : 밀집한 결합조직(인대, 건, 근막, entraneous 심부결합조직, 흉터 조직 또는 근 섬유증)

방향 : 구조물 섬유의 놓인 상태에 같이 다양하게: 현재는 횡단 마찰법은 대부분 공통적으로 사용되고 교차 마찰법도 사용할 수 있고 평행 마찰법은 과거에 지지되어 사용했었다.

진폭/길이 : 짧게, 1~2 cm보다 덜

속도 : 느리게, 1초 당 1~3법 반복하는 것보다 적게 하도록 권장되고 최대 1초 당 3번 반복한다.

시간 : 30초~15분

중간단계 : 페트리사지, 특별한 압박, 직접 근막 기법

적용상황 : 단독으로 수행할 수 있다; 다른 추가적인 것은 마찰법에 앞서 국소적 페트리사지, 근막 이완 또는 직접 근막 기법적용; 특별한 에플루라지과 마찰법을 시행한다. 수동적 또는 능동적 스트레치하고

과다 치료를 했다면 아이스팩을 마지막에 적용한다.

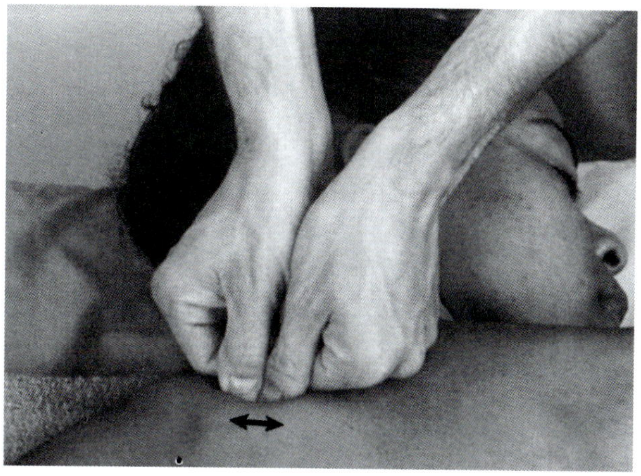

그림 8-28. 치료사는 일반적으로 섬유증과 구분하여 상부 견갑골의 낮은 부착점에 위치하여 통증점을 치료하기 전에 마찰법을 적용한다.

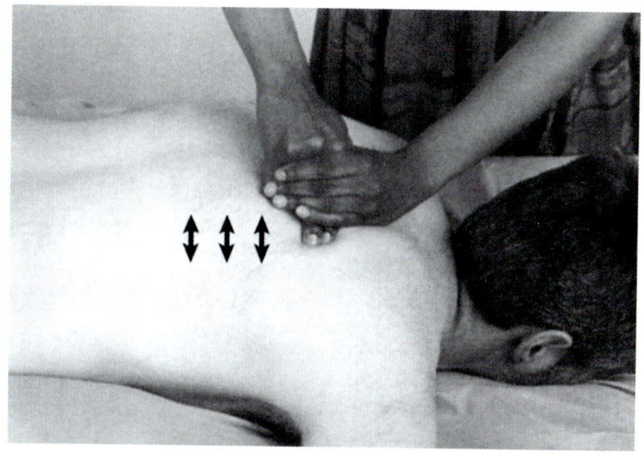

그림 8-29. 장골 늑골의 건의 미끄러짐은 만성 염증, 특히 환자의 과다측만증으로 인해서 "점착성" 또는 "단단함" 때문에 엎드린 자세를 취한다. 마찰법으로 인해 국소부위 조직의 탄력이 감소된 것이 향상된다.

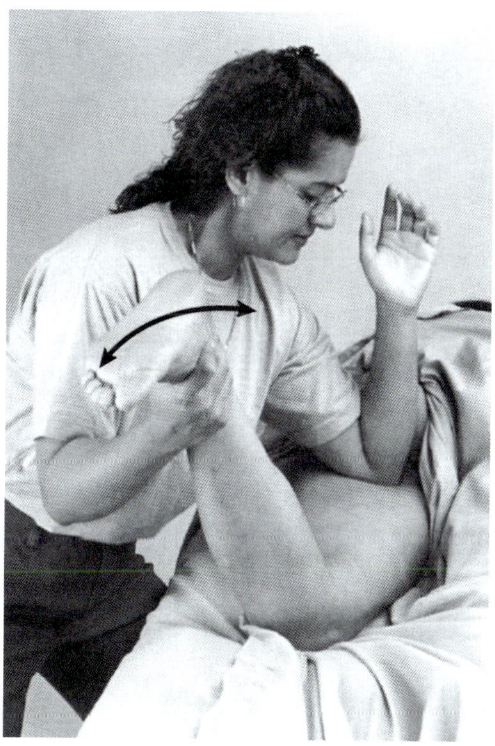

그림 8-30. 마찰법을 할 때 치료사의 체중과 팔꿈치를 사용하여 건에 깊은 특별한 압박을 좌골조면에 접촉하여 원위부에 가한다. 그런 다음 치료사는 환자의 다리 아래부위의 내부와 외부로 회전하면서 대퇴골의 접촉면과 치료할 조직의 교차섬유 움직임을 조절한다.

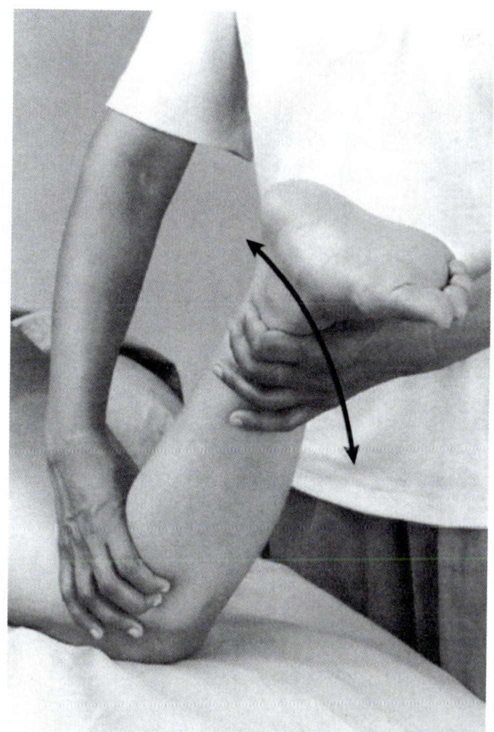

그림 8-31. 치료사는 오른쪽 손의 엄지와 두 손가락으로 발 안세린(거위의 근육 속에서 발견되는 선광성 디펩티드)에 접촉한다. 접촉면의 조절된 움직임은 활액낭 또는 건염 기시부는 환자의 무릎을 쥐고 손으로 접촉하고 있는 동안 굴곡과 신전에 의해 쉽게 할 수 있다.

치료사의 위치(자세) 그리고 운동 (CLINIAN'S POSITION AND MOVEMENT)

1. 기본적인 자세는 치료를 위한 촉진과 자세를 4장에서 설명해 두었다.
2. 마찰법의 효과적인 적용은 분별력 있는 치료사의 체중이 요구된다. 작은 치료를 할 때 또는 표면 근막 상해 부위를 치료할 때 외에는 손과 한쪽 팔을 이용하여 적당한 결과를 성취할 수 있을지도 모른다. 서선 자세 또는 앉거나 기댄 자세에서 치료사는 손과 팔로 잡을 수 있고 안정하고, 신체를 가볍게 잡을 수도 있다.
3. 선 자세 또는 앉거나 기댄 자세에서 팔꿈치를 사용하는 것은 자가 수용체의 촉진을 위해 숙련된 기술이 요구된다(그림 8-30).

촉진(PALPATE)

기법을 적용할 때 치료사는 환자의 피부와 조직을 다음과 같이 촉진해야 한다.

1. 외형. 만성적 정형외과 손상은 종종 "부풀어 오름" 또는 커져 보인다; 그러나 마찰법은 적용할 때 반드시 명백한 삼출물 분비액이 없어야 한다.
2. 치료될 조직의 밀도 또는 견고. 치료사는 치료할 조직과 근처의 정상적인 조직 또는 환자의 반대되는 쪽인 비교될 수 있는 조직을 비교해야 하고, 정상적인 두께와 조직의 결과는 개인적으로 다르다.
3. 섬유방향. 치료사는 치료를 하기 전에 건 또는 인대와 같은 분리된 구조물의 섬유 방향을 알아야 한다.
4. 치료할 조직의 위치. 치료사는 마찰법을 적용할 치료할 조직의 바람직한 위치를 정확하게 알아야 한다.
5. 조직의 연함. 긴장된 띠 또는 단단해진 조직은 부드러운 물질 또는 콜라겐 원섬유의 파열을 원래로 되돌리는 결과를 가져온다. 조직의 연함과 함께 단단함이 감소와 환자의 핵심 증상이 향상된다.
6. 비대의 감소. 비대된 구조물은 마찰법은 1번 적용하더라도 감소된다.
7. 스트레치에 대한 저항. 수축성 조직의 스트레치에 대한 저항은 치료 과정에 의해 저항된다.

관찰(OBSERVE)

기법을 적용하는 동안 치료사는 치료할 조직의 질과 환자의 편안함 정도를 준수해야 한다. 아래 기재된 증상은 그에 따른 징후이다.

1. 치료할 조직의 단단한 두께, 긴축성이 표면 윤곽에서 나타난다.
2. 충혈반응. 환자의 피부가 급하게 붉어짐은 손톱이 너무 길어서 찰과상의 원인이 될 수 있다.
3. 환자의 근막 표시는 이완과 편안함이 나타난다.

의뢰자와의 대화 (COMMUNICATION WITH THE CLIENT)

오늘날 마찰법은 모든 마사지 기법에서 제한된 좁은 부위에 강한 반복적인 힘을 국소부위의 손상을 초래하는 가장 높은 위험 요소를 가진다. 치료사가 적당한 대화를 사용한다면, 과다치료와 염증을 증가시키는 일은 없을 것이다. 일시적인 충혈 반응이 생기는 부위에는 이미 손상된 조직이기 때문에 염증 반응을 일으킬 수 있으므로 마찰법을 적용해서는 **안 되고**, 너무 열심히 마찰법을 적용할 때이고, 이러한 충혈반응이 일어날 수 있다. 대화를 통해 계획하여 Hertling과 Kessler에 의해 채택된 지침서를 적용해야 하며, 자주 대화를 하도록 노력하고, 과다 치료를 최소화하도록 환자에게 설명해 준다.

1. 마찰법을 적용하기 전에 즉시 치료사는 치료할 조직의 민감성 검사를 두 개 중 한 가지 방법으로 한다: 수축성의 조직과 함께 치료사는 등장성 움직임에 대한 저항력이 생기는 동안 촉진한다; 부동 조직과 함께 치료사는 수동적 스트레치가 이루어지는 동안 조직을 촉진한다. 치료사는 또한 환자에게 통증 10-point 표를 기준으로 최근 통증이 생겼는지 민감한 손상에 의해 어떻게 역학적 스트레치를 받게 되는지

좀 더 객관적인 평가를 한다. 측정 절차와 등급 결정은 시기마다 마찰법이 적용될 때 적절하게 조정할 수 있는 필수적인 기초자료로 사용된다.

2. "어느 부위가 가장 부드러운가?" 치료사는 정형외과적 검사를 반드시 하여 마찰법을 적용해야 할 부위를 결정한다. 더욱이 치료사는 환자에게 촉진 시 반응에 대해 피드백을 요청할 수 있고, 염증과 관련된 구조물의 위치를 확인할 수 있다.
3. 마찰법은 환자가 보고한 기중에 따라서 적용할 것인지 결정된다— 통증 10표에서 4 이상의 통증이 있을 때는 적용하면 안된다. 또한 환자가 억제된 호흡 또는 찡그린 얼굴을 보였을 때도 적용하면 안된다. 교감 신경 각성의 좀 더 민감한 증상이 있어도 치료사는 초기에 환자가(만약 그렇다면) 고통을 겪는 것에 대해 안심을 시키고, 대개 마찰법이 진행되는 동안 고통이 완화되고 마찰법을 하는 동안 고통이 증가되면 즉시 말해야 한다.
4. 처음 반복 한 후, 마지막에(2분 까지) 치료사는 마찰법의 중재를 통해 고통이 더 증가되었거나 완화되었는지 환자에게 물어보아야 한다. 고통이 완화되었다면, 치료사는 압을 증가하여 환자의 내성 수치를 보다 올릴 수 있고, 2분 더 적용할 수 있다.
5. 3번 반복 후 끝에 (5분 까지), 치료사는 핵심적인 징후를 재검사한다. 검사하는 동안 손상된 부위가 덜 민감하다면, 계속해서 마찰법을 적용하고 처음 중재를 하지 않는다.
6. 환자가 마찰법 적용이 고통의 원인이 되었거나 고통이 증가되었거나 재검사 결과 손상된 부위가 더 많은 반응을 일으켰다면, 치료사는 마찰법을 적용하는 것을 반드시 그만 두어야 하고, 현저한 혈관 수축(창백해짐)이 일어날 때까지 그 부위에 아이스를 적용한다.

다른 적합한 기법 (OTHER APPROPRIATE TECHNIQUES)

마찰법을 적용하는데 있어서 치료사가 할 수 있는 방법으로 몇 가지 양식이 있다.

1. 치료실 상황을 정리 정돈하고 구조물의 손상 없이 콜라겐 구조물의 신장을 촉진할 수 있도록 사전에 온도를 올린다. 그러나 임상 연습이 경우에는 마찰법을 적용할 때 큰 유착을 치료할 수도 있다. 온도를 올린 후에 마찰법을 적용하는 것은 근막 조직의 촉진에 있어서 일시적인 증가 효과를 가져다 준다.
2. 어떠한 상황에서 국소부위에 마찰법을 적용하기 전에 근막 이완법 또는 직접 근막 기법을 적용하는 것은 전 범위에 걸쳐 또는 길어지게 한다. 초음파를 먼저 사용하는 것 또한 권장된다.
3. 치료할 조직의 정확한 능동적 스트레치와 활동적인 움직임은 관절가동범위에서 통증으로부터 자유롭게 해주는 것은 마찰법의 적용 후 나타나는 효과이다.
4. 과다치료를 했을 경우, 혈관 수축(창백함)이 될 때까지 한랭요법을 적용한다.
5. 부목, 테이핑과 인체공학 또는 신경근 재교육은 반복적인 염좌를 줄여주는 데 유용하거나 재손상을 당하는 것을 예방해준다.

수기 후 자가관리 (POSTINTERVENTION SELF-CARE)

1. 마찰법 적용 후에 중간 정도 이상의 통증이 생긴다면, 치료사는 차가운 팩을 24시간 동안 10~14분 간격으로 하도록 지시한다.
2. 환자는 정확한 자세에서 스트레치를 배워서 치료할 부위에 하루에 자주 30초 동안 수회 적용한다.
3. 치료사는 환자에게 반복적인 염좌 손상을 일으키거나 더욱 더 악화시키는 활동은 피하도록 지시한다.
4. 한자의 수축성 조직에 손상이 있을 때 저항성 운동이나 많은 양의 운동을 피하고, 회복이 될 때까지 통증이 없는 능동적 또는 수동적인 운동을 하게 한다. 여기서 좀 더 적극적인 스트레칭과 신장운동은 바람직할 수 있다.

마찰법을 익히기 위한 연습 순서

연습시간 : 한 사람 당 30분

이 기법의 느낌을 얻기 위한 연습은 결합조직과 같은 큰 관절 주변은 접근하기 쉽다. 발목이 가장 좋으며 염좌의 일반적인 위치와 그 위치도 종종 섬유증이 남겨지는 곳이다. 환자의 무릎 또한 적절한 관절이다. 불안정성의 징후가 없는 관절을 선택하여 연습한다.

결합조직은 눈에 띄게 단단하고, 안정성 있고, 튼튼한 관절은 영효과 없이 마찰기법이 적당하게 적용되어 5분까지 확실하게 견딜 수 있다. 환자의 통증에 대한 내성이 증가된다; 마찰법을 적용하지 않으면 약점은(연습목적) 몇 분보다 더 길게 나타나고, 대부분 신경이 위치한 부위와 같이(팔꿈치에 요골신경) "위험한 부위"로 남게 될 것이다.

1. 손톱은 가능한 한 아주 짧게 깍고, 깨끗하게 유지하라!
2. 교차된 관절인 대근육에 페트리사지을 5분 정도 적용하고 시작하라; 이것은 수축성 조직에 손상된 것을 치료할 때, 특히 효과적이다.
3. 피부에 남겨진 윤활제를 완전하게 제거하라.
4. 핵심적인 징후를 평가(가설에 근거): 수동적이고/또는 수축성 검사와 단단한 간절 주변을 철저하게 촉진하라.
5. 마찰법을 표면에서 시작하고 5분 또는 6분 동안 환자의 관절에 다른 부위에 적용한다: 건(양 쪽 건 또한), 인대와 지지대에 적용한다. 대개 충분히 긴 시간 동안 마찰법을 사용하여 변화된 부분을 촉진하여 찾아낸다– 마찰법이 적용된 조직은 약간 스폰지와 같은 느낌이다. 변화가 확실하지 않는다면, 양측을 비교해 보라. 어떠한 변화도 느껴지지 않는다면, 가벼운 동작에서 압력을 증가하여 몇분 동안 다른 부위에 시도해 보라.
6. 핵심적인 징후 재평가.
7. 환자는 치료된 부위에 스트레치를 해준다.
8. 국부적인 림프선을 따라서 표면 근막 에플루라지 또는 표면 근막 림프 배농 기법을 적용하여 배출시킨다.
9. 과다 치료의 징후를 보여서는 안되며, 아마도 짧은 치료 기간 내에 발생하지는 않을 것이다.

개별적 연구 : 상부 둔부 기시부는 보통 섬유증이 생기는 부위이다. 마찰법을 가할 때, 주먹 또는 팔꿈치를 사용하여 공통된 결과를 생각해 본다. 양측에 모두 연속해서 적용해라.

임상적 예

환자의 신상 명세

40세 남자인 A는 컴퓨터 프로그래머로서 오른쪽 측부 외과염(반복적인 염좌 부상)을 가지고 있으며, 인체공학적으로도 나쁜 자세이므로 두 번째로 자판을 두드릴 때도 나쁜 자세가 나타났다.

임상 연구 결과

주관적

1. 자판을 두드릴 때와 안정 시에 통증을 호소한다.
2. 급성 통증 없이 10분 이상 자판을 두드릴 수 없다고 호소한다.
3. 통증이 있고 약함을 느끼기 때문에 오른쪽 손으로 다른 일을 하고 있을 때, 스스로 돌보는 활동을 하지 못한다고 호소한다.
4. 일이 끝난 후 약간의 부종이 있다고 호소한다.
5. 시진 결과 통증 정도 = 8.5
6. 작업환경을 수정하는 것이 불가능하다고 이야기 한다.
7. 인체 공학적으로 약하다는 것은 지각하고 스스로 돌보기

객관적

부상

1. 오른쪽 손목과 손가락 신전에 참을 수 있는 통증을 찾아낸다.
2. 악력 JAMAR 검사 – 오른쪽 악력 < 왼쪽 악력
3. 촉진: 오른쪽이 공통적으로 신전근 기시부와 전완 근육조직에 근막이 단축되어 있다.
4. 자세: 후만증, 머리가 전방으로 나와 있음.

기능적 제한

1. 10분 이상 자판을 칠 수 없거나 컴퓨터 프로그래머로서 주어지는 일을 수행하기 힘들고 이차적으로 통증이 있다.
2. 일을 할 때 능력을 충분히 발휘하지 못하고, 통증과 약해진 것 때문에 스스로가 돌보기가 힘듬 – 오른쪽에서 쥐는 힘이 약함.
3. 라켓볼을 통한 재창조적인 활동을 하지 못하고, 이차적으로 통증이 있다.

치료계획

치료의 근본적인 목표

측부외과염으로 인한 염증과 통증을 줄이고, 자기보호를 할 수 있도록 하고, 신체역학적으로 악화시킨 수 있는 자세를 예방하기 위한 교육을 제공한다.

부상	*마찰기법의 규칙*
통증	초기치료: 직접효과로 공통적인 심전근 기시부 조직의 염증을 없애고 이차적으로 통증을 해결한다.
	초기치료: 표면자극제를 사용하여 무통증의 효과를 얻는다.
염증	초기치료: 염증의 징후가 감소되는 것이 직접적인 효과이다.
결합조직 밀도	초기치료: 조밀한 결합조직 개조의 촉진은 직접적인 효과이다.
근막 단축	초기치료: 근막 신장
일반적인 자세의 기능장애	초기치료, 직접효과는 근막 신장의 효과이다.
근력 감소	근력이 감소되는 것은 2차적으로 통증과 염증의 원인이 된다.

(계속)

마사지 기법	페트리사지, 근막 기법, 직접 근막 기법을 측만증과 머리가 전방으로 향함과 관련된 신체의 앞면의 단축된 근육에 적용한다. 표층 에플루라지, 페트리사지, 근막 이완, 직접 근막 기법은 전완의 전체 특히, 신경근 부위의 근육에 적용된다(좌,우 균형을 유지하기 위해 때때로 반대쪽 팔을 사용할 수도 있다.)
다른 적당한 기법과 중재	급성 염증의 징후가 있다면, 아이스를 즉시 적용한다; 마찰법 적용 후, 과다 치료의 징후에는 아이스를 적용한다; 손목과 손을 스트레치한다; 손목과 손−스트레칭 운동; 자세 스트레칭; 자세교육; 인체공학 평가; 인체공학적 교육; 스스로 관리
기능적 결과	1. 환자는 1시간 동안 적당한 스트레칭을 하여 자세 교정을 통해 자판을 사용하게 될 것이고, 안정 시에 통증을 호소하지 않을 것이다. 2. 통증 없이 오른쪽 손에 22 kg(10−lb, 1lb=2.2kg)의 무게를 들고 25 feet 움직일 수 있게 될 것이고, 가사 일을 수행할 수 있게 될 것이다. 3. 통증 호소 없이 적당한 준비운동 후, 20분 동안 라켓볼을 칠 수 있게 될 것이다.

참고문헌(References)

1. Holey E, Cook E. Therapeutic massage. London, England: WB Saunders, 1997.
2. Hollis M. Massage for therapists. 2nd ed. Oxford, England: Blackwell Science, 1998.
3. Cantu RI, Grodin AJ. Myofascial manipulation: theory and clinical application. Gaithersburg, MD: Aspen, 1992.
4. Fritz S. Fundamentals of therapeutic massage. St Louis: Mosby-Lifeline, 1995.
5. Tappan FM, Benjamin P. Tappan's handbook of healing massage techniques. 3rd ed. Stamford, CT: Appleton & Lange, 1998.
6. Loving J. Massage therapy. Stamford, CT: Appleton & Lange, 1999.
7. de Domenico G, Wood EC. Beard's massage. 4th ed. Philadelphia: WB Saunders, 1997.
8. American Physical Therapy Association. Guide to physical therapist practice. Phys Ther 1997;77(11):1155–1674.
9. Chaitow L. Palpation skills. New York: Churchill Livingstone, 1997.
10. Maigne R. Low back pain of thoracolumbar origin. Arch Phys Med Rehabil 1980;61(9):389–395.
11. Greenman PE. Principles of manual medicine. 2nd ed. Baltimore, MD: Williams & Wilkins, 1996.
12. Chaitow L. Modern neuromuscular techniques. New York: Churchill Livingstone, 1996.
13. Fritz S. Mosby's fundamentals of therapeutic massage. St Louis: Mosby-Lifeline, 2000.
14. Mannheim CJ, Lavett DK. The myofascial release manual. Thorofare, NJ: Slack (McGraw Hill), 1989.
15. Barnes JF. Myofascial release. In: Hammer WI, ed. Functional soft tissue examination and treatment by manual methods. 2nd ed. Gaithersburg, MD: Aspen, 1999:533–548.
16. Sucher BM, Heath DM. Thoracic outlet syndrome—a myofascial variant: part 3. Structural and postural considerations. J Am Osteopath Assoc 1993;93(3):334, 340–345.
17. Sucher BM. Thoracic outlet syndrome—a myofascial variant: part 2. Treatment. J Am Osteopath Assoc 1990; 90(9):810–812, 817–823.
18. Sucher BM. Thoracic outlet syndrome—a myofascial variant: part 1. Pathology and diagnosis. J Am Osteopath Assoc 1990;90(8):686–696, 703–704.
19. Sucher BM. Myofascial manipulative release of carpal tunnel syndrome: documentation with magnetic resonance imaging. J Am Osteopath Assoc 1993;93(12):1273–1278.
20. Sucher BM. Myofascial release of carpal tunnel syndrome. J Am Osteopath Assoc 1993;93(1):92–94, 100–101.
21. Cisler TA. Whiplash as a total-body injury. J Am Osteopath Assoc 1994;94(2):145–148.
22. Hanten WP, Chandler SD. Effects of myofascial release leg pull and sagittal plane isometric contract-relax techniques on passive straight-leg raise angle. J Orthop Sports Phys Ther 1994;20(3):138–144.
23. Radjieski JM, Lumley MA, Cantieri MS. Effect of osteopathic manipulative treatment on length of stay for pancreatitis: a randomized pilot study. J Am Osteopath Assoc 1998;98(5): 264–272.
24. Tillman LJ, Chasan NP. Properties of dense connective tissue and wound healing. In: Hertling D, Kessler RM, eds. Management of common musculoskeletal conditions, 3rd ed. Philadelphia: Lippincott-Raven, 1996:8–21.

25. Tillman LJ, Cummings GS. Biologic mechanisms of connective tissue mutability. In: Currier DP, Nelson RM, eds. Dynamics of human biologic tissues. Philadelphia: FA Davis, 1992:1–44.
26. Taylor DC, Dalton JD, Seaber AV, Garret WE. Visco-elastic properties of muscle-tendon units: the biomechanical effects of stretching. Am J Sports Med 1990;18(3):300–309.
27. Frank C, Amiel D, Woo SL, et al. Normal ligament properties and ligament healing. Clin Orthop 1985;196:15–25.
28. Dunn MG, Silver FH. Visco-elastic behavior of human connective tissue: relative contribution of viscous and elastic components. Connect Tissue Res 1983;12:59–70.
29. Sapega AA, Quedenfeld TC. Biophysical factors in range of motion exercise. Physician Sports Med 1981;9(12):57–65.
30. Light KE, Nuzik S, Personius W, Barstrom A. Low load prolonged stretch vs high load brief stretch in treating knee contractures. Phys Ther 1984;64:330–333.
31. Hooley CJ, McCrum NG, Cohen RE. The visco-elastic deformation of tendon. J Biomech 1980;13:521–529.
32. Warren CG, Lehmann JF, Koblanski JN. Heat and stretch procedures: an evaluation using rat tail tendon. Arch Phys Med Rehabil 1976;57:122–126.
33. Schultz RL, Feitis R. Fascial anatomy and physical reality. Berkeley, CA: North Atlantic Books, 1996.
34. Rolf I. Rolfing®: the integration of human structures. New York: Harper & Row, 1977.
35. Upledger J, Vredevoogd JD. Craniosacral therapy. Seattle, WA: Eastland Press, 1983.
36. Cummings GS, Tillman LJ. Remodeling of dense connective tissue in normal adult tissues. In: Currier DP, Nelson RM, eds. Dynamics of human biologic tissues. Philadelphia: FA Davis, 1992:45–73.
37. Barlow W. The Alexander technique. New York: Alfred A Knopf, 1973.
38. Quality Assurance Committee of the College of Massage Therapists of Ontario. Code of ethics and standards of practice. Toronto, Ontario: College of Massage Therapists of Ontario, 1999.
39. DiGiovanna EL, Schiowitz S. An osteopathic approach to diagnosis and treatment. 2nd ed. Philadelphia: Lippincott-Raven, 1997.
40. Ebner M. Connective tissue manipulations: theory and therapeutic application. 3rd ed. Malabar, FL: Krieger, 1985.
41. Rolf I. Rolfing® and physical reality. Rochester, VT: Healing Arts Press, 1990.
42. Stillerman E. The encyclopedia of bodywork. New York: Facts on File, 1996.
43. Cottingham JT, Maitland J. A three-paradigm treatment model using soft tissue mobilization and guided movement-awareness techniques for a patient with chronic low back pain: a case study. J Orthop Sports Phys Ther 1997;26(3): 155–167.
44. Perry J, Jones MH, Thomas L. Functional evaluation of Rolfing® in cerebral palsy. Dev Med Child Neurol 1981; 23(6):717–729.
45. Hunt VV, Massey W. Electromyographic evaluation of structural integration techniques. Sychoenerg Syst 1977; 2:1–12.
46. Cottingham JT, Porges SW, Richmond K. Shifts in pelvic inclination angle and parasympathetic tone produced by Rolfing® soft tissue manipulation. Phys Ther 1988;68(9): 1364–1370.
47. Cottingham JT, Porges SW, Lyon T. Effects of soft tissue mobilization (Rolfing® pelvic lift) on parasympathetic tone in two age groups. Phys Ther 1988;68(3):352–356.
48. McKechnie AA, Wilson F, Watson N, Scott D. Anxiety states: a preliminary report on the value of connective tissue massage. J Psychosom Res 1983;27(2):125–129.
49. Weinberg RS, Hunt VV. Effects of structural integration on state-trait anxiety. J Clin Psychol 1979;35(2):319–322.
50. Silverman J, Rappaport M, Hopkins HK, et al. Stress, stimulus intensity control, and the structural integration technique. Confin Psychiatr 1973;16:201–219.
51. Reed BV, Held JM. Effects of sequential connective tissue massage on autonomic nervous system of middle-aged and elderly adults. Phys Ther 1988;68(8):1231–1234.
52. Kisner CD, Taslitz N. Connective tissue massage: influence of the introductory treatment on autonomic functions. Phys Ther 1968;48(2):107–119.
53. Kaada B, Torsteinbo O. Increase of plasma beta-endorphins in connective tissue massage. Gen Pharmacol 1989;20(4):487–489.
54. Kaada B, Torsteinbo O. Vasoactive intestinal polypeptides in connective tissue massage. With a note on VIP in heat pack treatment. Gen Pharmacol 1987;18(4):379–384.
55. Gross D. [Physical therapy and rheumatism of soft tissues]. Schweiz Med Wochenschr (German) 1982;112(35):1214–1218. (Abstract)
56. Frazer FW. Persistent post-sympathetic pain treated by connective tissue massage. Physiotherapy 1978;64(7): 211–212.
57. Gifford J, Gifford L. Connective tissue massage. In: Wells PE, Frampton V, Bowsher D, eds. Pain management by physiotherapy. 2nd ed. London: Butterworth-Heinemann, 1994:213–227.
58. Holey LA. Connective tissue zones: an introduction. Physiotherapy 1995;81(7):366–368.
59. Holey LA, Walston MJ. Inter-rater reliability of connective tissue zones recognition. Physiotherapy 1995;81(7): 369–372.
60. Holey LA. Connective tissue manipulation: towards a scientific rationale. Physiotherapy 1995;81(12):730–739.
61. Michalsen A, Buhring M. [Connective tissue massage]. Wien Klin Wochenschr (German) 1993;105(8):220–7. (Abstract)
62. Goats GC, Keir KA. Connective tissue massage. Br J Sports Med 1991;25(3):131–133.
63. Palastanga N. Connective tissue massage. In: Grieve GP, ed. Modern manual therapy for the vertebral column. New York: Churchill Livingstone, 1986:827–833.
64. Ebner M. Connective tissue massage. Physiotherapy 1978;64(7):208–210.
65. Gonin M, Gerster JC. [Pigmentation disorders in systemic scleroderma] (French). Schweiz Rundsch Med Prax 1994; 83(2):42–45. (Abstract).

66. Predel K. [Physical therapy in gastroenterology]. Z Gesamte Inn Med (German) 1987;42(4):112–114. (Abstract)
67. Nansel D, Szlazak M. Somatic dysfunction and the phenomenon of visceral disease simulation: a probable explanation for the apparent effectiveness of somatic therapy in patients presumed to be suffering from true visceral disease. J Manipulative Physiol Ther 1995;18(6):379–397.
68. Kessler RM, Hertling D. Friction massage. In: Hertling D, Kessler RM, eds. Management of common musculoskeletal conditions. 3rd ed. Philadelphia: Lippincott-Raven, 1996: 133–139.
69. Hammer WI. Friction massage. In: Hammer WI. Functional soft tissue examination and treatment by manual methods. 2nd ed. Gaithersburg, MD: Aspen, 1999:463–478.
70. Palastanga N. The use of transverse frictions for soft tissue lesions. In: Grieve GP, ed. Modern manual therapy for the vertebral column. New York: Churchill Livingstone, 1986:819–825.
71. de Brujin R. Deep transverse friction; its analgesic effect. Int J Sports Med 1984;5(suppl):35–36.
72. Cyriax J, Coldham M. Textbook of orthopedic medicine, vol 2. Treatment by manipulation, massage and injection. 11th ed. London: Bailliere-Tindall, 1984.
73. Chamberlain GJ. Cyriax's friction massage: a review. J Orthop Sports Phys Ther 1982;4(1):16–22.
74. Cyriax J. Deep massage. Physiotherapy 1977;63:60–61.
75. Walker JM. Deep transverse frictions in ligament healing. J Orthop Sports Phys Ther 1984;62:89–94.
76. Bajuk S, Jelnikar T, Ortar M. Rehabilitation of patient with brachial plexus lesion and break in axillary artery. Case study. J Hand Ther 1996;9(4):399–403.
77. Nilsson N, Christensen HW, Hartvigsen J. Lasting changes in passive range motion after spinal manipulation: a randomized, blind, controlled trial. J Manipulative Physiol Ther 1996;19(3):165–168.
78. Nilsson N. A randomized controlled trial of the effect of spinal manipulation in the treatment of cervicogenic headache. J Manipulative Physiol Ther 1995;18(7):435–440.
79. O'Sullivan S, Schmitz T. Physical rehabilitation, assessment and treatment. 2nd ed. Philadelphia: FA Davis, 1988.
80. Patino O, Novick C, Merlo A, Benaim F. Massage in hypertrophic scars. J Burn Care Rehabil 1999;20(3):268–271; discussion 267.
81. Sevier TL, Wilson JK. Treating lateral epicondylitis. Sports Med 1999;28(5):375–380.
82. Hammer WI. The use of friction massage in the management of chronic bursitis of the hip or shoulder. J Manipulative Physiol Ther 1993;16(2):107–111.
83. Fritschy D, de Gautard R. Jumper's knee and ultrasonography. Am J Sports Med 1988;16(6):637–640.
84. Hunter SC, Poole RM. The chronically inflamed tendon. Clin Sports Med 1987;6(2):371–388.
85. Woodman RM, Pare L. Evaluation and treatment of soft tissue lesions of the ankle and forefoot using the Cyriax approach. Phys Ther 1982;62(8):1144–1147.
86. Lagrana NA, Alexander H, Strauchler I, et al. Effect of mechanical load in wound healing. Ann Plast Surg 1983;10:200–208.
87. Magonne T, DeWitt MT, Handeley CJ, et al. In vitro responses of chondrocytes to mechanical loading: the effect of short term mechanical tension. Connect Tissue Res 1984;12:97–109.
88. Arem AJ, Madden JW. Effects of stress on healing wounds. I. Intermittent noncyclical tension. J Surg Res 1976;20: 93–102.
89. Woo S, Matthews JV, Akeson WH, et al. Connective tissue response to immobility. Arthritis Rheum 1975;18: 257–264.
90. Akeson WH, Woo SL-Y, Amiel D, et al. The connective tissue response to immobilization: biochemical changes in periarticular connective tissue of the rabbit knee. Clin Orthop 1973;93:356–362.

추천서적 (Suggested Readings)

Akeson WH, Amiel D, LaViolette D, et al. The connective tissue response to immobility: an accelerated aging response. Exp Gerontol 1968;3:289–301.

Barnes JF. Myofascial release for craniomandibular pain and dysfunction. Int J Orofac Myol 1996;22:20–22.

Bernau-Eigen M. Rolfing®: A somatic approach to the integration of human structures. Nurse Pract Forum 1998;9(4): 235–242.

Brattberg G. Connective tissue massage in the treatment of fibromyalgia. Eur J Pain. 1999;3(3):235–244.

Crawford JS, Simpson J, Crawford P. Myofascial release provides symptomatic relief from chest wall tenderness occasionally seen following lumpectomy and radiation in breast cancer patients. Int J Radiat Oncol Biol Phys 1996;34(5):1188–1189. (Letter).

Cummings GS, Crutchfield CA, Barnes MR. Soft tissue changes in contractures. Atlanta, GA: Stokesville, 1995.

Davidson CJ, Ganion LR, Gehlsen GM, et al. Rat tendon morphologic and functional changes resulting from soft tissue mobilization. Med Sci Sports Exerc 1997;29(3): 313–319.

Dicke E. Meine Bindegewebsmassage (German). Stuttgart: Hippokrates, 1953.

Dicke E, Schliack H, Wolff A. A manual of reflexive therapy of connective tissue. Scarsdale, NY: Simon, 1978.

Fung YCB. Elasticity of soft tissues in simple elongation. Am J Physiol 1967;213:1532–1544.

Gehlsen GM, Ganion LR, Helfst R. Fibroblast responses to variation in soft tissue mobilization pressure. Med Sci Sports Exerc. 1999;31(4):531–535.

Giese S. Hentz VR. Posterior interosseous syndrome resulting from deep tissue massage. Plastic and Reconstructive Survery. 1998;102(5):1778–1779. (Letter).

Glaser O, Dalicho AW. Segment massage: Massage Reflektorischer Zonen, Verl (German). Leipzig, Germany: Georg Thieme, 1955.

Hardy MA. The biology of scar formation. Phys Ther 1989;69(12):22–32.

Head H. On disturbance of sensation with special reference to the pain of visceral disease. Brain 1893;16:1–133.

Holey LA, Lawler H. The effects of classical massage and connective tissue manipulation on bowel function. Br J Ther Rehabil 1995;2(11):627–631.

Hunter G. Specific soft tissue mobilization in the treatment of soft-tissue lesions. Physiotherapy 1994;30(1):15–21.

Jamison CE, Marangoni RD, Glaser AA. Visco-elastic properties of soft tissue by discrete model characterization. J Biomech 1968;1:33–46.

Kerr HD. Ureteral stent displacement associated with deep massage. Wisconsin Medical Journal. 1997;96(12):57–58.

King RK. Myofascial massage therapy: towards postural balance. Chicago: self-published training manual by Bobkat Productions, 1996.

LaBan MM. Collagen tissue: implications of its response to stress in vitro. Arch Phys Med Rehabil 1962;43:461–466.

Leahy PM. Improved treatments for carpal tunnel. Chiro Sports Med 1995;9:6–9.

Leahy PM, Mock LE. Myofascial release technique and mechanical compromise of peripheral nerves of the upper extremity. Chiro Sports Med 1992;6:139–150.

Lowther DA. The effect of compression and tension on the behavior of connective tissue. In: Glasgow EF, Twomey LT, Scull ER, et al., eds. Aspects of manipulative therapy. 2nd ed. London: Churchill Livingstone, 1985:16–22.

MacKenzie J. Symptoms and their interpretation. London, England: Shaw and Sons, 1909.

Melham TJ, Sevier TL, Malnofski MJ, Wilson JK, Helfst RH Jr. Chronic ankle pain and fibrosis successfully treated with a new noninvasive augmented soft tissue mobilization technique (ASTM): a case report. Med Sci Sports Exerc. 1998;30(6):801–804.

Nilsson N, Christensen HW, Hartvigsen J. The effect of spinal manipulation in the treatment of cervicogenic headache. J Manipulative Physiol Ther 1997;20(5):326–330.

Pellechia GL, Hamel H, Behnke P. Treatment of infrapatellar tendinitis: a combination of modalities and transverse friction massage versus iontophoresis. J Sport Rehabil 1994;3:135–145.

Rigby BJ. The effect of mechanical extension upon the thermal stability of collagen. Biochim Biophys Acta 1964;79: 634–636.

Rigby BJ. The mechanical behavior of rat-tail tendon. J Gen Physiol 1959;43:265–283.

Robertson A, Gilmore K, Frith PA, Antic R. Effects of connective tissue massage in subacute asthma. Med J Aust 1984;140(1): 52–53. (Letter)

Stromberg DD, Weiderhielm DA. Visco-elastic description of a collagenous tissue in simple elongation. J Appl Physiol 1969;26:857–862.

제 9 장

수동 운동 기법

Passive Movement Techniques

김 지 혁

마사지의 기법에 있어 수동적인 운동 기법은 조직들과 다른 구조물들의 움직임을 촉진하는 것과 조직들과 다른 구조물들의 제한된 부분을 치료하기 위해서 사용하는 것이다. 그 기법은 진동, 리듬감 있는 모빌라이제이션, 흔들기 등이 있다. 이 장에서는 기법을 어떻게 수행하는 지와 실제로 어떻게 적용하는 지에 대해 설명하고 있다. 또한 여기에서는 적응증, 금기증, 주의사항, 결과 그리고 이러한 치료기법과 관련된 치료 후의 관리와 같은 토론을 설명하고 있다.

표 9-1
손상단계 극복을 위한 수동적인 운동 기법의 요약

손상단계 극복을 위한	*기법*		
	진동	리듬감 있는 모빌라이제이션	흔들기
조직의 진정	P	P	P
걱정을 하는 것 감소	P	P	P
각성이 증가	P	P	–
반대자극제 무통	P	P	P
국소적인 휴식 중 근긴장과 신경근육의 상태 증가	P	–	–
휴식 중 근긴장 감소	P	P	P
관절 운동 증가	–	P	P
부수적인 관절 운동 증가	–	P	P
늑골의 움직임 증가	–	P	P
운동에 관여하는 분비물 통로가 깨끗해짐	–	✔	–
호흡곤란 감소	–	P	–
연동 자극	P	P	P
운동반응의 변경	–	✔	✔
운동을 수행하는 능력 증가	–	✔	✔

✔ 효과가 있다. P 효과가 있을 수 있음, — 거의 없거나, 아예 없다.

흔들기(Shaking)

이 기법을 위해 사용되는 다른 이름 (OTHER NAMES USED FOR THIS TECHNIQUE)

"근육 흔들기", "흔한 진동", "회전마찰", "밀기".

정의(DEFINITION)

흔들기 : 연부조직-최초 근육-관절의 움직임을 최소로 하면서 뼈 위에서 앞뒤로 지속적으로 움직이는 것이다.

주의(NOTES)

1. 흔들기는 때때로 페트리사지와 골격근 위에 힘을 가하는 것에 초점을 맞춘 것이라고 분류할 수 있다. 이 책에서는 흔들기를 7장의 신경근기법에서 다루었던 것과 방법, 효과, 사용법이 다르기 때문에 페트리사지(petrissage)를 여러 장(chapter)에서 다루게 된다. 또한 자신만의 정립된 방법으로 흔들기 방법이 현재에는 사용된다.
2. 이 책은 골격 바로 아래의 조직을 흔드는 것과 늑골과 사지 그리고 골반 같은 것들과 같은 전체 구조를 흔드는 것으로 구별할 수 있다. 후자의 기법은 관절의 운동과 중간 정도와 더욱 정밀한 관절 놀이(joint play)기법이 포함된다(이 장의 '리듬감 있는 모빌라이제이션'과 '구르기' 부분을 참조).

임상적 적응증과 치료성과 (CLINICAL INDICATIONS AND IMPAIRMENT-LEVEL OUTCOMES OF CARE)

흔들기는 전통적으로 말 그대로 고유수용성 반사 복합체의 자극을 통하여 휴식기의 근육을 변화시키는 것이다. 흔들기는 신장반사에 의한 근육의 긴장도를 즉각적으로 증가시키는 활발한 흔들기를 제외하고, 골격근에 편안한 효과를 제공하고, 아주 약간 근육의 긴장을 이완시킨다. 그러나 최근 문헌들에서 다루어진 내용에서는 근육의 긴장도를 변화시키는, 흔들기와 같은 수동적인 기법으로는 근 긴장도를 이완시키기 어렵고 능동적인 기법이 이러한 변화에 더욱 강력한 효과를 가진다고 한다.

흔들기 기법은 다양한 임상 적응증이 있다. 이러한 기법의 적용으로 근육의 긴장도를 줄이는 방법인 고강도 레벨(3,4 등급)의 관절 놀이(joint play)를 사용하는 것, 이러한 기법을 적용하기 위한 준비로서 이 기법은 경직을 효과적으로 줄여주고 정신의 긴장도 줄여준다. 흔들기는 환자에게 편안함을 주고, 치료사에게는 골격근을 완전히 이완 시키는데 유용하다. 흔들기 기법은 즉각적으로 근육의 이완에 영향을 주고, 시스템에 자극을 주고 인식시키는데 영향을 미치기 때문에 운동하기 전이나 운동 중에 스포츠 마사지를 사용하게 된다.

마지막으로 흔들기 기법은 미약하나마 결합조직에 역학적 효과가 있다. 결합조직의 회복기인 섬유가소성 단계에 제공한다면, 결합조직을 재배열하거나 결합조직을 자극하게 된다. 흔들기 기법의 중요한 치료적 손상단계 극복은 표 9-1에 요약되어 있다.

주의와 금기증 (CAUTIONS AND CONTRAINDCATIONS)

임상적 훈련과 적용의 관리는 흔들기 기법의 적절한 적용을 위해 주의 깊게 적용되어야 한다. 특히 병리적 상태를 다룰 때처럼 특별한 상황에서는 심화기법이 적용되어야만 한다. 일반적이거나 국소적인 금기증에 흔들기 기법의 적용기법은 주의하여야 한다(2장 참조). 특히, 손상된 부위가 치료를 위한 손의 위치가 떨어져 있다고 할 지라도, 치료사는 급성 손상이 있는 근육은 흔들기 기법을 적용하지 말아야 한다. 환자에게 통증이 유발되지 않는 범위에서 시행하는, 약간 활기찬 흔들기 기법은 다음 단계에서 소개할 것이다. 또한 흔들기 기법은 환자가 경련(spasm)을 보이거나, 과도한 반사가 나타나거나, 혹은 강직(spasticity)성이 보이는 경우에는 금기증이 된다.

흔들기 기법을 위한 필수내용

뼈 위에 위치한 조직에 흔들기 기법을 적용하기 전에 학생들이 알아야 할 것

- 몸의 뼈와 중요한 골격근 그룹 사이의 공간적 위치관계를 알아야 한다.
- 근섬유의 주행방향과 주요한 골격근의 공간적 위치관계를 알아야 한다.
- 피하지방과 근막, 근육, 건, 인대 그리고 뼈를 촉진함으로써 구별할 수 있어야 한다.
- 섬유의 주행방향, 섬유의 가장자리, 표면 근육의 건을 촉진할 수 있어야 한다.
- 휴식하는 근육의 긴장도를 평가할 수 있어야 한다.
- 수동적인 운동에 대한 반응에서 골격근의 수의적인 경직(holding)을 판별할 수 있어야 한다.
- 자세를 눕히고 일직선상에 있게 할 수 있어야 한다.

(3장과 4장 참조.)

도수 기법

흔들기 기법(Shaking)

다음에 나오는 그림에 따르면 (그림 9-1에서 9-8), 흔들기 기법은 몸의 다양한 부분에 적용할 수 있다. 그림은 바로 누운 자세를 하고나서 엎드린 자세로 머리에서 발끝까지 표현한 그림이다. 각 그림들은 다음에서 설명하는 도수기법을 위한 지침의 대부분을 표현하고 있다.

1. 뼈 위에 있는 근육을 흔드는 기법은 환자를 정신적으로 안정시키고, 이 기법을 수행할 때 치료가 이 기법을 적용하는 비율과 접촉하는 것에 영향을 미치는 자극의 효과를 가지고 있다.

   A. 진정 효과를 위해서: 편안하게 하고 손바닥 전체로 천천히 적용한다. 손의 접촉은 환자의 몸에 손을 편평하게 하고 손바닥으로 접촉해라(그림 9-1과 9-4). 이때에 힘을 빼서 조직에 약간의 압박을 주면서 부드럽게 접촉한 손은 조직을 매우 자유롭게 해 준다. 환자 몸의 둥근 곡선에 맞추어 치료사의 손을 가볍게 구부린다. 환자의 조직을 손바닥으로 살짝 들어올린다(그림 9-3 과 9-5). 환자의 조직의 표면은 닿는 접촉을 약간의 압으로 인식한다(이 효과는 쉽게 달성할 수 없다). 각각의 스트로크 동안에 손은 조직을 들어올렸다가 다시 환자의 무게로 조직을 떨어뜨리는 것이다. 손의 접촉은 접촉의 멈춤이 없어야 하고 스트로크도 연결되어야 한다. 이 기법을 완벽하게 수행하기 위해서는 많은 연습이 필요하고, 오랫동안 적용하기 위해서는 치료사가 편안하게 환자의 조직에 접촉해야 한다.

   B. 자극 효과를 위해서: 치료사는 엄지와 나머지 손가락 끝으로 접촉하는 것에 특별 주안점을 두어야 하며, 치료사는 스트로크를 위해 압박을 주어야 하고, 움직이는 비율을 높이고, 스트로크 후에 되돌아오기를 수행하기 위해 중력 때문에 되돌아오는 것 보다 다소 강하게 조직을 앞뒤로 움직이기 위해 연속적으로 움직여야한다.

2. 손목은 앞뒤로 리듬감 있는 움직이기 위해 이완된 상태를 유지해야 한다. 환자의 사지에서, 치료사의 손은 따라 움직이는 조직이 물결치는 것과 같은 흐름을 만들어내기 위해 사지의 장축방향으로 수직으로, 또는 사지의 장축에 평행하게 움직인다.

3. 어떤 부위의 움직임을 달성하기 위하여, 손은 가볍게 접촉하고, 치료사가 흔들기 기법을 사용하듯이 그 부위를 따라 미끄러져 간다(그림 9-6과 9-7). 손의 접촉을 몇 초씩 교대로 하며, 손을 그 부위 내에서 다음 새로운 부위로 옮겨간다. 수초마다 손을 바꾸어서 위치를 옮겨가는 것은 손의 염좌(strain)를 줄일 수 있고,환자에게는 편안함을 주며 기계적인 느낌을 줄여주는 결과를 가져올 수 있다.

4. 두 손으로 흔들기 기법을 시행하였을 때, 손 움직임의 조화를 위해 다른 기법들은 다른 결과를 가져올 수 있다(그림 9-2, 9-5와 9-8).

5. "구르기(rolling)" 또는 "구르기 마찰(rolling friction)"은 흔들기의 두 가지 기법으로서 환자의 사지에 적용하는데 유용하다. 두 손은 환자 사지의 서로 반대편에 둔다. 두 손은 환자 사지의 중심을 따라 구름 판의 실린더를 사지에서 구르듯이 사지의 장축을 따라 회전을 그리면서 환자의 조직에서 구르기(rolling)를 할 수 있다. 손이 동시에 반대 방향으로 움직일 때, 조직도 뒤쪽으로 빠르게 구르고, 이것이 기본자세이다. 두 손은 리듬적으로 두 가지의 움직임을 반복한다(그림 9-2와 9-8).

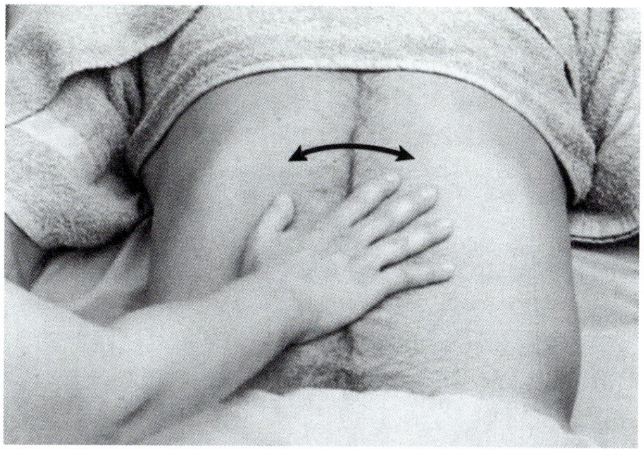

그림 9-1. 배 부위의 표면 흔들기(shaking)를 할 때, 골반과 척추는 움직이지 않아야 한다. (그림 9-10과 비교) 배 부분 흔들기(shaking)의 모든 기법은 변비에 좋다.

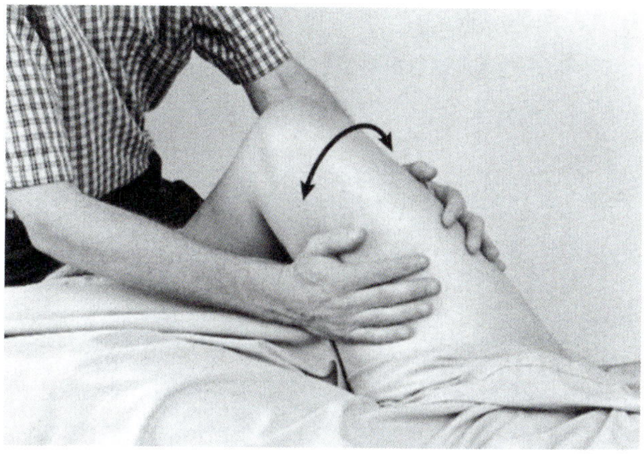

그림 9-2. 무릎이 굴곡 된 상태로 두 손으로 흔들기(shaking). 뼈 주위의 조직을 구르기(rolling), 처음 한쪽 방향으로 그 다음은 반대로, 그리고 다시 제자리로 원래 위치로 되돌아오면서 두 손은 함께 움직인다. 다양한 압박은 더욱 강하고 더욱 자극적인 스트로크를 만들어 낼 수 있다.

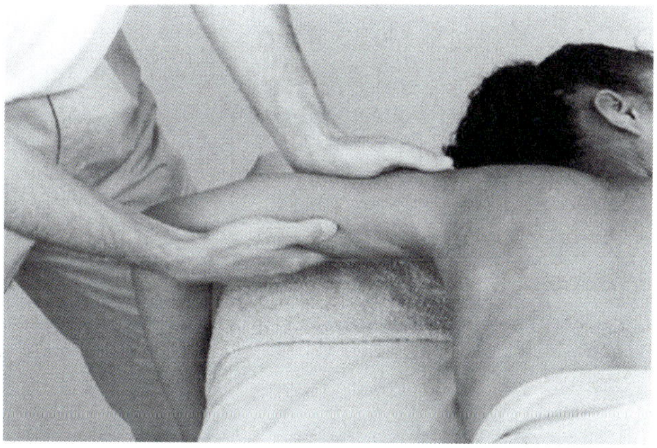

그림 9-3. 삼각근 흔들기(shaking)를 할 때, 처음에는 환자의 조직이 자유루워 질수 있도록 책상 위로 팔을 들어올린다. 환자가 팔의 긴장을 느낀다면, 흔들기를 시작하기 전에 치료사는 환자가 자신의 팔이 긴장하고 있다는 것을 인식시키고, 환자의 어깨가 이완될 수 있을 때까지 기다린다.

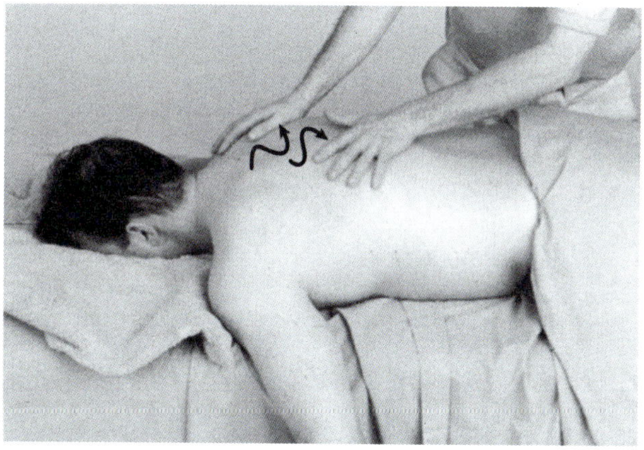

그림 9-4. 표면조직과 등 뒤쪽의 근육에 흔들기(shaking)를 하는 동안, 두 손은 같은 방향 또는 반대방향으로 움직인다.

다음 페이지로 도수 기법 그림 계속 307

6. 흔들기(shaking)는 흔드는 동작을 시작하기 전에 환자의 조직을 압박하는 것이나, 조직을 쥐거나, 들어 올리는 것과 같은 신경근 기법이 결합된 것이다.

흔들기의 구성요소들

촉진 : 손바닥을 이완하고 손바닥 전체 표면으로; 손끝으로의 접촉은 원하는 정도의 자극을 적용할 수 있다.

압 : 가볍고 적절한 정도로 부드럽게; 조직에서 일어나는 물결과 같은 움직임을 줄이는 묵직한 압력은 피해야 한다.

이완된 조직 : 손은 가능한 깊게 표층의 근육을 이완 시킨다; 동작은 스트로크에 의해 흔들어(shaken)진 몸의 모든 조직이 동시에 이완된다(예로, 근육, 근막, 건, 인대, 골막).

방향 : 치료사의 힘은 몸의 장축에 원을 그리는 방향을 따른 방향; 동작은 장축으로부터 물결과 같은 스트로크를 만들어 낸다.

진폭 : 부위에 따라 달라진다.

속도 : 초당 2~5번의 원을 그린다.

지속시간 : 5초 혹은 그 이상

중간[a] 단계 : 미세한 진동

병행 : 중간단계와 페트리사지와 같은 기법을 시행하기 위해 일반적이거나 특별한 압력과 같이 결합해라.

적용상황 : 한 가지 방법으로 치료하는 것과 이 장에서 기법한 다른 기법들을 적절하게 사용; 이 기법은 또한 신경근 기법과 함께 적용할 수 있다(7장 참조).

([a] 한 두개를 적절하게 병용)

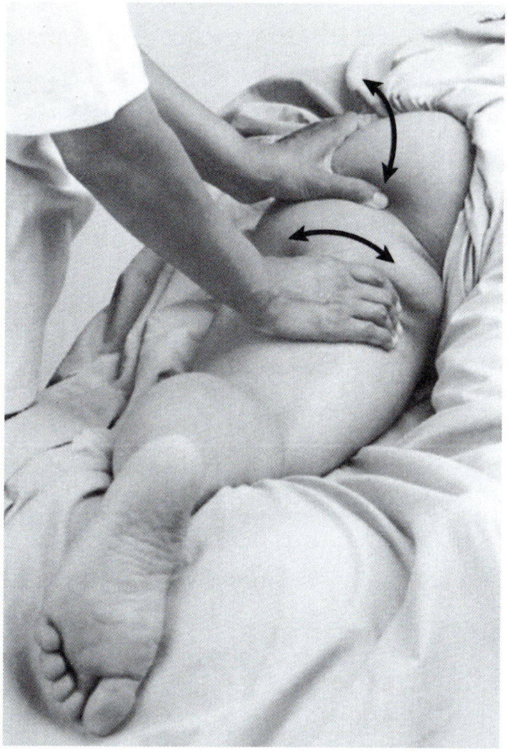

그림 9-5. 둔부 흔들기(shaking)는 한손 또는 양손으로 적용할 수 있고, 근위부 쪽의 고관절 굴곡근을 동시에 자극할 수 있다. 각각의 손은 섬유를 가로지른다.

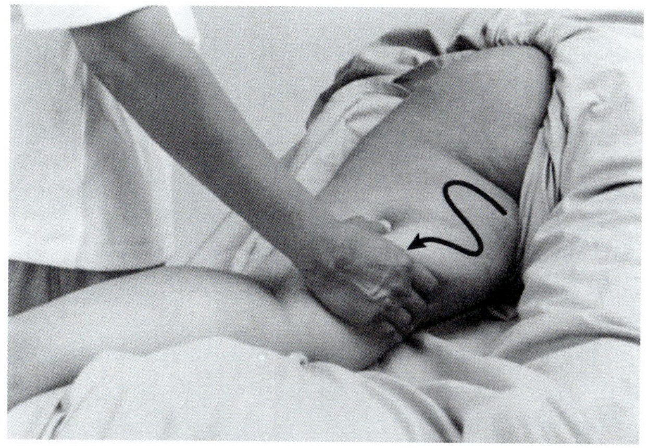

그림 9-6. 누운 자세에서 한손으로 대퇴부 내전근 부위 흔들기(shaking). 치료사는 내전근 부위를 이완시킬 수도 있고, 잡을 수도 있다. 또한 느슨하게 잡을 수도 있고, 환자의 사지를 흔들거나 무릎 원위부 쪽으로 미끄러짐을 하는 동안 가볍게 쥐는 것을 유지할 수도 있다.

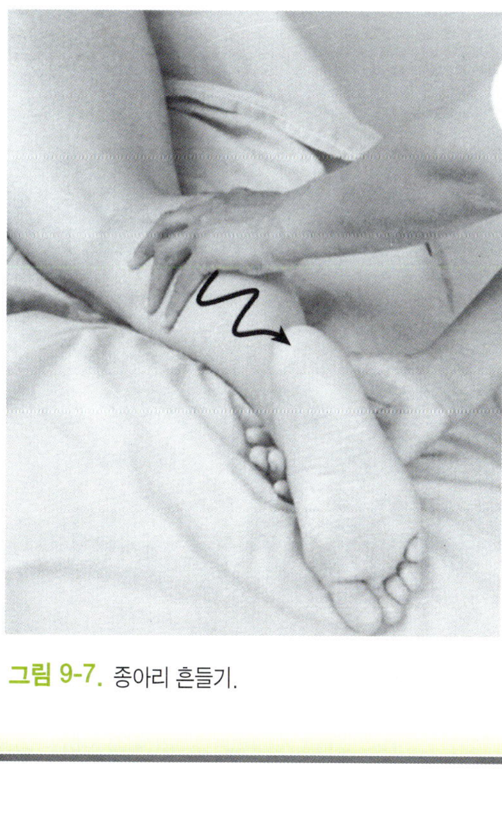

그림 9-7. 종아리 흔들기.

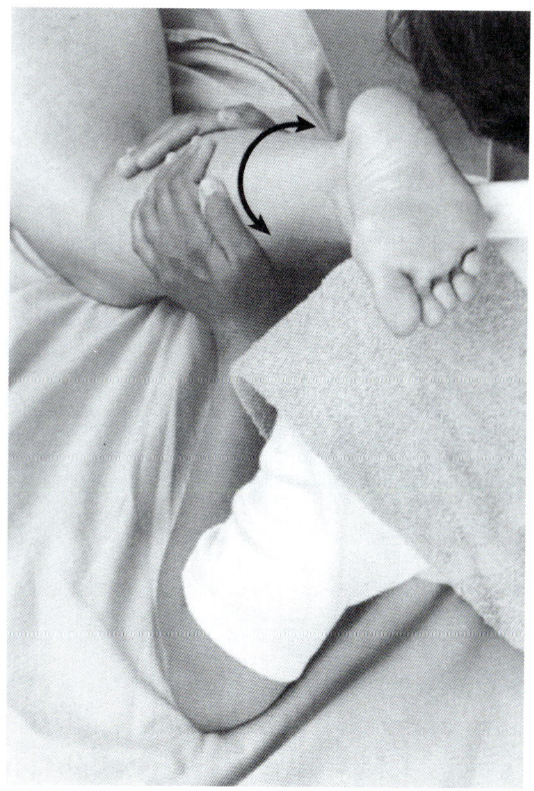

그림 9-8. 양손으로 시행하는 종아리를 구르는(rolling) 기법은 누운 자세에서도 가능하다(그림 9-2와 같은 자세).

치료사의 위치(자세) 그리고 운동 (CLINIAN'S POSITION AND MOVEMENT)

1. 4장에서 설명했듯이 치료를 위한 치료사의 준비와 자세는 똑바로 일직선으로 선 자세이다. 치료사는 손목과 팔꿈치가 일관성 있게 움직이고, 어깨는 편안해야 한다.
2. 치료사가 30초 이상 흔들기(shaking)를 수행할 때에는 자세를 안정화하기 위하여 팔과 손을 간결하게 흔들어 주어야 한다.

촉진(PALPATE)

치료 기법을 수행하는 동안 치료사는 환자의 피부와 조직을 다음과 같이 촉진한다:

1. 국소적인 피부온도와 감촉
2. 환자의 표면근육과 조직의 긴장도
3. 조직의 움직임은 흔들려진다. 치료사는 기법을 적용하는 동안 얼마나 쉽게 조직이 움직이는지 느껴야 한다. 특히 치료사는 손아래에서 조직이 얼마나 느슨한지, 빡빡한지, 단단한지를 파악해야 하고 이러한 것이 조직의 운동과 얼마나 관련이 있는지도 파악해야 한다.
4. 조직이 움직이는 것에 대한 저항. 즉, 치료사는 조직의 느슨한 느낌이 사라지는 어떠한 저항이 있는지 파악해야 한다. 또한 치료사는 움직임의 저항이 스트로크의 동작을 만들어내는 어떤 특별한 구조나 조직과 연관성이 있는지 파악해야 한다. 예를 들어, 슬괵근 근위부의 유착은 접착을 볼 수 있어야 하며 흔들기(shaking)를 수행하는 동안, 슬괵근의 동작은 시각적으로나 촉진으로 파악할 수 있다.
5. 스트로크를 하는 동안 환자 조직의 흐름이나 율동적인 반응. 종종 흔들기에는 환자들이 가장 편안하게 느끼는 흔들기(shaking)의 진동과 비율이 있다. 이러한 것들은 적용되는 인체의 구조, 근육 긴장도의 정도, 부위, 흔들기(shaking)의 종류에 따라 변하게 된다. 특히, 진정 작용이 원하는 효과였다면, 환자가 원하는 스트로크의 속도와 진동을 조절하는 것과, 적절한 리듬을 맞추는 것은 쉽지 않다.
6. 스트로크 효과의 침투 정도. 환자의 근육이 이완되고 조직의 점성이 떨어지는 것처럼, 같은 정도의 힘은 환자의 조직을 따라 더 내부와 깊은 곳으로 효과가 나타나게 될 것이다. 결과적으로 페트리사지(petrissage)처럼, 단순하게 더 오랫동안 적용하는 것은 효과의 효용이 더 크게 나타나도록 하기 위해 더 큰 힘을 필요로 하지 않는다.

관찰(OBSERVE)

치료사가 기법을 수행할 때, 치료사는 근육이 획득한 움직이는 정도와 환자의 치료용 덮개를 잘 덮어주어 프라이버시를 보장해야 한다. 그 원인은 아래와 같이 몇 가지로 나타난다.

1. 근육이 움직이는 정도. 환자 근육의 움직임은 결합조직 주위와 휴식기의 근육긴장으로 인해 어렵지 않게 볼 수 있다. 심지어 정상조직에서는, 상태에 따라, 몸의 지방에 따라, 몸의 모양에 따라 크게 달라진다.
2. 부적절한 치료용 덮개. 크게 흔들기(shaking) 기법으로 인해서 치료용 덮개가 흐트러지며, 치료사는 환자의 치료용 덮개가 흐트러지는 것을 방지하기 위해 조절해야 한다.

의뢰자와의 대화 (COMMUNICATION WITH THE CLIENT)

치료사가 흔들기(shaking)기법을 적용하는 동안 환자와 대화하는 것은 환자에게 편안함을 제공할 수 있다. 치료사가 할 수 있는 몇 가지의 대화에 관한 예는 다음과 같다.

1. "지금 압박이 편합니까?" 또는 환자에게 선택을 할 수 있도록 한다. "어떤 것이 기분이 더 편합니까: 이렇게 하는 거... 아니면 이렇게요?" 치료사는 손으로 환자를 편안하게 촉진해야 한다.
2. "약간 천천히 하는 것 하고... 이렇게 하는 것 하고,

어느 것이 기분 좋습니까?" 움직임의 비율과 리듬감 있는 움직임 중에서 환자가 편안 타입으로 결정해야 한다.

3. "이제 모든 것이 좋습니까?" "이상한 것은 없습니까?" 지속적으로 2분 이상 흔들기(shaking) 기법을 적용하였을 때, 치료사는 흥분이나, 메스꺼움과 같은 교감신경계 반응에 의한 기분 나쁜 증상이 있는지 확인한다.
4. "어디 아픈 데는 없습니까?" 치료사는 치료자체가 통증의 원인인지 아닌지를 환자를 통해 지속적으로 확인해야 한다. 환자가 염증이나 경직(spasm)이 있을 때, 다른 부위의 흔들기(shaking)기법의 적용은 촉진하고 있는 곳과 다른 지점에서 작은 동작을 만들게 됨으로써 통증을 유발할 수도 있다.

다른 적합한 기법 (OTHER APPROPRIATE TECHNIQUES)

치료사가 흔들기(shaking) 기법과 같이 사용할 수 있는 몇 가지의 치료방법이 있다. 관절놀이(joint play)나 수동이완 움직임은 주목할 만하다. 관절운동과 수동적인 편안한 운동 전에 이러한 기법의 적용에 있어서 흔들기(shaking) 기법은 가장 훌륭한 전 단계의 치료로 적용할 수 있다.

수기 후 자가관리 (POSTINTERVENTION SELF-CARE)

1. 치료사는 환자에게 팔과 무릎과 같은 부위에 스스로 할 수 있는 흔들기 기법을 가르쳐 줄 수 있다.
2. 사지의 활동적인 흔들기 기법은 근육을 편안하게 해주고, 움직임을 촉진할 수 있다.

흔들기(shaking)기법과 리듬감 있는 모빌라이제이션에 대한 실전 편을 살펴보자.

리듬감 있는 모빌라이제이션(Rhythmical Mobilization)

이 기법을 위해 사용되는 다른 이름 (OTHER NAMES USED FOR THIS TECHNIQUE)

"흔들기".

정의(DEFINITION)

리듬감 있는 모빌라이제이션: 전체적인 구조는 뼈 위의 연부조직의 움직임과 연계된 관절, 내부 기관들의 움직임으로 인해 반복적으로 움직인다.

주의(Notes)

1. 리듬감 있는 모빌라이제이션은 사지, 사지 일부분, 사지대(limbs girdle)와 같은 전체적인 구조와 치료 되어진 신체의 모든 조직의 반복적인 수동 움직임을 포함한다. 리듬감 있는 모빌라이제이션은 수동이완 움직임이나 관절놀이(joint play)/모빌라이제이션과 같은 기법인 것처럼 표현된다. 이 두 가지에 대해서는 다른 책을 참조하기 바란다. 그러나 리듬감 있는 모빌라이제이션 기법은 수동이완 움지임 또는 관절놀이(joint play)보다는 미약하다. 예를 들어, 활액 관절의 리듬감 있는 모빌라이제이션은 관절강 또는 관절자체가 해부학적 면과 분리되지 않는다. 게다가 치료하는 관절의 그들은 전체적인 운동학 범위 내의 중간범위에서 수행된다.

임상적 적응증과 치료성과 (CLINICAL INDICATIONS AND IMPAIRMENT-LEVEL OUTCOMES OF CARE)

리듬감 있는 모빌라이제이션의 의학적인 적응증과 손상수준의 치료에 대한 결과는 이 장에서 설명하고 있는 흔들기(shaking)기법과 비슷하다. 흔들기(shaking)기법과 같이 리듬감 있는 모빌라이제이션은 운동선수들에게 운동 전에 적용시킬 수 있고, 관절놀이(joint play)와 수동 가동관절운동(ROM) 기법을 적용할 수 있고, 경직(holding) 또는 근 긴장도를 감소시킬 수 있다. 리듬감 있는 모빌라이제이션은 능동 관절 동작을 일으킬 수 있고, 그것은 강직된 관절의 모빌라이제이션, 치유관절의 자극, 그리고 신경근의 재교육과 같은 더욱 정확한 능동 관절 범위운동에 효과적일 수 있다.[14-19] 리듬감 있는 모빌라이제이션 기법은 반복적으로 환자의 관절면을 벌려주거나 압축시키게 되고, 이러한 효과는 환자가 자신의 관절인식에 대한 인식을 강화시켜 준다.[20] Trager의 정신물리학적 통합(Trager Psychophysical Integration) 관계에서는, 리듬감 있는 모빌라이제이션 기법이 번갈아 나타나는 움직임의 패턴, 뇌성 마비, 근 이영양증, 그리고 다발성경화증과 같은 신경학적 문제에 적용된다.[21-22] 흉곽에 빠르고 반복적인 압박과, 두드리기(percussion: cupping 또는 clapping))기법과 자세를 이용한 체위배담기법(postural drainage)은 같은 흔들기(shaking)기법의 적용은 흉부 물리치료에 있어서 기관지 영역의 모빌라이제이션 기법을 이용한 일반적인 치료기법이다(10장 두드리기 기법 참조).[6] 마지막으로 리듬감 있는 모빌라이제이션 기법은 전정계의 반사를 자극하고, 자세 긴장도를 낮추어주며, 메스꺼움을 줄여주고, 고요하고 부드러운 상태를 유지시켜주는 효과가 있다.[9,20] 리듬감 있는 모빌라이제이션 기법의 손상수준 치료에 대한 결과의 주요한 점은 표 9-1에 요약되어 있다.

주의와 금기증 (CAUTIONS AND CONTRAINDCATIONS)

임상적 훈련과 적용의 관리는 리듬감 있는 모빌라이제이션 기법의 적절한 적용을 위해 주의 깊게 적용되어야 한다. 특히, 병리적 상태를 다룰 때처럼 특별한 상황에서는 심화기법이 적용되어야만 한다. 일반적이거나 국소적인 금기증에 리듬감 있는 모빌라이제이션 기법의 적용기법은 주의하여야 한다(2장 참조).[13] 이러한 금기증에는 전이성 암, 급성 신경눌림이나 추간판 디스크의 열상, 항응고제 사용환자, 위험성이 높은 임산부가 포함된다.[21] 치료사는 흉부의 문제(flail chest), 골절이나 약해진 늑골, 그리고 흉곽의 기관지 분비를 위한 모빌라이제이션이 금기증인 최근에 가슴과 척수에 수술 받은 사람들은 조심해야한다.[6] 비록 리듬감 있는 모빌라이제이션 기법이 환자의 통증 없이 수행할 수 있는 기법으로서 회복의 나중 단계에 소개하고 있지만, 정형 외과적 손상부위나 그 인접한 부위는 리듬감 있는 모빌라이제이션 기법의 적용을 삼가야한다.[21] 환자가 경직(spasm), 반사항진(hyperreflexia), 강직(spasticity)이 있을 때, 리듬감 있는 모빌라이제이션 기법의 적용은 힘을 줄이고 매우 섬세하게 시행하여야 한다. 일반적으로 환자의 손과 발을 강하게 움직일 수 있지만, 그러나 다른 부위는 리듬감 있는 모빌라이제이션 기법은 적절한 속도로 시행해야 한다. 너무 빠르게 시행한다면, 환자에게 자극은 참기 어려울 수 있다. 환자가 현기증이나 동작 시 통증을 호소한다면, 적용해서는 안 된다.

흔들기 기법을 위한 필수내용

리듬감 있는 모빌라이제이션 기법을 적용하기 전에 학생들이 알아야 할 것:

- 몸의 뼈와 중요한 골격근 그룹 사이의 공간적 위치관계를 알아야 한다.
- 사지 관절과 관련 있는 길항근, 주동근, 협력근을 설명할 수 있어야 한다.
- 사지의 관절과 수동적 골 역학운동을 촉진, 측정, 설명할 수 있어야 한다.
- 수동적인 운동에 대한 반응에서 골격근의 수의적인 '경직(holding)'을 판별할 수 있어야 한다.
- 자세를 눕히고 일직선상에 있게 할 수 있어야 한다.

(3장과 4장 참조)

도수기법 시작 페이지 310

도수 기법

리듬감 있는 모빌라이제이션(Rhythmical MObilization)

그림에서 보듯이(그림 9−9에서 9−17), 리듬감 있는 모빌라이제이션 기법은 몸의 여러 곳에 적용한다. 그림의 자세는 똑바른 상태로 바로 누운 자세와 엎드린 자세이다.

1. 손의 촉진는 치료사와 환자 모두 편안해야 한다. 손의 촉진는 가급적 환자가 편안하게 느낄 수 있을 정도로 많은 손의 면을 접촉해야 한다(그림 9−9에서 9−17). 최적의 도수치료를 위한 손의 촉진는 환자의 신체, 치료사의 손 크기, 환자의 신체의 크기에 따라 다양하게 할 수 있다.

2. 치료사는 자세와 기법이 변경되더라도, 운동이 물 흐르듯이 거침없이 연속적으로 유지하기 위해 노력해야 한다.

3. 리듬감 있는 모빌라이제이션 기법은 기계적인 폭넓은 효과를 가져 올 수 있다. 따라서 환자가 쉽게 자극 받을 수 있다. 결과적으로 치료사는 환자를 진정시킬 수 있는 정도의 편안한 템포(속도)의 기법을 적용하는 것이 치료사의 목적이 될 것이다. 가장 부드럽게 환자의 신체의 부분을 치료하는 동안 치료사의 손은 움직이는 동작 내내 접촉되어야 한다. 치료사가 환자의 손과 발을 단기간에 활발하게 흔들어 주는 것은 피해야 한다.

4. 다양한 리듬감 있는 모빌라이제이션 기법은 치료사의 상상력에 의해 제한된다. 이것에 대한 다양한 예는 다음과 같다.

   A. 바로 눕거나 엎드린 환자 사지의 말단부에서 사지 전체에 모빌라이제이션 하기: 치료사의 손으로 환자의 손목과 발목을 편안하게 잡고 있다고 가정하자. 치료사가 환자의 손과 발을 동시에 부드럽게 견인하고 들어올리는 것은 치료대에서 쉽게 적용할 수 있다. 치료사는 치료초기에 치료면의 결(rope)에 수직방향으로 행하는 것과 같은 동작을 적용하면서 동시에 하나 또한 두 가지의 부드러운 흔들기(shaking)기법을 적용할 수 있다. 환자의 사지는 시술하는 동안 무거워 보이거나, 그러한 느낌을 느끼게 될 것이다. 그러므로 너무 세게 혹은 너무 약하게 견인하는 것은 좋지 않을 것이다(그림 9−10). 사지의 견인은 기법의 반복 적용 사이에서 이완될 것이다.

   B. 바로 누운 자세에서의 대퇴부, 혹은 누운 자세 또는 엎드린 자세에서 어깨의 모든 부위처럼 사지의 근위분절을 위한 기법의 적용: 치료사의 손은 환자의 사지와 테이블 사이에 위치시킨다. 치료사의 손으로 환자의 팔을 들어올렸다가 떨어뜨린다(그림 9−13과 9−15). 이것을 필요한 만큼 반복적으로 한다.

   C. 바로 누운 자세에서 대퇴부 혹은 엎드린 자세에서 상완 구르기(roll): 치료사는 치료대의 표면을 넘나들면서 앞뒤로 치료사의 손으로 환자의 사지에 구르기(roll)를 적용한다. 치료사는 환자 상완의 근위부를 들어올리거나, 흔들기 동작(그림 9−16)을 하거나, 전완을 독립적으로 구르기(roll) 동작을 적용할 수 있다(그림 9−17).

   D. 사지의 근위부를 흔들거나 튕겨주기: 치료사의 손은 환자가 바로 누운 상태에서 환자의 손이나, 엎

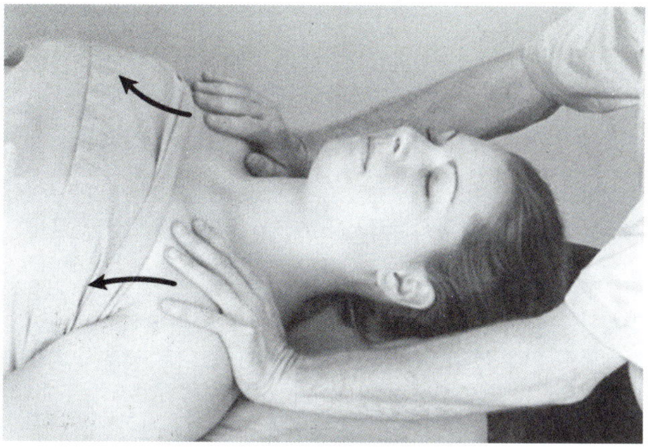

그림 9-9. 어깨를 리듬감 있게 정렬한다. 환자의 어깨를 누르고 다음에 손으로 수동적인 탄력을 준다. 손이 양 어깨를 동시에 자극하였을 때 어깨는 위 · 아래로 움직일 것이다. 손으로 어깨를 교대로 누른다면, 측면으로의 진동이 일어날 것이다.

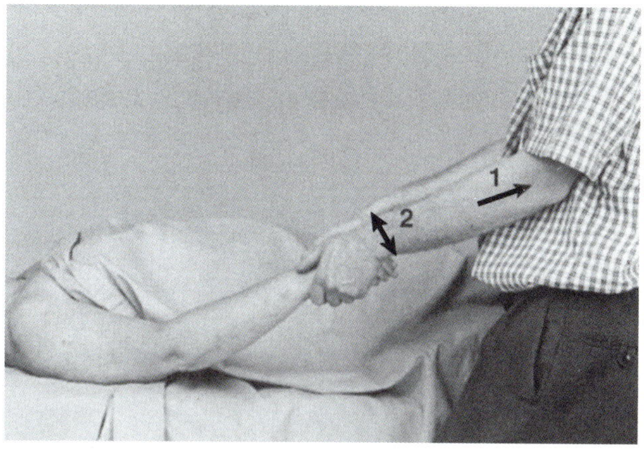

그림 9-10. 치료사가 뒤로 기울이면서 적용하는 부드러운 견인은 환자의 팔의 장축으로의 가벼운 흔들기가 일어날 수 있다. 이 기법은 팔의 장축 길이를 따라 흔드는 것과 같은 기법으로 적용한다. 이 기법은 견인을 풀기 전에는 하나 또는 두개 이상의 움직임을 지속해서는 안 되며, 부드럽게 해야 한다. 유사한 방법으로 무릎에도 적용할 수 있다.

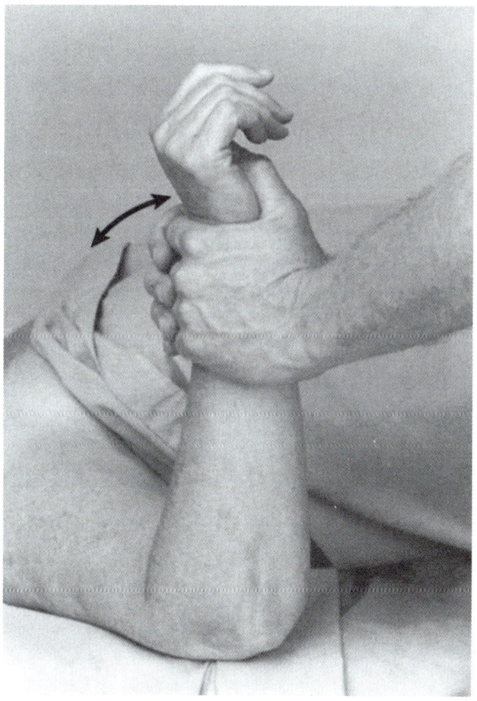

그림 9-11. 손에 전체적인 흔들기 기법은 활기차게 할 수 있다. 이 그림은 환자의 손목에서 치료사가 굴곡 신전을 조절하기위한 손의 촉진를 보여준다.

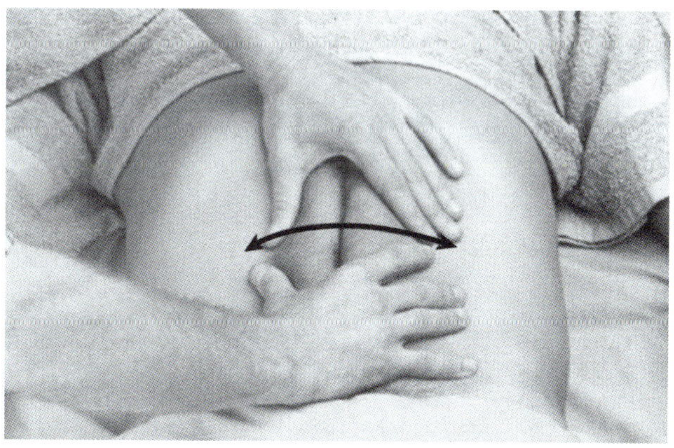

그림 9-12. 복직근을 부드럽고 넓게 촉진하면서 심부근육을 들어 올리면서 모아준다. 이것은 심부의 근육을 부드럽게 한다. 환자의 복부를 앞뒤로 천천히 흔들기를 적용하면서 치료사의 손은 계속 촉진하고 있어야 한다.

도수 기법 계속 313

드린 상태에서 환자의 팔을 잡는다. 치료사는 환자의 팔꿈치나 무릎을 구부리고, 환자 치료대 위에서 사지의 근위부를 튕겨주거나, 허공에서 사지를 흔든다.

E. 환자의 손이나 발 전체를 흔들거나 구르기: 치료사는 환자의 손이나 발을 두 손으로 활기차게 흔들거나 구르기를 적용한다(그림 9−11과 9−14). 이러한 방식으로 손가락이나 발가락을 개별적으로 흔들거나 구르기를 적용한다. 이러한 비전형적인 방식은 자는 환자를 깨울 수 있는데 유용하다.

리듬감 있는 모빌라이제이션 기법의 구성요소

촉진 : 한 손 혹은 양손바닥; 손은 최대한 편안하게 해라.

압 : 환자의 신체를 적절하고 충분하게 들어올리거나 움직여라.

관련된 조직 : 치료사의 손은 최소한 표면 근육 층에 가능한 깊이 영향을 주도록 해라.

이 움직임은 움직임(모빌라이제이션)이 일어나고 있는 신체의 관절조직과 연부조직을 동시에 스트로크(움직임)로 적용한다.

방향 : 치료되어지는 신체의 부위에 따라 다양하게 적용; 종종 신체의 영역은 중력의 영향 하에 아랫방향으로 반복적으로 들어올리고 움직이거나, 아래로 떨어뜨리거나 고정한다.

진폭 : 부위에 따라 다르다.

속도 : 한 주기 당 0.5~2초

지속시간 : 5초 또는 더 길게

통합 적용 : 흔들기, 수동 관절가동운동, 관절놀이(joint play), 견인

병행 : 광범위하게 근육을 넓게 압을 가하면서 쥐어짜기(squeezing)를 결합할 수 있다.

적용상황 : 움직임을 중점으로 하는 이 장(chapter)에서 언급한 다른 기법과 함께 적용; 이 기법은 종종 신경근 기법 전, 혹은 후에 적용할 수 있다(7장. 신경근 기법 참조).

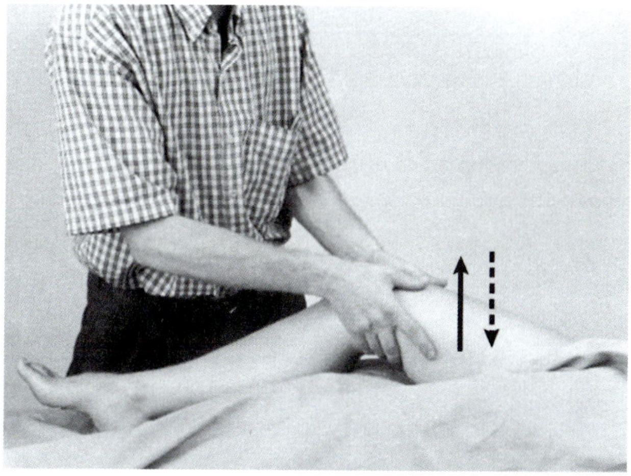

그림 9-13. 대퇴부를 들어올리고 리드미컬하게 내린다(점선). 손은 위에서부터 아래쪽으로 무릎 밑까지 미끄러지듯이 움직인다.

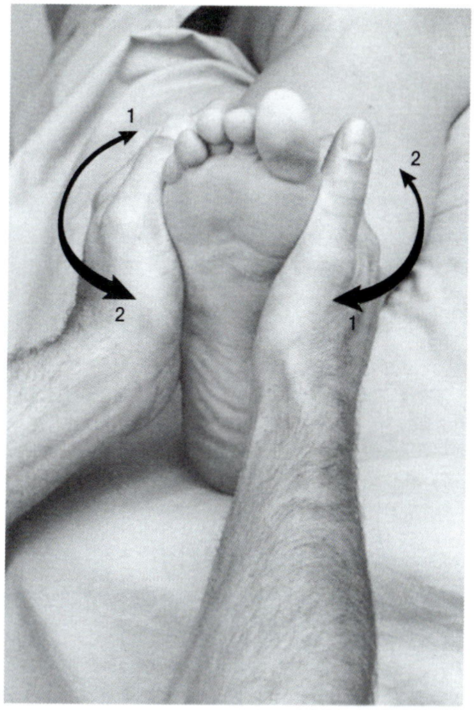

그림 9-14. 손목과 손은 환자의 발을 손 사이에 두고 활기차게 구르기(rolling)를 하면서 손은 힘을 뺀다(초당 2~3회). 이러한 기법은 부드러우며, 잠을 자는 환자를 깨우거나 환기시키는데 효과적이다.

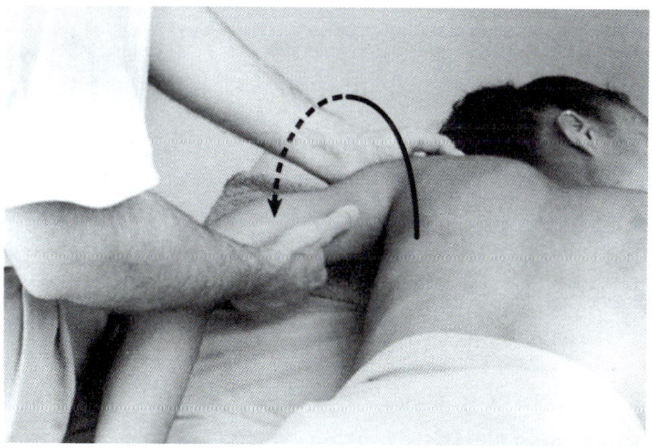

그림 9-15. 리드미컬하고 반복적으로 어깨 쪽으로의 이동. 치료사의 손은 어깨가 자신의 무게에 의해 테이블에 다시 떨어지도록 잡아준다(점선). 치료사의 손은 어깨가 들리듯이 견인을 부드럽게 적용한다.

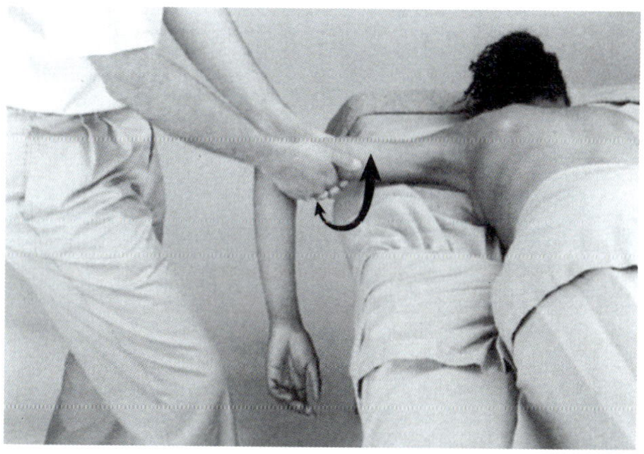

그림 9-16. 엎드린 자세에서 팔을 돌리기: 팔의 외전(abduction)의 중간 범위에서 팔을 내회전과 외회전을 능동적으로 적용한다.

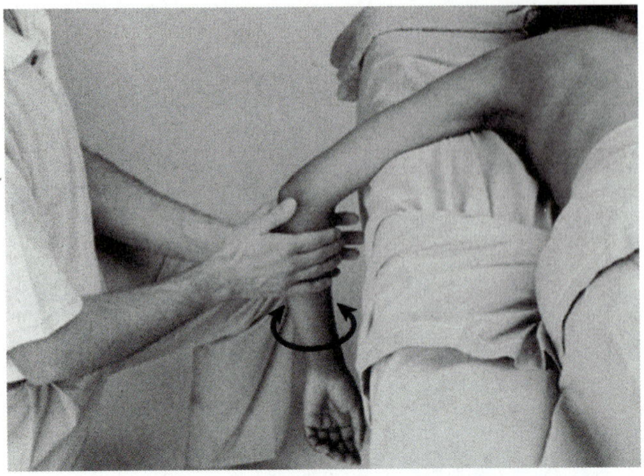

그림 9-17. 치료사 양손사이에 전완을 끼우고 구르기(rolling). 손으로 전완의 근위부와 원위부를 미끄러지듯 적용한다.

치료사의 위치(자세) 그리고 운동 (CLINIAN'S POSITION AND MOVEMENT)

1. 치료사의 기본적인 자세는 4장의 '치료를 위한 준비와 자세' 에 언급되어 있다.
2. 리듬감 있는 모빌라이제이션 기법을 적용하는 동안 다양한 움직임을 할 수 있고, 치료사는 역학적으로 효과적인 자세의 전체 범위를 적용할 수 있다.

촉진(PALPATE)

치료사가 기법을 적용할 때, 치료사는 환자의 피부와 조직의 질적인 면을 아래에 서술한 바와 같이 촉진 한다. 촉진 동안, 자세는 환자의 조직운동과 저항에 대하여 기본적인 질에 대해 초점을 맞추어야 한다. 움직임에 영향을 미치는 구조물과 다른 조직을 동시에 혹은 개별적으로 촉진하는 것이 치료사의 목적이다. 치료사의 입장에서는 많은 연습이 조직의 저항에 파악하는 데 도움이 된다.

1. 국소의 피부온도와 감촉
2. 환자의 표면 근육과 조직의 긴장도
3. 관절의 움직임은 흔들기이다. 치료사는 연관된 관절의 전체 분절이나 사지 움직임의 질을 파악하도록 노력한다. 게다가 치료사는 가동할 수 있는 동작을 통해서 저항이 어느 정도인지를 파악하여 기록한다.
4. 조직이나 관절 움직임의 저항. 치료사는 스트로크가 적용되는 특별한 조직과 구조에 운동에 대한 저항이 영향을 미치는지 그렇지 않은 지를 결정한다. 예를 들어, 환자의 견갑골 고정근(stabilizer) 중 하나의 근육이 과긴장 상태에 있을 때, 환자의 팔을 치료대 위에서 구르기 동작이나 흔드는 것과 같은 방법으로 시각적이나 촉진로서 알 수 있을 것이다.
5. 스트로크를 하는 동안 조직의 율동적이고 리듬감 있는 반응. 흔들기를 시행하는 것보다 리듬감 있는 운동이 환자에게 편안함을 주는 진동과 속도를 줄 수 있을 것이다. 리듬감 있는 운동은 사람에 따라, 몸의 구조, 근육 긴장도, 부위에 따라 다양하다. 환자가 요구하는 흔들기의 진동과 속도를 조정하는 것과 적절한 리듬감 있는 촉진를 하는 것은 교감신경계를 자극하는 불쾌한 자극을 피하고 진정시키기 위해서는 상당히 어렵다.
6. 스트로크가 미치는 영향의 정도 파악. 환자의 근육을 편안하게 하고 조직의 점성을 감소시키는 것과 같은 정도의 힘의 세기는 환자의 조직에 좀 더 깊이 그리

고 좀 더 오랫동안 영향을 줄 것이다. 결과적으로 단순히 오랜 시간 기법의 적절한 적용을 하는 페트리사지(petrissage)으로는 더 큰 효과를 얻어내기는 어렵다.

관찰(OBSERVE)

치료사가 환자를 시술할 때에는 환자의 근육 성취도의 정도와 개인의 프라이버시를 보장할 수 있도록 관찰한다. 아래에 몇 가지의 신호를 예로 보자.

1. 환자의 몸을 촉진한 지점부터 환자 몸에 인접한 지점까지 흔들기를 하는 방법. 이러한 관찰은 치료사에게 환자의 조직과 관절의 기능 수준의 정보를 준다. 예를 들어, 환자의 다리 전체를 견인하여 흔들었을 때, 요추부와 흉추부가 어떻게 반응하는지 관찰한다.
2. 근육 움직임의 정도. 환자 근육의 움직임은, 이완상태의 근육이 긴장하고 결합조직이 딱딱해지는 것이 나타날 것이다. 정상적인 조직에서, 이러한 움직임은 인체 지방의 정도와 인체의 서로 다른 외형 따라 다양하게 나타날 것이다.
3. 부적절한 덮기(drapping). 리듬감 있는 운동은 환자를 덮은 것이 흘러내릴 수 있으므로, 이때는 치료사가 환자의 몸이 드러나지 않도록 잘 덮어 주어야 한다.

의뢰자와의 대화 (COMMUNICATION WITH THE CLIENT)

치료사는 리듬감 있는 운동을 하면서 편한지를 환자에게 물어본다. 아래 몇 가지의 예가 있다.

1. "제 손이 여기에 위치하는 것이 괜찮은가요?" 또는 "이 자세와 이 자세 중 어느 것이 더 편한가요?" 라고 질문하면서 환자가 선택 할 수 있게 한다. 치료사 손의 위치는 환자가 편해야 한다.
2. "지금처럼 조금 천천히 하면 더 편안한가요?", "이 움직임이 더 편한가요? 아니면, 너무 센가요?" 진동과 속도가 환자에게 편한 것을 결정한다.
3. "이제 괜찮은가요?" "특별히 불편한 곳은 없습니까?" 리듬감 있는 운동을 2분 이상 적용할 때, 치료사는 환자가 짜증스럽거나 메스꺼움과 같은 교감신경성의 흥분으로 불편한지를 파악해야 한다.
4. 치료사는 "어디 아픈 데가 있습니까?" 와 같은 이러한 질문들을 이용하여 환자가 치료를 받으면서 통증이 있는지를 지속적으로 확인해야 한다. 환자가 경직(spasm)과 염증이 있을 때, 리듬감 있는 운동은 접촉하고 있는 부위에 멀리 떨어진 부위까지도 작은 움직임이 전달되기 때문에 통증을 유발할 수도 있다.

다른 적합한 기법 (OTHER APPROPRIATE TECHNIQUES)

리듬감 있는 운동과 함께 적용할 수 있는 적당한 운동이 몇 가지 있다.

1. 리듬감 있는 운동은 견인, 관절놀이, 수동 운동 이전에 적용하기에 좋은 방법이다. 치료사는 환자의 컨디션과 움직임의 정도를 적절하게 매치시켜 적용한다.
2. 리듬감 있는 운동을 기관지의 분비를 목적으로 적용할 때, 치료사는 체위 배담법, 스팀 흡입, 외호흡 훈련, 기침 기법 등을 서로 보완적인 양식을 적용한다.
3. 관련된 운동치료로는 인체 역학적 그리고 인간공학적 훈련, 호흡 운동, 보행훈련, 자세인지 훈련 등을 할 수 있다.

수기 후 자가관리 (POSTINTERVENTION SELF-CARE)

1. 치료사는 환자에게 팔과 다리처럼 환자 스스로 적용할 수 있는 부위에 수동적인 운동을 알려준다(자가 모빌라이제이션).
2. 팔과 다리의 능동적인 흔들기는 근육의 이완과 촉진을 쉽게 해 준다.
3. 치료사는 환자에게 기관지의 분비를 촉진을 목적으로 하는 체위 배담법, 스팀 흡입, 외호흡 훈련, 기침 기법 등을 알려준다.

흔들기와 리듬감 있는 운동의 연습

연습 시간 : 한 사람당 15~30분 이상

여기서는 다리의 앞쪽과 뒤쪽에 오일을 적용하지 않는다. 피부를 드러내고 적용하는 것이 좋지만 느슨한 옷이나 덮개를 한 경우에도 쉽게 적용할 수 있다.

운동에 적용하는 방법에는 기본적인 두 가지가 있다. 하나는 환자에게 연속적으로 오랜 시간동안 적용하는 것과, 반대로 치료사의 피로와 긴장을 줄여 줄 수 있는 방법으로서 제한된 시간에 반복적으로 기법을 빠르게 적용하는 것이다.

다양한 운동을 거침없이 부드럽게 시술하도록 노력해야 한다. 가능한 움직임의 검사는 매우 많고 다양하다

바로 누운 자세

1. 대퇴골 위의 대퇴사두근에 흔들기 기법을 적용하고 내전근에 흔들기 기법을 적용한다.
2. 쪼그려 앉고 환자의 무릎을 90° 로 구부리고, 다리가 책상으로 되돌아오기 전에 대퇴골 위에서 대퇴부를 구르기(roll) 적용을 한다.
3. 다리를 뒤꿈치까지 아래로 내리는 동작을 하는 동안에 지속적으로 대퇴부를 들어올렸다가 내린다.
4. 가능한 범위의 관절가동범위(ROM)의 중간 범위에서 리드미컬하게 무릎을 구부렸다가 편다.
5. 양쪽의 복숭아 뼈 근위부와 발전체를 손으로 감싸 쥐고 흔든다. 그리고 부드럽게 발목을 가볍게 회전시킨다.
6. 발을 쥐어서 들어올리고, 다리를 흔들기 전에 부드럽게 견인한다.
7. 흔들기를 적용하기 전에 각각의 발가락 끝을 부드럽게 견인한다.

이 동작들을 두 번 이상 반복한다.

환자를 뒤로 엎드린다.

8. 한손이나 두 손으로 골반위의 둔부를 흔든다.
9. 환자의 무릎을 구부려서 대퇴골 위의 슬괵근과 내전근을 흔들어 주고, 뒤쪽 부위의 근육을 흔들어 준다.
10. 90° 로 무릎을 구부린 상태에서 발목을 두 손으로 잡고, 책상위에서 대퇴부를 들어 올린 다음 양쪽으로 전체 다리를 흔들어 준다.
11. 치료사의 어깨 위에 환자의 발목을 올리고, 두 손바닥 사이의 근육을 뒤쪽 근육을 굴려 준다(Roll).
12. 무릎을 90° 로 구부리고, 뒤꿈치를 잡고 발전체를 흔든다.
13. 발을 잡고 들어올리고, 발을 흔들기 전에 부드럽게 다리를 부드럽게 견인한다.
14. 부드럽게 발목을 수동으로 굴곡, 신전한다.

이 동작들을 두 번 이상 반복한다.

가정 학습 : 팔의 적용을 위한 바로누운자세와 엎드린 자세를 비교한다.

흔들기(Rocking)

이 기법을 위해 사용되는 다른 이름 (OTHER NAMES USED FOR THIS TECHNIQUE)

"골반 흔들기(rocking)", "흔들기(rocking) 진동".

정의(DEFINITION)

흔들기(rocking) : 중앙선의 이완자세에서 외측 편위로 골반과 체간을 밀어줌으로써 골반과 체간의 부드럽고 반복적인 진동을 할 수 있고, 그런 다음에 다시 이완자세로 되돌아오게 된다. 이러한 반복적인 움직임은 몸 전체의 웨이브 동작(wave motion)을 만들어 낸다.

주의(Notes)

1. 흔들기(rocking) 기법은 체간의 외측 동작에서 나타나는, 특히 골반과 요추에서, 리듬감 있는 모빌라이제이션의 형태이다. 흔들기(rocking) 기법과 반사기법을 구분 짓는 중요한 요소는 독립적으로 묘사하는데

있다.

2. 이 운동의 효과는 예전부터 어머니(아이)들이 알고 있었고, 이 흔들기(rocking) 기법이 20세기 후반에 약간의 기록이 있다.

임상 적응증과 관리를 통한 손상단계-극복 (CLINICAL INDICATIONS AND IMPAIRMENT-LEVEL OUTCOMES OF CARE)

흔들기(rocking) 기법은 전정기관의 반사자극의 결과로서 흥분과 자세긴장도 감소를 가져온다. 흔들기(rocking) 기법을 적용하면 진정 작용이 크게 나타나기 때문에 이러한 흔들기(rocking) 기법을 숙지하는 것은 중요한 의미가 있다. 이러한 진정작용 때문에 흔들기(rocking) 기법은 스트레스로 자율신경계의 기능이상으로 두개골 주변 근육의 긴장도 감소, 정신적 안정, 정신적, 육체적 혹은 감정적 피로 인한 문제를 치료하는데 효율적이다. 위와 같은 이유로 흔들기(rocking) 기법은 아기의 마사지나 아기를 편안하게 해줄 수 있다. 이러한 흔들기(rocking) 기법을 견딜 수 있는 환자 즉, 허리 주변 근육의 긴장도를 가지고 있는 다양한 만성 요통 환자에게 치료적으로 적용 할 수 있다. 흔들기(rocking) 기법의 진정작용은 환자의 통증 감각을 감소시키기 위해서도 간접적인 방법으로 적용할 수 있다. 흔들기(rocking) 기법을 이용한 관리를 통한 손상단계-극복의 주요한 내용은 표 9-1에 요약되어 있다.

주의와 금기증 (CAUTIONS AND CONTRAINDCATIONS)

임상 훈련과 치료사 지도하에 시행되는 연습은 흔들기(rocking) 기법을 적용 하는데도 중요하다. 특히 병리학적 상태를 다룰 때, 상위의 흔들기(rocking) 기법은 특별한 상황에서 적용할 수 있다. 흔들기(rocking) 기법을 적용할 때 이전에 언급한 마사지 기법과 리듬감 있는 모빌라이제이션을 통한 일반적이고 국소적인 금기에 관한 모든 것을 기록해 두었다(2장 참조).[13] 흔들기(rocking) 기법은 몸 전체에 적용한다. 그러므로 움직임에 의해 통증이 유발될 때 적용하는 것은 금기증이 된다. 흔들기(rocking) 기법의 효과는 수행되는 기법과 사용되는 기간에 따라 다양하다. 흔들기(rocking) 기법을 갑자기 시행하거나 너무 빠르게 시행할 경우에는 메스꺼움과 같은 불쾌한 반응이 나타날 수 있다. 환자가 어지러워하거나 움직일 때 통증이 있다면, 흔들기(rocking) 기법을 적용해서는 안 된다.[21] 흔들기 기법을 치료 중에 오랜 시간(약 10분 이상)적용을 한다면, 환자에게 일시적으로 운전과 같은 육체적인 일을 수행하는 능력이 감소하는 것과 같은 인지력 감소와 이완이 복합적으로 감소할 수 있다. 이러한 상황에서 환자가 치료실을 떠나기 전에 치료사는 적절하게 시술해야 한다. 환자가 치료사의 능력에 대해 어떤 의구심을 느끼고 있다면 치료사는 환자를 다시 침대에 올리고, 약간 강하게 발쪽에 특별한 문지르기 기법을 시술한다. 그리고 정신적 기능 단계를 재평가하기 전에 10~20분 정도 환자를 휴식할 수 있도록 한다.

흔들기(rocking) 기법에 대한 필요기법

흔들기(rocking) 기법을 적용하기 전에 학생들이 해야 하는 것은

- 요추와 흉부의 척주의 움직임에 대해 알아야 한다.
- 척주와 골반의 움직임을 능동 동작으로 평가해야 한다.
- 자율신경계의 경로에 대한 이해와 평가를 해야 한다.
- 수동적인 동작에 의한 반응으로서 근골격근의 불 수의적인 "고정(holding)"을 확인하라.
- 똑바로 선 자세와 돌출된 자세를 이용해라.

(3장, 4장 참조)

도수 기법 다음 페이지 계속

도수 기법

흔들기(Rocking) 기법

그림 9–18에서 9–24C에서 알 수 있듯, 흔들기(rocking) 기법은 몸의 다양한 부위에 적용할 수 있다. 그림은 누운 자세, 엎드린 자세에서 머리부터 발끝까지 가능하다. 각 그림들은 아래와 같이 도수기법을 위한 중요한 길잡이로서 설명하고 있다.

1. 환자가 요추에 지지 없이 엎드리는 것을 참을 수 있다면, 복부의 배개를 치우고, 흔들기(rocking) 기법을 하는 동안 약한 운동을 해야 한다. 환자가 엎드린 자세에서 복부에 베개가 필요한 환자가 요통이 있다하더라도, 가능한 한 흔들기(rocking) 기법을 적용함에 따라 요추 전만이 증가된 채로 바로 누운 자세를 취할 수 있다. 치료사는 흔들기(rocking) 기법을 하면서 베개를 복부에 적용할 수 있다. 바로누운자세에서 환자의 무릎 밑에 베개를 넣는 것도 같은 상황이다.

2. 손은 부드럽게 촉진하고, 전체의 손과 손가락을 펴서 손바닥에 골고루 압을 분산시킨다(그림 9–18, 9–19, 9–22~9–23B).

3. 치료사는 환자를 편안하게 누운 자세(그림 9–18에서 9–21)와 엎드린 자세(그림 9–22~9–24)에서 골반 혹은 체간을 이완자세의 중심선 부위에서 바깥쪽 부분으로 부드럽게 눌러 준다. 이 동작은 환자 몸의 중력 중심점을 높여주는 역할을 한다. 환자의 몸을 중간선상에 수동적으로 떨어뜨린다. 이 때 환자의 이완자세는 원래의 자세로 되돌리게 되는 모멘트가 생긴다. 치료사로 인해 편안한 자세를 잡을 수 있다. 골반과 체간에서 이 동작의 왕복움직임의 정확히 끝부분에서 치료사는 환자의 골반과 체간이 움직인 중심선을 다시 한번 반복적으로 압과 누르기를 할 수 있다. 흔들기(rocking) 기법은 환자의 장골릉 주변에서 나타나는 이러한 움직임의 최대 진폭을 만들면서, 환자의 몸에 지속적인 진동을 유발하면서 밀고 놓아주는 일련의 균일하고 유기적인 동작들로 이루어진다.

4. 능동적으로 "반복적 흔들기"를 하는 동안 접촉을 유지하는 것이 더 좋을 지라도, 이완하는 자세를 통하여 몸을 뒤쪽으로 자연스럽게 "떨어뜨리기"를 하지 않고 시행하야 한다.

5. 치료사는 흔들기(rocking) 기법을 시행하기 위해 각 밀기동작의 초기에는 부드럽게 하고, 환자는 적용하는 동안 치료사의 손의 압과 적용되는 지점을 잘 느껴야 한다.

6. 치료사의 적용하는 손이 역학적으로 동작을 만들어 내는 것을 피하기 위해 약 10초 간격으로 손의 자세를 변화시켜야 한다. 치료사의 손은 리듬을 잃지 않고, 접촉한 부위에서 쉽게 미끄러져 움직여야 한다. 그래야만 환자의 몸 위와 아래에서 접촉하는 부위에 잘 움직이게 된다.

7. 치료사는 흔들기(rocking) 기법을 적용하고 환자가 이완하고 있을 때, 흔들기 동작의 진폭을 증가시키고, 환자에게 적용하는 힘은 점차 감소시킨다.

8. 치료사의 손은 흔들기 동작을 만들어 내기 위해 환자의 몸을 교대로 밀고 당길 수 있도록 위치시켜야 한다(그림 9–24C). 그러나 이러한 접근이 이완자세에서 환자 몸의 수동적인 움직임을 억제하게 되고, 환자의 자연스러운 리듬감이 조화롭지 못하고 흔들기를 적용하기 위해서 효과적이지 못하거나 환자가 불쾌한 느낌을 인지하게 된다.

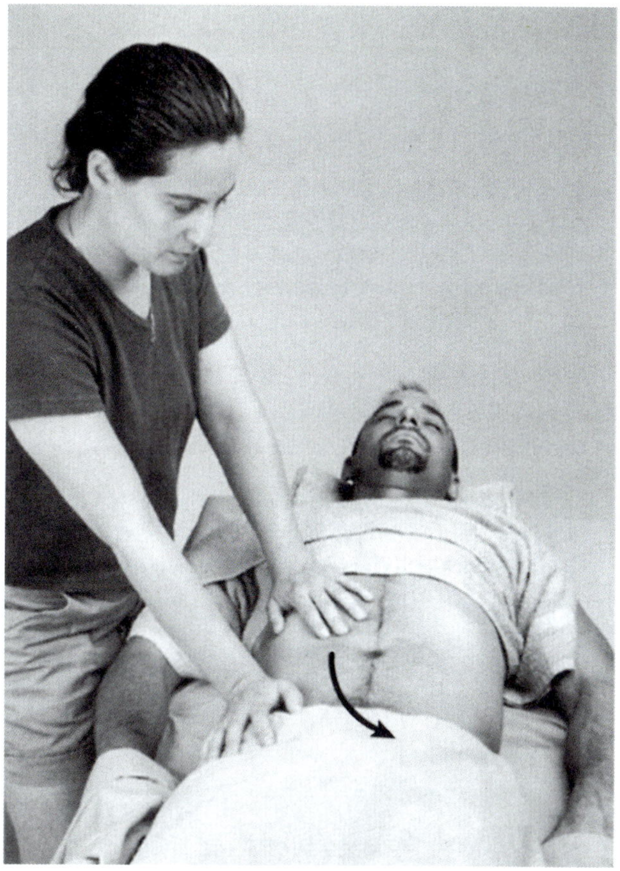

그림 9-18. 누운 자세에서의 흔들기(rocking) 기법으로 늑골 밑과 앞쪽 위의 장골극을 촉진 한다.

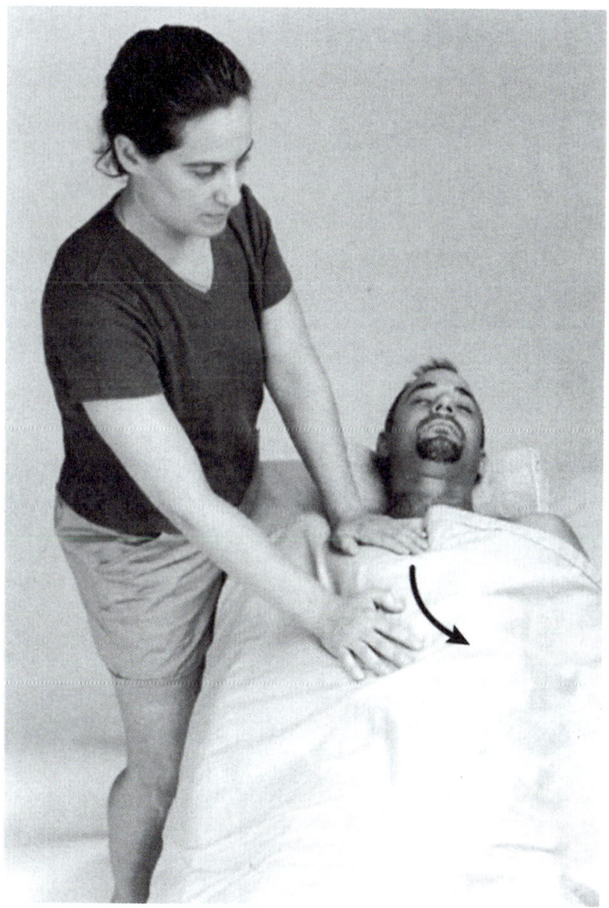

그림 9-19. 손으로 자연스럽게 흔들기(rocking) 기법으로 골반을 움직인다. 이 상황에서 흔들기(rocking) 기법으로 늑골의 위와 아래를 촉진하면서 유지한다.

9. 다리의 장축을 부드럽게 당기는 것은 흔들기 기법에서 유용하게 적용될 수 있다. 흔들기를 더욱 길게 적용함으로써 나타날 수 있는 이러한 동작은 척추의 길이를 늘이는데 도움을 준다.

흔들기(rocking) 기법의 구성요소

촉진 : 손바닥의 전체 표면

압 : 적당히 가볍게

연관된 조직 : 손은 표면근육 층의 깊이만큼 적용한다. 스트로크(stroke)에 의해서 만들어진 이러한 동작은 흔들기(rocking) 기법이 적용된 모든 신체 분절을 통하여 모든 조직에 영향이 미친다(예: 근육, 근막, 건, 인대와 골막).

방향 : 치료사의 힘은 중심선으로부터 척주와 골반의 외측 편위 방향으로 적용하기 위해서 적용하는 방향을 향한다. 이러한 결과로 동작은 환자의 몸을 따라 전달된다.

진폭/길이 : 외측 편위는 중심선에서 약 10cm 혹은 그 이상 일어나게 된다. 기법 적용의 길이와 환자몸의 크기나 형태에 따라 달려있다.

속도 : 1~2초 주기

시간 : 60~95초 정도

동반되는 중간단계 : 수동 관절가동범위와 관절놀이(joint play) 기법

병행 : 압력과 같이 적용

적용상황 : 진정을 목적으로 단독으로 적용할 수 있다. 일반적으로 다른 기법 적용의 처음이나 끝에 적용할 수 있다.

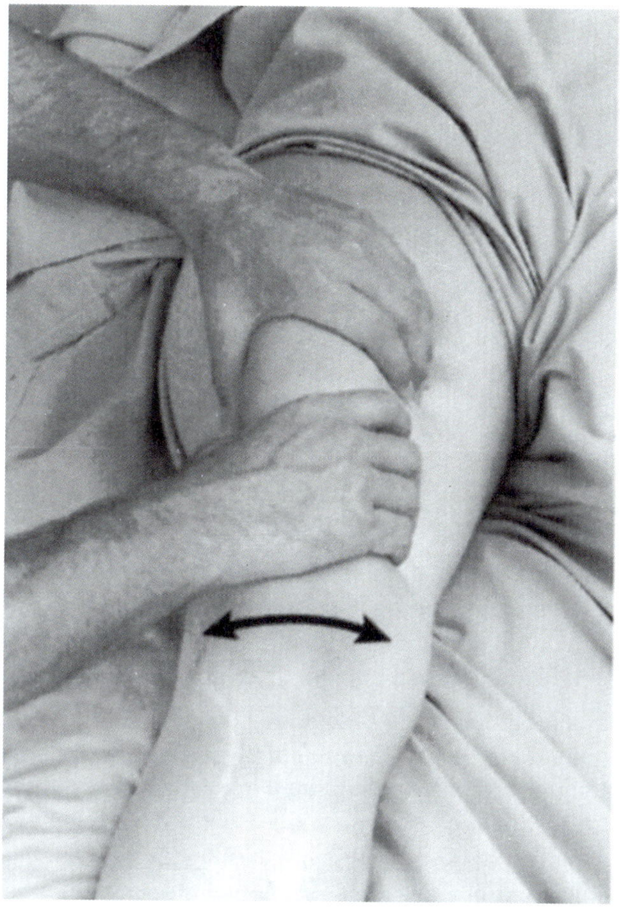

그림 9-20. 흔들기(rocking) 기법으로 거대한 근육들 즉, 대퇴사두근, 슬괵근, 또는 둔근들을 들어올릴 수도 있고, 흔들기(rocking) 기법으로 골반의 수동적인 반응을 이끌어 낸다.

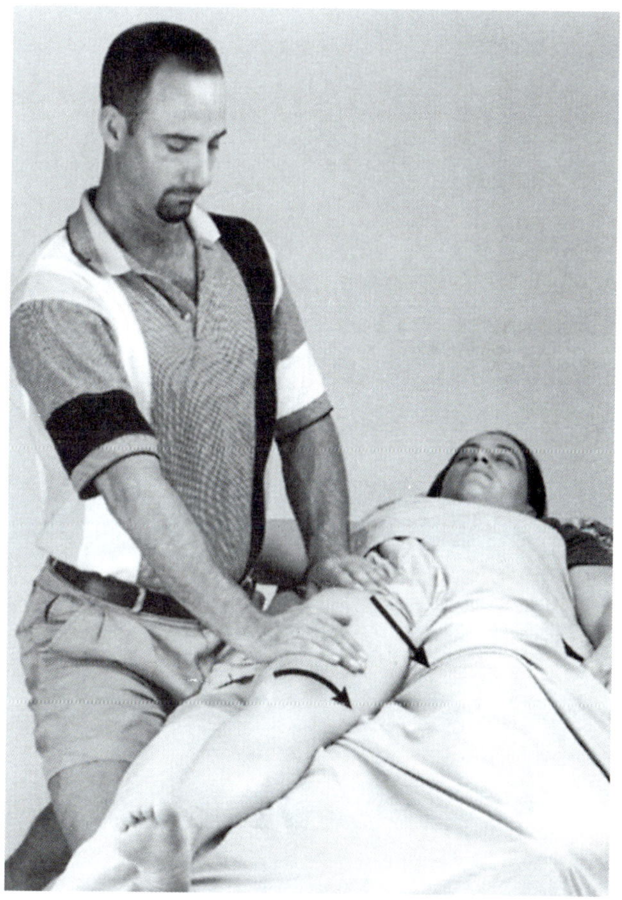

그림 9-21. 대퇴부를 내측 회전으로 구르고, 그 동안 전상장골극(anterior superior iliac spines)에 흔들기(rocking) 기법을 적용할 수 있다.

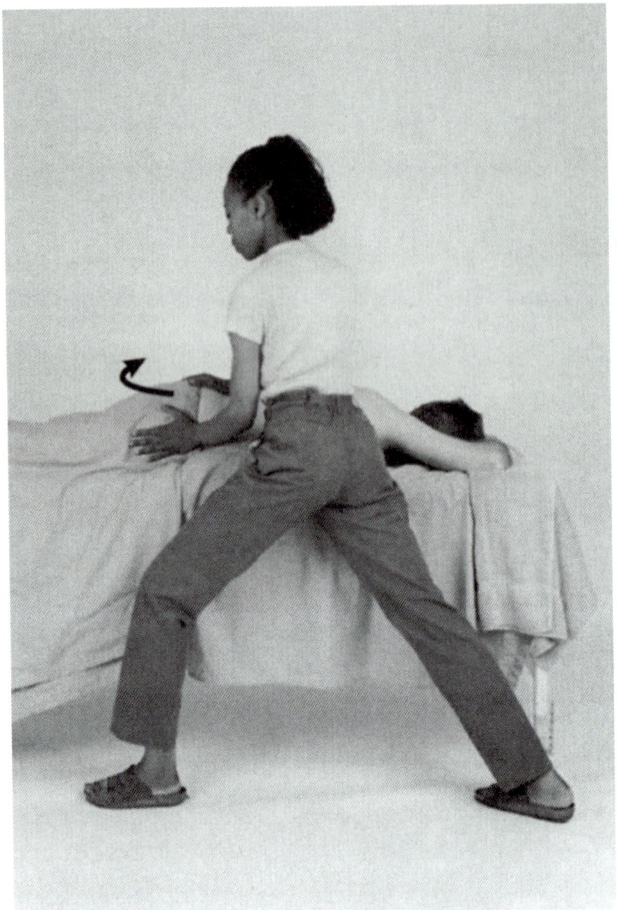

그림 9-22. 등 쪽의 흔들기(rocking) 기법을 위한 기본적인 손의 접촉. 손은 천골과 대전자 위에 놓는다. 치료사는 요추를 견인하기 위해서 말단부 방향으로 힘을 가하고, 반대쪽 무릎 쪽으로 힘을 가한다. 스트로크를 하면서 환자의 골반을 외측으로 이동시키고, 스트로크(stroke)는 끊어짐 없이 접촉하면서 골반이 자연스럽게 뒤쪽으로 움직이도록 허용한다.

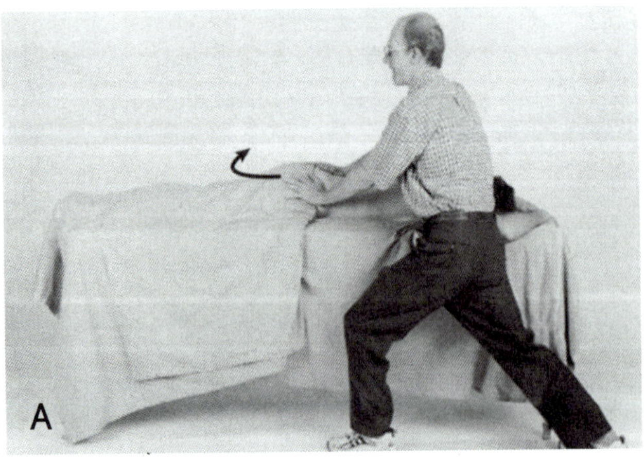

그림 9-23. A. 손의 접촉은 흔들기(rocking) 기법을 적용하면서 다른 다양한 자세를 취할 수 있다. 치료사의 왼손으로 장골의 부착지점 상부에 말단부 쪽으로 부드럽게 둔근을 스트레칭시킨다.

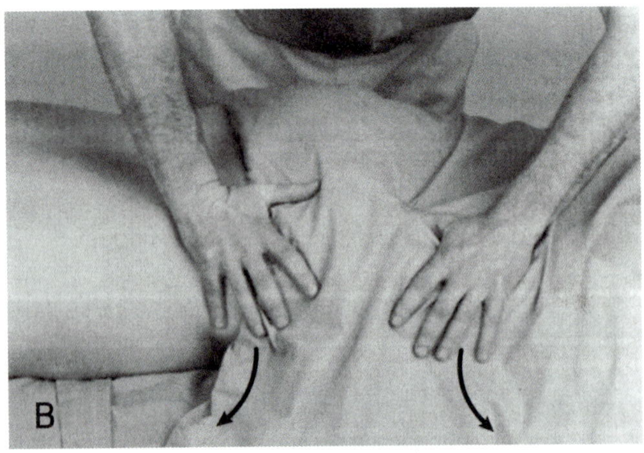

그림 9-23.(계속) B. 두 손으로 천골(sacrum)로부터 멀어지도록 둔근을 밀어준다.

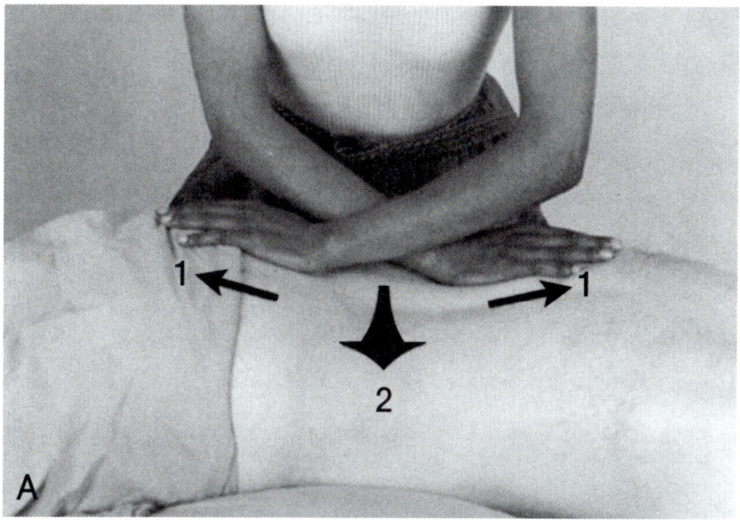

그림 9-24. A. 척주기립근을 위한 기법. 손을 교차시켜서 척주 기립근를 부드럽게 신장시킨다(1). 동시에 흔들기(rocking) 기법을 지속적으로 적용한다(2). 손의 접촉은 골반이 뒤쪽 중심선으로 움직일 수 있도록 유지시키면서 적용한다.

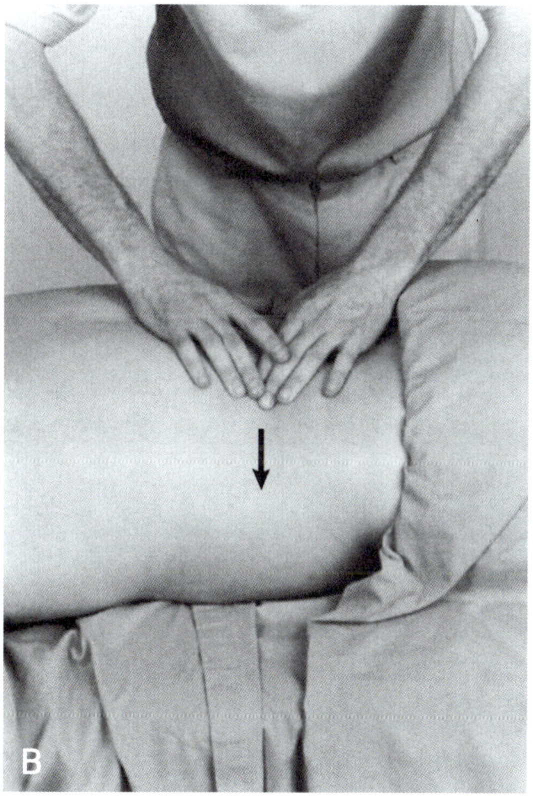

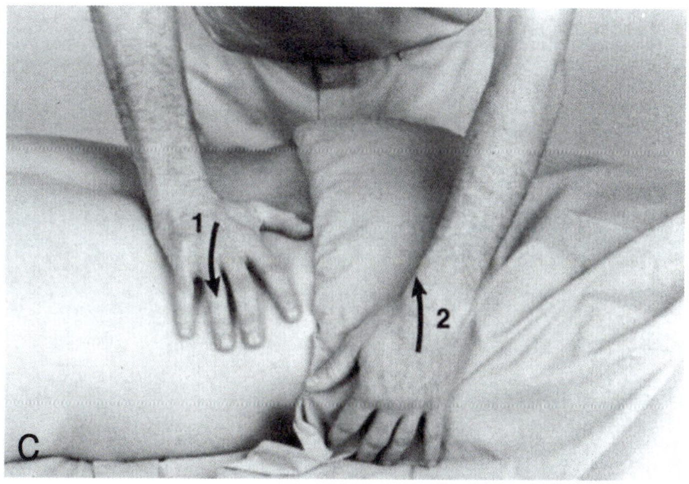

그림 9-24.(계속) B. 척주기립근을 위한 기법. 흔들기(rocking) 기법을 적용하는 동안 두 손으로 척주기립근을 모아준다. C. 교대로 한 손은 무명골의 반대편 치료사 쪽으로 당긴다. 그리고 다른 한 손은 극돌기부터 척주기립근이 멀어지도록 부드럽게 누른다.

치료사의 위치(자세) 그리고 운동 (CLINIAN'S POSITION AND MOVEMENT)

1. 치료사가 사용하는 기본적인 자세들은 4장의 "치료를 위한 준비와 자세"에서 정열된 자세와 구부린 자세를 설명하였다.
2. 치료사는 흔들기(rocking) 기법 적용 초기나 움직임의 진폭이 적을 때 똑바로 선 자세에서 적용할 수 있다.
3. 서서 구부리거나 기대는 자세를 사용할 때, 치료사는 체중을 앞뒤로 이동할 수 있다. 그리고 다리 앞쪽에서 뒤쪽으로 부드럽게 흔들기 기법을 적용하고 팔로 유연하게 이 동작들을 적용시킨다. 이러한 동작은 환자에게 흔들기(rocking) 기법보다 더 좋은 느낌을 줄 수 있고, 치료사의 팔과 어깨근육을 사용하여 유발된다(그림 9－19, 9－22, 9－23A). 체간하부와 골반을 이용한 다른 마사지 기법들은 팔만 사용하는 것보다 흔들기 기법을 더 잘 적용할 수 있다. 또한 스트로크를 더욱 확실하고 균등하게 적용할 수 있다.
4. 구부리고 기댄 자세로 리드미컬하게 움직이는 동안 어깨는 이완하고 팔은 쫙 신장하고 있지만, 뻣뻣하지 않아야 한다. 추가로, 팔꿈치는 팔을 똑바로 하지 않기 위해 약간 구부린다(그림 9－22, 9－23).
5. 치료사 신체의 움직임이 더욱 리드미컬하고 이완될수록, 흔들기 기법은 더욱 효과적으로 반응한다.

촉진(PALPATE)

치료사가 기법을 적용할 때, 치료사는 환자의 피부와 조직들의 질적인 부분을 파악하기 위해 손으로 촉진해 본다. 그렇게 할 때, 치료사는 자신이 적용한 기법과 그때의 질적인 부분을 환자의 조직이 움직일 때 나타나는 조직의 저항을 통하여 파악할 수 있어야 한다.

1. 국소피부 온도와 기질
2. 환자의 표면 근육들과 조직의 긴장도
3. 환자 신체의 무게는 흔들기(rocking) 기법에 의해 움직임이 조절된다.
4. 조직 또는 관절운동에 대한 저항. 환자의 몸을 이완자세에서 중심선으로 멀어지도록 밀어낸다. 움직임을 위한 초기 저항은 환자의 체중에 의해 나타난다. 환자 체중의 움직임이 중심선에서 멀어지면 부가적인 저항이 나타난다. 다양한 조직들은 수동적으로 길이가 길어진다. 흔들기 기법의 목적은 수동적으로 가능한 완전한 신장 뿐 아니라, 동작의 가능한 범위 내에서 반복적이고 자연스러운 동작들을 만드는 것이다.
5. 환자 몸를 위해 흔들기(rocking) 기법의 전형적인 리듬. 환자 2명의 몸조차도 같은 방식으로 흔들기 기법에 반응하지 않을 것이다. 환자 몸의 고유한 리듬에 영향을 미칠 수 있는 몸의 형태, 체지방의 양, 근육의 긴장도 정도, 그리고 환자의 얼굴의 구조 등과 같은 여러 가지 요인들이 있다. 일반적으로 야윈 몸의 형태는 약하고 빠른 비율로 그리고 움직임은 적게 흔드는 기법을 적용해야 한다. 반대로 약간 몸집이 있는 환자의 경우에는 더 많은 움직임을 견뎌낼 수 있고, 약간 느린 비율로 움직일 수 있다. 근육의 긴장도, 특히, 하부 요추부에서는 환자가 참을 수 있는 정도로 움직임의 양이 감소될 수 있다. 치료사는 모든 환자에게서 단지 같은 동작을 취하게 하는 것보다 각각 환자의 몸의 고유한 리듬을 찾아내야 한다.
6. 기법 적용을 용이하게 하는 변화. 흔들기 기법을 적용하고 환자를 이완시킬 때, 치료사는 힘을 적용할 때 약간만 증가시키면서 흔들기 동작의 진폭을 증가시키는 것과 비율을 감소시키는 것에 주의하여야 한다.

관찰(OBSERVE)

치료사가 기법을 적용하면서, 치료사는 획득된 관절 각도와 이완이나 진정의 어떤 신호를 관찰해야 한다. 이러한 신호는 아래에 서술되어 있다.

움직임 획득(MOVEMENT ACHIEVED)

1. 흔들기(rocking) 기법을 적용하는 동안 몸에서 나타나는 동작 관찰. 주의 깊은 관찰은 예전의 외상성 손상에 의한 결합조직의 타이트함 또는 근육의 긴장도 양상, 환자 몸에 대한 정보를 찾을 수 있다. 예를 들면

골반에 흔들기를 적용할 때, 치료사는 척주 분절에서의 다양한 움직임을 관찰 할 수 있다.

2. 척주를 길게 하는 것은 특히 요추전만의 경우에 환자의 척추만곡이 정복된다.

이완 또는 진정작용(Relaxation or sedation)

1. 호흡 비율과 깊이의 감소
2. 목소리 톤이 더 깊어진다
3. 피부 색깔의 변화; 창백함은 교감신경계가 좋지 않음을 나타내주는 반응이다
4. 조직의 표면이나 형태를 부드럽게 하고 신체 분절을 넓고 편평하게 하는 것과 같은 근육 긴장도의 체계적인 회복
5. 근육의 연축과 반사작용
6. 연동작용 소리의 증가
7. 경부, 손목, 그리고 발에서 볼 수 있는 맥박의 변화에 의하여 알 수 있는 심박동수 감소
8. 부적절한 교감신경계 반응인 홍분과 발한

의뢰자와의 대화 (COMMUNICATION WITH THE CLIENT)

치료사는 흔들기(rocking) 기법을 적용하는 동안에 환자를 편안하게 하기 위해서 의사소통을 할 수 있다. 치료사가 환자에게 사용할 수 있는 의사소통의 몇몇 예시를 아래에 서술하였다.

1. "이 기법은 당신을 매우 이완시켜 주고 심지어 졸음이 올 수도 있습니다. 그러한 느낌은 갑작스럽게 느껴지지는 않을 것입니다." 치료사가 동작을 적용하기 시작하고, 치료사는 환자의 몸에서 고유한 리듬과 환자가 편안하게 느낄 수 있는 동작들을 확인한다. 어쨌든 너무 강하거나 과도해서는 안 된다.
2. "당신은 집까지 운전 할 수 있을 정도로 정신이 멀쩡한가요?" 흔들기(rocking) 기법을 한 단계의 끝이나 그 단계를 너무 오랫동안 적용했다면, 환자가 일상생활을 안전하게 수행할 수 있는 지를 확인해야 한다. 그리고 기능적인 수준을 확인해야 한다.
3. 이완, 감각적인 편안함 그리고 흔들기 동작은 종종 성적 홍분을 유발할 수도 있다. 치료사는 성숙된 태도로 확실한 말과 신체적인 태도를 유지 하기위해 준비를 해야 한다. 치료 기법을 적용하기 위해 환자의 성적 홍분을 유발하거나 모욕을 주어서는 안 된다.

다른 적합한 기법 (OTHER APPROPRIATE TECHNIQUES)

치료사는 흔들기(rocking) 기법을 적용하면서 상호 보완적인 태도를 사용할 수 있는 몇몇 적용기법이 있다.

1. 특히, 진정 효과를 높이기 위하여, 치료사는 횡격막 호흡을 이용할 수도 있다. 지속적인 이완과 흔들기(rocking) 기법 다음 혹은 이전의 이미지를 상상하게 할 수도 있다.
2. 흔들기 기법은 견인, 관절놀이(joint play), 수동이완 움직임 기법들을 사용할 수 있다.
3. 관련 있는 움직임 중재들은 호흡 운동; 보행, 이동 그리고 균형 훈련; 신경근 훈련 그리고 자세인지 훈련 등과 같은 신체 역학과 인간공학 훈련을 사용할 수 있다.

수기 후 자가관리 (POSTINTERVENTION SELF-CARE)

1. 치료사는 환자에게 10분~30분 정도 휴식을 취할 것과 흔들기(rocking) 기법의 진정 효과늘을 경험하기 위해 활동을 천천히 다시 시작할 것을 지시한다.
2. 치료사는 환자가 이완을 함으로서 흔들기(rocking) 기법을 스스로 할 수 있도록 지시할 수 있다. 이것은 쿠션 있는 바닥이나 단단한 침대에서 수행할 수 있다. 바로 누운 자세에서, 환자는 손을 이용하여 가슴 쪽으로 무릎을 당기고, 시상면에서 무릎을 등 쪽으로 당김으로써 흔들기(rocking) 동작을 만들어 낼 수 있다. 이러한 동작을 수행하는 동안에, 환자의 대퇴부, 골반, 그리고 하부 요추에서는 수동적으로 굴곡과 신전이 나타난다.

흔들기(rocking) 기법의 연습

한 사람당 30분씩 적용한다.

지속적으로 흔들기(rocking) 기법을 시도하기 전에, 다음에 설명하는 기법들을 이용하여, 몇몇 사람들에게 기본 동작을 적용해 보아라. 엎드려 누운 자세에서, 환자의 골반을 중심선으로부터 외측으로 5~10cm 정도 이동하고 나서 치료사는 손을 놓고 그 결과를 관찰하라. 얼마나 골반이 되돌아오고 얼마나 오래 동안 그 동작이 유지되는지를 관찰하여라. 늑골, 허리, 장골릉, 대전자와 같은 여러 부위들을 외측으로 밀어보고 밀어보기 전과 동작의 변화를 살펴보아라. 이러한 촉진 연습을 여러 가지 서로 다른 체형을 가진 사람들을 대상으로 반복 연습을 하여라. 여러분들은 사람마다 반응이 어떻게 다르고, 각각의 사람의 몸 형태에 따라서 흔들기 동작이 조화를 이룰 수 있는지에 대한 감각을 얻기는 것을 먼저 인지해야 한다.

계속 엎드린 자세에서, 개별적인 흔들기 동작을 지속적인 흔들기 동작을 유발할 수 있도록 연결시켜야 한다.

자주 손을 바꿔가면서 시행하라. 다음에 서술하는 두 부위 사이를 교대로 시행하라.

- 전자와 천골
- 전자와 상부의 둔근 정지부
- 요추의 견인을 위해 교차한 두 손
- 장골릉의 양면
- 허리의 양면
- 골반과 척추기립근
- 골반과 흉곽
- 흉곽의 양면

처음에는, 환자가 당신이 접촉한 횟수와 속도 그리고 리듬감이 편한 지를 확인해라. 기본적인 흔들기 동작을 계속하면서 환자의 몸에서 가능한 위 아래로 넓게 손으로 접촉하여라. 환자의 몸이 시간에 따라 어떻게 달리 반응하는지 알아보아라. 등 쪽의 근육이 이완하여 환자의 등 근육들이 늘어날 수 있도록 하기 위해 환자의 다리를 가볍게 견인하여 보아라. 대부분의 사람들이 이러한 동작 단계에서 졸거나, 아예 잠들어 버리는 사람들도 있을 것이다. 15분 정도 치료를 하고 환자에게 끝나기 전 5분 정도 환자가 정리할 시간을 주어라.

가정 학습 : 대퇴부의 전자, 대퇴 전면, 장골릉, 전상장골극, 허리, 하부늑골과 같은 접촉 부위들을 이용하여 바로 누운 자세에서 흔들기 동작을 위한 여러 단계들을 비교하여 연습하고 다른 기법들을 생각해 보아라.

임상적 예

환자의 이력	투창 던지기 경기를 앞둔 25살 여성의 전문선수
임상적 결과 요약	*주관적 단락* 1. 불편함은 호소하지 않는다. 2. 물리적, 정신적으로 경쟁하는 동안 낙관적으로 수행하기를 원한다. *객관적 단락* *손상* 1. 동작을 수행하는 동안 근육의 찢어질 가능성이 있다. 2. 최적의 조직이 신장성이 부족하다. 3. 최고의 경기를 위한 최상의 컨디션상태는 아니다. 4. 투창 던지기를 수행할 때 관절 가동 범위가 바람직하지 못하다. 5. 최고의 경기를 위한 정신적 흥분이 적절하지 못하다. 기능적 제한 손상 없이 투창경기를 하는 동안 최고의 경기를 위한 정신적, 육체적인 몸의 상태는 아니다.
치료 계획	*근본적 치료* 투창경기를 하는 동안 최고의 경기를 위한 정신적, 육체적인 몸을 위한 준비 *손상* 1. 근육 열상의 위험 — 마사지 치료의 원칙; 조직의 점성을 떨어뜨리고 직접적으로 긴장을 낮추어 준다. 2. 조직신장성의 부족 — 주된 치료; 조직의 신장성을 증가시키는 것은 직접적인 효과이다. 3. 조직 조화성 부족 — 이차 효과; 리듬감 있는 모빌라이제이션은 신경근패턴을 촉진시킨다. 4. 움직임 동작 부족 — 주된 치료; 조직의 신장성이 증가하면 움직임이 쉽게 촉진 될 것이다. 5. 정신력 부족 — 주된 치료; 흥분 증가는 빠른 움직임기법을 위한 집적적인 효과이다.
마사지 기법	리듬감 있는 모빌라이제이션과 빠른 흔들기는 빠른 페트리사지과 넓게 촉진하여 압박하는 기법으로 반복적으로 변화를 준다(7장. 신경근 기법 참조).
다른 적절한 기법과 치료	신장기법, 수동 관절가동운동, 시각적인 수행법
기능적 회복	환자는 손상 없이 투창경기를 수행하는 동안 최고의 경기를 보여줄 것이다.

참고문헌(References)

1. Loving J. Massage therapy. Stamford, CT: Appleton & Lange, 1999.
2. Salvo SG. Massage therapy. Philadelphia: WB Saunders, 1999.
3. Hollis M. Massage for therapists. 2nd ed. Oxford, England: Blackwell Science, 1998.
4. Tappan FM, Benjamin P. Tappan's handbook of healing massage techniques. 3rd ed. Stamford, CT: Appleton & Lange, 1998.
5. Holey E, Cook E. Therapeutic massage. London, England: WB Saunders, 1997.

6. de Domenico G, Wood EC. Beard's massage. 4th ed. Philadelphia: WB Saunders, 1997.
7. Fritz, S. Fundamentals of therapeutic massage. St Louis: Mosby-Lifeline, 1995.
8. American Physical Therapy Association. Guide to physical therapist practice. Phys Ther 1997;77(11):1155–1674.
9. Lederman L. Fundamentals of manual therapy. New York: Churchill Livingstone, 1997.
10. Pike G. Sports massage for peak performance. New York: Harper Perennial, 1999.
11. Benjamin PJ, Lamp SP. Understanding sports massage. Champaign, IL: Human Kinetics, 1996.
12. Bob Karcy Productions. A soigneur's sports massage. The massage therapy video library: sports massage series, vol 4. New York: View Video, 1988.
13. Fritz S. Mosby's fundamentals of therapeutic massage. St Louis: Mosby-Lifeline, 2000.
14. Salter RB. The biologic concept of continuous passive motion of synovial joints. The first 18 years of basic research and its clinical application. Clin Orthop 1989;242:12–25.
15. Akeson WH, Amiel D, Woo S-Y. Physiology and therapeutic value of passive motion. In: Helminien JH, Kivaranka I, Rammi M, eds. Joint loading—biology and health of articular structures. Bristol: John Wright, 1987:375–394.
16. Levick JR. Synovial fluid and trans-synovial flow in stationary and moving normal joints. In: Helminien JH, Kivaranka I, Rammi M, eds. Joint loading—biology and health of articular structures. Bristol: John Wright, 1987:149–186.
17. Frank C, Akeson WH, Woo SL-Y, et al. Physiology and therapeutic value of passive joint motion. Clin Orthop 1984;185:113–125.
18. Korcok M. Motion, not immobility, advocated for healing synovial joints. JAMA 1981; 246(18):2005–2006.
19. Gelberman RH, Menon J, Gonsalves M, Akeson WH. The effects of mobilization on vascularisation of healing flexor tendons in dogs. Clin Orthop 1980;153:283–289.
20. O'Sullivan SB. Strategies to improve motor control. In: O'Sullivan SB, Schmitz J. Physical rehabilitation, assessment and treatment. 2nd ed. Philadelphia: FA Davis, 1988.
21. Ramsey SM. Holistic manual therapy techniques. Prim Care 1997;24(4):759–786.
22. Whitt PL, MacKinnon J. Trager psychophysical integration: a method to improve chest mobility of patients with chronic lung disease. Phys Ther 1986;66(2):214–217.
23. Bonnard M, Pailhous J. Contribution of proprioceptive information to preferred versus constrained space-time behavior in rhythmical movements. Exp Brain Res 1999;128(4):568–572.
24. Trager M, Guadagno-Hammond C. Trager mentastics: movement as a way to agelessness. Barrytown, NY: Station Hill Press, 1987.
25. Hill PD, Humenick SS, Tieman B. Maternal activities used to soothe crying of 3-week-old breastfed infants. J Perinat Educ 1997;6(1):13–20.
26. White-Traut RC, Goldman MBC. Pre-mature infant massage: is it safe? Pediatr Nurs 1988;14(4):285–289.
27. White-Traut RC, Nelson MN. Maternally administered tactile, auditory, visual, and vestibular stimulation: relationship to later interactions between mother and premature infants. Res Nurs Health 1988;11(1):31–39.

추천서적 (Suggested Readings)

Bauer W, Short CL, Bennett GA. The manner of removal of proteins from normal joints. J Exp Med 1933;5(7):419.

Hendricks T. Effects of immobilisation on connective tissue. J Manual Manipulative Ther 1995;3(3):98–103.

Johnson SK, Frederick J, Kaufman M, Mountjoy B. A controlled investigation of bodywork in multiple sclerosis. J Altern Complement Med 1999;5(3):237–243.

Korner AF, Guilleminault C, Van den Hoed J, Baldwin RB. Reduction of sleep apnea and bradycardia in preterm infants on oscillating water beds: a controlled polygraphic study. Pediatrics 1978;61(4):528–533.

Pederson DR. The soothing effect of rocking as determined by the direction and frequency of movement. Can J Behav Sci 1975;7:237–243.

Rood M. The use of sensory receptors to activate, facilitate, and inhibit motor response, autonomic and somatic, in developmental sequence. In: Sattely C, ed. Approaches to the treatment of patients with neuromuscular dysfunction. Dubuque, IA: William C. Brown, 1962.

Ter Vrugt D, Pederson DR. The effects of vertical rocking frequencies on the arousal level of two-month old infants. Child Dev 1973;44:205–209.

Wyke BD. Articular neurology and manipulative therapy. In: Glasgow EF, Twomey LT, Scull ER, et al., eds. Aspects of manipulative therapy. Edinburgh: Churchill Livingstone, 1987.

제 10 장

타진 기법

Percussive Techniques

허진강, 김성호

타진 기법은 조절된 양상으로 신체를 치는 것을 통해 조직을 빠르게 변형시키고 이완시키는 마사지 기법이다. 이러한 기법들은 기도 청결을 강화하고, 신경근 긴장도를 억제시키거나 촉진시킨다. 이 장은 다양한 타진 기법들(clapping, tapping, 그 외 다른 것들)을 설명하고, 그것을 어떻게 수행하고 실습상황에 어떻게 적용시키는지 설명한다. 타진 기법들에 관련된 적응증, 금기증, 주의, 관리(care)의 결과, 치료 후 관리 또한 포함하고 있다.

표 10-1
타진 기법을 시행해야 할 손상 수준 요약

손상수준에 따른 관리 결과	*기법*		
	가볍게 치기	두드리기	다른 형태의 타진들
증가된 기도청결 / 분비의 유동성	✔	–	–
증가된 호흡 / 가스교환	✔	–	–
증가된 기도청결로 인해 감소된 호흡곤란	✔	–	–
정상화된 신경근 긴장도	–	P	P
움직임 반응들의 변동	–	P	P
주동근 / 길항근 기능의 균형	–	P	P
반대 자극법 통각 상실을 통한 통증 감소	P	P	P
체계적이고 감각적인 각성과 향상된 의식상태	P	P	P

✔, 효과가 있다. P, 효과가 있을 수 있음; –, 거의 없거나, 아예 없다.

타진법(Percussion)

이 기법을 위해 사용되는 다른 이름 (OTHER NAMES USED FOR THIS TECHNIQUE)

"가벼운 두드리기 요법(Tapotement)".

정의(DEFINITION)

타진법(Percussion) : 반복적인 리듬감 있게 가볍게 치기.

주의(NOTES)

percussion, tapotement와 같은 뜻을 가진 많은 용어들이 있지만, 적용되는 타진기법들의 이름들에는 차이점이 있다. 예를 들면, clapping은 종종 "cupping"으로 알려져 있기도 한다. 타진 형태들에 대한 대체 이름들은 이 장의 도수기법(manual technique)부분에 제시되어 있다.

임상적 적응증과 치료성과 (CLINICAL INDICATIONS AND IMPAIRMENT-LEVEL OUTCOMES OF CARE)

타진의 다양한 형태들은 다른 효과를 지닌다; 기도청결 치료의 목적으로 사용될 수 있고, 각성 수준의 증가와 통증 경감을 위한 고유수용성 자극 기법들로도 사용될 수 있다.

타진(특히, clapping)은 특히 점성 타액의 생성에 관련된 임상적 상태에 기계학적으로 폐의 분비를 이완시키고, 기도청결을 촉진시키기 위해 사용된다. 전통적인 심폐 물리치료에서, 타진은 체위 배농법(postural drainage)과 결합되고, 흉곽의 진동이나 빠른 압박과 흉곽의 이완에 뒤따르거나 교대하여 결합된다(늑골 "반동시키기(springing)" 또는 "흔들기(shaking)"로 불린다). 체위 배농법은 그것 자체의 적응증, 금기증, 결과를 가진다. 연구는 자세 배농법과 타진이 기관지 나무를 통해 머리 방향으로 타액의 움직임을 촉진시키고, 타액의 제거를 증가시킨다는 것을 제시한다. 체위 배농법과 타진의 사용은 기계적인 움직임과 장치를 사용하는 기도 청결을 위해 개발된 최근의 많은 기법들의 출현으로 감소할 것이다.

타진과 체위 배농법의 연구에 사용된 측정들이 의미있고 적합한 지에 관련된 많은 논쟁들이 있다. 예를 들면, 최근의 평론은 기관지 상태에 관한 연구에서 비록 타액의 제거가 환자의 증가된 편안함과 연관이 있을지라도, 타당한 결과측정으로써 환자에 의해 제거된 타액의 양 사용에 관해 의문을 가진다. 다른 저자들은 혈액 산화가 폐기능의 측정에 더욱 적합하다고 간주하지만, 증가된 산화와 타액의 제거 사이의 관계에 대해서는 아직 확실하지 않다. 게다가, 폐기능 검사에 대한 체위 배농법과 타진의 효과에 대한 연구결과가 몇몇 임상적 상태에서 분명하지 않다. 타진은 낭포성 섬유증과 몇몇 드문 폐 상태에서는 유용하다.

몇몇 마사지 책들은 타진이 근복이나 건에 적용되면, 근육의 수축과 단축을 촉진하는 신전 반사들을 자극한다고 서술한다. 게다가, 전통적인 물리치료 임상에서는 Bobath와 Rood와 같은 기법들이 경직과 같은 신경학적인 상태에 있는 환자들에게 신경근 긴장도를 증가시키고 정상화된 움직임을 촉진시키기 위해 근육이나 건들에 특히 가볍게 두드리기(tapping)와 같은 다양한 타진 형태들을 적용했다. 그러나 다른 자료들은 건이나 근육을 가볍게 두드리기하는 것은 피부 수용기들을 자극함으로써 국소부위와 상승작용을 하지 않는 근육 그룹 모두의 수축을 억제할 것이라고 제시한다.

타진은 일반적으로 적용되는 부위, 강도, 기간에 따라 다양한 자극 효과가 있다고 간주된다. 이것은 스포츠 마사지 동안이나 환자의 각성수준을 증가시키기 위해 진정시키는 마사지의 끝부분에 타진을 적용하는 것에 대한 이론적 근거가 된다. 이와 대조적으로, Frownfelter는 단조로운 리듬과 비율로 clapping을 연장된 기간동안 적용시키는 것은 진정시키는 효과가 있을 것이라고 제시했다.

타진의 적용은 부차적인 효과 또한 있을 것이다. 이것은 국소 충혈을 일으킬 수 있다. 다른 마사지 기법들과 같이, 타진은 일시적인 반대 자극 통각상실을 일으키고, 신경통이나 절단에서 통증 경감을 위해 적합하다. 결국, 기계적인 타진은 단기간의 근육 활동으로부터의 회복을 촉진시키지 않는다. 타진을 통한 주요 손상수준의 관리결과는 표 10-1에 요약되어 있다.

주의와 금기증 (CAUTIONS AND CONTRAINDCATIONS)

임상 훈련과 감독된 실습은 타진기법의 적절한 적용을 위해 중요하다. 선행된 훈련은 특히 병리학적인 상태를 다룰 때 이로울 것이다. 마사지 기법을 위해 제시된 일반적이고 국부적인 모든 금기증이 타진의 사용에 적용된다(2장 참고). 타진기법의 적용이 환자의 통증이나 불편함을 야기시키지 않아야 한다. 치료 후 홍반과 환자의 불편함 호소는 부정확한 타진의 적용을 나타내는 바람직하지 않은 효과이다. 시트나 가운과 같은 얇은 층의 섬유물을 치료사의 손과 환자의 피부 사이에 위치시킴으로써 기법의 힘을 감소시키지 않고, 피부의 민감성을 감소시킬 수 있다. 타진기법의 사용에 대한 몇몇 특정한 금기증들도 있다.

심각한 늑골 골절, 치료되지 않은 팽창된 폐 흉곽, 확실하거나 가능성 있는 관상동맥 혈전증 또는 폐색전증, 불안정한 심장상태, 출혈 경향이 있는 상태, 가슴이나 척수 수술 후, 급성 천식이 있는 경우에는 흉곽에 대한 타진이 금기시된다. 체위 배농법에서 요구되는 체위변경은 증가된 산소 요구량, 이산화탄소 방출, 혈압, 심박출량을 야기할 것이다.

타진법은 심박률과 혈압을 단독으로 증가시키는 것이 보통이다. 그럼에도 불구하고 타진법과 체위 배담법은 급성 질환을 격고 있는 환자들에게 주의해야 한다. 진행 과정 중 엄격한 지침 내에서 진행되어야 한다. 이를테면 저 산소혈증의 위급한 환자는 상태를 체크하고, 산소 투여를 증가 시켜야한다. 진행 중 가래의 양의 증가와는 관련되어지지 않는 폐질환의 환자에게는 적용해서는 안된다. 마지막으로 체위 배담법과 타진법이 위식도 혈류를 악화시키지 않는다고 할지라도, 식후의 대상자를 다루는 것은 피해야 한다.

금기증을 분류하고 흉곽 이외의 부분에 타진법을 적용하는 것은 주의하라고 한다. 우선 첫 번째로, 규칙적이고 가벼운 타진법은 급성기과 아급성기 손상 영역에는 금기이다. 임상학자들은 염좌가 있는 근육, 운동 후 crapping , 활성 통증유발점, 잠재적 통증유발점 부위에는 피해야 한다고 충고한다. 게다가 뼈의 돌기 위, 쇄골과 추골의 극돌기 위에 타진법을 적용하는 것은 현명하지 않다고 한다. 마지막으로 타진법은 근육 긴장과 볼록부위가 정상보다 적은 부위, 신장 위, 늑골하부와 부유늑골 주위, 환자의 얼굴주위, 과거에 신체의 혹사부위와 과민증이 있는 모든 부위에 이 기술을 사용하는 것은 피하거나 강하게 적용하는 것은 줄여야 한다고 한다.

타진법의 필수 조건 기술

타진법을 사용하기 전 학생들은 알아 두어야 한다

- 자극수준 평가
- 근육 긴장 평가
- 통증 평가
- 표면의 피하조직과 근육의 표면과 심부층 사이를 구별

체위 배담법과 타진법을 가볍게 치는 동안 학생들은 알아 두어야 한다.

- 늑골에 대한 폐의 정상 위치와 체위 배담법 동작을 설명할 수 있어야 한다.
- 체위 배담법 동작 동안 성인폐의 엽을 설명할 수 있어야 한다.
- 임상 범위 내에서 실행; 청진법, 맨손 흉곽 검사와 환자의 임상적 상태 평가에서 가래 분석에 사용한다.
- 넓은 부분 접촉 동안 압박적용 시, 흉곽구조의 정상과 비정상을 인지해야 한다.
- 넓은 부분 접촉은 압박, 진동, 거친 진동, 늑골 sprining과 늑골곽에는 다른 가동술을 적용해야 한다.
- 임상 범위 내에서 실행; 기침, 호흡과 발성법에서 가래 제거법까지 교육받아야 한다
- 타진법의 보편적인 요점인 신체 세액의 취급을 알아야 한다.

다음 페이지에 도수 기법 시작

도수 기법

타진법(Percussion)

그림 10-1에서 10-13은 손의 동작과 타진법의 다양한 형태의 접촉면과 또한 신체의 몇몇 부위에 적용법도 보여준다. 그림은 타진법의 종류에 따라 정렬했다.

맨손 접촉면과 타진법의 종류의 사용
(MANUAL CONTACT SURFACES AND USES OF THE FORMS OF PERCUSSION)

타진법의 형태는 적은 힘에서 강한 힘까지 적용하는 힘에 양에 의하여 체계화된다. 자극의 정도는 적용하는 힘과 변화 충돌하는 형태, 신체의 다루는 부위와 적용률로부터의 결과이다.

핀스먼트(Pincement) *(그림 10-1, 10-2):*

엄지와 검지 중간 손가락 끝으로 가볍게 꼬집어 들어 올리거나, 환자의 조직을 가볍게 잡아 당긴다. 이것은 조직을 살짝 들어올려 치는 타진법으로 조직을 압박하는 방법 중의 하나이다. pincement은 얼굴 위에 종종 사용한다.

가볍게 두드리기*(Tapping) *(그림 10-3, 10-4):

손목과 전완의 나머지는 움직이지 않고, 각각의 손가락 끝과 손가락 패드(pad) 순으로 환자의 조직을 건반을 치는 것과 같은 동작으로 부드럽게 친다. 핵킹은 손목의 동작을 동반해서 동일하게 환자의 조직을 손가락 끝으로 친다. 두드리기와 핵킹은 얼굴 위에 적당하게 사용하고, 일반적으로 신경근 촉진에 사용된다.

핵킹*(Hacking) *(그림 10-5, 10-6):

손가락과 손바닥을 느슨하게 하고 손바닥 면을 마주보게 하여 환자에게 접촉시키고, 손바닥의 새끼손가락의 척골면은 피부에 사용한다. 손을 가볍고 빠르게 스트로크하면서 교대로 적용한다. 핵킹은 머리를 제외한 신체의 거의 대부분의 부위에 부드러운 자극 효과를 얻기 위해 적용할 수 있다.

스랩핑 또는 스플래팅 (그림 10-7, 10-8):

손가락과 손은 느슨하게 하고, 손바닥의 전체면을 사용한다. 이것은 등과 대퇴부와 같이 적당히 넓고 평평한 부위에 자극 효과를 원할 때 사용한다.

클랩핑*(Clapping) *(그림 10-9, 10-10):

몇 가지 원인에 의해 커핑(cupping)으로 부터 클랩핑을 구별하나, 이 책에서는 용어는 동일하게 생각해야 한다. 손으로 공기를 막아서 움푹 파인 컵의 면 형태를 하도록 한다. 충격을 변형시켜서는 안 된다. 이 동작은 중수 지절 관절의 45° 굴곡과 지절간관절의 중립 신전과 손가락 엄지의 내전에 의해 이루어 질 수 있다. 이 각도는 손을 환자 신체의 다양한 영역을 컵모양으로 다룰 수 있게 한다. 손은 흉부의 뒷부분과 같은 적당한 커브영역에서는 컵모양 방법이 좋다. 손목을 적용하는 동안 보다 느슨하게 하지 않으면 안되고, 팔의 과도한 움직임은 피해야 하는데 그 이유는 빠른 피로를 유발할 수 있기 때문이다. 클랩핑은 체위 배담법에서 기도 확보를 증가시키는데 선택할 수 있는 기술이다. 그것은 특별한 효과를 가지고 있지는 않지만, 빠르게 목적을 달성할 수 있기 때문이다. 클랩핑은 넓은 근육군 위쪽에 흉곽이외의 영역에만 사용된다.

Beating or Rapping (그림 10-11, 10-12):

손의 위치는 먼저 느슨하게 하고, 수근(heel) 부분을 대고 지절간관절의 배측면으로 넓은 근육부분이나 평평한 천골 접촉면을 두드리는데 사용한다. 이 기법에 적용되는 힘은 한번 치는 자극을 의미하기 때문에 클랩핑 보다 크다.

다음 페이지에 계속

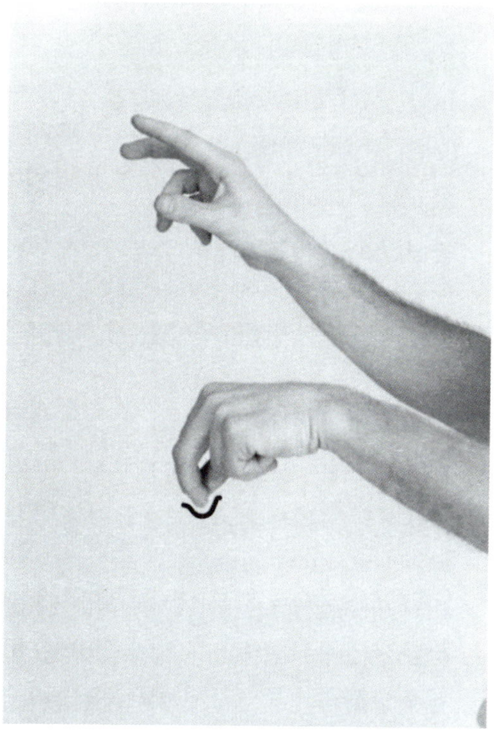

그림 10-1. 손의 자세와 pincement 적용법. 휴지를 잡아 올리거나 위로 낙아채 움켜지는 듯한 동작.

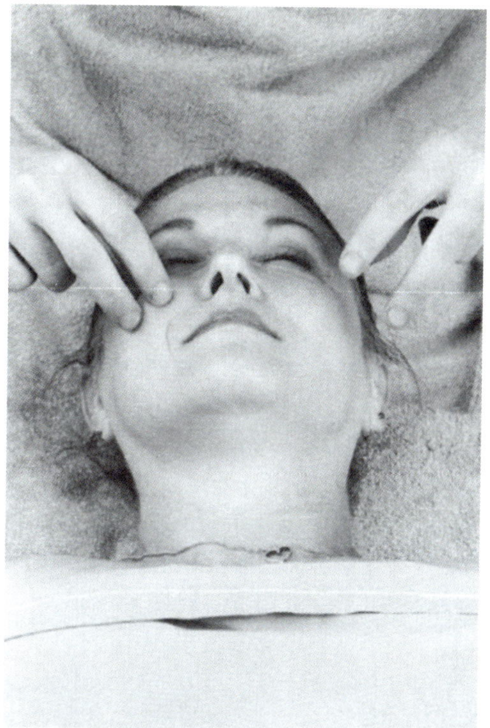

그림 10-2. 얼굴에서 적용되는 pincement.

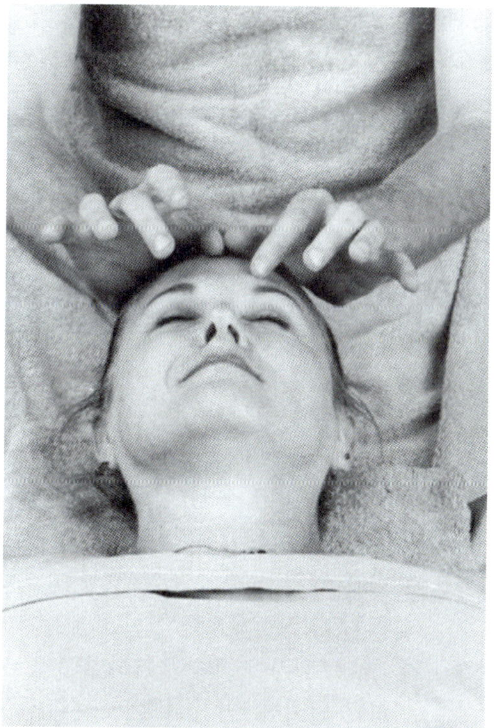

그림 10-3. 얼굴에 한 손가락으로 한번씩 가볍게 두드리기(tapping).

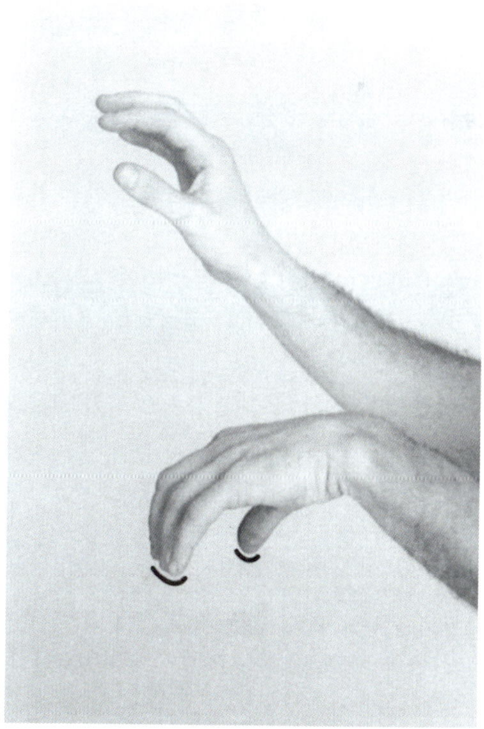

그림 10-4. 손의 자세와 핵킹 적용법.

다음 페이지에 계속

파운딩(Pounding) (그림 10-13):

손의 위치는 느슨하게 한 후, 손의 척골면은 접촉면으로 사용한다. 이 기법을 적용하는 동안 팔꿈치를 외전시켜 치료사의 정중앙에 손을 두고, 둥근모양으로 스트로크한다. 그것은 치료사의 흉부에서 시상면으로 움직인다. 그리고 환자와 치료사의 복부를 향하여 되돌아 온다. 이 기법은 크고 깊이 있는 근육군을 자극하기 위해 적절한 기법이다.

주의(Note)

어떤 저자들은 타진은 자세의 배수와 타진 사이에 사용되어지는 압축있는 진동과 흔듬에 의해 형성된다고 말한다. 압축, 거친 진동, 진동, 그리고 흔듬은 7장에서 설명되고, 신경근육학적 기법과 수동움직임에 대한 기법은 9장에서 다루어진다.

타진의 구성요소

접촉 : 손가락, 손가락끝, 손의 척골연, 손바닥, 수장(heel), 근위지절관절의 배측면 등

압 : 가볍게 시작해서 무겁게

관련된 조직 : 표면의 근피 조직(가볍게 형성) 폐와 같은 내장의 심부근육(무겁게 형성)

방향 : 쓰다듬기의 접촉과 이완은 고객의 몸의 표면과 수직을 이룬다.

진폭/길이 : NA

속도 : 양손을 사용해서 2~10 정도나 그 이상의 Hz

치료시간 : 30초에서 20분 또는 그 이상

중간단계 : 다양한 타진법을 서로 대체할 수 있으나, 중간단계의 타진은 다른 마사지 기법과 같이 사용할 수 없다.

결합 : 타진은 다른 마사지 기법과 같이 사용할 수 없다.

적용상황 : 타진은 흔하게 사용되어지는 방법이다. 간단히 말하면, 효과적인 자극을 위해 몸전체의 어느부분에 대한 마사지를 위함이다. 운동수행을 촉진하기 위한 치료적 운동학보다 우선되고 중요한 방법이다. 환자가 편안한 자세에서 완전한 교대진동과 늑골 보호(빠른 압박), 늑골에 율동적인 운동성을 제공한다.

타진 위한 맨손치료기법
(MANUAL TECHNIQUE FOR ALL FORMS OF PERCUSSION)

1. 타진은 치료면에 접촉하는 자세를 선택하는 동안 손목과 손을 가능한 이완되게 유지한다. 가벼운 타진은 손가락이나 손목 오직 한 동작만 요구되어진다. 무거운 타진 시 힘의 적용과 기법은 손목과 전완의 결합된 움직임을 통해 수행되고, 덧붙여 팔굽치의 굽힘과 펴짐에 의해서도 수행된다.
2. 타진의 적용 동안, 쓰다듬기의 접촉과 이완은 빠르고, 가볍게 해야 한다. 양쪽을 교대로 쓰다듬기, 빠르게 사용하기, 안정적인 리듬을 위해 양손을 대개 사용한다.(이것은 성취를 위한 연습으로 생각되어진다.) 적용 시의 비율은 속도의 증가 보다 성취가 더 중요하다. 결론적으로, 치료사들은 먼저 성취를 위해 노력하고 그런 다음 적용의 속도를 증가시켜라. 또한 양손으로 기법을 적용하여라. 그리고 3~8 Hz의 속도로 주는 것이 남에게 가장 기분을 좋게 하는 강도이다.
3. 치료에 적용되는 타진과 힘은 목표 조직의 두께와 근육의 타입과 감각의 민감성에 적응되어야 한다. 안면이나 뼈의 손상에는 매우 적은 강도의 힘이 적용되고, 중간정도의 힘은 무지구 근육군이나 전완이나 긴장된 근막에 적용된다. 또한 강한 힘은 대둔근과 같은 큰 근육의 치료에 적용된다. 타진의 적절한 힘은 환자의 건강정도, 나이, 체격에 따라 적용되어야 한다.
4. 가능하면 언제라도, 같은 부분에 계속되는 타진의 적용은 피해라. 이것은 환자들을 짜증나게 할 것이다. 대신 원이나 중력선과 같은 중요한 패턴으로 손을 움직여라.
5. 타진을 적용할 때 짜증나는 것을 감소시키는데 필수적인 수건이나 가운이나 시트를 통하여 타진을 적용하여라.
6. 쇄골과 같은 돌출된 뼈는 피하고, 흉부도 피하여라. 환자가 큰 흉부를 가지고 있는지 치료사는 알 수 있다. 환자가 가슴이 크다면 치료사는 환자에게 동의를 얻어야 한다. 그리고 한손을 사용해라. 한손으로는 가슴 반대 쪽을 고정하고, 다른 한손으로 타진을 적용한다.

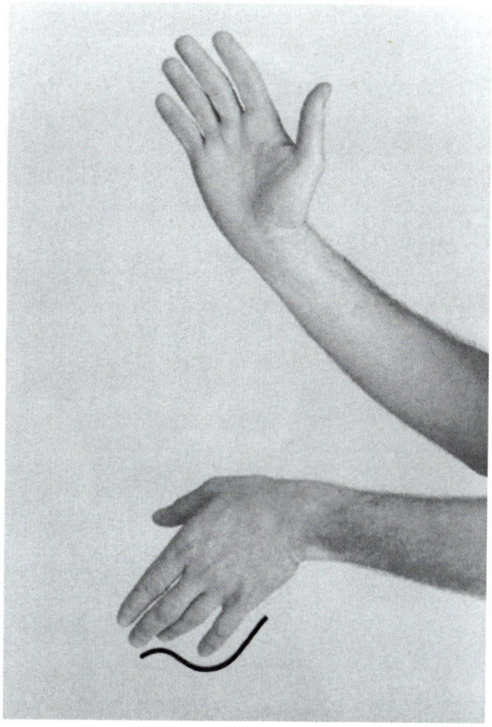

그림 10-5. 손의 자세와 핵킹 적용법.

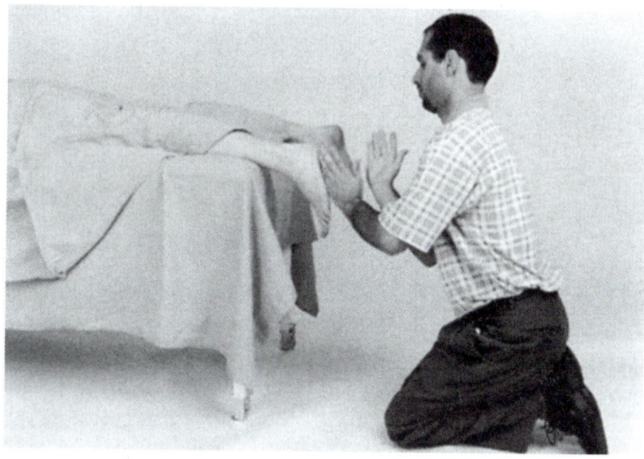

그림 10-6. 발바닥에 적용하는 핵킹은 자고 있는 환자를 조심스럽게 깨울 것이다.

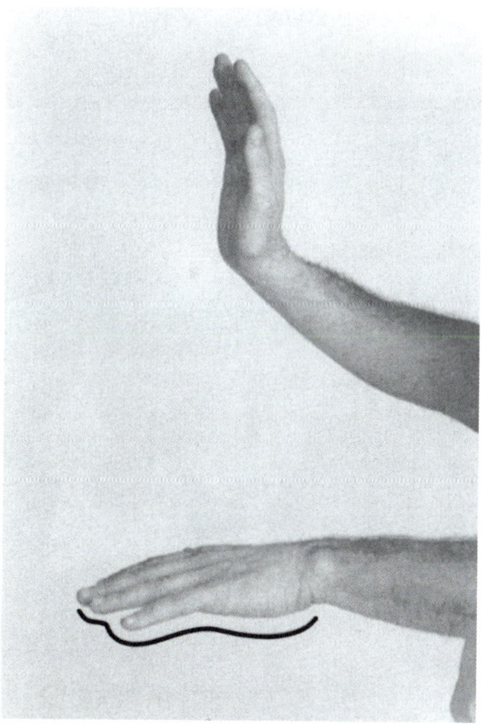

그림 10-7. 손의 자세와 Slapping 적용법.

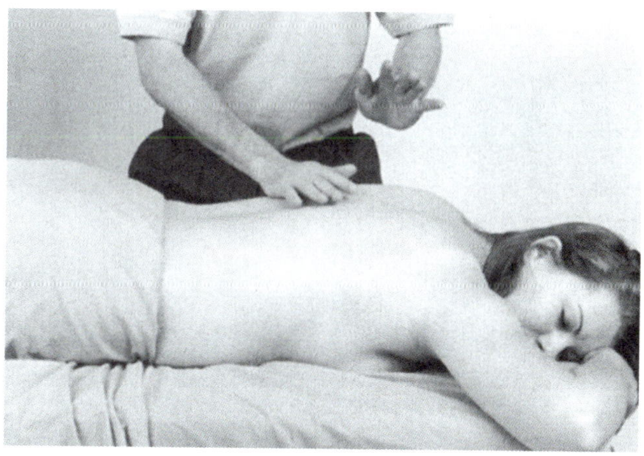

그림 10-8. 피부에 직접 적용되는 slapping은 매우 자극적이다. 이것은 등과 같은 넓고, 편평한 부위에 적합하다.

다음 페이지에 계속

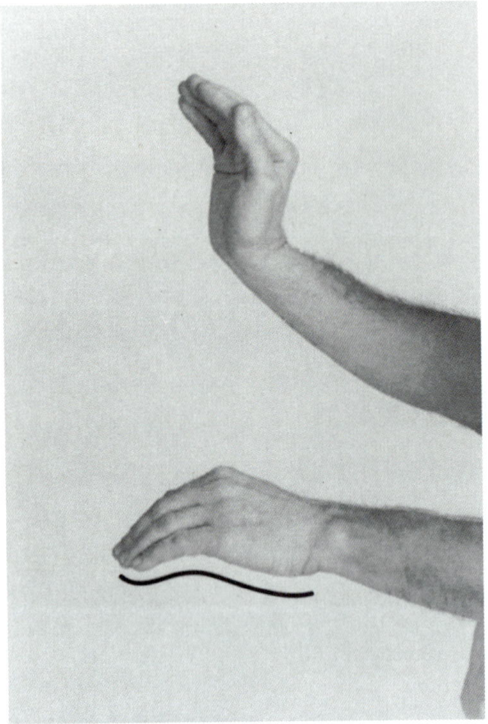

그림 10-9. 손의 자세와 Clapping 적용법. 접촉은 오직 손의 가장자리 주위에서만 일어난다.

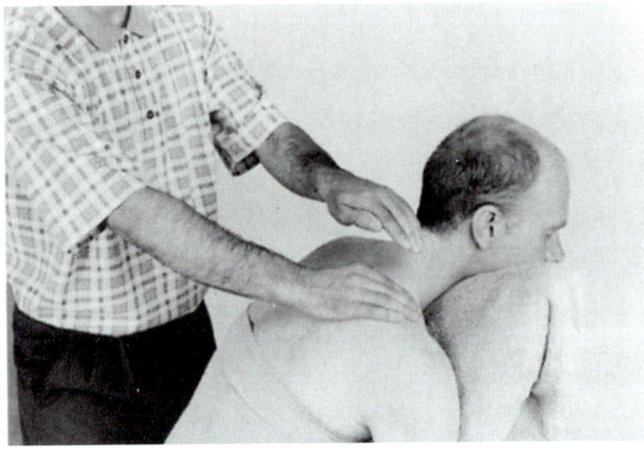

그림 10-10. 오른쪽 폐의 뒤쪽 꼭대기 부위에 적용된 clapping.

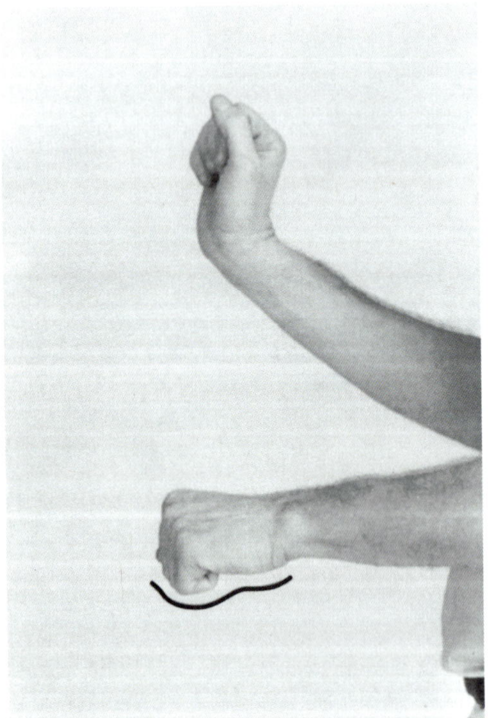

그림 10-11. 손의 자세와 beating 적용법.

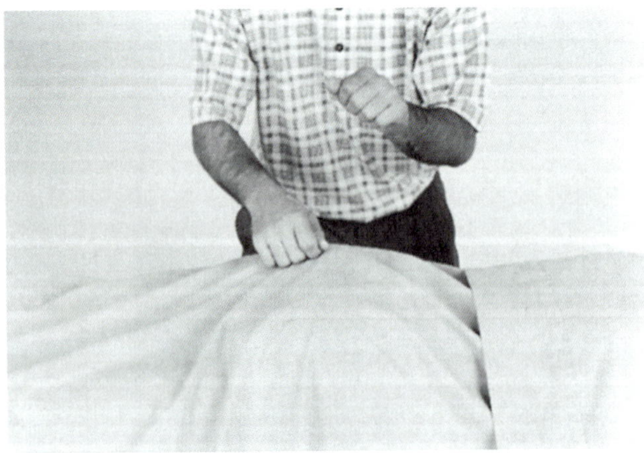

그림 10-12. 활기있는 beating은 엉덩이 근육과 같은 큰 근육그룹에 적합하다.

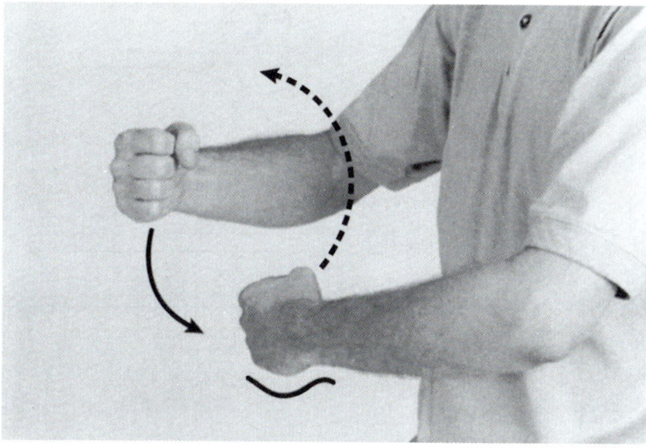

그림 10-13. 손의 자세, 움직임의 방향과 pounding 적용법.

치료사의 위치(자세) 그리고 운동 (CLINIAN'S POSITION AND MOVEMENT)

1. 사지와 몸통을 다룰 때, 임상가는 흔히 조직의 긴축을 올바른 각도로 기준으로 하고, 직립 자세로 서서 하거나, 폭 넓게 무릎을 구부려 다룬다(4장 참고)(그림 10−8과 10−12). 임상가는 빠른 속도로 또는 심층 타진법인 파운딩으로 대상 근육을 치료 시 임상가가 몸을 구부리거나 경사를 지며 시행한다(그림 10−6).
2. 팔꿈치는 중등도 구부려서 고정시키면, 타신법, 영역, 환자의 사이즈, 선택된 작업 자세의 모양에 따라 그 모양이 바뀔 것이다(그림 10−6, 10−8, 10−12와 10−13). 심층 타진 스트로크의 힘은 상완이 정지되는 남아 있는 때 실행하는 운동의 조합에서 온다; 첫 번째의 동작은 손목의 굽힘과 신전이고, 두 번째 동작은 팔꿈치의 굽힘과 신전을 작게 한다.
3. 어깨, 팔꿈치 및 손목은 모든 타진 기법 적용을 통하여 느슨하게 남아 있어야 한다.
4. 몇몇 폐의 분절에 요하는 타진법(clapping)은 보다 길게(25~40분) 시행하는 동안, 임상가는 기능적 긴장을 국소화하기 위해 자세를 반드시 자주 바꿔야 한다.

촉진(PALPATE)

임상가의 손이 동시에 순식간에 환자의 조직에 접촉하면, 상세한 촉진은 불가능하다. 임상가는 그런데, 접촉되는 조직의 탄력성, 피하 지방의 양, 휴식중인 근육 긴장 상태의 수준 및 그영역 안에 있는 뼈의 구조를 지지하는 것들을 기본적으로 생각해야 할 것이다.

관찰과 경청(OBSERVE AND LISTEN)

기술을 실행하고 있는 동안, 임상가는 환자를 감지하고 기술의 정확한 곳이 어딘지를 위해 경청한다. 아래에 목록들은 주목해야 할 내용이다.

1. 각 형태의 타진은 독특한 소리를 만든다. 예를 들면, 건강한 조직에, cupping은 가슴 벽과 컵 모양의 손 사이에서 나는 공명과 같은 소리를 만든다. 충격 시에 손이 편평하면 이 소리는 일어나지 않을 것이다, 그리고 더욱 중요한 것은 기술의 효과가 필요한 만큼 폐조직속으로 깊이 통과하지 않을지도 모른다는 것이다. 치료사는 cupping 시 소리(무딘음, 공명음, 초공명음)가 환자의 내부조직들의 건강을 평가하는 확실한 방법이 아닐지도 모른다는 것을 명심하여야만 한다.

체위 배담(BRONCHIAL DRAINAGE)

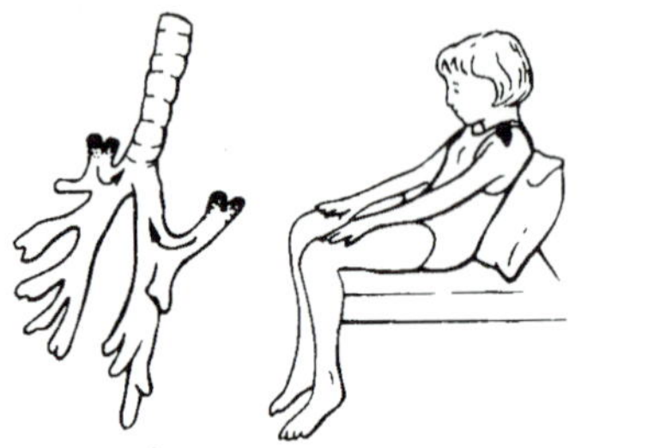

1. UPPER LOBES Apical Segments

침대나 침대 가장자리에 앉는다.

환자는 등 뒤 베개에 치료사에 대항하여 30° 로 기댄다.

치료사는 각각 쇄골과 견갑골 가장 높은 곳 사이에 손을 현저히 컵 모양으로 위치하여 두드린다.

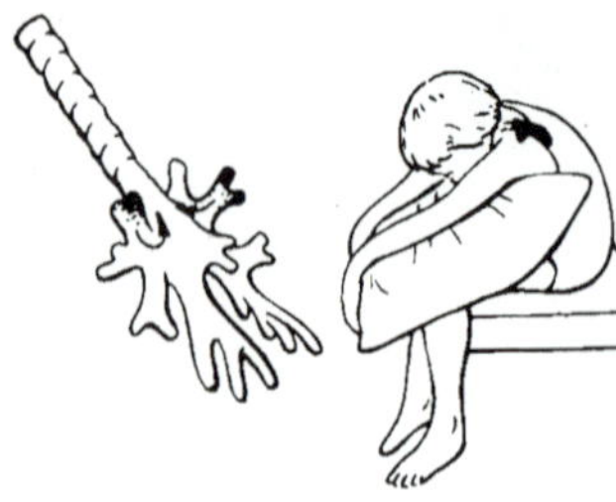

2. UPPER LOBES Posterior Segments

침대나 침대 가장자리에 앉는다.

환자는 앞쪽으로 베개를 접히며 30° 로 구부린다.

치료사는 환자 뒤에 서고 양쪽 UPPER BACK 위에서 두드린다.

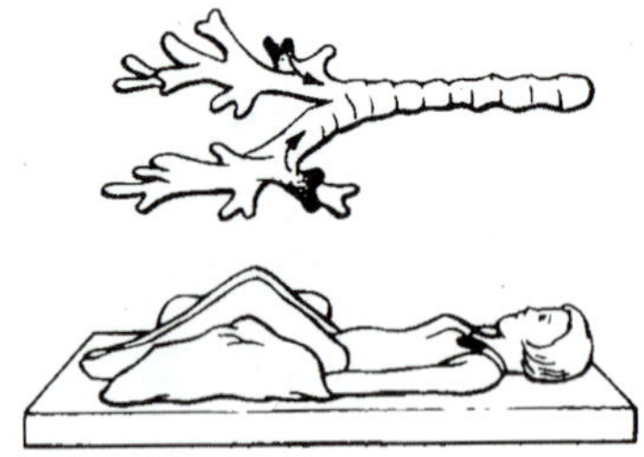

3. UPPER LOBES Anterior Segments

침대에 편평히 눕는다

환자는 바로 눕고 무릎 밑에는 베개를 넣는다.

치료사는 각각 쇄골과 젖꼭지 사이를 두드린다.

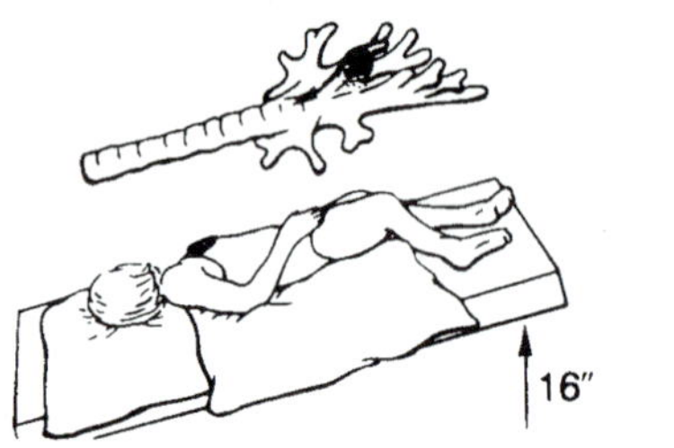

4. RIGHT MIDDLE LOBE

침대를 발쪽을 위로하여 16인치 정도 들어올린다.

환자는 머리를 아래로 향하고 왼쪽을 향하여 등을 1/4 정도 돌린다. 베개는 아마도 어깨와 엉덩이 사이에 위치해야 한다. 무릎은 반드시 굽혀져 있어야 한다.

치료사는 오른쪽 젖꼭지 부위를 두드린다. 여성에 가슴은 발달되고 유연하므로 가슴 바로아래를 향하여 손가락으로 치거나 겨드랑이 아래 손에 끝을 이용하여 컵 모양으로 두드린다.

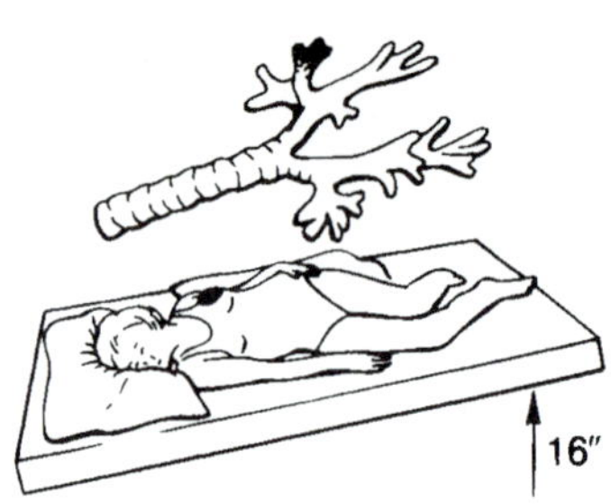

5. LEFT UPPER LOBE Lingular Segments

침대를 발쪽을 위로하여 16인치 정도 들어올린다.

환자는 머리를 아래로 향하고 오른쪽을 향하여 등을 1/4 정도 돌린다. 베개는 아마도 어깨와 엉덩이 사이에 위치해야 한다. 무릎은 반드시 굽혀져 있어야 한다.

치료사는 중간 정도에 컵 모양으로 왼쪽 젖꼭지 부위를 두드린다. 여성에 가슴은 발달되고 유연하므로 가슴 바로아래를 향하여 손가락으로 치거나, 겨드랑이 아래 손에 끝을 이용하여 컵 모양으로 두드린다.

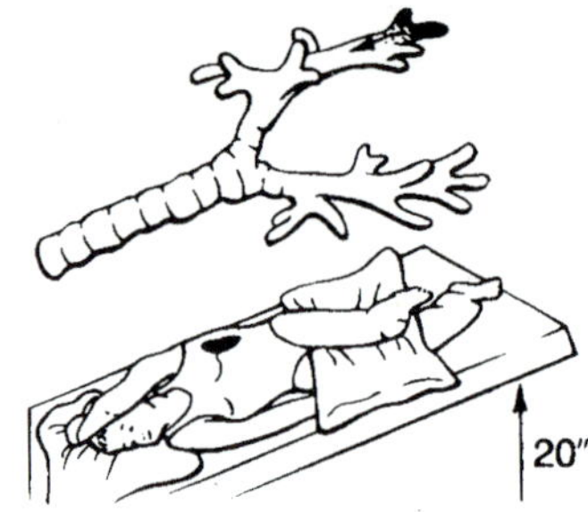

6. LOWER LOBES Anterior Basal Segments

침대를 발쪽을 위로하여 20인치 정도 들어올린다.

환자는 옆으로 눕고 머리를 아래로 하고 무릎 밑에는 베개를 넣는다.

치료사는 하부 늑골 위에 손을 약간의 컵 모양으로 위치하여 두드린다.(이 자세는 left anterioe basal segments의 배액을 보여준다. right anterior basal segments 배액할 때 환자는 똑같은 자세에서 왼쪽으로 누워야 한다).

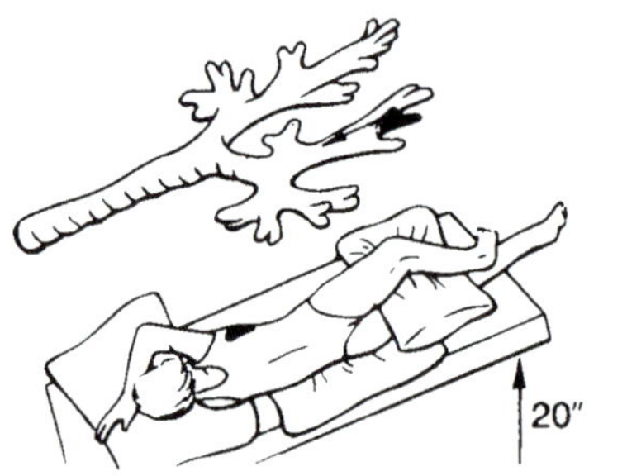

7. LOWER LOBES Lateral Basal Segments

침대를 발쪽을 위로하여 20인치 정도 들어올린다.

환자는 반대로 배를 아래로 하여 눕고 머리를 아래로 하고 앞을 향하여 1/4 정도 돌린다. 위쪽 다리는 베개로 지지하고 구부린다.

치료사는 가장 중요한 것으로 하부 늑골에 손을 위치하고 두드린다.(이 자세는 right lateral basal segments의 배액을 보여준다. left lateral basal segments 배액할 때 환자는 똑같은 자세에서 오른쪽으로 누워야 한다.)

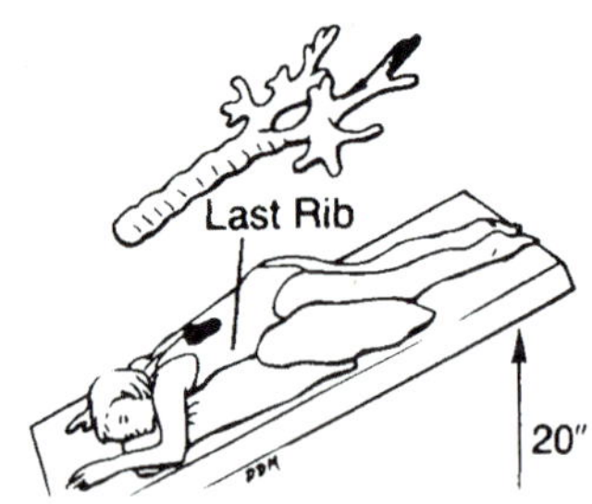

8. lower lobes posterior basal segments

침대를 발쪽을 위로하여 20인치 정도 들어올린다.

환자는 반대로 배를 아래로 하여 눕고 머리를 아래로 하고 엉덩이 아래에 베개를 받힌다.

치료사는 각각 척추와 하부 늑골 근접한 곳에 손을 놓고 두드린다.

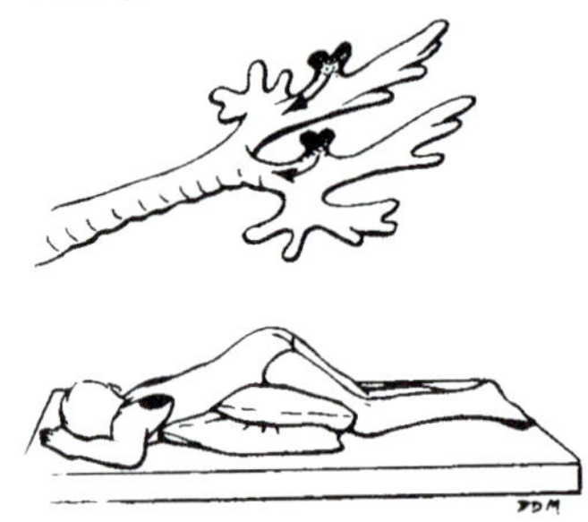

9. lower lobes superior segments

침대에 엎드린다.

환자는 반대로 배를 아래로 하여 눕고 엉덩이 밑에는 베개를 놓는다.

치료사는 척추 양쪽으로 견갑골 끝과 등 중간부분을 두드린다.

그림 10-14. 성인의 배담 자세. 출처: Rothstein J, Roy S, Wolf S. The Rehabilitation Specialist's Handbook. 2nd Edition, 1998: p 534-535 with permission of FA Davis.

2. 체위배담법과 타진법의 적용 동안에 치료사들은 정기적으로 환자들의 호흡과 기침 그리고 가래를 검사해야 한다.
3. 체위배담법과 타진법의 적용 동안에 치료사들은 정기적으로 환자가 직면한 안정 수준을 감시해야 한다.
4. 타진법 적용 중 어떠한 반사작용이 발작하였을 때, 치료사는 환자의 의식, 각성 또는 자극 신호를 관찰하여야 한다.

의뢰자와의 대화 (COMMUNICATION WITH THE CLIENT)

치료사는 환자의 치료를 위해 준비되어진 대화를 사용하고 (대화)기술 중의 환자의 안정 상태 반응을 찾는다. 치료사들이 사용할 수 있는 대화의 예에 대한 목록들이 아래에 있다.

일반적으로(IN GENERAL)

1. "나는 지금 타진을 시작할 것입니다." 타진 기법들 이후, 비록 부드럽게 적용되더라도, 자주 다른 마사지 기술로부터 갑작스러운 감각 변화가 나타난다. 치료사들은 환자에게 언제 타진법을 시작할 것인지를 반드시 말해야 한다. 치료사가 컵핑(cupping)이나 슬랩핑(slapping)을 선택할 때, 그는 또한 기술 적용시의 소리에 대해 환자를 준비시켜야 한다.
2. "기분이 편안한가요?" 또는 "휴식이 필요하세요?" 타진법 적용이 매우 자극이 될 수 있으므로, 치료사는 환자가 치료 특히, 장시간의 시술 중, 자극적인 기분을 받지 않도록 확실히 해야 한다.
3. "이것이 당신을 아프게 하거나 어느 곳이라도 불편하게 하지 않나요?" 타진법의 적용은 그것이 적용되고 있는 목적에 관계없이 환자의 통증이나 불편을 유발하여서는 안된다.

흡각법이 체위 배담법과 함께 기도 정화를 위해 진행되어질 때 (WHEN CLAPPING IS USED WITH POSTURAL DRAINAGE TO ENHANCE ALRWAY CLEARANCE)

1. 환자는 clapping 적용 도중, 아마 자연적인 기침을 시작할 것이다. 치료사는 기침, 호흡력, 객담배출을 촉진하여야 한다. 그는 또한 환자의 타액을 위해 알맞은 그릇과, 몸 속 분비액을 다루는 적절한 보편적인 예방책을 제공해야 한다.
2. 체위배담법의 오랜 연속과 타진법(최대 40분까지)은 치료사 뿐만 아니라, 환자를 위해 격렬한 중재가 되어질 수 있다. 치료사는 종종 환자의 안정과 피로상태를 체크해야 한다.

타진법을 위한 연습 순서

한 사람 당 20분

타진법은 행동기술을 요구하기 때문에 처음부터 끝까지 연속적으로 이러한 순서를 계속 할 수 없을 것이다. 당신의 손과 팔의 휴식을 위해 타진법의 다른 형식인 넓은 접촉 지압을 사용하라.

엎드린자세

좋은 시험 장소는 등과 둔부이다. 한쪽 옷을 벗기고, 반대쪽은 옷을 남겨놓아라. 당신은 덮개의 효과를 결정하기 위해 양쪽 모두를 다룰 것이다.

잠시 동안 전체 지역에 넓은 접촉의 손바닥 지압의 연속적인 적용을 시작하라. 잠시 동안 pincement를 적용하라. 다시 잠시 동안 압박하라.

그후 순서대로 적용

- Tapping
- Point hacking
- Hacking
- Slapping
- Cupping
- Beating (둔부에만 적용)
- Pounding (둔부에만 적용)

손바닥 압박과 점진적인 더 격렬한 형태의 타진을 번갈아 시행하라. 압박으로 끝내라. 당신의 환자로부터 타진법의 각 형식이 어떤 느낌이었는지, 타진법 시술 중 옷을 벗긴 곳과 입은 곳의 차이점에 대해 경청해라.

보충 과제 : 얼굴과 손과 같은 좀 더 신경이 집중 분포된 지역에 대해 가벼운 타진법 형식 사용해 보라. 이러한 부위에서 어느 정도의 타신석 임이 참을 만한가? 어떤 타격들이 적용 가능 또는 불가능 한가?

성인의 체위배담과 타진법의 치료 순서

환자 당 30분간 시행한다.

당신은 유기적으로 연관된, 기립경사기 혹은 다양한 체위 배담법이 가능한 경사침대가 필요하다. 이것들이 가능하지 않다면, 8개 정도의 기본 베개를 이용하여 치료가 가능하다.

환자의 다른 요소와 병력을 살펴서 타진법시 힘의 양을 조절해야 한다(금기증과 주위점이 있는 단원을 보라). 폐의 배담 시, 기립자세나 머리가 내려가는 자세는 저절로 혈압이 상승하여, 환자의 고혈압을 조심하여야 한다.

견갑골, 쇄골 그리고 유방 섬유는 피해야 하는걸 기억하라. 유방이 크다면, 한손을 움직이면서 함께 느낌과 동시에 다른 한손으로는 유방 옆쪽을 고정시켜, 한손으로 타진법을 수행할 수 있다. 이때 부유늑골 주위를 조심하라.

그림 10－14 기법으로 순서에 따라 많을 분절을 치료할 수 있다. 치료사 입장에서 한 자세 당 5~10분이나 그 이상 유지하는 것이 좋다. 계속 clapping으로 작은 부위를 3~5분 정도 더 적용하며, 진동법과 치료적 호흡운동을 실시한다. 치료 순서에 따라, 넓은 부위를 포함해서 간단히 실시한다.

1. 체위 배담 자세를 취한다(그림 10－14).
2. 계속적으로 Clapping으로 폐 위에 1~2분간 일정한 리듬으로 적용한다.
   가능하다면, 손을 컵 모양으로 만들고 공명음이 나게 한다; 여의치 않다면 손을 크게 만들어; 작은 부위를, 손을 컵 모양으로 만들어 시행하거나 헛기침이 나올 때까지 적용한다.
3. 압박과 강한 진동은 깊은 들숨이 최대한 들이마실 때 시작하며, 계속적인 호기 시 일반적 방법을 따른다. 환자가 호기 시 흉곽을 압박한다. 이 압박을 유지하는 동안, 호기 시 진동법을 적용한다. 흡기 시 압박을 이완시킨다. 환자는 힘차게 호기하던지 "아" 하고 소리를 낸다. 가래를 뱉도록 교육한다.
4. 택일한다. 일부분을 빠르고 반복적으로 압박과 이완을 각각 압박 스트로크를 시행한다(늑골 도약). 환자의 가래를 빼는 것이 필요하다.
5. 늑골을 접촉하여 진동을 사용하거나 늑골의 리드미컬한 관절가동, 타진법을 적용하여 흩트려 트리고, 더욱 강한 테크닉을 적용한다.

폐의 치료를 위해 심한부위를 따라 자세를 바꾸며; 연달아 일어남에 따라, 마지막으로 엎드린 자세에서 5분간 진정되게 마사지 시행하며; 환자를 앉게 하고, 치료 방법을 따라 적절히 적용한다.

3. 타액은 체위배담법과 타진법 적용 후, 최대 한 시간까지 계속되어질 수 있다. 치료사는 환자가 필요한 만큼 기침과 가래를 뱉을 수 있도록 조장하여야 한다.

다른 적합한 기법 (OTHER APPROPRIATE TECHNIQUES)

치료사들이 타진 기술을 보충하는데 사용할 수 있는 방법에 대한 여러 양식들이 있다.

체위배담과 타진법 (FOR POSTURAL DRAINAGE AND PERCUSSION)

1. 가래를 적어지게 하거나 깨끗하게 하는 몇 가지 방법이 있다. 가능하다면, 환자에게 물을 마시도록 한다 (30~60분 전에 마실 수 있도록). 증기흡입은 가래를 감소시키며, 기관지를 넓혀준다. 에어로졸 치료는 초음파를 사용하여 흡입치료가 가능하며 용해시켜 가래가 움직이게 한다. 기관지의 팽창을 위해 흉곽 앞 또는 후방에 온습포를 적용한다(환자의 상태에 따라 적용).
2. 체위 배담과 타진법 시행 동안, 환자는 자세를 계속 바꾸어준다(그림 10－14). 더욱 정확하고, 수정된 체위 배담은 예전방법의 체위 배담보다 더욱 효과적이다.
3. 두들김으로 넓은 부위 압박과 동시에 늑골을 진동시킨다.
4. 진동은 동시에 강한 호기, 기침, 혹은 큰 호흡을 일으킨다.
5. 흡입기를 사용; 수정된 기계적인 환기 기류, 확실한

호기 압박과 다른 기계들(cyclically inflated pneumatic belts) 같은 방법으로 무기폐 혹은 위험한 병에 사용될 수 있다.

신경근 긴장도 조절의 촉진과 이완(FOR FACILITATION AND INHIBITION OF NEUROMUSCULAR TONE)

1. 관절 견인과 압박, 빠른 스트레칭, 저항, 좋은 진동, 가벼운 터치, 그리고 반복적인 솔질하는 듯한 기법들은 신경근의 긴장도와 움직임 촉진 환자의 신경학적 상태를 증가시킨다.
2. 특별한 압박(억제 압박). 느린 표층의 스트로킹, 고정된 접촉(터치를 유지), 점차적으로 차갑게, 그리고 자연스럽게 따뜻해지는 것은 신경근적 긴장도를 억제하며 환자의 움직임 과 신경근적 상태를 촉진시킨다.

수기 후 자가관리 (POSTINTERVENTION SELF-CARE)

체위 배담과 타진 후 (AFTER POSTURAL DRAINAGE AND PERCUSSION)

1. 치료사는 일정 시간이 지나면, 객담의 배출을 촉진할 수 있다.
2. 치료사는 환자에게 기침 자극법과 효과적인 기침에 관련된 기법을 가르칠 수 있다.
3. 환자는 chest-wall mobility, 호흡근 훈련, 컨디셔닝, 재컨디셔닝 신경근 이완, 자세훈련 등을 배움으로써 효과를 볼 수 있다.
4. 치료사는 환자에게 자율적 거담의 방법을 교육 시킬 수 있다.
5. 일관되게 나타나지는 않는다 하더라도, 자가 관리에 의한 가슴 clapping은 객담의 배출정도와 산소의 포화도를 높이는 데 효과를 가져다 줄 것이다.

임상적 예

환자의 이력

10살 된 남자아이. 급성 기관지염이 동반된 낭포성섬유증. 아이는 치료의 후반부에 있음.

임상적 결과 요약

주관적 단락

휴식 시와 활동 시 호흡이 짧아져 있는 것에 대해 주호소 : 격렬한 호흡으로 인한 호흡곤란으로 파악됨

객관적 단락

손상

1. 객담 생성의 증가
2. 끈적이는 기침
3. 비효율적 기도배출 → 객담 증가 → 다시 비효율적 기침 → 또 다른 객담으로 이어지는 매카니즘
4. 늑강에서는 호흡하는 동안 횡격막의 팽창에 따라 흉부의 전후직경의 증가
5. 호흡 보조근을 사용하는 흉식 호흡 패턴은 호흡하는 동안 늑간근을 안으로 끌어당긴다.
6. 호흡 사이클 동안 쌔근거리거나 우직거리는 소리를 청진할 수 있다.
7. 각종 폐 기능 검사에서 그 기능이 저하되어 있다.
8. 과팽창, 세기관지의 비후, 횡격막의 편평함, 그리고 x-ray 상 명백히 드러나는 upper-lobe의 기관지 확장증.

(계속)

(계속)

	기능적 제한 1. 이동 허용치는 50 feet이고, 호흡이 짧아진다. 2. 완전한 일상생활에 제한이 있다. 이를테면 옷 입기 등을 할 때에 짧아진 호흡으로 인해 빈번한 휴식 기간이 필요하다. 3. 기능적 활동을 하는 동안 산소 포화도의 감소
치료계획	*근본적 치료* *손상* — *마사지 원칙* 1.기도 배출의 손상 — 두드리기는 객담을 조절하는데 직접적 효과가 있음. 특히 체위 배담과 병행되어질 때. 2.늑강 감소 운동 — 마사지 테크닉의 직접적 효과는 늑간근, 호흡 보조근 그리고 횡격막의 단축을 감소시키는 것이다. "늑골 누르기"의 직접적 효과는 흉늑골, 추늑골, 늑관절의 운동성을 증진시키는 것이다. 3.호흡 보조근 사용 — 호흡 보조근의 사용은 호흡활동의 증가를 반영한다. 그것은 마사지 테크닉의 사용에서 오는 직접적인 결과가 아니다. 오히려 마사지 테크닉은 호흡 보조근의 만성적 단축과 호흡 보조근의 활동을 감소시킨다. 4.호흡 곤란 — 호흡곤란에 대한 이차적인 치료 마사지는 이완을 촉진하고 불안을 감소시키고, 기도 배출을 증진시킨다.
마사지 기술	• 체위 객담을 동반한 흉곽 두드리기 • rib spring • 늑강에 광범위한 접촉/압박과 결합된 자잘한 바이브레이션 • 전후방부 흉부 및 경부 근육에 대한 부드러운 마사지 • 하부 늑면과 늑간을 따라서 직접 근막에 도수기법 적용
그 외 다른 적절한 방법들	• 효과적인 기침 • 강한 날숨과 들릴 정도로 강한 들숨을 통한 기도 배출의 촉진 • 배출 압력 마스크의 착용 • 횡격막 호흡 운동 • 일상생활적 이동이나 활동에서 에너지(산소)를 보존 및 보호하는 기술 교육 • 단계적인 치료적 운동 • 자가 관리에 의한 체위 배담과 기계적 타진의 자가 프로그램을 반복
치료결과	1. 환자는 호흡의 짧아짐이나 산소 포화도의 감소 없이 100 feet를 이동할 수 있다. 2. 환자는 옷 입기 등의 일상생활에 있어서 호흡의 짧아짐으로 인한 컴플레인이 줄어듦으로서 보다 완전한 일상생활을 할 수 있다. 3. 환자는 일상생활과 이동을 하는 동안 적절한 에너지 보존 기술을 잘 적용시킬 수 있을 것이다.

참고문헌 (References)

1. de Domenico G, Wood EC. Beard's massage. 4th ed. Philadelphia: WB Saunders, 1997.
2. Tappan FM, Benjamin P. Tappan's handbook of healing massage techniques. 3rd ed. Stamford, CT: Appleton & Lange, 1998.
3. Frownfelter DL, Dean E. Principals and practice of cardiopulmonary physical therapy. 3rd ed. St. Louis: CV Mosby, 1996.
4. Frownfelter DL. Chest physical therapy and pulmonary rehabilitation: an interdisciplinary approach. Chicago: Year Book, 1987.
5. Holey E, Cook E. Therapeutic massage. London: WB Saunders, 1997.
6. Hollis M. Massage for therapists. 2nd ed. Oxford, England: Blackwell Science, 1998.
7. American Physical Therapy Association. The guide to physical therapist practice. Phys Ther 1997;77(11):1155–1674.
8. Fritz S. Mosby's fundamentals of therapeutic massage. St. Louis: Mosby-Lifeline, 2000.
9. Loving J. Massage therapy. Stamford, CT: Appleton & Lange, 1999.
10. Salvo SG. Massage therapy. Philadelphia: WB Saunders, 1999.
11. Yates J. A physician's guide to massage therapy; its physiological effects and their application to treatment. British Columbia, Canada: The Massage Therapists Association of British Columbia, 1990.
12. Ciesla ND. Chest physical therapy for patients in the intensive care unit. Phys Ther 1996;76(6):609–625.
13. Jones AP, Rowe BH. Bronchopulmonary hygiene physical therapy in chronic obstructive pulmonary disease and bronchiectasis. Cochrane Library (Oxford) 1998;1–3.
14. Ambrosino N, Callegari G, Galloni C, et al. Clinical evaluation of oscillating positive expiratory pressure for enhancing expectoration in diseases other than cystic fibrosis. Monaldi Arch Chest Dis 1995;50(4):269–275.
15. Thomas J, Cook DJ, Brooks D. Chest physical therapy management of patients with cystic fibrosis. A meta-analysis. Am J Respir Crit Care Med 1995;151(3 pt 1):846–850.
16. Gallon A. Evaluation of chest percussion in the treatment of patients with copious sputum production. Respir Med 1991;85(1):45–51.
17. Connors AF Jr, Hammon WE, Martin RJ, Rogers RM. Chest physical therapy. The immediate effect on oxygenation in acutely ill patients. Chest 1980;78(4):559–564.
18. van der Schans CP, Piers DA, Postma DS. Effect of manual percussion on tracheobronchial clearance in patients with chronic airflow obstruction and excessive tracheobronchial secretion. Thorax 1986;41(6):448–452.
19. Raoof S, Chowdhrey N, Raoof S, et al. Effect of combined kinetic therapy and percussion therapy on the resolution of atelectasis in critically ill patients. Chest 1999;115(6):1658–1666.
20. Hardy KA, Anderson BD. Noninvasive clearance of airway secretions. Respir Care Clin North Am 1996;2(2):323–345.
21. McIlwaine MP, Davidson AG. Airway clearance techniques in the treatment of cystic fibrosis. Curr Opin Pulm Med 1996;2(6):447–451.
22. Thomas J, DeHueck A, Kleiner M, et al. To vibrate or not to vibrate: usefulness of the mechanical vibrator for clearing bronchial secretions. Physiother Can 1995;47(2):120–125.
23. Dean E. Oxygen transport: a physiologically-based conceptual framework for the practice of cardiopulmonary physiotherapy. Physiotherapy 1994;80(6):347–355.
24. Dallimore K, Jenkins S, Tucker B. Respiratory and cardiovascular responses to manual chest percussion in normal subjects. Aust J Physiother 1998;44(4):267–274.
25. Dall'Alba PT, Burns YR. The relationship between arterial blood gases and removal of airway secretions in neonates. Physiother Theory Pract 1990;6(3):107–116.
26. Eales CJ, Barker M, Cubberley NJ. Evaluation of a single chest physiotherapy treatment to post-operative, mechanically ventilated cardiac surgery patients. Physiother Theory Pract 1995;11(1):23–28.
27. Stiller K, Jenkins S, Grant R, et al. Acute lobar atelectasis: a comparison of five physiotherapy regimens. Physiother Theory Pract 1996;12(4):197–209.
28. Boyd S, Brooks D, Agnew-Coughlin J, Ashwell J. Evaluation of the literature on the effectiveness of physical therapy modalities in the management of children with cystic fibrosis. Pediatr Phys Ther 1994;6(2):70–74.
29. Langenderfer B. Alternatives to percussion and postural drainage: a review of mucus clearance therapies: percussion and postural drainage, autogenic drainage, positive expiratory pressure, flutter valve, intrapulmonary percussive ventilation, and high-frequency chest compression with the ThAIRapy vest. J Cardiopulm Rehabil 1998;18(4):283–289.
30. Hammon WE, McCaffree DR, Cucchiara AJ. A comparison of manual to mechanical chest percussion for clearance of alveolar material in patients with pulmonary alveolar proteinosis (phospholipidosis). Chest 1993;103(5):1409–1412.
31. Griffin JW. Use of proprioceptive stimuli in therapeutic exercise. Phys Ther 1974;54:1072–1079.
32. Lederman E. Fundamentals of manual therapy. New York: Churchill Livingstone, 1997.
33. Belanger AY, Morin S, Pepin P, et al. Manual muscle tapping decreases H-reflex amplitude in control subjects. Physiother Can 1989;41(4):192–196.
34. Cafarelli E, Sim J, Carolan B, et al. Vibratory massage and term recovery from muscular fatigue. Int J Med 1990;11(6):474–478.

35. Gameros-Gardea RA. [Inhalation therapy in asthma] (Spanish). Rev Alerg Mex 1996;43(5):109–115. (Abstract)
36. Horiuchi K, Jordan D, Cohen D, et al. Insights into the increased oxygen demand during chest physiotherapy. Crit Care Med 1997;25(8):1347–1351.
37. Imle PC, Mars MP, Ciesla ND, et al. The effect of chest physical therapy on intracranial pressure and cerebral perfusion pressure. Physiother Can 1997;49(1):48–55.
38. Chen HC, Liu CY, Cheng HF, et al. Chest physiotherapy does not exacerbate gastroesophageal reflux in patients with chronic bronchitis and bronchiectasis. Chang Keng I Hsueh Tsa Chih 1998;21(4):409–414.
39. Travell JG, Simons DG. Myofascial pain and dysfunction. The trigger point manual, vol 1. Baltimore: Williams & Wilkins, 1983.
40. Soh TS, Soh SC, Ng LL, et al. Inter-rater reliability of percussion note as a respiratory assessment tool. Physiother Singapore 1998;1(1):9–12.
41. Moor F, Peterson S, Manwell E, et al. Manual of hydrotherapy and massage. Oshawa, Canada: Pacific Press Publishing, 1964.
42. O'Sullivan SB. Strategies to improve motor control. In: O'Sullivan SB, Schmitz J, eds. Physical rehabilitation, assessment and treatment. 2nd ed. Philadelphia: FA Davis, 1988.
43. Kisner C, Colby LA. Therapeutic exercise: foundations and techniques. 3rd ed. Philadelphia: FA Davis, 1996.
44. Carr J, Pryor JA, Hodson ME. Self chest clapping: patients' views and the effects on oxygen saturation. Physiotherapy 1995;81(12):753–757.
45. Wood EC, Becker PD. Beard's massage. 3rd ed. Philadelphia: WB Saunders, 1981.
46. Borg GA. Psychophysical bases of perceived exertion. Med Sci Sport Exerc 1982;14:377–381.
47. Ashwell J, Agnew-Coughlin J, Boyd S, Brooks D. Cystic fibrosis. In: Campbell S, Palisano R, Vander Linden P, eds. Physical therapy for children. Philadelphia: WB Saunders, 1994.

추천서적(Suggested Readings)

Blazey S, Jenkins S, Smith R. Rate and force of application of manual chest percussion by physiotherapists. Aust J Physiother 1998;44(4):257–264.

Chopra SK, Laplin OV, Simmons DH, et al. Effects of hydration and physical therapy on tracheal transport velocity. Am Rev Respir Dis 1977;15:1009–1014.

Clarke SW, Cochrane GM, Webber B. (cited in Chopra et al., 1977.) Effects of sputum on pulmonary function. Thorax 1973;28:262.

Egbert LD, Battit GE, Welch CE, Bartlett MK. Reduction of postoperative pain by encouragement and instruction of patients. N Engl J Med 1964;270:825–827.

Hillegass EA, Sadowsky HS. Essentials of cardiopulmonary physical therapy. Philadelphia: WB Saunders, 1994.

Hussey JM. Effects of chest physiotherapy for children in intensive care after surgery. Physiotherapy 1992;78(2):109–113.

Irwin S, Techlin JS. Cardiopulmonary physical therapy. St. Louis: CV Mosby, 1995.

Mackenzie CG, Imle PC, Ciesla N. Chest physiotherapy in the intensive care unit. 2nd ed. Baltimore: Williams & Wilkins, 1989.

Miller WG. Rehabilitation of patients with chronic obstructive lung disease. Med Clin North Am 1967;5:349.

Nguyen HP, Le DL, Tran QM, et al. CHROMASSI: a therapy advice system based on chrono-massage and acupression using the method of ZiWuLiuZhu. Medinfo 1995;8(pt 2):998.

Petty TL. Chronic obstructive pulmonary disease. New York: Marcel Dekker, 1978.

Pham QT, Peslin R, Puchelle E, et al. (cited in Chopra et al., 1977.) Respiratory function and the rheological status of bronchial secretions collected by spontaneous expectoration and after physiotherapy. Bull Physiopathol Respir (Nancy) 1973;9:292.

Watchie J. Cardiopulmonary physical therapy—a clinical manual. Philadelphia: WB Saunders, 1995.

Webber BA, Pryor JA. Physiotherapy for respiratory and cardiac problems. Edinburgh: Churchill Livingstone, 1993.

제 11 장

치료 과정과 실행 계획

The Treatment Process and Discharge Planning

허진강, 김성호

이 단원은 마사지 기술을 사용하는 치료 요법과 중재를 발전시키는 기법의 세부 내용이 먼저 나온 단원에서 주어진 것을 임상적으로 결정과정을 만들어 정립한다. 기법의 발달과 치료요법에 기초를 두어 기술의 선택과 지역적, 순차적인 마사지 모델과 그 원칙을 복습하고 그것에 대해 토의한다. 건강관리직업자들이 마사지에 개입하는 정도의 다양성이 증가했기 때문에 이 단원은 마사지 순서의 기술 또는 요법과 이 책을 읽는 사람들이 그들이 전문적인 필요에 의한 다른 치료 기술에 대한 마사지 기술에 연관된 수정 사항을 강조하였다.

마사지 순서의 계획 단계(Steps in the Design of Massage Sequences)

이 단락은 그들의 과학적인 기초와 조정할 수 있는 마사지 기술의 임상적 사용의 다양성을 소개하고 있다. 게다가 2장은 시험에 대한 일반적 틀 제공, 치료, 유출 과정등을 제공하는 결정과정이다. 이 자료는 기술적인 개개인의 조정의 과정을 기반으로 한 그 원칙의 올바른 논의에 대한 기초를 제공할 것이다. 이 접근은 5가지 단계의 사용을 포함할 것이다. (a) 임상적 원인과 치료의 결과 요약, (b) 치료 기술의 선택, (c) 마사지의 기간과 시기 명기, (d) 적합한 마사지 기술을 고르는 것, (e) 원칙에 의하여 선택한 마사지 기술의 순서 등이다. 이 논의의 기본은 적합한 실행의 원칙을 가지고 오랜 전통을 이어 온 작가, 개개인의 마사지 기술들의 바탕인 과학적 고려, 다른 훈련을 한 임상가의 관찰, 상식 등으로부터 이어 온다. 우리는 학생들과 초보 임상가들이 마사지를 대상자에게 적용하기 전에 모델화된 순서에 접근을 가져야 하는 것을 제안한다. 이것은 느리게 진행되는 과정이지만, 모델화된 마사지 순서의 과정은 실제적으로 임상가들에게 두 번째 본성이 될 것이라는 본래의 것을 비판적인 생각으로 반복과 함께. 요점은, 그들은 많은 순서의 모델을 형성할 것이고, 평가하는 과정 동안에 정신적인 요법, 그리고 임상적인 결정-과정의 치료-계획면이다.

마사지 순서의 기간은 이번 단원에서 구조적으로, 조정이나 조정의 한 부분으로 구성되어 있는 마사지 기술의 시리즈나 연속성에 기초한 결과에 대해 응답한다. 이 기간은 대상자에 대한 평가없이 마사지 기술의 적용이 나중쪽을 포함하는 것이기 때문에 지속적인 것 대신에 사용된다. 마사지 순서는 정해져있지 않지만, 그들의 시간과 손 기술은 고도로 구성되어 있다. 마사지 순서의 구성은 임상가가 구성하는 기술의 목적의 이해와 대상자의 필요가 반영된다. 그 구조는 또한 마사지 기술이 왜 어떤 순서를 가지는지, 시작 시, 그 과정 시, 끝날 때 어떻게 조정하는지, 시간의 압박과 치료 과정에 영향을 미치는 부위는 어떻게 하는지 등을 포함한 디자인된 마사지 순서의 원칙으로 일관된다. 실제로는, 치료 접근에서 고려된 다양성은 가능하다. 10번의 경험을 가진 임상가는 10번의 다른 조정을 할 수 있다. 그러나 유사점이 있을 수 있다. 이 측면에서 이 단원은 설계된 기본을 소개하고 이 단원을 마지막에까지 어떤 향상된 연구를 포함한다.

임상적 발견들과 치료의 결과들 요약 (SUMMARIZE THE CLINICAL FINDINGS AND OUTCOMES OF CARE)

2장에 따르면, 요점적으로 임상적 의사결정과정의 어떠한 마사지 단계의 계획을 위한 시작점은 대상자 검사로부터의 임상적 발견들의 요약(그림 2−3)과 확인된 손상 단계의 간결한 상태와 치료의 기능적 결과이다(그림 2−3). 임상가들은 치료받을 수 있는 손상들을 결정하기 전에 고객과 함께 공동 연구된 확인된 이 연구의 목록에 우선 순위를 매겨야 한다.

치료 기술의 선택 (SELECT TREATMENT TECHNIQUES)

치료 기술의 선택은 손상 정도에 기초하고, 마사지 기술을 사용하려는 치료사는 손상 정도에 대해 잘 알아야 할 것이다(5장과 10장 사이와 표 11−1 보기). 명확하게도, 모든 임상적 상태에 사용하거나 지도해 줄 수 있는 마사지 기술은 없다; 결론적으로, 각 마사지 기술의 손상 정도에 대한 이해와 적용은 치료 계획의 세우는 데 있어 필수 조건이다.

치료 계획의 발달로 치료사는 각 주어진 임상적 상황에 사용할 수 있는 기술을 생각해야 한다. 이것은 치료 환경과 환자와 관련 있는 것들을 더 많이 포함하는 치료의 기술이다. 예를 들면, 치료사는 그 자신에게 질문하여야 한다. '환자가 이완에 집중하는가?' '환자의 기분과 체력은 어떤가?' '특별한 구조나 조직의 기능에 문제는 없는가?' '지금 진행 중인 병리학적 문제는 없는가?' '통증이 있다면, 그냥 치료를 할 것인지, 아님 임상적 상태에 기초를 두고 치료를 할 것인가?' '자세나 의류에 제한이 어떤 마사지 기술이 좋을 것인가?' 그리고 '환자의 첫번째 치료 목표는 무엇인가?' 평가하는 동안 이 같은 질문에 대한 대답을 연습해보고, 치료사는 마사지 기술(표층 반사, 표층 유체, 신경근, 결합 조직, 수동 움직임, 타진)의 주요한 범주 하나 또는 그 이상을 강조하여 필요한 것의 결정을 하여야 할 것이다. 환자의 임상적 상태, 손상 그리고 기능적인 제한에 적당한 다른 치료 기술도 알아야 할 것이다. 치료사는 금기증과 각 치료 기술이 주의점 그리고 보상 작용 등을 고려하여 치료 계획 과정 동안 마사지와 다른 치료 기술들을 개량하여야 할 것이다.

건강 관리 전문가들은 사용할 수 있는 마사지 기술의 범위가 다른 치료 기술과 마찬가지로 다르다. 이것은 치료사의 연습, 훈련, 마사지 기술보다 다른 치료 기술의 지식이 더 많고, 임상 경력, 그리고 개입할 수 있는 시간 등이 범위로 다양해질 것이다. 결론적으로, 많은 치료사들은 사용할 수 있는 마사지 기술이나 다른 적당한 기술을 사용해야 하는 방법을 결정하는 것이 불확실하다. 한 가지 접근 방법에서 환자의 현재의 손상은 다른 손상 정도의 관리 결과를 얻기 위해 초점을 맞춰야 할 것이다. 특별히, 환자의 다른 손상의 개선은 부드러운 조직의 장애를 지연시킬 수 있다는 것이 치료사에게는 가치가 있다. 예를 들면, 팔을 들어올리는 것이 힘든 환자가 있는데 다음으로 근육의 약화가 동반되었다. 환자가 시험하는 동안, 치료사는 환자가 비정상적인 어깨 관절 움직임을 가지고 견갑골 주변의 연부 조직의 제한과 근육 약화까지 온다는 것을 알아야 한다. 이런 상황에서, 환자의 견갑골 주변의 연부 조직의 제한을 줄이기 위해 마사지 기술을 사용하고, 관절 움직임을 증가시키기 위해 관절 가동술을 사용하고, 좀 더 해서 치료적 운동을 사용하는 것이 좀 더 효과적이라는 것이다. 근육 움직임과 관절 움직임을 증가시키기 위해 치료사는 치료적 운동을 수행함으로써 그 능력을 촉진시킴으로써 환자의 연부 조직 기능 장애 해결과 관절 움직임이 줄어든 것을 해결할 수 있다. 치료사는 또한 전기치료, 비슷한 신경근 전기 자극 치료, 뜨거운 찜질 등의 사용도 소개해줄 수 있다. 환자의 손상을 치료함으로써, 치료사는 환자의 기능적 제한을 처리하기 위한 기능적 훈련도 발전할 수 있다. 마지막으로, 자가 치료의 교육은 치료의 연장선이 될 것이다.

표 11-1
마사지 기술을 위한 치료의 손상-정도 결과 요약

이 표는 5-10장에서 다루었던 기술의 구분을 위한 치료의 손상-정도 결과와 효과이다. 치료의 손상-정도 결과에서 ✔ 표시는 효과있다는 것이고, P 표시는 효과가 있을 수도 있다는 것이고, – 표시는 효과가 거의 없거나 아예 없다는 것이다.

효과/Uses	*기술의 구분(장)*					
	5	*6*	*7*	*8*	*9*	*10*
감소된 관절낭 제한	–	–	P	P	P	–
증가된 관절 움직임	–	P	✔	✔	P	–
증가된 관절 통합성	–	–	P	P	P	–
증가된 근육 신장성	–	–	✔	✔	P	–
통증 감소						
반대 자극제의 통각상실	✔	P	✔	P	P	P
진정작용을 통해	P	P	P	P	P	–
기능적 치료를 통해	–	P	✔	✔	P	P
증가된 정맥환류 (직접적)	–	P	P	–	–	–
증가된 임파환류 (직접적)	–	✔	P	–	–	–
감소된 관절 삼출	–	P	P	–	–	–
근막의 분리/신장	–	–	P	✔	P	–
두터운 결합성 조직 재형성의 촉진 (만성 상태에서)	–	–	P	P	–	–
증가된 결합조직 움직임	–	–	P	P	–	–
감소된 근육 경직	P	P	P	–	–	–
감소된 골격근의 휴식 긴장	–	P	P	P	P	–
감소된 통증유발점 활동성	–	–	✔	P	–	–
증가된 자세 자각	–	–	P	P	P	–
정상화된 구조적 정렬	–	–	P	P	–	–
정상화된 감각/신경압박 감소	–	–	P	P	–	–
강화된 근육기능 (이차적 효과)	–	–	✔	✔	P	–
균형잡힌 주동근/길항근 기능	–	–	✔	✔	P	P
증가된 흉곽 움직임	–	–	P	P	P	–
증가된 호흡/기체 교환	–	–	–	–	–	✔
증가된 기도 청결/분비물 움직임	–	–	–	–	✔	✔
감소된 호흡곤란	–	–	P	P	✔	✔
감소된 자각된 불안	✔	✔	✔	✔	P	–
감소된 자각된 이완	✔	✔	✔	✔	P	–
감소된 코티솔 수준	P	P	✔	P	P	–
전신의 진정작용	P	P	✔	P	P	–
정상화된 신경근 긴장도	P	–	P	–	–	–
운동반응의 변화	✔	–	✔	✔	✔	P
자극되어진 연동운동	–	–	P	P	P	✔
자극되어진 면역기능	P	P	✔	P	P	–
감각적 또는 전신의 각성과 증가된 각성수준	P	P	✔	P	P	P
촉진된 체중 회복/발달	✔	–	✔	–	P	–

마사지 부위와 시간을 명확하게 하라 (SPECIFY THE SCOPE AND DURATION OF THE MASSGE)

마사지의 범위는 몸 전체의 치료와 관계가 있고, 마사지의 시간은 치료 가능한 시간 전체와 관련이 있다. 비록 이 두가지는 밀접한 관계가 있을지라도, 그들은 분류되어 검토된다.

마사지 순서는 보통 부분 치료나 전신치료 두 가지 범주로 나뉜다. 전통적으로 해부학적 부분은 자연적으로 상호 관계를 가진 신체 분절은 보통 함께 치료되고, 주된 뼈와 근육표식에 의해서 정의된다. 일반적으로 대상자에게 가장 많이 접촉하는 부위를 집중적으로 부분치료한다. 예외로 손, 발과 얼굴 그리고 머리는 종종 따로 치료한다. 그것들은 복잡하기 때문이다. 11-1의 신체 분절 목록은 보통 마사지 부위를 전체적으로 치료한다. 마사지를 배우는 임상가는 처음 치료할 부분을 발견하고 더욱 확대하는 치료가 비슷한 크기의 부위 치료보다 쉽다는 것을 알게 된다.

상자 11-1
주로 함께 치료되는 부위

Face and head
Face, head, and neck(all surfaces)
Head and neck(all surfaces)
Posterior shoulders and neck
Arm and hand
Hand
Abdomen
Abdomen and anterior thorax
Anterior thorax
anterior thorax, shoulders, and neck
Lateral abdomen and thorax(sidelying)
Back and posterior neck
Back
Lumbar and gluteal areas
Posterior thigh, including gluteals, leg, and foot
Posterior thigh, leg, and foot
Posterior leg and foot
Medial thigh, leg, and foot(sidelying)
Lateral thigh, leg, and foot(sidelying)
Foot

마사지 치료의 범위의 결정은 그 부분이나 더욱 둘러싸인 부분의 의뢰인의 의료적 상태와 그 기술이 적용되고, 치료를 위한 가능한 많은 시간에 의존한다. 우선, 건병증, 근막염 또는 관절낭의 제한과 같은 상태는 국소부의 집중을 필요로 한다. 치료사는 또한 정형외과적 손상이 심각할 때(급성 혹은 만성) 더 국소부위를 치료해야 한다. 그렇지만, 주동근과 길항근을 부분적으로 고려했을 때, 신경근 기법과 같은 확실한 마사지를 사용한다. 치료 범위 안에 일반적으로 짧은 치료시간일 때, 그것은 매우 일반적인 마사지의 사용을 제외하고, 시간내 전체 신체에 대해 적용하기 어렵다. 결론적으로 이것은 단지 의료인이 진정이나 자극과 같은 환자의 각성 수준과 관련된 일반적인 결과 성취를 얻고자 할 때 충고된다. 치료 시간이 짧고 치료의 결과가 일반적일 때, 치료사와 환자는 등과 같은 선택된 부위에 초점을 맞추는 것을 좋아할지 모른다. 마지막으로, 긴 치료시간은 때때로 국소부위의 치료에서 몸 전체의 통합을 이루고 건강중재로 수행되어질 수 있다.

그것은 치료사가 상술하고 주어진 국소부나 몸 전체의 적용을 위한 시간을 고수하기 위해 가장 중요하다. 몇몇 치료사들은 시간을 시간을 고려하지 않는 것이 더 효과적이라 주장하기도 하나, 실제로는 그 반대가 사실이다: 중재의 한계시간을 주의하는 것은 환자의 주의와 다른 경계의 주의를 촉진하는 것을 반영하고, 이것은 적절한 환자와 치료사의 관계를 요구한다. 게다가, 중재를 위해 사용할 수 있는 시간은 중재의 기본적인 강조가 변하지 않을 지라도, 사용된 기술의 순서, 형태, 숫자에 관한 모든 판단에 영향을 미친다. 바꿔 말하면, 그것을 실시하는데 얼마나 많은 시간이 이용되는 줄 모르고, 효과적인 마사지를 계획하는 것은 더욱 어렵다.

마사지의 타이밍을 위한 지침이 있다: 국소부의 치료는 5분에서 45분 또는 그 이상 적용할 수 있고, 몸 전체는 15분에서 90분 또는 그 이상이 필요할 수 있다. 짧은 마사지는 통일성 있고 효과적이기 위해 보다 적은 기술로 보다 적은 손상 수준의 결과가 필요하다. 치료사가 짧은 시간의 치료로 기대할 수 있는 결과는 치료사의 경험과 정도, 치료되어진 임상적인 상태, 마사지 기술에 따라 다양하다.

표 11-2
일반적인 증세를 호전시킨 마사지 시행시간

첫 번째 표시된 것은 치료에 필요한 최소한의 시간이다(여기에 표시된 시간보다 더 작은 시간은 목표달성을 어렵게 한다). 두 번째 표시된 시간은 편안함을 지속할 수 있는 시간이다 ; 더 긴 시간은 일반적으로 더 좋은 효과를 야기시킨다. 이 표는 숙련된 임상의에 의해 실시된 치료를 바탕으로 만들어진 것이다.

부위	발현된 증세	최소한의 시간(분)
등	조직의 안정, 긴장 감소	10 - 20
등	조직 및 감각 상승, 자각증세 증가	5 - 15
흉곽	기도 순환 증가	15 - 45
흉곽	흉곽의 움직임 증가	10 - 30
사지	림프 순환 증가	20 - 60
사지	경직 감소	10 - 30
관절	가동 범위 증가(한 관절)	5 - 20
어디든지	반대자극제의 무통	15 - 45
어디든지	통증발통점의 움직임 감소	3 - 20
어디든지	긴장도의 휴식레벨 감소	5 - 30
어디든지	국소적인 근막 신장	3 - 15
어디든지	건의 재편성 촉진	2 - 15
모든	심부 조직 안정	30 - 60

표 11-2는 마사지 시행에 최소한 필요한 시간을 나타낸다. 다른 치료 기술들과 마찬가지로 마사지 기술을 사용하는데 있어 임상의가 배분한 시간은 환자의 기능적 레벨이나 임상의의 경험여부나 준비 상태와 같은 다른 이유들로 인한 환자의 연부조직의 기능저하에 의해 결정된다. 연부조직들이 환자의 기능적 레벨에 중요한 영향을 미칠 때의 다른 모든 요인들은 똑같기 때문에, 임상의는 마사지 기술 사용에 중점을 두는 것을 뒷받침할 수 있고, 또 그 반대로 마사지 기술 사용에 대해 해명할 수 있는 것이다.

주된 일반적 마사지 기술의 선택 (CHOOSE A PREDOMINANT GENERAL MASSAGE TECHNIQUE)

부정확한 상황일 때, 마사지 기술에 대한 많은 정의들을 "일반적 마사지"와 "특수한 마사지"로 요약해 놓는 것은 매우 유용하다. 일반적인 마사지 기술은 신체의 넓은 부위나 조직의 큰 그룹들에게서 많은 정보를 얻고, 또 마사지를 제공한다. 이 기술들은 넓은 표층적에 접근(어떤 경우에는 한번 접촉한 부위에 되풀이하며 접촉할 때도 있다.)하면서 많은 면적에서 시행되며 특정 부위에 국한되지 않는 특징을 가진다. 일반적인 마사지 기술의 예를 보면, 표층부위 에플루라지, 넓은 면적에서 손바닥의 압력으로 실시되는 일련의 직접적인 표층 마사지들, 그리고 rocking이 있다. 빈면, 특수한 마사지 기술들은 적게 조직에 접촉하면서 국소적으로 적용된다. 이러한 기술들의 예를 보면, 특수압박법과 근섬유에 반대방향으로 적용되는 마찰법이 있다. 이러한 일반적 마사지와 특수한 마사지의 개념에 맞추어 그룹별 마사지 기술을 시도하는 것은 매우 유용하다 : 이 경우 제공되는 것들은 상자 11-2에 나타나 있다.

임상의가 한가지 타입의 기술만을 사용한다 하더라도, 마사지는 보통 일반적인 마사지 기술과 특수한 마사지 기술이 잘 섞여져 있다. 서양 마사지 시스템에서 일반적인 마사지 기술이 빠져 있는 경우는 거의 드물다. 그러나 동양적인 접근법에서는 그들의 마사지 접근법이 서양의 그것과는 다르다는 이론적인 해석에 의해 접근되어, 어떤 경우 특수한 마사지만 구성되어 있는 경우도 있다(7장 참고, meridian the-

상자 11 – 2
일반적 마사지 vs 특수한 마사지

뒤에 나오는 표는 좀 더 일반적(위) 마사지에서부터 좀 더 특수한 마사지(아래)의 순으로 몇몇가지 마사지 기술들을 정리해 놓은 것이다:

흔들기(rocking)
표층 스트로킹(superficial stroking)
표층 에플루라지(superficial effleurage)
심부 에플루라지(deep effluerage)
넓은–접촉 직접근막기술(broad–contact direct fascial technique)
넓은–접촉 근막 신장(broad–contact myofascial stretch)
흔들기(shaking)
비틀기(wringing)
잡기(picking up)
표층 림프 배출 기법(superficial lymph drainage technique)
고정된 접촉(static contact)
넓은 압박(broad compression)
짜내기(squeezing)
니딩(fingertip and thumb kneading)
피부 굴리기(skin rolling)
마찰법(friction)
특정한 압박(specific compression)

이 목록의 이론적 차이를 설명하라. 특이성과 깊이 사이에 관계가 있는가?

ory(경락의 원리)에 대한 토의를 참고해라). 코스대로 마사지를 진행하면서 주기적으로 되돌아갈 수 있는 하나의 일반적 마사지 기술만을 사용하는 것은 임상의에게 유리하다. 이러한 방법을 사용하면, 이 기술은 근본적인 촉진 도구로 될 수 있고, 사용되는 다른 기술들과 연결되며 뼈대가 될 수 있다. 임상의는 마사지의 지속기간이나 다른 요인들과 마사지와의 관계 등에 개의치 않고 주된 일반적인 마사지 기술들을 합칠 수 있다. 이러한 일반적 마사지 기술들의 주기적인 사용은 마사지의 구조에 대해 알려줄 수 있다. 주된 일반적인 마사지 기술은 마사지 시행의 지속기간을 생각하지 않고 시행될 수 있으며, 다른 요건들 안에서 마사지가 영향을 받을 수 있다. 따라서, 주된 일반적인 마사지 기술은 잘 생각하여 여러 가지 요건들을 따져보며 선택되어야 한다. 더불어 임상의가 마사지를 행할 때 한 가지 이상의 일반적인 마사지 기술을 선택한다면, 이것은 시행되는 마사지의 일관성을 잃어버리는 결과를 초래할 수 있다. 표 11–3 은 주어진 상황에서 임상의가 어떻게 그것들을 선택하느냐에 따라 영향을 미치는 일반적인 마사지 기술들의 몇 가지 특성을 나타내고 있다.

원리에 따른 마사지 기술 선택의 절차 (SEQUENCE THE CHOSEN MASSAGE TECHNIQUES ACCORDING TO PRINCIPLES)

효과적인 마사지를 계획하기 위한 다음 단계는 마사지 기술의 결과이다. 뒤이어 나오는 것들은 "Manual technique(도수적 치료 기술)", "Context" 그리고 "Practice variations" 라는 제목의 단원들에서 소개되었었던 마사지 결과들을 요약해 놓은 것들이다.

특수한 마사지를 하기 전에 일반적인 마사지 기술을 먼저 시행해라(APPLY GENERAL MASSAGE TECHNIQUES BEFORE SPECIFIC ONES)

임상의들은 두 가지 이유로 인해 특수한 마사지를 시행하기 전에 일반적인 마사지 기술을 먼저 시행해야 한다. 그 첫 번째 이유는, 이러한 접근법은 국소적 문제점을 나타낼 때 평가를 할 수 있다는 것이다. 그리고 두 번째는, 일반적인 마사지 기술은 마사지 시작 단계에서 자극을 주는 면에서 좋은 효과를 달성하기 위해 쓰인다는 것이다. 일반적인 마사지 기술을 사용하는 이같은 접근법과 여러 가지 요건들 속에서 그들을 사용하는데 할당되는 시간은 아래쪽에 나타나있다.

임상의들이 좀 더 국소적인 치료를 하기 위해 그 전에 일반적인 마사지 기술을 필요로 할 때, 그들은 치료에 초점을 맞추어야 할 국소적인 지역에 연관된 기전을 살피기 위해 조직들을 촉진해야만 한다. 조직들의 국부적인 연결성을 결정하기 위한 이러한 접근법은 임상의가 환자를 진단하는 동안 빼먹었을지도 모르는 국소적인 질환이 있는 부위 근처 조직들의 불균형까지 확인할 수 있게 해준다. 예를 들어, 길항근과 협동근 그룹들과 근위부와 원위부 조직들은 질환의 종류에 따라 예측할 수 있는 패턴으로 국소적인 질환부위에 영향을 받을 수 있다. 질환이 있는 부위 전체에 걸쳐 치료하는 일반적인 치료법은 임상의로 하여금 더 특수한 국소적 치료를 시작하기 전에 질환부위에 대해 접근하며 조사할 수 있도록 해준다.

예를 들어, 흔히 발생하는 신전근에서의 만성적인 염증(tennis elbow)을 치료하는 임상의는 일반적인 마사지를 먼저 시작한 뒤 특수한 마사지 기술을 사용하는 단계를 따를 것이다. 이 임상의는 고객의 팔에 대해 일반적인 마사지를 우선적으로 실시한다 : 국소적 표층 조직의 마찰과 넓게 실시하는 신경근육학적 기술은 주동근, 길항근, 협동근들에서 근육의 긴장 정도를 낮춰준다. 임상의는 근섬유를 가로지르며 마찰을 시행하기 전에 주동근에 대한 마치 근육층을 하나 하나씩 벗겨 내듯이 층마다 시행하는(stripping) 특수한 신경근육학적 기술을 실시할 것이다. 마사지를 시행할 수록, 임상의는 특수한 마사지에서 다시 일반적인 마사지 기술을 시행하면서 마사지 기술을 다시 역행해야 한다. 전체 마사지 시행에서 마찰은 5분 이내로 시행해야 더 효과적이다.

일반적인 마사지 기술은 자극의 강도에 따른 치유의 단계를 성취하기 위해 시행된다. 예를 들어, 걱정이나 진정을 감소시키는 것은 치유의 결과로 발현되는 것이다. 그리고 오랫동안 시행되는 스트로킹 또는 표층 마찰법 또는 흔들기의 율동적인 움직임의 주기적인 반복은 여러 요인들을 통해 안정의 효과를 제공한다. 임상의는 같은 효과들 내에서도 국소적인 부위에 접근하기 위해 좀 더 특수한 마사지 기술을 쓸 수 있다. 임상의가 특수한 마사지 기술을 사용하며 치료를 너무 빨리 진행하였거나, 너무 오랫동안 진행했다면 효과적인 안정을 달성하거나 유지하기가 더욱 어려워질 것이다.

임상의가 일반적 또는 특수한 마사지 기술을 적용하는 시간은 임상의가 접근해 나가야 할 질환과, 조사에 필요한 시간과, 꼭 시행해야 할 특수한 마사지 기술을 통반한 기능적 기전과 연관성이 있다(뒤이어 나오는 표층 조직에서 심부 조직으로 진행되는 마사지에 관한 단원 참고). 예를 들어, 치유의 효과로 질환의 긴장 정도를 낮추는 데 20분동안 전신 마사지가 요구된다면, 그것은 단지 일반적인 마사지일 뿐이다. 다른 면으로 말하자면, 만성적인 정형외과적 질환에서 심부 조직을 재편성하기 위한 20분간의 국소적인 마사지는 15분간의 아주 특수한 마사지 기술이 요구된다.

심부 조직 마사지 기술 전에 표재성 마사지 기술을 시행하라(APPLY SUPERFICIAL MASSAGE TECHNIQUES BEFORE DEEPER MASSAGE TECHNIQUES)

심부 조직 마사지 기술은 표층성 조직보다 깊이 위치한 조직들에게서 효과를 얻는 반면, 표층성 마사지 기술은 환자의 신체 표층에 가까운 조직들을 향상시킨다. 적절한 깊

표 11-3
몇몇 일반적 마사지 기술의 특성

기술	*오일 필요 유무*	*시트를 통한 마사지*	*장점/단점*
단계별로 적용되는 넓은 부위 마사지	No	Yes	더 많은 시간이 필요하지만, 심부조직에 대한 정보를 얻을 수 있다.
근막 이완	No	±	느리다
흔들기(rocking)	No	±	안정작용은 좋지만, 움직임은 통증을 증가시킨다.
표층 스트로킹(superficial stroking)	No	Yes	반사적 효과만을 창출한다.
표층 에플루라지(superficial effleurage)	Yes	No	시간이 적게 소요된다.

±, 옷 또는 직물을 통해 기법이 적용되나, 효과는 감소할 것이다.

이의 마사지 기술은 환자의 임상적인 상태에 따라 달라진다. 심부 조직 마사지 기술은 많이 요구되지 않고, 깊이 지속되는 효과를 표층에 남기는 면에서도 기계적으로 그다지 적합하지 않다. 표층 마사지 기술의 적용을 시작하는 것에 대해 많은 이유들이 있다. 표층 마사지 기술의 적용은 환자로 하여금 임상의의 손길에 적응할 수 있도록 해준다. 덧붙여, 표층 마사지 기술의 매너는 가장 편안하면서 예민한 자세로 임상의의 손으로 환자의 신체를 촉진해도 되겠냐고 묻는 것이다. 따라서, 임상의는 환자의 몸을 자신의 손으로 즉시 만져볼 수 있도록 허락을 받을 수 있다. 마지막으로, 몇몇 임상적인 상태는 임상의의 촉진능력을 방해하거나, 고객의 신체 조직을 적절히 치료하는 것을 방해할 수 있다. 예로, 급성 염증에서의 부종과 섬유화 조직은 표층 조직에서의 만성적 유발과 연관성이 있어서, 임상의가 심부 조직을 촉진하는 것에 제한을 줄 수 있다. 이러한 상황에서, 임상의는 자신이 촉진할 수 있는 비정상적인 상태의 가장 윗 조직을 자신이 지각할 수 있을 정도로(대부분 촉진으로) 기능적인 회복을 할 수 있을 때까지 치료한다. 치료를 하기 위해 유용한 이러한 접근법은 양파의 껍질을 벗기듯이 근육 층층히 시술하는(stripping) 것과 유사하다.

근육이나 연결조직의 많은 층에서 제한이 있을 때, 임상의는 어느 부분에 제한이 위치되어 있는지 한번에 결정내릴 수가 없다. 그럼에도 불구하고, 기본적인 과정은 똑같다 : 임상의는 처음 촉진되는 제한된 표층 조직을 통해 부드럽게 이러한 제한을 풀어나가며 점점 심부 조직의 제한된 부분까지 나아가는 것이다. 이러한 마사지 기술에 개념치 않고 진행해나간다면, 임상의는 접근하는 과정에서 각 층의 조직마다 다시 압을 줄여나가야 한다. 이것은 임상의로 하여금 표층 조직에 가하는 것과 비교해 심부 조직 마사지 기술의 어떤 추가적인 효과도 나타낼 수 없도록 한다.

여기 표층 마사지 기술에서부터 심부조직 마사지 기술로 가는 과정의 몇가지 예가 나와 있다. 외상성 부종이 남아있다면, 임상의는 부종이 해결될 때까지 국소적인 부종부위에 마사지 기술을 시행하지 말아야 한다. 대부분 치료를 시작한지 하루내로, 임상의는 환자의 내구성에 근거해 부종이 있는 쪽에 표층 반사 기술을 시행할 수 있고, 부풀어 오른 곳의 근위부에 표층 가동술을 시행할 수 있다. 이러한 과정의 마지막에서, 임상의는 다시 표층 반사 기술로 돌아와야 한다. 그 다음 단계에서, 임상의는 부종을 제거하기 위해 질환이 있는 쪽의 표층 조직에서부터 다시 표층 마사지에서 심부조직 마사지로 이어지는 기본적인 패턴의 마사지를 똑같이 적용해야 한다. 매 시행때마다 임상의가 예의 바르게 마사지 기술을 시행하는 것은 효과적으로 심부 조직 층까지 접근하도록 해준다.

환자의 피하 조직은 정상이지만, 근육의 표재층에서 제한이 느껴진다면, 임상의는 이러한 층에 효과적으로 접근하기 위해 1~2분내로 신경근육학적 기술의 적용을 실시해야 한다. 심부 근육층으로 접근이 어렵다면, 임상의는 앞부분의 예에서 나왔던 것들을 적용한다. 그렇게 하면, 임상의가 마침내 목표로 했던 제한된 근육층의 전단계까지 점차적으로 심부 조직으로 접근할 수 있을 것이다.

마사지를 시행함에 있어서 마사지 기술의 깊이의 과정에 대해 생각할 때, 임상의는 지속적 접촉, 표층 스트로킹 또는 미세 진동 등과 같이 어떤 때나 쓰이며 시간에 관계없이 사용할 수 있는 표층 반사 기술에 대해 항상 숙지하고 있어야 한다. 이러한 마사지 기술들은 전신 마사지든, 국소적 마사지든지간에 처음과 끝에 대부분 쓰인다. 더욱이 마사지 시행 시 시작단계에서의 지속적 접촉에서 아주 잠깐의 적용(1, 2분)을 제외하면, 임상의는 적용의 초점이 통증 완화가 아니거나 급성 또는 중증의 임상적 상태의 안정이 아니라면, 전체적으로 표층 반사 기술을 사용해야 할 것이다.

일반적 → 특수한 → 일반적 마사지로, 표층 → 심부 → 표층 마사지로의 변화를 잘 섞어 반복해라 (Coordinate and Repeat the Transitions from General to Specific to General and from Superficial to Deep to Superficial)

마사지 시행 시, 임상의는 일반적→ 특수한→ 일반적 마사지와 표층→ 심부→ 표층 마사지로의 변화를 동시적으로 구사해야 한다. 다시 말하자면, 마사지는 넓은 범위의 표층 조직에서 행해지는 일반적 마사지의 원리로 시작한 뒤, 작은 범위내의 심부조직에서 시행되는 마사지의 원리로 진행한다. 임상의는 작은 부위를 치료하는 사이에 더 일반적인 표층 마사지 사용으로 되돌아갈 수 있다. 시간이 허락된다면, 국소적인 마사지 시행 중에 심부와 표층 마사지를 번갈아 사용하는 등의 방식도 임상의에게 도움이 된다. 이러한 방법은 치료받아야 할 부위 내의 다른 길이의 조직들을 연속적으로 평가해야하는 임상의가 시행한다.

이러한 방식을 진행하는 것을 근육과 연부조직의 만성적 제한을 치료할 때 요구되는 표층과 심부 마사지의 결과로 다르게 발생되는 주동근/길항근 간의 불균형 발생을 줄여준다(이 단원의 뒷 부분을 참조해라).

조직액 순환 증가와 관련된 원리 (PRINCIPLES RELATED TO ENHANCING FLUID RETURN)

뒤이어 나오는 원리는 임상의가 림프나 정맥혈 순환을 증가시키기 위한 특수한 어떤 것을 원하는 상황과 관계가 있다. 이 원리들이 보통 에플루라지와 페트리사지를 강조하는 고전적인 원리를 따르는 반면, 임상의가 조직액 순환 증가에 초점을 맞추지 않는 상황은 거의 고려되지 않고 있다.

가능한 한 구심성 압박을 사용하고 중력을 이용해라 (Use Centripetal Pressure and the Assistance of Gravity When Possible)

되돌아오며 쓰다듬을 때 최소의 압력을 구심성으로 적용하는 것은, 정상 혈액순환의 방향에 보조를 많이 받을 수 있는 확실한 순환기전이다.

근위부에서 시작해 원위부로 진행하고, 다시 근위부로 오는 것을 반복해라(Begin Proximally, Proceed Distally, Return Proximally, and Repeat)

치료의 목적이 국소적 조직의 림프순환을 증가시키는 것이라면, 임상의는 국소적 지역에 접근하는 동안 시간이 허락한다면 근위부(심장에 가까운 위치)에서 마사지를 시작해 원위부로 진행해 나가는 마사지의 원리로 시작해야 한다. 그럼에도 불구하고, 모든 수기 압력의 방향은 구심성이어야 한다. 사지에서 보면, 이런 방식은 임상의가 액와나 서혜림프관같은 근위부에서 시작할 때 요구된다. 임상의는 시간이 가능하다면, 근위부에서 원위부로 마사지 기술을 자주 적용하여 반복한다. 이러한 근위부에서 시작하는 치료적 접근방식은 원위부에 위치한 움직일 수 있는 조직액 저장소를 근위부로 옮겨지게 한다. 고객의 림프액이 손상받지 않았다면 예를 들어, 고객의 반대측 몸통이나 동측 가슴처럼, 임상의가 원위부에서 연결된 국소적 조직액 저장소를 근위부 몸통으로 옮겨올 수 있을 것이다.

근위부 근육 그룹들을 최대로 안정시켜라 (Maximize the Relaxation of the Proximal Muscle Groups)

금세기 초, Mennell은 심부 정맥이나 심부림프관 등이 골격근에 깊이 박혀있는 것에 주의를 기울였고, 그 결과 과도한 근긴장은 심부 정맥이나 심부 림프관 사이를 압박해 정맥혈이나 림프액 순환의 감소까지 초래한다는 사실을 밝혀냈다. 임상의가 배액법이 요구된다고 생각하는 심장과 신체분절 사이의 모든 근육들이 부드러운 상태라도 정맥혈과 림프순환을 수동적으로 보조해주어야 한다. 그런 다음 가능하다면, 임상의는 흉부의 근육을 풀어주는 마사지 기술과 일반적인 움직임을 증가시키는 마사지 기술의 원리를 혼합하여 사용해야 할 것이다. 어떤 경우에는(예; 흉곽 출구 증후군의 이차증상으로 발현된 손의 부종) 움직이는 것에 접근하며 흉곽을 안정시켜 주는 것이 우선적으로 적용해야 할 때도 있다.

마사지 시행 중, 임상의는 때때로 시간 제한으로 인해 환자의 손상당한 측면의 사지에만 초점을 맞춰 빨리 마사지를 진행해야 할 때도 있다. 그러나 이런 접근법은 근위부에서 시작하는 마사지 기술의 원리가 더 효과를 낼 수 있는 경우에는 냉정히 판단되어야 한다.

임상의가 표층 연부조직의 안정, 특정한 신경근 또는 수동적인 움직임 기술들을 사용할 때 마사지 기술은 더 많이 유연성있게 적용된다. 임상의는 순환이 치료의 초점이 아닌 경우 원심성 압력(무능력한 혈관에 걸쳐, 또는 다른 역자가 주장하는 것처럼 모든 혈관에 걸쳐 과도한 원심성 압력을 주는 경우 제외)을 쓰는 형태를 고려하고, 원위부를 우선적으로 마사지해야 함을 기억해야 한다.

모든 변화를 잘 이용해라
(Coordinate All Transitions)

임상의는 다른 조직층에 있는 인접한 신체 분절을 치료해야 하는 상황도 종종 직면하게 된다. 예를 들어, 외상 이후 부어오른 손목의 경우, 손상입은 부위에 즉각적으로 마사지를 실시하는 것은 금물이다. 최소한으로 또는 가볍게, 자연스럽게 손상 정도에 따라 시행해야 한다. 이런 경우, 임상의는 표층 림프 순환을 증가시키기 위해 환자의 팔의 근위부의 표층 조직부터 마사지 기술을 적용한다. 그런 후 자신의 마사지 기술을 원위부 방향으로 이동해나가면서 부어오른 부위의 근위부로 접근해간다. 추가로, 임상의는 환자의 근육을 안정시키고, 그의 근위부 팔의 심부 림프순환을 증가시키기 위해 상완의 심부 조직층으로 마사지 기술을 적용해나간다. 효과를 증진시키기 위해, 임상의는 고객의 신체 분절 사이를 움직이며 일관되게 마사지 기술을 적용하면서 근위부의 심부 마사지 기술과 원위부의 표층 마사지 기술을 번갈아 적용할 수도 있다. 마사지를 끝낼 때, 환자의 신체 전체부위에 표층 마사지 기술을 적용해야 한다.

치료받아야 할 국소적 부위의 주변부에서 중심부로 마사지 기술 적용하기
(APPLY MASSAGE TECHNIQUES FROM THE PERIPHERY TO THE CENTER OF THE REGION BEING TREATED)

임상의가 치료의 초점이 되는 부위의 경계로 접근할 때, 국소적 일반적 마사지 기술부터 시작하여 점차 마사지 기술을 국소질환의 주변부까지 접근해가며 적용한다. 이러한 접근법은 임상의로 하여금 치료받아야 할 국소적 지역에서 좀 떨어진 지역에서도 발생할 수 있는 조직의 변화를 촉진할 수 있게 해 준다. 게다가, 그것은 촉진에 의해 느낄 수 있는 붓기나 다른 변경된 사항에도 마사지 적용을 가능하게 해 준다.

치료받아야 할 국소적 부위의 주변부에서 중심부로 마사지를 적용하는 기술은 부어오른 부위의 치료도 가능하게 해준다. 이러한 경우, 임상의는 부어오른 부위의 주변부에서 원심성으로 마사지를 적용하고, 주변부의 액체가 흡수되면 중심부 방향으로 마사지를 옮겨가며 적용한다.

주동근, 길항근, 협력근들에게 접근하기
(ADDRESS AGONIST, ANTAGONIST, AND SYNERGIST MUSCLE GROUPS)

임상의가 신경근육적 또는 연결조직 마사지를 사용할 때, 반드시 환자의 근막 시스템 내의 불균형을 초래해서는 안된다. 임상의가 작은 부위에 장시간 높은 압력으로 이러한 마사지를 적용한다면, 각별히 주의해야 한다. 예를 들어, Travell과 Simons[11]는 통증유발점 이완이 연관된 근육에 팽팽함이나 경련을 재발하거나, 새로운 통증유발점을 만드는 결과를 초래한다고 주장했다. 순서대로 연결조직 마사지를 사용하는 임상의들은 국소적 마사지 기술로 인해 발생되는 연결된 신체분절의 자세를 주목해야 한다.

다른 일반적 마사지 기술의 사용없이 임상의가 심부조직의 특수한 마사지를 적용할 때, 환자는 대부분 치료후 30분에서 3일내로 원치않는 반응을 느끼게 된다. 이러한 부작용들은 *(a)* 치료를 받은 동측부위의 원위부나 근위부, *(b)* 연접관절의 동측에 위치한 길항근이나 협동근 무리, *(c)* 관절을 가로질러 위치한 길항근이나 협동근 무리에 긴장이나 통증을 야기시킨다. 이러한 부작용성 통증이나 제한은 환자의 임상적 상태에 해롭고, 치료받았거나 치료받는 부위의 불균형을 더 악화시킨다. 이러한 상황을 피하기 위해, 임상의는 치료 중 자신이 국소적으로 심부에 특수한 마사지를 적용할 부위들이 어느 곳에 부작용을 일으키는지에 대한 계획도 해놓고 있어야 한다. 경험이 적은 임상의는 이러한 목적으로 인해 넓은 부위에 걸쳐 시행하는 페트리사지 같은 특수하지 않은 일반적 신경근육학적 마사지 기술을 사용한다. 매우 경험이 풍부한 임상의는 근막의 균형을 유지하기 위해 늘어난 조직에 비해 상대적으로 짧아진 조직을 평가하기 위해 자세적 평가를 사용하기도 한다. 전문적 기술의 단계를 고려하지 않고, 임상가는 고객에게 치료의 이러한 후유증의 가능성을 경고하고, 중재 후에 발생하는 통증이나 증상이 이동한다면, 또한 고객에게 반작용적 팽팽해짐을 줄이기 위해 적절한 스트레칭을 가르칠 수 있다.

일반적으로 길항근과 협력근 그룹을 균형잡기 위한 치료기술의 적용시간과 강도는 치료의 주요한 부위에서 수행되어지는 특수기법 실시 배분, 깊이 그리고 치료기간과 치료의 구성을 변화시킬 수 있다. 이러한 요소들은 치료시간의 10에서 50% 차지할 것이다. 주동근과 협력근 그룹이 가장 반작용적으로 단단해지는 경향이 있다는 것을 확인하는 임상가의 능력과 이러한 문제를 해결하는 데 얼마나 많은 시간을 소비할 것인지 결정하는 것은 경험과 고객의 고통을 최소화시키는데 바탕을 둔다.

반대쪽의 치료(Treatment of the Contralateral Side)

임상가는 고객의 반대쪽 측면 또는 일측성 부위의 문제를 해결하는 중재 내의 사지의 치료를 포함할 지도 모른다. 예를 들어, 일측성 이상근 증후군을 가진 고객을 치료하는 임상가는 정당하게 고객의 침범된 이상근을 신장하기 위한 주요한 마사지 기술로서 페트리사지, 스트라이핑(stripping), 특정한 압박을 포함할 것이다. 그러나 그녀는 또한 반드시 고객의 침범되지 않은 둔근과 외회선근 안전하게 해야 하고, 중재의 끝-결과는 골반 근육 도처의 알맞게 균형잡힌 양쪽으로 분배된 기장을 안전하게 하는 것이다. 임상가는 고객의 침범된 사지를 치료하기 전 또는 후에 그들이 적용한 마사지 기술을 바꾼다. 침범된 사지를 치료한 후에 반대쪽 사지의 균형을 획득하기 위해 필요한 치료의 강도와 깊이를 결정하는 것은 치료사에게 쉬운 일이다. 임상가가 급성 편측 정형외과적 부위를 치료할 때, 근사용의 변형된 패턴으로부터 발생하는 보상작용을 치료하는 의미로서 고객의 반대측면은 또한 치료할 것이다.

관련된 축성 골격의 치료
(Treatment of the Related Axial Skeleton)

임상가가 심부 특정 신경근 또는 결합조직 기술을 고객의 사지(심지어 말초 사지)에 적용한다면, 그녀는 축성골격의 연관된 부위를 잠시만이라도 치료해야만 한다. 하지를 위해서 임상가는 요추 근육 양측에 일반적 페트리사지를 적용하고, 상지를 위해서 경추 근육 양측에 일반적 마사지 기법을 적용한다. 예를 들어, 손목건초염을 치료하는 임상가는 표층 에플루라지를 고객 팔 전체에 적용하고, 넓은-접촉 페트리사지를 그녀의 팔 위쪽에 그리고 그 다음 그녀의 팔 아래쪽에 적용하고, 부가적으로 특정한 신경근 기술을 그녀의 팔 아래쪽에 해부학적 고담배갑 부위에서 건 마찰을 그리고 넓은-접촉 페트리사지와 표층 에플루라지를 그녀의 팔 전체에 적용한다. 게다가, 그녀는 둘중 어느 한쪽이 앞서거나 이 마사지 절차와 함께 넓은-접촉의 짧은 적용 또는 일반적 에플루라지를 고객의 반대측 팔과 목 근육에 후에 적용한다(거의 치료시간의 25%).

마사지 기술의 절차와 다른 적절한 치료 기술들 (SEQUENCE MASSAGE TECHNIQUES WITH OTHER APPROPRIATE TREATMENT TECHNIQUES)

임상가는 종종 자신의 임상적 상황에 연관된 다른 치료 기술들과 함께 마사지 기술을 적용할 것이다. 어떻게 임상가들이 치료를 하는데 있어서 기구를 사용한 마사지와 치료적 운동을 적용하는지 예를 보여줄 것이다.

마사지 기법들과 열과 냉을 조화롭게 적용하는 임상가는 마사지 기법의 순서를 그들 스스로 바꾸지 못할 것이다. 대신, 마사지 기법 전 또는 후에 선택적인 물리적 작용제를 적용할 것이다. 얼음 또는 차가운 팩과 같은 한랭요법은 마사지 전에 기계적으로 적용되어서는 안된다. 왜냐하면 이것은 임상가가 치료하고자 하는 부위에 감각을 떨어뜨리는 결과를 초래하기 때문이다. 이러한 감각의 감소는 모든 마사지기법과 관련되어질 것이다. 왜냐하면 모든 마사지 기법들은 고객은 마사지하는 동안 관련된 조직으로부터 발생하는 통증이나 압통에 대하여 정확한 피드백을 제공할 수 있기 때문에 중요하다. 임상가는 마사지 기법의 적용 후에 고객의 승상 또는 마사지 기법의 과적용의 결과를 줄이기 위해 한랭요법을 사용할 수 있다. 예를 들어, 만약에 임상가가 고객에게 과도한 마찰을 적용했다고 생각한다면 마찰 후에 치료 부위에 얼음을 적용하는 것은 적절할 것이다. 임상가는 또한 마사지 기법의 적용에 수반되는 다른 신체부위에 아이스 팩을 적용할 수 있다. 이것은 임상가가 발목염좌와 같은 급성 정형외과적 손상을 치료하는 경우와 부종을 줄이기 위해 근위부로 마사지 기법을 적용하는 동안 거상된 부위에 아이스 팩을 적용하는 경우이다.

임상가가 건강한 조직 또는 만성 부위에 마사지 기법을 적용한다면, 마사지 기법의 적용 전 또는 후에 적용할 수 있을 것이다. 근육을 치료할 때 임상가는 마사지 기법의 적용 전에 근육을 이완시키기 위해, 조직 점탄성을 감소시키기 위해 그리고 심부조직층에 쉽게 접근하기 위해서 열을 적용할 수 있다. 그러나, 치료사가 결합조직을 신장 혹은 스트레칭 마사지 기술을 적용했다면, 결합조직의 지속된 부담 전에 열을 적용하는 것은 교원질 파열의 위험을 증가시킬 수 있기 때문에 이러한 마사지 기법들을 적용하기 전에 열을 사용하는 것은 바람직하지 않다.[13]

마사지 기술들은 보통 치료적 운동을 사용하기 전에 적용된다. 그렇게 함으로써, 치료사는 조직신장의 증가, 주동근/길항근 기능의 조화 증진, 환자의 수준을 향상시킴으로 능동 혹은 저항 운동을 위한 환자의 조직을 준비할 수 있다. 또한 치료사는 이러한 기술들의 효과를 향상시키기 위해 스트레칭이나 수동 관절가동범위 운동과 같은 수동 운동의 적용 전에 마사지 기술을 사용할 수 있다. 능숙한 치료사는 마사지 기술들의 적용과 수동 운동 기술을 교대로 할 수 있고, 이러한 기술들은 중재를 통하여 함께 문제 없이 사용될 수 있다. 마지막으로 환자가 비정상적인 신경근 긴장도를 갖고 있는 경우에 치료사는 신경근 긴장도와 치료적 운동 혹은 기능적 활동을 대비하는 환자 움직임의 반응을 위해 고유수용성과 외수용성 자극과 같은 마사지 기술을 사용할 수 있다.[14]

국소부의 마사지 계획 (Design of Regional Massage Sequences)

국소부의 마사지 계획에 포함된 단계가 11−3에 요약되어 있다.

마사지 치료 계획의 기술들을 학생들과 초보 치료사들에게 안내하기 위한 질문들과 교육을 포함한 몇 개의 예가 있다. (11−1에서 11−5 참고). 이러한 예들은 결코 하나의 마사지 기술이 아니다. −이러한 예들은 치료사들이 이 장에서 논의된 지침을 적용할 수 있는 방법의 예이다. 학생들과 초보 치료사들은 다양한 다른 마사지 기술들의 탐구가 그들의 유연성과 치료 접근에 적응력의 발달을 촉진시키기 때문에 그들 훈련의 한 부분을 급하게 학습할 필요가 없다. 외관상 간단한 국소부 치료의 계획은 중요한 반사와 치료 사로서의 계획을 포함한다. 치료 시간이 짧은 (10분~20분) 곳에서 연습하는 치료사들은 계획을 실패하여도 여분의 시간이 없기 때문에, 마사지 계획의 원리를 확실히 아는 것이 필요하다.

상자 11−3
국소부의 마사지 계획 단계

치료의 손상 수준 결과를 요약하고 우선 순위를 선정했다.

적절한 마사지 기술을 선택하라.

국소부의 치료 시간을 할당하라.

우세한 일반적인 기술을 선택하라.

마사지 기술을 적용할 때, 명심해야 할 사항

- 만약 포함되었다면, 표층 반사의 자세
- 일반적에서 특별한 것으로, 다시 일반적인 것으로
- 표층에서 심부로, 다시 표층으로
- 유체의 흐름을 향상시키려면, 근위부에서 원위부로
- 국소부의 병변 주위를 하려면, 외부에서 중심부로
- 국소부의 제한을 이완시키기 위한 신경근 혹은 결합조직 기술을 포함한다면, 주동근/길항근/협력근의 조화를 이룬다.

다른 부위를 하기 위해서 포함되어야 할 것은? 만약 그렇다면, 이러한 치료를 계획하고 중재의 시간을 조정하라.

예제 11-1

허리를 위한 국부적 순서

치료의 장애 수준 결과들 : 감소된 허리 근육 전체의 휴식 긴장도, 증가된 근육 신장성, 증가된 척추관절과 늑곽의 가동성, 통증의 감소, 지각적 불안의 감소, 진정작용

시간 : 20~40분

주된 일반적 기술(들) : 표층과 심부 에플루라지

기술들과 적용지침 :

천골과 후두골에 적용된 정적인 접촉

척추의 손바닥면으로 아래로 스트로킹

표층에서 심부로 진행하는 에플루라지

전체 허리에 적용된 쥐기, 잡기, 손바닥 주무르기

전완 심부 에플루라지 : 척추기립근에 적용된 손가락과 손바닥 주무르기

전완과 함께 척추기립근을 따라 척추기립근을 따라 양측에 일정한 압력 -10 위치에서 각 부위당 20초씩 손바닥 주므르기

링잉(Wringing)

표층 손바닥 스트로킹, 점차적으로 더 느리게

천골과 후두골에서 정적인 접촉

보충 : 천천히 그리고 율동적으로 각각의 마사지 기법은 1~2분간 적용한다. 표층 에플루라지를 시작한 후, 새로운 기법을 추가 하기 전에 몇 번 스트로크를 다시 시행한다. 매분 마다 옆구리로 전환해라. 전환 전에 허리의 한 측면에 적용된 모든 마사지 기법의 수행은 근육 불균형을 더욱 악화시킬 것이다. 단순히 접촉 중단하고, 테이블 주위로 이동하여 다시 시작하라. 진행의 이러한 형태는 장기간 침상안정과 척추기립근 염좌의 만성상태 또는 요추 후관절변위와 연관되어진 요통에서 지시되어진다.

심화 연습들 :

1. 이러한 단계의 수행 후에 고관절의 신전근을 반드시 해야만 되는가? 이것을 포함하기 위해 단계를 어떻게 바꾸는 것이 어떻겠는가?
2. 비슷한 목적과 기술을 위해, 다른 부위들을 위해 어떻게 절차를 채택하는 것이 어떻겠는가? 비슷한 시간 간격에서 이러한 몇몇을 연습해라.
3. 비슷한 치료의 장애 수준 결과를 위해, 옷을 입은 고객을 위한 다른 마사지 기술을 선택하는 것이 어떻겠는가? 허리 영역 절차를 이러한 제한을 가지고 있다고 생각하고 계획하고 실습하라.
4. 치료를 위한 시간이 오직 15분 밖에 없다면, 이러한 절차를 바꾸는 것이 어떻겠는가? 만약에 10분이라면?

예제 11-2

복부의 국소적인 순서(A regional Sequence for the Abdomen) [2,5,15]

주의 : 이러한 순서를 연습할 때, 깊은 복부의 압박은 예민함이나 치료사의 국소부위 촉진 능력의 한계 때문에 월경기간이나 그 이전에는 권장하지 않는다. 월경기간 동안의 가벼운 복부마사지 또한 흐름과 월경의 기간을 변화시킬 수 있다. 제2장 임상적 결정 과정에서 금기증과 주의사항을 보아라.

치료의 손상 단계 결과 : 자극된 연동(stimulated peristalsis), 전신의 진정(systemic sedation), 복부근육 조직을 통한 휴식 시의 긴장 감소.

시간 : 20~30분

일반적인 치료기법 : 표층 에플루라지(superficial effleurage)

적용 기술과 순서 :

천골과 후두부에 정적접촉을 적용한다.
시계방향으로 원을 그리며 복부에 표층 두드리기를 한다.
시계방향으로 원을 그리며 표층에서 심부로 에플루라지를 실시한다.
비틀기(wringing), 집어올리기(picking up), 손바닥 주무르기를 복부 전체에 적용한다.
특수한 주무르기와 스트립핑(stripping)을 복부근육에 적용한다.(적당한 압박은 오랫동안 사용되어질 수 있고, 골격근에 힘을 국한하기 위한 고위의 수평 구성성분이 있다.)
복부벽이 느슨해지는 굽은 자세(crook lying)를 취하기 위해 무릎을 끌어당긴다.
S상결장(sigmoid colon)에서 회맹판(iliocecal valve)까지 역순으로 깊은 압박을 적용한다.
손바닥 주무르기.
링윙(Wringing)
큰 폭의 진정시키는 진동(sedative shaking).
흔들기(rocking).
천골과 후두부에 정적 접촉.

추가사항 : 천천히 리듬감 있게 한다. 1~2분 동안 각 마사지 기술을 적용한다. 표층 에플루라지를 적용한 후에, 다른 마사지 기술을 적용하기 전에 몇 번 스트로크를 다시 시행한다. 반대편도 실시한다. 심부의 손가락 압박의 적용과 이완은 매우 천천히 행해져야 하고, 치료사는 환자의 편안한 단계에 집중해야 한다.

복부마사지는 연동에 있어서 반사 혹은 기계적인 효과를 가질 수 있다.[16-19] 광범위하게 마사지를 사용하는 치료사들 사이에는 복부 마사지는 최소한 결장 비움(emptying)을 일으킨다는 매우 일반적인 인식이 있다. 그렇지만, 자가연동의 신경조절이 광범위하게 이루어지기 때문에 이러한 인식은 변화되어진다. 연동은 아래 사항에 위해 이루어진다.

1. 표층 반사 기술을 복벽 위에 적용한다.
2. 비특이성의 신경근 기술은 복벽 골격근의 긴장도를 감소시키고, 체성 내장(somatovisceral)반사에 의해 장의 흐름을 변화시킨다.
3. 심부 마사지 기술은 장 흐름의 방향으로 움직임에 기계적인 도움을 준다.(Mennell은 이것이 가능한지 의심했다.[10])

위의 3가지 가능성의 메카니즘에 대한 일반적인 연습은 장의 흐름 방향대로 행하는 표층 스트로킹과 같은 가벼운 마사지다. 링잉과 같은 신경근 기술은 치료되는 근섬유의 방향에 따라 순응되어진다. 마지막으로 명확하게 장의 움직임을 찾는 심부 마사지 기술은 S상결장에서 회맹판까지 역순의 연동 흐름 방향대로 결장(colon) 위에 압박을 가하여 행한다.[1,2,5] 마지막 메카니즘은 복벽을 형성하는 골격근은 물리적으로 내장에 적용하기 위한 기술의 압박이 허용되기 위해 충분이 이완되어야 한다. 연동을 증진시키기 위한 비특이한 방법은 일반화된 부교감신경의 반응을 증진시킨다는 것을 기억하는 것은 중요하다. 이것은 다른 부위에서도 행해질 수 있다.

그 밖의 운동(Further exercise) :

1. 같은 목적 하에 20분 동안 복부 기법을 생각해 보고 연습해 보아라. 하지만 종이 한 장에 그려본다.
2. 환자의 옆으로 누운 자세에서 한쪽 혹은 양쪽으로 행하는 비슷한 복부연속을 생각해보고 연습해 보아라.
3. 환자의 엎드려 누운 자세에서 어떻게 치료가 이루어질 수 있겠는가? 잘 생각해보라. 예를 들면, 요추 링잉을 하는 법.

예제 11-3

다리의 국부적 절차[2,5,9]

치료의 장애 수준 결과들 : 정상 림프 체계를 가진 다리로부터의 증가된 림프회귀, 감소된 지각 불안

제한들 : 피부에 직접적으로 활석, 녹말, 백악으로 치료

시간 : 20~30분

주된 일반적 기술(들): 표층과 심부 에플루라지

기술들과 적용지침:

고객을 바로 누운 상태에서 다리를 30~45° 정도 올리고, 깊은 복식호흡을 가르친다. 율동적인 손바닥 압박을 상부 늑골에 2~3분 동안 적용

표층 에플루라지를 침범된 다리 전체에 적용

표층에 림프성 기술을 근위 대퇴부에 적용 후에 점차적으로 더 원위로 발에 다다를 때까지 각각의 새로운 스트로킹을 한다.(즉흥적으로 반복한다)

심부 에플루라지

구심적으로 움직이는 손바닥 압박의 연속은 위에서 기술된 림프성 기술에서 사용되어진 것과 비슷한 형태로 적용되어진다(즉, 근위부에서 시작해서 점차적으로 더 원위로 발에 다다를 때까지 각각의 새로운 스트로킹을 한다.(즉흥적으로 반복한다)

모든 관절들에 수동적 이완 움직임들을 고관절에서 시작하고 발목관절로 진행한다.

표층 에플루라지

보충 : 이러한 단계들은 마사지 기법들에 가끔 쓰인다. 하지만 반드시 반복되어져야 한다. 빈번한 반복은 유체를 움직일 때 필요되어지고, 또한 율동적 안정성의 발전에 유용하다. 즉, 진정작용을 획득하는데 유용하다. 여기에는 두 가지 일반적인 마사지 기술이 사용되어진다는 것을 유의해라: 표층 에플루라지는 표층 림프성 기술과 섞여서 사용되어지고, 심부 에플루라지는 압박법과 섞여서 사용되어진다. 이러한 과정들은 다리에서 발목 염좌, 대퇴사두근 타박상, 또는 슬건근 염좌 등 어디든지 발생한 외상성 부종의 배출을 위해 사용되어질 수 있고, 급성 조직손상 영역을 피하기 위해 적절한 변형들과 함께 이러한 영역 주위의 압력을 줄이기 위해, 울혈 부위에 유체압력을 피하기 위해, 그리고 통증 없이 수행되어질 수 있는 곳에서만 수동적 움직임을 수행하기 위해 사용되어진다.

심층 연습들 :

1. 같은 손상들을 윤활제로서 오일을 사용한 마사지 기술을 사용하는게 어떻겠는가? 윤활제를 사용하지 않고 마사지를 하는게 어떻겠는가?
2. 동측 액와를 향하여 흉곽 위의 지정된 부분의 배농을 시도하는 비슷한 절차를 계획하고 연습하라.
3. 발목관절에서 물리적인 기법의 적용이 금기라면, 절차를 바꾸는 것이 어떻겠는가?
4. 종아리의 부종을 다루는 기법을 바꾸는 것이 어떻겠는가? 예를 들어, 급성 종아리 근육 타박상이나 아킬레스건 파열 등에서.
5. 다른 근위부나 반대쪽 다리를 포함하기 위해 절차를 바꾸는 것이 어떻겠는가?

예제 11–4

어깨의 국소적인 순서(A Regional Sequence for the Shoulders)

치료의 손상 단계 결과 : 골격근의 휴식 시 긴장 감소, 표층 근막층의 분리와 연장, (2차적으로) 근육 활동 강화, 관절 가동성 증가.

제한 : 최소한의 윤활제(minimal lubricant)

시간 : 30분 이상(양 어깨)

일반적인 마사지 기술 : 율동적인 가동술(rhythmical mobilization)

적용의 마사지 기술과 순서 :

율동적인 가동술

일반적이고 넓은 부위의 접촉 신경근 기술(압박과 압착)과 근막조직의 직접적인 기술, 좀 더 진보된 더 특별한 신경근 기수과 직접적인 근막 기술.

천천히 능동적인 움직임으로 근막조직 기술의 조합한다.

율동적인 가동술

추가사항 : 누운자세, 엎드린 자세 혹은 양쪽을 모두 할 수 있는 옆으로 누운자세에서 기술의 적용을 분리하라. 중간 흉추에서 후두부, 손가락에서 주관절까지 모든 마사지 기술들을 적용하라. 관절와상완 관절(glenohumeral joint)과 견흉관절(scapulothoracic articulation)에 움직임을 일으키는 모든 근육을 포함한다. 최소한의 윤활제를 사용하라, 그렇지 않으면 연결조직이 충분히 끌리지 않을 것이다. 율동적인 가동술로 자주 되돌아오라–그것은 너무 자극적이기 않아서 안전하다. 다른 부위이지만, 두 어깨는 같은 시간을 받는다: 보통, 우세 어깨가 전방으로 짧아지고, 열성 어깨는 후방으로 짧아진다. 이것은 환자의 한 쪽 어깨가 끝난 후에 범위와 양 어깨의 움직임의 편함을 비교하기에 유익하다. 양 어깨가 모두 끝난 후, 목의 스트레칭(혹은 근막이완), 견인을 최소 5분 동안 시행하라. 이는 관절낭의 제한에 있어서 만족스러운 결과를 만들 것이다. 환자가 유착성 피막염(adhesive capsular[11]), 통증유발점(특히, 견갑하근), 건과 관련된 부위의 마찰[23]이 나타난다면, 관절놀이(joint play)가 특수한 신경근 기술 후에 더해질 수 있다.

예제 11-5

목, 머리, 얼굴에 대한 국소적인 순서[2,5]

치료의 손상 단계 결과 : 유도자극 상실, 통증유발점 활동의 감소, 골격근의 활동하지 않는 긴장 감소, ROM의 증가, 조직의 진정

제한 : 윤활제 사용 안함

시간 : 20~30분

뛰어난 일반적인 마사지 기술 : 손바닥의 압박

마사지 기술과 적용법:

반듯이 누운자세(supine)

손바닥의 표층 스트로킹

손바닥의 압박은 목의 위부터 쇄골까지 한 다음 머리를 향해 손바닥 압박을; 목을 향해 근육을 쥐어짜기 한다. 후두악골 근육들의 각각에 특수한 압박은 적당한 스트레치에 의한다.

승모근 상부와 흉쇄유돌근 통증유발점에 대한 특수 압박은(흉쇄유돌근에 대하여는 집게 압박을 사용함), 적당한 스트레치를 한다; 얼굴에 점진적으로 fingertip kneading, 좀 더 왕성한 fingertip kneading. fingertip 근막 기술은 두피까지 짧은 스트로크로 한다.

부드러운 손바닥의 압박은 몇몇에서 처럼 목의 꼭대기부터 겨드랑이 쪽으로 향합니다.

표층 스트로킹은 손바닥으로 한 후 fingertips로 한다

추가 : 각 항목당 3분에서 4분을 소요한다. 환자의 필요에 따라 머리를 돌리고 편안하게 작은 베개로 지지한다. 손바닥의 압박의 적용은 목의 꼭대기부터 겨드랑이 사이까지 처럼 각각의 새로운 마사지 기술로 되돌아 온다.

이 과정은 미세한 순응과 함께 근육 긴장 혹은 통증유발점에 의한 두통의 많은 경우에서 다양할 것이다.

마사지 기술의 보다 포괄적인 설명 (Design of More-Extensive Massage Suquences)

보다 포괄적인 마사지 기술의 공통적인 예는 전신 마사지 이다. 전신마사지는 국소적인 과정이 선택된 순서로 몸 전체에 시행하는 것이다. 이런 과정들은 이 장에서 이전에 개요된 지침을 사용하는데 설명되었다. 각 국소적 순서에 대한 시간을 일정하게 하는 것은 임상의가 이용할 수 있는 시간에서 완전한 치료를 할수 없는 문제를 해결할 수 있도록 도와준다. 더 나아가서, 임상의는 주어진 치료상황에 대하여 결과의 우선순위를 매겨야 한다. 임상의들은 그들이 단독 중재에서 성취할 수 있는 것 보다 더 문제를 극복할 수 있게 된다.

전신 이완 마사지와 많은 방법을 표 11-5에 나타내었다. 45~60분 마사지에서 간략하게 임상가와 대상자의 선호에 의해 치료할 부위를 변경할 수 있다. 많은 임상적 상황에서 시간 제약 때문에 생략해야 할 또는 건너 뛰어야 할 경우가 있다. 결과적으로, 임상가가 처음의 인터뷰 동안 환자가 모든 부위들을 포함한 더 긴 마사지를 기대하는지 확인하는 것은 중요하다.

전신 마사지를 하는 동안 한 가지 순서로만 하지는 않는다.[123] 머리 또는 다리 그리고 반듯이 눕거나, 엎드리거나, 옆으로 누운 자세에서 시작할 수 있다. 특별한 마사지 기술들을 수행할 때 해당부위를 위한 제안들이 표 11-4에 나타나 있다.

전신 마사지의 접근들 (APPROACHES TO FULL－BODY WELLNESS MASSAGE)

조직적으로 개별적인 마사지 기술들의 적용을 연습한 독자는 이전의 장들의 연습에서 제안한 환자에게 사용되는 기술과 관련된 손상수준 결과들을 성취할 수 있는 전신 마사지 기법을 학습하였다. 이런 "하나의－기술" 순서는 제한된 영역을 갖지만, 환자와 임상의 모두에 대하여 높은 효과를 줄 수 있다. 전신 마사지에 보다 친숙한 접근은 일정한 비율과 리듬으로 환자에 대한 구조적인 감각, 경험, 정확한 리듬에서의 적용을 포함하는 마사지 기술들의 최고의 다양성을 사용한다.

고전적인 또는 "스웨덴식" 마사지는 오늘날 공통적으로 많이 사용하는 표층 기법과 신경근 기법들과 같다. 이런 마사지 기술들을 적용하는 것에서 임상의는 넓은 접촉 표층, 적당한 구심성 압력 그리고 리듬감 있게 사용한다(북아메리카에서 훈련받은 임사가는 매우 느리고, 유럽에서 훈련받은 임상가는 빠르다). 이런 방법으로 수행할 때, 마사지 림프(possibly venous blood)의 순환을 증가시키고, 근육 긴장의 수준을 감소시키고, 분노를 가라앉히고, 그리고 환자의 인식(표층 유체와 신경근 기술의 세부 항목 장을 참고)을 증진시킨다. 이것은 북아메리카의 문화적 영향이 전신 마사지 과정에 영향을 미쳤기 때문이다.

다른 문화들의 마사지 형태들과 교류와 현대적 서양 선구자들의 마사지 기법이 요즈음 실질적인 전문적 르네상스를 일으켰다. 자주 사용되는 마사지 기법이 표 11－5에서 요약됐다. 위에 기법들은 임상의 상황에 적합하게 실행하면, 이들 방법들은 뛰어난 효과들을 나타낼 수 있다.

건강 마사지 안에서 이완을 최대화하는 것 (MAXIMIZING RELAXATION IN WELLNESS MASSAGE)

능동적 교감 신경계의 기능은 중요시 된다. 신경계가 부교감 신경계 상태일 때 몸과 마음이 더 잘 회복될 수 있다. 건강 마사지의 핵심은 조직의 진정작용("이완 반응")이다.

연습의 중요한 원리는 대상자가 이완되고, 임상가는 편하게 되어야 한다. 대상자들은 떨고 있는 임상가의 손 안에서 이완되지 않는다. 그것은 이완의 신체의 상태, 또한 긴장이 사람으로부터 사람에게 전해지기 때문이다. 이 원리가 분주한 연습 안에서 잊혀지기 쉽다. 정통한 임상가는 평

표 11－4
특별한 마사지 기술들을 수행할 때 해당 부위를 위한 제안들

강조된 기술	*나열된 범위들을 위한 제안들*
결합조직	넓은 결합성 조직을 해야 한다면, 시작과 끝은 천골과 장골릉을 피해서 한다.
결합조직, 수동 운동	축성 골격근을 포함(즉, 목, 등, 골반, 척추): 심부나 특정부위 또는 과도하게 사용되는 요추/골반 부위라면, 최소한 간단하게라도 하지와 발을 포함해야 한다.
신경근	심부와 사지의 특정한 일을 하는 곳이라면, 관련된 축성골격, 즉, 경부, 요부로 마쳐라.
타진	드물게 모든 신체에서 강조되어진다면; 흉곽에 장기간 집중되어진다면, 진정 반사 기법으로 마쳐라
표층 유동	상부흉곽에서 시작해서 병소영역으로 원위로 진행하다; 림프절의 다음 주요 근위부로부터 원위로 진행
표층 반사	천골, 후두, 얼굴, 손발에서 시작해서 마쳐라

주의: 제안들의 기초는 개별적인 기술들 안에서 논의되었다.

표 11–5
자주 사용되는 마사지 기법의 특징들

Approach, System, or School	*마사지 기술 특징들*
Lomilomi	빠른, 표층과 깊은 에플루라지 및 빠른, 넓은 신경근 기법
도수 림프 배액	표층 에플루라지 및 표층 임파액 기술
근막이완	근막이완, 두개천골 기술
신경근 기술	일정한 니딩, 스트리핑, 일정한 직선 근막 기술
Polarity	정적인 접촉과 압박
Rolfing,® Bindegewebsmassge	직접 근막 기술
Shiatsu	압박 일정한 압박, 스트레칭
치료적 터치, Reiki	정적인 접촉
Trager®	로킹 그리고 진정작용이 있는 리드미컬한 움직임과 흔듬

Data form references 1–3, 5–8, 20.

온한 가운데 주의를 기울이며 치료의 목표에 세밀하게 기법을 적용한다. 마사지 기법의 적용 중에 조절된 정확한 움직임을 반복하고 의식적인 횡격막 호흡과 부드러운 신장을 사용한다.

학생들 그리고 초보자 임상가들은 종종 압이 비교적 없는 상황 안에서 이완을 위한 전신 마사지를 수행하는 것을 학습한다. 그들이 나중에 복잡한 임상의 상황에서는 이완 기법을 다듬고 유지하기 어렵게 된다. 이완의 구성요소는 경험에 의해 기술적으로 보완될 수 있다.

상자 11–4는 임상가들이 그들의 대상자에게 효과적 진정작용을 성취하고 유지하는 것을 돕기 위하여 힌트들을 제공한다. 이들 제안들이 깊은 이완을 중재와 대상자에 주는 것이 관찰되어져야만 한다. 임상가는 지속적으로 대상자의 몸 상태에 관한 미묘한 단서를 관찰하고 깊은 이완을 제공하기 위해 반응에 맞는 현명한 선택을 한다.

스트레스 영향의 치료 (ADDRESSING THE EFFECTS OF STRESS)

자율신경으로부터 근골격계로 직접적인 연관이 없다면, 스트레스와 자율신경계의 활성화로 인해 남아있는 근긴장은 상승한다. 결과적으로 장 · 단기간 스트레스를 유발하는 남아있는 근긴장을 감소시키는 마사지기법이 최고의 치료법으로 간주된다. 신경근 기법, 결합 조직 기법과 움직임 기법은 근골격계에 남아있는 긴장과 움직임의 질과 양에 영향을 미치기 때문에 스트레스에 영향을 받은 대상자의 항상성을 회복시키는데 명확한 효과를 나타낸다.

같은 마사지 기법일지라도, 화를 감소시키거나 진정시키는 기법은 근긴장 감소와 움직임의 질과 양을 개선시켜 스트레스에 영향을 주는 기법과는 같지 않다. 건강한 대상자의 진행중인 스트레스 개선의 주요한 치료법은 3가지 이다: 마사지를 통해 진정시키기, 근육의 잔여 근긴장을 감소시키기, 연관된 근긴장 때문에 움직임이 제한되기 때문에 움직임의 질과 양의 개선이다. 남아있는 근긴장의 수준과 근골격계의 움직임 양상이 변화한다면, 더 효과적일 것이다. 전문적인 임상가는 마사지 순서를 교대로 또는 동시에 조화롭게 적용한다.

일관성 기술(THE ART OF COHERENCE)

이 책에서 일관성은 중재의 구조 또는 순서로 정의된다. 일관성은 임상가의 계속되는 중재의 결과이다. 일관성을 유지하기는 모든 마사지 중재와 관련이 있다. 다양한 손상을 관리 치료하는 15분 이상 시행되는 마사지에서 특히 중요하다. 일관성 있는 마사지 중재는 조화로운 분위기에서 균형적으로 시행된다. 일관성이 없는 마사지는 마치 활기찬 빠른 흔들기로 다리에 실시하고 다른 부위는 천천히 표층 에플루라지를 실시하는 것이다. 이와 유사하게 팔에는 마사지를, 등에는 근막이완술을 그리고 얼굴에 가벼운 타진법을 시행한다. 일관성이 결여된 다른 예들이 상자 11－5에 소개되었다.

임상가는 중재를 하는 동안 지속적인 이완을 대상자에게 일관성 있는 방식과 접근을 전달한다. 일관성을 만드는 두 번째 전략으로는 중재를 통해 대상자의 신경 반응을 유지하는 것이다. 진정 또는 이완 반응이다. 3번째 마사지 일관성을 향상시키는 방법은 대상자의 전 신체부위를 접촉하는 스트로크(촉진되는 스트로크, 결합 스트로크)이다. 신체 전 부위를 접촉하는 것은 대상자의 감각을 재강화시킬 수 있다. 더 포괄적인 순서에 대해 일관성을 강화하는 전략이 상자 11－6에 소개되었다.

상자 11－5
불쾌한 실험: 일관성 없는 마사지

20분 정도

엎드리거나 누운자세로 준비한다

상반되는 목적을 가진 마사지 기법을 선택한다

무작위로 빠르게 다양한 속도, 리듬 그리고 압력

마음대로 뒤에서 앞으로 부위에서 부위로 바꾼다

너의 자세를 무시하지 마라: 푹 쓰러지거나, 억제되지 않은 자세로 기울이기

마음에 떠오르는 대로 무엇이든지 고객에게 말하기

테이블 위의 환자에게 잊을 수 없는 결점을 만드는데 5분밖에 안걸린다. 한 때 임상가는 연습을 끝내고, 환자가 약간의 진정시키는 마사지를 가진 항상성으로 돌아가는 것을 돕습니다.

상자 11－4
환자의 이완을 최대화하는 것

마사지 동안, 접촉을 유지한다

대상자
- 필요/요구 진정 작용
- 표현되어진 기대와 선호
- 편안하게
- 횡경막을 이용 비체중 부하에서 깊게 숨쉬기

임상가
- 횡경막을 이용하면서 숨을 충분히 쉰다
- 중재를 위한 분명한 논리적 계획을 가져라
- 평온한 마음을 갖고, 마음을 산란케 하는 자기 과제로부터 해방되어라
- 이완되고, 스트레스 혹은 통증으로부터 해방되어라

환경은 조용하고 접촉하는 동안 가능하면 비공개적이어야 한다
- 유사한 스트로크의 속도와 리듬은 일정하게 한다
- 압력 변화는 부드럽게
- 한 유형에서 다른 것으로 할 때에는 부드럽게 변화
- 접촉은 부드럽고 조심스럽게 한다
- 대화는 최소한으로
- 각 자세 변화 이후에 환자는 편안하게 한다
- 당신은 절대 돌진하거나 서두르지 마라

접촉 이후 10분~60분의 휴식을 따른다

부분적 치료에 초점을 갖지 않고 좀 더 포괄적인 순서 계획
(DESIGN OF MORE－EXTENSIVE SEQUENCES THAT DO NOT HAVE A LOCAL FOCUS)

마사지를 배우는 초보자는 다양한 기법을(특히, 신경근 기법) 일반적인 원리에 따라서 학습하게 된다. 이러한 접근법은 장 · 단점이 있다. 학습자들이 무의식적으로 확실하며 이론적으로 옳은 정통의 원리들을 습득하게 되나 임상 실제에서 제한되고 경직된 기법으로 접근하는 경향이 대부분 발생하게 된다. 초보자에게는 시간을 15, 30, 45 그리고 60분으로 정해놓고, 일관적 전신 치료를 연습하는 것이 더 바람직하다. 이러한 연습은 정신적 유연성 및 신체적 능숙함을 제공한다.

상자 11－7은 부분적 치료의 계획으로부터 좀 더 포괄적인 순서에 프로그램 설계에 널리 보는 관점을 제공한다. 예 11－6, 11－9에서 시간과 손상에 대해 좀 더 심화 학습하기로 한다.

상자 11-6
더 포괄적인 순서에 대해 일관성을 강화하는 전략

마사지를 하고 있는 동안 철저하게 그리고 끊임없이 이완하라

손상수준결과들 선택하기

환자에서 일반화된 신경반응에 대한 목표(예, 진정 또는 각성)

모든 부위에서 같은 우세한 일반적인 스트로크를 사용하라

모든 부위에서 같은 리듬을 유지하라

가능한, 모든 마사지 기술에서 비교될 수 있는 리듬을 유지하라

모든 부위에서 유사한 마사지 기술을 사용하라

많은 다른 감각들과 함께 과부하되는 것에 주의하라

상자 11-7
보다 포괄적인 마사지 과정의 계획

환자 검사에서부터 발견한 것들을 요약하라
적당한 기능적인 결과를 확인하라
손상 수준 — 결과를 요약하고 우선순위를 매기시오
손상을 기술하기 위해 타당한 마사지 기술을 선택하라
전체 중재를 위해 시간을 할당하라
포함되는, 포함되지 않는 것을 선택하라
부위에 대해 처음 시간 그리고 순서를 지정하라
우세한 일반적인 기술을 선택하라
국소적인 순서를 위해 마사지 기법을 명심하시오

- 표층 반사 기법의 위치
- 일반 부위에서 특수 부위로 다시 일반 부위로
- 표층에서 심부로 다시 표층으로
- 근위에서 원위로
- 발소에서 중심으로
- 국소적 병리 활동을 제한하기 위해 한다면, 말초에서 중심으로
- 국소적 제한을 이완시키기 위해 신경근 또는 결합 조직 기법을 포함한다면, 주동근/길항근/협력근 균형

특수한 상황을 치료하기 위한 과정을 포함한다면, 초기에는 재조정이 필요하다.

예제 11-6

옷을 벗지 않았을 때 스트레스 해소를 위한 전신 과정

치료 후 손상 수준의 변화 : 진정, 두려움의 감소, 이완의 증가, 면역 기능 향상, 휴식 시 근긴장의 감소

제한 : 옷을 입고 있다

시간 : 전신에 20, 40, 60분

우선적으로 시행되는 일반적인 마사지 기법 : 진동, 넓은-접촉 압박

각 부위에 적용되는 마사지 기법과 적용 순서 :

엎드린 자세에서 시작한다

정적인 접촉(static contact)

진동

반사와 움직임 기법이 각 부분에 적용하고, 전신에 넓은-접촉 압박을 시작하시오(환자의 호기 시 흉부에 그것을 동시에 적용할 수 있다). 그런 다음 근긴장이 높은 부위에 넓은-접촉 압박과 특정 압박을 번갈아 가면서 실시

늑골에 진동을 한다

각 부분에 진동과 정적인 접촉을 다시 하면서 끝낸다

추가 : 많은 임상의가 압박을 사용하여 휴식 시 근의 긴장을 크게 감소시킨다. 이것은 비록 특정 압박의 양이 제한적이어도 20분의 짧은 시간으로 전신의 치료를 익히는데 가능하고 매우 유용하다. 이 과정의 일반적인 특징은 수행 시간에 관계치 않는다는 것이다. 임상의는 치료 시간이 적을 때 각각의 기법을 적용하는 속도를 증가시키지 말라고 충고한다; 더 일반적인 마사지 기법의 수와 기법의 횟수를 적게 하는 것이 낫다. 이것이 스트레스를 줄이는 과정이다. 또한 천식, 근섬유통(fibromyalgia), 만성 편타성 손상 같은 임상적 질환의 증상의 악화에서 두려움과 스트레스가 두 번째 역할을 할 때, 이 과정(sequencing)은 오랜 치료로 추가적인 기법의 사용이 함께 작용하지 않을 수 있다.

추가 운동 :

1. 이 과정에서 표층 스트로킹과 근육 짜내기를 함께하는 곳은 어디인가?
2. 윤활제를 사용하여 같은 목적으로 이 과정을 설계하고 수행하여라.
3. 옆으로 누운 자세로 이 운동을 설계하고 수행하여라(왼쪽으로 눕고, 오른쪽으로 누워라).

예제 11-7

관절가동범위 증진을 위한 전신 과정

치료 후 손상 수준의 변화 : 관절 가동의 증가, 두려움의 감소, 전진적인 진정

제한 : 윤활제 사용 않음

시간 : 전신에 30분, 45분, 60분

적용 순서 : 다양한 순서가 가능하나, 등, 목, 골반에서 적어도 15분 적용 후 끝내라

우선적으로 시행되는 일반적인 마사지 기법 : 모든 마사지 기법이 일반적이다

각 부위에 적용되는 마사지 기법과 적용 순서 :

넓은 접촉과 함께 직접적인 한번의 근막 기법 또는 1~2번 스트로크를 적용한다. 그 뒤 관절 신장을 위한 손 위치로 근막 신장 적용(한 구성(unit)으로 손과 팔을 신장하여라)

추가 : 이 과정은 격렬한 신체적 활동 후 뻣뻣함을 호소하는, 기본적으로 건강한 사람에게 사용된다. 60분의 치료 중 한 관절의 범위 내 명백한 결점이 존재하지 않는다면 몸 전체의 국소 부위를 10~20분 씩 치료한다. 선택된 마사지 기법은 환자의 조직에서 일어나는 점탄성 반응을 위한 시간을 필요로 하기 때문에 속도(tempo)는 천천히, 적용되는 압은 적당해야 한다. 한 부위에서 움직임 범위의 증가와 이완 깊이는 전 치료시간을 신체의 한 부위나 두 부위에 집중했던 것과 약간 비교될 것이다. 학생들은 처음 한 관절 주변의 결합조직 기법에 집중하지 말라고 충고받는다. 왜냐하면 대상작용이 빠르게 일어날 수 있기 때문이다.

추가 운동 :

1. 옆으로 누워 이 운동을 수행하여라. 시작하기 전 관련된 다른 자세를 다루고 예견할려고 노력해라

예제 11-8

전신 자극 과정

치료 후 손상 수준의 변화 : 전신의 각성, 의식의 향상, 휴식 시 근 긴장의 감소 최지, 이원의 증기

제한 : 윤활제 사용 않음

시간 : 전신에 20~40분

적용 순서 : 바로 누운 자세에서 엎드려 누운 자세, 머리에서 발로

우선적으로 시행되는 일반적인 마사지 기법 : 거친 연속적 진동

각 부위에 적용되는 마사지 기법과 적용 순서 :

거친 연속적 진동
흔들기(shaking)
빠른 리듬의 손바닥 압 적용과 근육짜내기(1-2기법/초)
가벼운 해킹 표층 손가락 끝을 이용한 스트로킹(이 지난 마시지 기법과 실행하는 시간의 제한은 환자에게 매우 자극적일 수 있다)

추가 : 이 과정은 경기 전 스포츠 마사지 과정과 비슷하고, 일시적인 무기력과 피로에 사용된다. 빠른 속도와 비교적 짧은 시간 때문에 신경근 기법은 표층 근막층의 아래를 투과하지는 못한다.

추가 운동 :

1. 경기 전 스포츠 상황의 마사지 기법과 속도의 선택을 위한 이론적 근거를 제공하고 틀을 잡아주라.
2. 치료의 기간과 같은 결과를 위해 윤활제를 사용한다면, 어떻게 과정을 바꿀 수 있는가?
3. 치료 기간을 짧게 하여 환자에게 간접적으로 마사지를 느끼게 할 수 있는가?

예제 11-9
통증 완화와 관절 범위 유지를 위한 일반적인 전신 과정

치료 후 손상 수준의 변화 : 관절의 가동성과 통합성의 유지, 활액인대성 제한의 예방, 림프 순환의 증가, 무통, 두려움의 감소, 감각 각성

제한 : 없음

시간 : 전신에 30~40분

적용 순서 : 바로 누운 자세에서 엎드려 눕는다. 머리/흉추에서 사지 쪽으로(근위에서 원위로)

우선적으로 시행되는 일반적인 마사지 기법 : 표층 에플루라지

각 부분에 마사지 기법과 적용 순서 :

치료 시작 시 횡경막과 흉곽을 사용하여 깊은 숨을 쉰다.
표층 에플루라지는 표층 근육층을 접근하기 위해 깊게 진행
일반적인 비틀기(wringing)와 주무르기(kneading)
일반적인 리드미컬한 가동과 진동
수동적인 이완 움직임(과도한 압력 없이)
끝 범위까지 갔다가 표층 에플루라지로 되돌아온다.

추가 : 이 과정은 비염증성 과정 중 류마토이드 관절염의 치료에 추천했던 과정과 비슷하다. 이것은 비교적 짧고, 환자의 피로를 막을 수 있다. 예제 11-7에서처럼 시간이 제한되어 있기 때문에 마사지 기법의 깊이는 제한된다.

추가 운동 :

1. 손의 뻣뻣함과 줄어든 가동 범위에 주안점을 주기 위해 이 과정을 어떻게 조절할 수 있는가?
2. 이 과정에서 습포의 사용을 어떻게 통합할 수 있는가?
3. 환자가 이 과정에 잠이 들었다면, 어떤 마사지 기법으로 환자를 깨울 수 있는가?

치료법(Treatment Regimens)

지난 40년간 마사지는 넓은 범위의 정형, 내과, 외과적 질환의 정형화된 치료법으로 사용되었다. 시간이 지나면서 첫 번째 치료 중재(intervention)로 마사지 가치는 강조되지 않고, 경험적 연구(empirical research)는 다양한 질환에서 마사지의 장점을 시사한다. 현대 치료 계열은 마사지를 포함한 효과적인 치료법은 검사, 평가, 치료계획의 반복적인 과정을 통해 발전되었고, 이에 대해서는 2장에서 언급하였다.

마사지 과정(PROGRESSION OF MASSAGE REGIMENS)

진행되는 환자의 임상적 상태는 2장에서 언급하였던 환자 특이성 요소뿐만 아니라, 상태의 변화와 예후를 반영하여 치료한다. 임상의는 병이 발병한 시간으로부터 경과한 시간을 계산하기 보다는 손상과 기능적 제한에서의 변화를 평가함으로써 단계별 변화를 관찰한다. 각 단계에서 환자의 손상과 기능적 제한이 계속해서 남아있다면, 임상의는 치료계획을 수정하거나 방향을 바꾼다.

다양한 질환과 많은 방문자를 위한 넓은 안내서(broad guidelines)는 치료계획을 위한 일반적인 틀을 제공할 수 있다. 근골격계와 신경계 문제의 물리치료에 대한 이들 안내서의 예는 표 11-6에서 보여준다. 치료의 일화 중 마사지 치료의 수는 일반적인 치료 안내서에서 명시된 전체 방문자 수 보다 낮을 것이다. 이것은 전체 치료가 마사지에 한정되어 있다기보다는 넓은 범위의 손상과 기능적 제한에 역점을 두어 다루기 때문이다. 적절한 마사지 치료의 수는 많은 변수들(원인, 정도, 급성, 상태의 복합성; 추가적인 요

소로 환자의 건강상태; 나이)과 함께 다양할 것이다. 임상의는 수많은 질환별 치료(condition-specific practice) 안내서와 미국 물리치료 협회의 "물리치료 안내서"(American Physical Therapy Association의 "guide to physical Therapist Practice") 같은 전문 서적을 참고한다. 이는 예후에 대해, 치료 에피소드에 따른 환자의 수, 결과 측정, 환자 상태의 범위에서 관련된 치료에 대한 일반적인 방향을 제시한다.

일반적인 치료 안내서가 존재함에도 불구하고, 임상의는 모든 환자에게 일반적인 마사지 기법을 사용하는 것을 꺼린다. 대신에 그녀는 환자의 손상과 기능적 제한의 에피소드에 따른 마사지 기법의 순서를 짜고 그 결과가 남아 있어야만 한다. 효과적으로 치료법을 진행하는 능력은 적절한 임상적 경험을 향상시킬 수 있다. 결과적으로 초보 임상의는 경험 있는 임상의와 함께 일하는 것보다 결과에 바탕을 둔 마사지 원리를 적용한 지속적인 마사지가 그들의 치료 전략을 발전시킬 수 있다. 급성 정형의 손상(acute orthopedic injuries)과 만성 조직 제한(choronic tissue restriction)이 있는 환자를 위한 마사지의 진행 가능한 예는 어떤 치료가 세워지는지 아래 그림으로 보여준다.

급성 정형 손상이 있는 환자의 치료과정

(PROGRESSION WHEN THE CLIENT PRESENTS WITH AN ACUTE ORTHOPEDIC INJURY)

정형손상을 입은 환자의 초기 치료는 손상 부위에 예측할 수 있고, 성공적으로, 바르게 마사지 기술을 적용할 수 있다. 손상 부위나 그 근처의 초기 치료는 자극 없이 통증을 줄이고 부종을 경감할 수 있다. 병변이 심각하지 않을 때, 임상의는 병변 부위에 표층 반사 기법을 적용할 수 있다. 이 방법은 환자의 통증을 악화시키지 않는다. 병변이 심하고, 국소적으로 촉각 자극을 금기시 할 때는 관련된 피부분절(dermatome)의 근위부나 반대쪽에 표층 기법을 적용해 무자극성 무통을 획득한다(5장 표층 자극 기법에서 작은 진동이 손상 정도에 미치는 영향을 참고) 임상의는 또한 부종(edema)을 줄이기 위해 근위부와 종창(swelling)의 끝 근위부에 표층 유동 기법을 적용할 수 있다. 손상 부위에 국소적 민감성을 가라앉히고, 부종의 감소시키기 위해 임상의는 종창의 주위에서 표층 유동 기법을 적용하여 손상의 중심부 가까이로 적용할 수 있다. 국소 부종이 해결되면, 임상의는 심부 근막층과 표층 근육층을 조사하기 위해 표층 조직에 마사지 압을 증가시킬 수 있다. 가벼운 신경근과 결합조직 기법과 작은 크기의 움직임 기법은 가라앉은 결합조직의 요소에 자극을 줄 수 있다. 마지막으로 재활의 마지막 단계에서 임상의는 결합조직이 짧아지거나 잘못된 모델링에 역점을 두기 위해 더 적극적인 신경근과 결합조직 기법을 적용한다. 이는 치유 초기에 적절한 마사지 기법의 적용이 적절한 조직 모델링을 증진시키기 때문이다. 간단히 말해, 손상 부위에 마사지 기법의 진행은 마사지 기법

표 11-6
선택적인 정형과 신경계 질환의 예상되는 물리치료의 기간과 방문 수

질환	*예상되는 물리치료 기간*	*방문 수*
건염, 전액낭염, 근마염	8~16주	6-24
자세성 질환	12달	6-20
좌상/염자/탈구	2~16주	3-21
단순 관절 성형	6달	12-60
추간판 탈출	1-6달	8-24
뇌혈관질환	최대 독립성이 획득될 때까지	10-60
말초신경 손상	4-8달	12-56

출처: American Physical Therapy Association. Guide to physical therapist practice. Phys Ther 1997;77(11):1155-1674.

의 적용과 관련이 있고, 이는 마사지를 심부로 더 깊게 하는 것으로 1~4주 혹은 더 오랜 시간이 걸릴 것이다.

손상 밖의 부위에 임상의는 치료 시작부터 더 넓고 다양한 마사지를 사용할 수 있다. 이는 적절한 금기증과 주의점에 유념해야 하고, 복잡하고 손상부위에서 원위 구조물로부터 기계적인 스트레스를 받는 부위에 힘을 가하지 말아야 한다.

만성 조직 제한이 있는 환자의 치료과정 (PROGRESSION WHEN THE CLIENT PRESENTS WITH CHRONIC TISSUE RESTRICTIONS)

만성 연부조직 제한은 정형 외과적 손상, 자세 불균형, 오랜 시간 서서 부동, 일반적인 디컨디셔닝, 관절의 손상 같은 수많은 질환의 결과이다. 환자가 만성 조직 제한이 있을 때 조직층을 통한 몇몇 치료 패턴은 임상의가 이용할 수 있다. 환자의 상태가 비교적 오래되지 않았다면, 임상의는 위에서 언급한 것과 비슷한 국소에 초점을 맞춘, 덜 복잡한 과정으로 치료할 수 있다. 이것은 표층 근육과 결합조직층을 편안히 한 후 더 깊은 층을 치료한다.

환자가 사전에 치료를 받지 않았다면 임상의는 이런 치료에 더 많은 시간을 써야 할 것이다. 근골격계에서 시작된 통증이 있는 채 오래된 손상 부위의 부적절한 치료나 전혀 치료받지 않았을 때, 임상의는 근육과 결합조직의 다른 층에 제한을 치료하기 위해 약간의 힘과 몇몇 중재를 사용해야만 한다. 이런 상태의 치료 과정은 아래 제시된 요소에 의해 더 복잡해진다.

대상 변화(Compensatory Changes)

만성적인 손상은 가동, 움직임, 협응의 제한 같은 근골격계의 대상 변화에 의해 복잡해진다. 이는 국소적인 손상의 결과를 일으킨다. 이런 대상 변화의 존재와 정도는 기존의 손상 정도와 손상 이래로 경과한 시간에 비례한다. 임상의가 기존 손상 부위의 제한 층에 역점을 두어 치료하는 동안 그녀 또한 환자의 손상과 기능적 제한의 해결을 위해 주기적으로 대상 변화에 역점을 우어야 한다. 잠행성 질병의 만성적 호소는 이런 배상 변화와 관련이 있을 수 있다; 게다가, 환자는 잊혀진 손상과 그의 현재 주호소 사이 인과관계를 인식하지 못한다. 이런 상황에, 임상의는 기존 손상 부위에서 다른 조직층의 제한을 찾고 치료할 필요가 있을 것이다.

통증의 다발적 요소(Multiple Sources of Pain)

오랜 시간 지속된 만성의 상태는 다발적인 연부조직의 제한이 발전된 결과이기 때문에 환자는 근, 근막, 관절에 관련통과 국소부위의 다발적인 통증요소를 가질 수 있다. 그 결과 임상의는 치료의 일차적인 요소로서 어느 한 조직이나 구조에서 통증의 요소를 찾는 것이 불가능할 수 있다. 이런 상황에서 치료 초기에 임상의는 대상 변화와 통증의 다발적인 요소를 줄이면서 표층근과 몸 전체의 결합조직의 긴장을 줄이기 위해 깊은 신경근과 결합조직 기법의 적용이 정당화 될 수 있다. 임상의가 표층, 심층, 조직 층의 긴장을 줄이는 치료를 하면서 환자는 며칠이나 몇 주 동안 견딜 수 있는 익숙하고 익숙하지 않은 증상의 연속을 경험할 수 있다. 마침내 한 조직이나 구조에서 나타나는 지점은 치료의 일차적인 요점으로 확인 될 수 있다.

만성 병변의 치료에서 적절한 깊이의 획득을 위한 치료 전략 (A Strategy to Achieve Adequate Depth in the Treatment of Chronic Lesions)

만성 병변의 치료에 경험이 없는 임상의는 대게 넓고 일반적인 부위를 치료하려 한다; 결과 그들의 마사지는 어느 한 부분의 깊이 있는 치료를 하지 못하고 실패한다. 특수 심부 마사지의 적용은 시간 할애에 없어서는 안 된다; 어깨, 엉덩이, 손 같은 한 부분은 20~60분 소요될 수 있다. 임상의는 넓고, 깊고, 특수한 마사지 기법이 필요했을 때 환자의 몸을 관리할 수 있게 작게 세분화해야 하고, 2개 혹은 그 이상의 연속적인 치료를 다양한 부위에 적용할 수 있게 계획을 세워야 한다. 임상의는 일반적인 치료의 적용을 포함하여 치료해야하고 환자의 길항근과 협력근에 역점을 두고, 불균형의 잠재성을 최소화하는 치료를 해야 한다.

퇴원(Discharge)

환자가 이 장과 다른 장에서 제시한 치료 중재(intervention)와 치료법을 잘 따른다면, 치료에서 퇴원으로의 전이가 점진적이고 미세할 것이다. 2장은 임상의가 환자의 퇴원에 물리적 정신적인 준비를 할 수 있는 단계를 제시한다. 약간의 추가적인 임상적 화제는 언급할 가치가 있다.

임상의는 환자의 진행의 재검사를 통해 손상의 재치료를 확인하기 때문에 허가 범위내에서 환자의 기능적 제한의 개선을 위한 기능적 훈련 같은 기법을 사용한다. 마지막으로, 퇴원을 위해 임상의는 자가 치료, 기구, 진행 중인 서비스 협력의 교육에 주안점을 둘 필요가 있다.

참고문헌(References)

1. Fritz S. Fundamentals of therapeutic massage. St Louis: Mosby-Lifeline, 1995.
2. Tappan FM, Benjamin P. Tappan's handbook of healing massage techniques. 3rd ed. Stamford, CT: Appleton & Lange, 1998.
3. Salvo SG. Massage therapy. Philadelphia: WB Saunders, 1999.
4. Quality Assurance Committee of the College of Massage Therapists of Ontario. Code of ethics and standards of practice. Toronto: College of Massage Therapists of Ontario, 1999.
5. de Domenico G, Wood EC. Beard's massage. 4th ed. Philadelphia: WB Saunders, 1997.
6. Holey E, Cook E. Therapeutic massage. London: WB Saunders, 1997.
7. Beck M. The theory and practice of therapeutic massage. Albany, NY: Milady, 1988.
8. Wood EC, Becker PD. Beard's massage. 3rd ed. Philadelphia: WB Saunders, 1981.
9. Lederman E. Fundamentals of manual therapy. New York: Churchill Livingstone, 1997.
10. Mennell JB. Physical treatment by movement, manipulation and massage. 5th ed. Philadelphia: Blakiston, 1945.
11. Travell JG, Simons DG. Myofascial pain and dysfunction. The trigger point manual, vol 1. Baltimore: Williams & Wilkins, 1983.
12. Michlovitz S. Thermal agents in rehabilitation. 3rd ed. Philadelphia: FA Davis, 1996.
13. Cummings GS, Tillman LJ. Remodeling of dense connective tissue in normal adult tissues. In: Currier DP, Nelson RM, eds. Dynamics of human biologic tissues. Philadelphia: FA Davis, 1992:45–73.
14. O'Sullivan SB. Strategies to improve motor control. In: O'Sullivan SB, Schmitz J. Physical rehabilitation, assessment and treatment. 2nd ed. Philadelphia: FA Davis, 1988.
15. Hollis M. Massage for therapists. Oxford: Blackwell, 1987.
16. Ernst E. Abdominal massage therapy for chronic constipation: a systematic review of controlled clinical trials. Forsch Komplementarmed 1999;6(3):149–151.
17. Emly M. Abdominal massage. Nurs Times 1993;89(3): 34–36.
18. Resende TL, Brocklehurst JC, O'Neill PA. A pilot study on the effect of exercise and abdominal massage on bowel habit in continuing care patients. Clin Rehabil 1993;7: 204–209.
19. Klauser AG, Flaschentrager J, Gehrke A, Muller-Lissner SA. Abdominal wall massage; effect on colonic function in healthy volunteers and in patients with chronic constipation. Z Gastroenterol 1992;30:246–251.
20. Stillerman E. The encyclopedia of bodywork. New York: Facts on File, 1996.
21. Hoehn-Saric R. Psychic and somatic anxiety: worries, somatic symptoms and physiological changes. Acta Psychiatr Scand Suppl 1998;393:32–38.
22. Millensen JR. Mind matters: psychological medicine in holistic practice. Seattle: Eastland Press, 1995.
23. Wale JO. Tidy's massage and remedial exercises in medical and surgical conditions. 11th ed. Bristol: John Wright & Sons, 1968.
24. Thomson A, Skinner A, Piercy J. Tidy's physiotherapy. 12th ed. Oxford: Butterworth-Heinemann, 1991.
25. Field TM. Massage therapy effects. Am Psychol 1998; 53(12):1270–1281.
26. American Physical Therapy Association. Guide to physical therapist practice. Phys Ther 1997;77(11).

추천서적(Suggested Readings)

Arvedson J. Medical gymnastics and massage in general practice. London: JA Churchill, 1930.

Baumgartner AJ. Massage in athletics. Minneapolis: Burgess, 1947.

Beard G. History of massage technique. Phys Ther Rev 1952;32:613–624.

Bohm M. Massage: its principles and techniques. Gould E, trans. Philadelphia: JB Lippincott, 1913.

Claire T. Bodywork: what type of massage to get and how to get the most out of it. New York: William Morrow, 1995.

Collinge W. The American Holistic Health Association complete guide to alternative medicine. New York: Warner Books, 1996.

Cyriax J. Theory and practice of massage. In: Textbook of orthopedic medicine, vol 2. Treatment by manipulation, massage and injection. 11th ed. London: Bailliere Tindall, 1984.

Cyriax JH, Cyriax PJ. Cyriax' illustrated manual of orthopaedic medicine. 2nd ed. Oxford: Butterworth-Heinemann, 1993.

Hoffa A. Technik der massage. Stuttgart: Verlag von Ferdinand Ernke, 1897.

Jahnke R. The body therapies. J Holistic Nurs 1985;Spring:7–14.

Joachim G. Step by step massage techniques. Cancer Nurs 1983;4:32–35.

Kellogg JH. The art of massage. Battle Creek, MI: Modern Medicine Publishing, 1923.

Kellogg JH. The art of massage: a practical manual for the nurse, the student and the practitioner. Battle Creek, MI: Modern Medicine Publishing, 1929.

King RK. Performance massage. Champaign, IL: Human Kinetics, 1993.

Licht S, ed. Massage, manipulation and traction. Baltimore: Waverly Press, 1960.

Loving J. Massage therapy. Stamford, CT: Appleton & Lange, 1999.

Macias Merlo ML. [Abdominal massage: therapy for the control of chronic constipation]. Rev Enferm (Spanish) 1985;8(79–80):16–19.

McMillan M. Massage and therapeutic exercise. 2nd ed. Philadelphia: WB Saunders, 1925.

Meagher J. Sports massage. Barrytown, NY: Station Hill Press, 1990.

Prosser EM. A manual of massage and movement. 2nd ed. London: Faber & Faber, 1941.

Rattray FS. Massage therapy: An approach to treatments. Toronto, Ontario: Massage Therapy Texts and MA Verick Consultants, 1994.

Seyle H. History and present status of the stress concept. In: Goldberger L, Breznitz S, eds. Handbook of stress: theoretical and clinical aspects. New York: Macmillan, 1982.

Seyle H. The physiology and pathology of exposure to stress. Montreal: Acta, 1950.

Tappan FM. Healing massage techniques. Norwalk, CT: Appleton & Lange, 1988.

Tidy NM. Massage and remedial exercises. London: John Wright, 1932.

Westland G. Massage as a therapeutic tool, parts 1 and 2. Br J Occup Ther 1993;56(4):129–134; 56(5):177–180.

Yates J. A physicians' guide to massage therapy; its physiological effects and their application to treatment. British Columbia, Canada: The Massage Therapists Association, 1990.

Ylinen J, Cash M. Sports massage. London: Stanley Paul, 1980.

Zhang Y, Zhang YL, Cheng YQ. [Clinical observation of constipation due to deficiency of vital energy treated by massage and finger pressure methods]. Chung Hua Hu Li Tsa Chih (Chinese) 1996;31(2):97–98.

부록 A : 용어해설

비정상 결합 조직 밀도(Abnormal connective tissue density): 결합 조직 치료에서 유합(consolidation)과 치료과정의 마지막 단계 동안 발생하는 결합 조직의 불규칙한 재편성.

부수적 관절 움직임(Accessory joint motion): 자발적인 조절 하에 있지 않는 윤활 그리고 보조적인 연골성 관절들이 움직임 범위에서 오직 임상가가 수동적으로 이룰 수 있다. 이 움직임들은 또한 관절 놀이(joint play) 움직임으로 알려져 있으며 전체 그리고 통증없는 능동 움직임 범위에 필수적이다.

능동 움직임 범위(Active range of motion): 보조없이 자발적인 관절 움직임 시행 동안 임상가에 의해 이루어지는 관절 움직임 양.

활동성 통증유발점(Active trigger point): 통증유발점과 연관된 통증이 근육에 일하거나 휴식 중에 특징있는 양상으로 영향을 준다.

지압점(Acupoint): 자극에 의해 생리적 기능에 다양한 효과를 줄 수 있는 경락 위에 점으로 중국의학에서 계(system)와 관련되어 있다.

지압법(Acupressure): 지압점과 경락을 특별한 압박으로 자극하여 생리적 기능에 다양한 효과를 주는 마사지의 유형.

급성통증(Acute pain): 불쾌한 감각 그리고 정서적인 경험(통증)과 상해와 병에 의해 만들어진 정신적으로 불쾌한 자극에 의해 유발된 통증.

유착(Adhesions): 운동성 상실로 인한 결과로서 생기는(예로, 상처들) 것으로 분리되어 있어야만 할 생체기관의 조직면이 섬유성 조직으로 연결 · 융합한다. 정상조직이 화상, 상처, 수술, 방사선, 질병, 결합조직이 질병에 걸렸을 때 손상되어 진다.

기도 정돈(Airway clearance): 점액섬모정리와 재채기 기전을 사용하여 폐의 분비물을 움직이는 능력.

기법의 크기(Amplitude of technique): 기법이 적용되는 부위의 크기를 나타냄.

연부조직에서 해부학적 장벽(Anatomic barrier in soft tissue): 뼈, 인대 또는 연부조직에 의해 제공된 정상적인 조직의 운동 범위에 마지막으로 저항하는 것. 해부학적 장벽을 넘어선 움직임은 조직 손상을 일으킨다.

아르머링(Armoring): 평가되어지는 근믹 깅도.

주의(Attention): 손을 동해 배타적이시 않고 감각의 정보를 얻는데 집중하는 임상가의 능력.

장벽-이완 현상(Barrier-release phenomenon): 조직 움직임에 대해 저항이 느껴지는 지점에서 조직의 장벽을 임상가는 제거한다. 조직의 장벽 위에 압을 유지하여 조직의 상태와 본질을 변화시키는 잠복기 이후 "이완"이 일어난다면 이러한 이완 결과는 촉진의 압의 증가시킴 없이 본질적 장벽의 위치를 넘어서 조직을 움직여 저항을 감소시키는 결과를 가져온다.

바디워크(bodywork): 대상자의 조직을 마사지하는 것과 치료적 효과를 얻기 위해 움직이거나 접촉하는 접근을

의미하는 용어.

광면-접촉 압박법(Broad-contact compression): 미끄러지듯이 실시하지 않고, 대상자의 몸체의 표면에 대해 스트로크하면서 수직적 방향으로 압을 조절하여 대상자의 근육에 이완되게 하는 기법.

광면-접촉 니딩(Broad-contact kneading): 손바닥으로 넓게 접촉하며 원 또는 부호를 따라 미끄러지듯이 시행하는 페트리사지 기법.

낭 이완(Capsular laxity): 해부학적 또는 생리적으로 관절낭의 늘어남.

낭 제한(Capsular restrictions): 해부학적 또는 생리적으로 관절낭의 줄어듬.

피막염과 윤활막염(Capsulitis and synovitis): 관절낭과 안쪽 인대와 윤활막에 염증.

주의(Caution): 징후, 평가, 진단을 통해 위험을 줄이기 위해 수정해서 준비하는 것.

원심성(Centrifugal): (1)중심으로부터 떨어져 가는 힘; (2) 국소 병리 부위에서 떨어져 가는 힘.

구심성(Centripetal): 중심쪽으로 향해 움직이는 것.

만성폐쇄성 폐질환(Chronic obstructive pulmonary disease): 증가된 기도 저항에 의해서 나타난 호흡기계 장애들.

만성 통증(Chronic pain): 급성 통증의 진행 과정과 비교할 때, 오랜 기간 지속되는 통증. 몇몇 연구자들은 6주에서 6개월 지속되는 통증이라고 기간을 기준으로 정의하기도 한다. 만성 통증 증상은 같은 통증의 급성기의 증상보다 덜 심하다.

만성 통증 증후군(Chronic pain syndrome): 대상자가 의욕을 상실하게 하는 기능적 장애를 오랜기간 심한 정도의 통증을 갖게하는 증후군.

만성 제한적 폐질환(Chronic restrictive pulmonary disease): 간질성 섬유증과 같은 허파의 제한에 의해 나타난 호흡기계 장애들.

만성 스트레스(Chronic stress): 적응하기 어려운 환경에 처할 때 느끼는 심리적 · 신체적 긴장 상태.

클랩핑(Clapping): 타진법의 한 종류로 기도 확보를 증가시키는데 선택할 수 있는 기법.

전통 마사지(Classic massage or classical massage): 스웨디쉬 마사지 참고.

임상에서 결정(Clinical decision-making): 대상자의 상태에 대한 정보를 분석하고 치료적 식이요법과 임상적 문제 해결에 이용한다.

임상적 가설(Clinical hypothesis): 임상적 문제의 해결에 대한 임상가의 가설.

임상적 징조(Clinical indication): 임상가에게 확실한 절차를 적용하도록 하는 징후, 증상, 평가 또는 진단.

클로누스(Clonus; 간대성 경련): 근육의 급격한 수축과 이완이 서로 바뀌면서 계속되는 것.

인식력 있는 스트레스 대응 방식(Cognitive Transactional Model of Stress): Lazarus와 Folkman의 스트레스 대응방식으로 사람의 생물학적인, 심리학적인, 사회적 체계의 원천과 상황에 대한 불일치를 인식하는 결과로 나타나는 상태.

톱니바퀴 경직(Cogwhell rigidity): 바퀴의 역회전을 방지하는 래칫처럼 무릎 무너짐과 저항 둘다에서 수동적 움직임에 대한 반응.

연계(Coherence): 마사지의 시종 일관된 순서.

결합(Combines with): 2개의 기법이 동시에 실행되는 것.

복합적 완화 치료(Complex decongestive therapy (also known as complex or complete decongestive physiotherapy, CDT, CDT, or CDP): 공중위생학에 대한 교육과 특

수 운동, 밴드 사용, 마사지를 포함하는 림프부종 치료, 의복 위에 압박.

압박(Compression): 구조물 또는 조직을 안정시키고 단축시키는 효과를 위해 힘을 가하기.

개념의 이론틀(Conceptual framework): 관찰을 통합하여 계획을 수립하는 것.

개념 유형(Conceptual model): 개인의 특정 건강 문제와 관련된 도표와 도형.

결합조직(Connective tissue): 몇몇 다른 유형의 세포가 구성하는 조직으로, 결합조직 형성 세포와 지방세포, 엘라스틴 섬유와 교원 섬유가 젤라틴 물질에 묻혀진(embedded) 상태로 결합 조직 내에서 신경, 혈관, 림프관, 근원 섬유, 기관들이 발견된다.

결합조직 마사지(Connective tissue massage): Elizabeth Dicke에 의해 발전된 유럽형 결합조직 기법으로 특정 생리적 반사 효과를 이끌어내기 위해 피부와 표층 근막층에 정확한 순서로 사용된다.

결합 조직 기법(Connective tissue techniques): 결합조직의 재편성을 촉진하고, 늘어나게 하고, 촉진하는 마사지 기법들.

접촉면(Contact surface): 스트로크를 시행했던 손 또는 팔의 부분.

정황(Context): 다른 기법들과의 연관된 마사지법의 종래의 순서를 간단히 묘사한 것.

수축성 조직(Contractile tissue): 적당한 자극에 반응하여 수축하는 경향을 지닌 근육층과 건 그리고 골막 부착부.

구축(Contracture): 반복되지 않는 자극에 의하여 근육이 지속적으로 오그라든 상태, 예로, 섬유증 또는 근육의 균형 상실.

금기(Contraindication): 피해야 할 절차, 징후, 증상, 평가 또는 진단에 의거 피해야 할 확실한 절차.

조절된 기울어진 자세(Controlled lean posture): 임상가의 체중을 대상자에게 효과적으로 이동하기 위해 조절된 방법 사용.

크립(Creep): 촉진할 수 있는 지속된 긴장으로 발생하는 결합 조직의 점착성 탄력성 신장.

염발음(Crepitus): 관절의 표면 또는 건의 표면 또는 건의 외피와 관련 있는 다양한 진동의 미세함. 염발음은 때때로 들을 수 있으며 또한 촉진된다.

대뇌-제거 경직(decerebrate rigidity): 적색핵 위쪽 부근의 뇌줄기 부분을 절단했을 때, 다리가 굳어 뻗어지는 것.

겉질-제거 경직(Decorticate rigidity): 한쪽 또는 양쪽 대뇌피질의 기능을 제거했을 때 팔은 굴곡되고 다리는 신전을 몸체는 수축된다.

심부 에플루라지(Deep effeurage): 근육의 심부층 또는 표층을 변형하는 중간에서 깊은 구심성 압으로 미끄러지듯이 시행하는 기법.

심부 근막(Deep fascia): 근육 섬유질 또는 근육 섬유질 사이에 바로 인접한 상태의 결합조직 층. 심부 근막의 1차 기능들은 근육들이 자유롭게 움직이게 하고, 신경과 혈관들을 운반하고, 근육들 사이에 공간을 메우고 근육들의 기원을 제공한다.

변형(Deformation): 압이 적용 시 조직 또는 구조내의 변화.

종속적 부종(Dependent edema): 사지처럼 종속한 부위에서 외 액량이 증가.

피부의 통증(Dermatomal pain): 뒤뿌리 신경의 상해는 감각의 상실 또는 전기적 통증 또는 타는 듯한 느낌을 느끼게 된다.

진피(Dermis): 결합 조직의 첫번째 층. 표피를 지지하는 곳으로 혈과, 신경, 땀샘 등이 분포하는 곳.

진단(Diagnosis): 대상자를 검사해서 분석하고 조직하는

과정 그리고 결과.

직접 근막 기법(Direct fascial technique): 심부 근막과 연관된 근육 또는 표층 근막에 대해 지속적으로 중간 정도의 압을 천천히 미끄러지듯이 적용하는 기법. 근막의 탄성 변형과 촉진할 수 있는 점착성 탄력성 신장이 일어난다.

직접적인 억제압(Direct inhibitory pressure): 짧은 기간 동안 근육 긴장을 억제하기 위해 건에 적용하는 특수 압박.

기법의 적용 방향(Direction of technique): 힘 적용의 방향, 스트로크의 압의 단계 동안 가장 큰 힘을 적용할 때 기법의 방향.

장애(Disability): 신체 기관이 본래의 제 기능을 발휘하지 못하는 경향이 있는 상태.

구별(Discrimination): 감각 정보의 양호한 등급을 구별하는 임상가의 능력.

끌기(Drag): (1)각 조직층을 따라 압을 가할 때 작용하는 신장성 힘; (2) 이러한 힘에 대한 고유한 조직 저항.

걸치기(Draping): 대상자를 천 또는 이불로 치료 중에 덮거나 벗겨주는데 적당히 임상가와 대상자의 경계를 유지하며 시행.

기법의 지속시간(Duration of technique): 유능한 임상가가 기법을 시작해서 특정 관리의 결과를 이룰 때까지의 적당한 시간의 길이 측정.

호흡 곤란(Dyspnea): 숨 가쁨, 호흡이 힘들거나, 어렵게 숨쉬거나, 불쾌한 인식.

부종(Edema): 신체조직의 틈 사이에 조직액이 괸 상태. 전신 부종은 심장, 콩팥, 간, 내분기관, 영양장애 부종으로 나눌 수 있고, 국소적 부종은 혈관 림프관의 폐색과 혈관 운동성 부종에 의한 것이 있다.

에플루라지(Effleurage): 손바닥을 넓게 대상자의 피부에 대고 말초에서 중추로 향해 미끄러지듯이 다양한 구심성 압으로 시행한다.

삼출(Effusion): 관절낭에서 액체가 흘러나옴, 염증이 있는 판단의 기준이 된다.

연부조직에서 탄성장벽(Elastic barrier in soft tissure): 조직이 이완됐을 때, 조직의 수동적 움직임의 끝에서 임상가가 느끼는 저항.

탄성적 변형(Elastic deformation): 용수철 같이, 적용된 힘이 제거된 후 나타나는 변형 반응.

끝느낌(End feel): 수동 운동 범위의 끝에 관절 속에서 촉진되는 운동에 대한 저항 또는 운동의 질.

금기 부위들(Endangerment sites): 직접적 또는 지속적인 압이 금기인 부위.

인게이지(Engage): 임상가가 기법을 방향성을 갖고 적용하여 조직에 변형이 발생하는 것.

포착성 신경병증(Entrapment neuropathy): 활성통증유발점, 근막 제한, 과사용 증후군 등에 의해 연관된 근육과 결합조직이 단축과 염증이 발생한 결과, 신경이 덫에 치인 듯 압박되어 손상 받는 것.

관리의 일화(Episode of care): 처음 치료를 위해 방문했을 때 대상자의 특정 상태.

상피(Epithelium): 신체의 표면. 소화관 등의 속이 빈 기관의 관강면, 체강 그리고 각 기관의 외표면과 내강면을 덮고 있는 막성 조직.

평가(Evaluation): 대상자의 검사로부터의 정보 종합.

검사(Examination): 대상자 건강 상태 정보 수집과 병력 청취, 체계 재검토, 검사 및 측정.

근막제한(Fascial restrications): 액체의 점성 상실로 인해 근막층의 운동성이 상실됨. 조직 손상을 치료할 때와 무통을 신장시킬 때 발생한다.

근육부분수축(Fasciculations): 근육의 작은 다발이 분절

성으로 수축하는 것으로 한개의 운동신경 섬유가 지배하는 몇 개의 근육이 한꺼번에 독립적 수축을 함으로써 발생한다.

미세진동(Fine vibration): 대상자의 피부 위에 떨림. 움직임을 빠른 속도로 일으켜 피하에 있는 조직의 변형을 최소화하는 표층 반사 기법.

진동감(Fremitus): 대상자가 말할 때 또는 노래할 때 갈비뼈의 위로 촉진할 수 있는 폐의 진동.

마찰(Friction): 반복적인, 특수한, 미끄러지지 않는 결합조직 기법으로 결합조직이 밀집한 섬유사이에서 움직임을 일으킨다. 조직의 신전력을 증가시킴.

기능적 제한(Functional limitation): 기관 또는 기관계 정상 범위에서 제한이 있을 때 수행할 수 있는 개인의 능력.

관리의 기능적 결과(Functional outcome of care): 대상자의 기능적 제한과 관련있는 관리의 결과.

일반적인 기법(General technique): 손바닥 한쪽 또는 양쪽의 넓은 표면을 적용하여 전신 또는 대부분을 적용하는 기법.

미끄러지듯이 시술(Glide): 대상자의 피부를 임상가의 손의 움직임으로 가로지르는 것.

건강한 삶의 질(Health-related quality of life): 손상된 상태에서 대상자의 기능이 주관적, 객관적 만족을 주는 사회의 다양한 역할.

과다근육긴장(Hypertonia): 골격근의 긴장항진 상태. 수동적인 신전에 대한 근육의 지힝성 증대.

근육긴장저하(Hypotonia): 골격근의 긴장이 감퇴되며 수동적 신전에 대한 근육의 저항이 감소되어 있는 상태.

검증(Indentification): 조직상태의 건강상태를 구별할 수 있는 임상가의 능력과 적용된 힘에 조직과 구조물의 반응을 검증하는 것.

장애(Impairment): 신체 기관이 본래의 제 기능을 하지 못하는 것.

장애-수준의 관리 결과(Impairment-level outcome of care): 대상자의 장애와 연관된 관리 결과.

지시(Indication): 임상가가 어떤 절차를 시행해야 할 징후, 평가 또는 진단.

탐구하는 접촉(Inquiring touch): 현명한 접촉을 탐구하듯이 하는 것이다. 훌륭한 임상가는 일시적이 아닌 끊임없이 질문을 하는 것이다.

총명한 접촉(Intelligent touch): 임상에서 마사지의 성공적인 사용을 습득하기 위해 주의와 집중, 식별, 분별, 조사, 계획하는 것.

중간 단계(Intergrades with): 점차적으로 통합하는 것. 기법의 혼성 형태의 중간일 때, 2개의 기법이 점차적으로 통합되어 연속적으로 적용되는 것.

시술(Intervention): 어떤 치료적 과정을 수행하는 것.

심부근막층의 탐구(Investing layer of the deep fscia): 표층 근막과 근육 사이에 위치한 밀집한 결합 조직.

허혈성 압박(Ischemic compression): 통증유발점 이완 참고.

관절 통합(Joint integrity): 해부학적 · 생역학적 기준에서 관절이 행하는 정도.

관절가동범위(Joint range of motion): 능동적 근육 수축 또는 수동 운동에 의해 움직이는 관절에 의해 왔다갔다 하는 처음과 끝 사이의 각도뿐만 아니라, 움직임의 총 각도를 측정하는 것. 수축, 신경, 관성과 골 조직의 기능을 나타낸다.

니딩(Kneading): 미끄러지듯이 시술하는 신경근 기법. 원 또는 기호 모양을 하면서 반복적으로 근육을 압박하고 이완하는 것. 페트리사지 참고.

잠재 통증유발점(Latent trigger points): 촉진되지 않으

면 스스로 통증 상태가 아닌 통증유발점.

Lead-pipe 경직(Lead-pipe rigidity): 수동 운동에 대한 되풀이 되는 저항.

일상에서의 스트레스 모형(Life events model of stress): Holmes와 Rahe의 일상생활에 부정적인 영향을 미치는 스트레스 모형.

인대 기능 부족(Ligament insufficiency): 피막인대의 해부학적 또는 병리학적 단축.

인대이완(Ligament laxity): 굳어서 뻣뻣하게 된 근육 따위가 원래의 상태로 풀어짐.

림프부종(Lymphedema): 선천성 또는 후천성으로 림프관이 막혀서 피하조직에 림프가 괴어 단단해지고 부기가 있는 상태.

도수 림프 배농(Manual lymph drainage): 림프관 회복을 강화시키는 포괄적인 마사지기법(예:Vodder, Leduc). 다양한 기법이 있지만, 이 책에서는 표층 림프 배농 기법을 의미한다.

경선(Merdian): 중국의학에서 기가 흐르는 통로를 일컬음.

근육내구력(Muscle endurance): 근육의 수축력 또는 토크를 견디는 능력. 반대로 피로는 능력의 상실 또는 토크를 견딜 수 없는 능력이다.

근육 신전력(Muscle extensibility): 관절가동범위 내에서 움직임 동안 신전 시 근육과 관련된 근막이 변형에 견디는 능력.

근육 통합(Muscle integrity): 해부학적 그리고 생역학적 표준에 따르는 근육의 정도.

근육 수행(Muscle performance): 근육의 길이, 긴장, 속력에 근거해 수행할 수 있는 근육의 능력. 신경적 자극, 연료 저장, 연료보급, 균형과 근수축의 연속이 통합된 근육 수행에 영향을 준다.

근력(Muscle power): 시간 당 근육에 의해 생산되는 일(길이×속도).

근육 잔여긴장(Muscle resting tension): 정상 상태의 근육 내에서 남아있어 촉진되어지는 단단함.

근육 경련(Muscle spasm): 근육 또는 근육군의 급격한 불수의적 수축. 자발적으로 이완되지 않는 근육의 긴장과 단축의 결과로 발생한다.

근육짜내기(muscle squeezing): 미끄러지듯이 시행하지 않고, 근육, 근육군 또는 몸체를 한 손 또는 양손으로 쥐고, 들어올리고, 짜내는 페트리사지 기법.

열상(Muscle strain or tear): 외상에 대한 근섬유의 염증.

근육강도(Muscle strength): 최대 수의적 수축 동안 근육 또는 근육군의 저항 능력.

근막통증유발점(Myofascial trigger point): 단단한 띠내에서 촉진할 수 있는 과민한 결절과 연관되어 있는 근골격내 과민점. 압박을 가하는 부위는 통증이 발생하며 다양한 증상이 발생한다. 예로, 연관통, 연관 압통, 운동 부전, 자율계 현상들.

근막통증 증후군(Myofascial pain syndrome): 근막 통증 유발점에 의해 유발된 감각, 운동 그리고 자율신경 증상.

근막 이완(Myofascial release): (1) 촉진할 수 있는 근막의 탄성 변화가 점성-탄력성 신전을 일으키는 미끄러지듯이 근막을 견인하지 않는 근막 조직 기법. (2)근막이완 기법을 사용한 치료 계통, 연부조직 및 정골요법, 두개천골 기법을 함께 사용.

근육분절의 통증(Myotomal pain): 신경근에 의해 제공된 근육 분절, 또는 근육군에 대한 통증.

신경성 통증(Neurogenic pain): 말초 또는 중추 신경계의 비염증 기능부전에 의해 발생하는 통증.

근육긴장(Neuromuscular or muscle tone): 수동적 신장에 대한 일종의 수축 상태를 지속하는 것. 수축형태는 연

축, 강축, 긴장, 3가지가 있다.

신경근 기법(Neuromuscular technique): Chaitow와 다른 연구자들이 특정 손가락과 엄지를 이용한 스트립핑과 비슷한 직접 근막 기법을 사용하는 복합 마사지 기법.

신경근 기법들(Neuromuscular techniques): 근육을 촉진하고, 근육의 잔여 긴장을 조절하고, 인체의 고유 치료 능력을 효과적으로 사용하는 정신신경면역학 효과를 더한다.

통각(Nociceptive pain): 고통스러운 감정이 따르는 감각. 피부의 자극이나 신체 내부의 자극에 의해 일어난다. 피부의 통점의 자극에 의한 감각만을 나타나며 신경전달물질의 이완 증가를 일으키는 관절 또는 근육에 대한 상처가 생길 때 말초의 통각 수용기의 민감화.

비근막 통증유발점들(Nonmyofascial trigger points): 단단한 띠에서 촉진 가능한 과민화한 결절과 관계있는 상처 조직, 근막, 인대, 골막 또는 관절낭에 존재하는 과민점.

촉진 대상(Object being palpated): 촉진 중 감각 부위에 대상을 선택하는 것. 신체적 대상 외에 체온, 움직임에 대한 저항을 촉진한다.

관리의 결과(Outcome of care): 치료요법 또는 중재의 결과.

통증(Pain): 국한성인 불쾌한 또는 고통스러운 감각으로 뇌에 대한 특정 신경 섬유에 전달되는 조직에 여러가지 요소에 의한 자극에 의해 발생한다.

파킨슨씨 병 경직(Parkinsonian rigidity): 대뇌기저핵 병변에 의한 경직. 움직임 동안 주동근과 길항근 양쪽에 단단한 수축이 일어난다(lead-pipe rigidity).

수동적 움직임 기법(Passive movement techniques): 구조물 밑에 있는 연부조직 덩어리를 관절 운동의 각도를 변화시키면서 반복적으로 움직이면서 조직의 움직임을 촉진하는 마사지 기법.

수동적 움직임 범위(Passive range of motion): 대상자가 이완되는 동안, 대상자의 도움없이 임상가가 관절을 해부학상 또는 생리적 범위를 통해 움직일 때, 관절 움직임의 총량.

페트리사지(petrissage): 천천히 움직이기(drag), 들어올리기(lift)와 미끄러지듯이(glide) 근 조직을 이완시키며 반복적으로 압박하는 신경근 기법과 연관된 기법.

연부조직내 생리적 장벽(Physiological barrier in soft tissue): 정상 상태 하에서 연부조직의 움직임 범위를 결정하는 저항.

스트레스의 생리적 모델(Physiological Model of Stress): Hans Selye의 스트레스 모델은 부신 피질과 면역계와 신경내분비의 상호작용에 스트레스가 영향을 미친다고 했다.

집어올리기(Picking up): 한 손 또는 양손으로 미끄러지듯이 하는 페트리사지 기법으로 손가락과 외전된 엄지 사이에서 근육은 들어오려지고 짜내진다.

부종 움폭들어가게 누르기(Pitting edema): 촉진압으로 움푹 들어간 상태를 유지하는 부종.

탄성 변형(Plastic deformation): 적용된 힘에 대한 변형으로 그 힘이 제거된 후에도 변형된 모양으로 남아있는 성질:퍼티(putty)처럼 움직임.

유연성(Pliability): 구부러지고, 비틀어지고, 늘어나고, 압축되는 엇갈리게 되는 조직 고유의 특성.

자세이완(Positional release): 점차적으로 압을 유지하면서 자세를 통해 근육내 통증과 긴장을 완화하면서 시행하는 정골요법 중 하나.

자세 취하기(Positioning): 마사지 적용에서 대상자의 몸을 지지하고 정렬하기의 준비단계.

자세 배농(Postural drainage): 타진법과 자세를 이용하여 폐를 통해서 기관지 분비작용의 운동을 촉진함.

자세 부정(Posturel malalignment): 뼈 안에 변형 또는 연부조직 불균형에 의해 발생된 관절 정렬 이상.

자세의 긴장(Postural tone): 소뇌는 자세의 긴장을 조절한다. 근육에 남아있는 긴장과 다르게 자세의 긴장은 일정한 근육의 활동을 필요로 하고, 근육에 있어서 수동적 연장 또는 신전에 대한 저항성에 대해 의미한다.

자세(Posture): 골격의 정렬과 신체를 유지하는 모양. 중력과 신체의 중심과 신체의 지지점과 관련이 있다.

기법에 사용한 압(Pressure of technique): 임상가가 적용한 접촉면에 대한 힘의 총합.

관리과정(Process of care): 대상자와 임상가 사이에서 일어나는 행동을 관리하는 방식. 어떻게 임상가가 관리를 하는지 기술적인 면과 상호작용을 포함한다.

예후(Prognosis): 대상자의 수준을 예측하는 과정.

고유감각촉진(Proprioceptive palpation): 고유 수용기를 통하여 이루어지는 감각을 통해 임상가의 체중 적용이 대상자의 조직을 눌러주어 변형되는 상태를 알 수 있게 하는 촉진의 한 형태.

신경근 통증(Radicular pain): 척수 신경근 질환에 의한 통증.

기법의 속도(Rate of technique): 힘이 얼마나 빠르게 적용되는지 나타냄. 대상자의 피부 위로 임상가의 손의 움직임의 속도 또는 초당 기법의 반복 빈도 수.

연관통(Referred pain): 같은 또는 인접한 신경 분절에 의해 발생된 연관된 부위이기 때문에 그 조직으로부터 멀리 떨어진 다른 부분에서도 느껴지는 통증.

반사학(Reflexology): 발 또는 손의 반사점에 대해 특수한 압을 적용하는 수기치료법으로 멀리 떨어진 분절 또는 기관의 기능을 정상화시킨다.

탄력성(Resilience): 적용된 힘에 의한 변형 후에 원래 형태를 유지하려는 조직 고유의 성질.

저항력(Resistance): 적용된 힘에 거역하거나 버티는 성질.

근육에 남아있는 긴장(Resting tension of muscle): 근육 잔여 긴장 참고.

연부조직내에서 제한적 또는 병리적 장벽들(Restrictive or pathological barriers in soft tissue): 연부 조직 기능부전이 있을 때 관찰되는 장벽들. 조직내 가능한 움직임 범위를 제한할 수 있으며 생리적 장벽 사이에 어디든 위치할 수 있다. 제한적 장벽은 조직의 운동범위의 끝에서 "느낌"과 운동의 질을 변화할 수 있다. 이것은 관절내에서 비정상 끝느낌과 유사하다.

리듬감 있는 가동술(Rhythmical mobilization): 반복적으로 구조물을 움직여 뼈 위에 연부조직을 움직이고, 내장기관과 관절의 움직임을 일으킨다.

갈비뼈 운동성(Rib cage mobility): 호흡 시 해부학적 움직임의 범위내에서 이동할 수 있는 갈비뼈의 공간.

경직(Rigidity): 뇌간 또는 대뇌기저핵 병변에 의해 근육긴장이 증가된다. 경직은 균등하게 주동근과 길항근 양쪽에서 저항이 증가하며 뻣뻣한, 움직이지 않는 신체 부분과 신장 자극에 독립적인 속도를 가져온다.

흔들기(Rocking): 골반과 몸체들을 반복적으로 밀면서 부드럽게 반복적으로 흔드는 기법이다.

상처(Scar): 질병 또는 방사선, 수술, 상처, 화상에 의해 정상 조직이 파괴된 섬유 조직.

뼈분절의 통증(Sclerotomal pain): 하나의 척수 분절의 신경지배를 받는 뼈 또는 근막에서 발생하는 통증.

진정(Sedation): 신경을 가라앉히는 작용.

순서(Sequence): 마사지 기법의 연속적인 과정.

흔들기(Shaking): 주로 근육에 반복적으로 뼈아래 넘어서 앞뒤로 움직이는 수동적 움직임 기법.

시아추(Shiatsu): 경혈 체계에 근거한 일본의 마사지 기법으로 특수 압박법을 사용한다.

피부(Skin): 표피와 진피로 이루어지며, 피하 조직 위에 있다.

피부 말기(Skin rolling): 파도 같은 움직임으로 굴리고 들어올리고 쥐면서 표층에서 근육의 심부층에 대해 점진적으로 미끌어지듯이 시행하는 결합 조직 기법.

사회의 제한(Societal limitations): 사회에서 신체적 또는 가치관에 대한 장벽에 기여하는 개인 기능 수준의 제한.

연부조직의 운동범위(Soft tissue range of motion): 관절 내에서 가동범위와 유사한 연부조직의 가동범위이다. 이 범위 내에서 움직임을 제한할 수 있는 3가지 장벽 또는 저항을 연부조직은 갖고 있다.

강직(Spasticity): 근육 긴장이 상위 운동 신경원 병변에 의해 증가한다. 강직한 근육은 강직신장 반사에서 속도-의존이 증가를 나타낸다. 강직 근육의 저항은 빠르게 신장할수록 더 많이 나타난다.

특수압박(Specific compression): 대상 근육에 미끄러지듯이 시행하지 않고 압을 적용하는 신경근 기법.

특수 니딩(Specific kneading): 주로 엄지로 작은 접촉면을 원 또는 부호를 형성하며 미끄러지듯이 페트리사지하는 것.

특수 기법(Specific technique): 작은 접촉면 또는 국소부위에 적용하는 기법.

스포츠 마사지(Sports massage): 경기 전, 회복, 지속 또는 재활을 위해 운동선수에 시행하는 마사지.

정적 접촉(Static contact): 최소의 힘 또는 움직임 없이 내상자의 신세를 집촉하는 표층 기법.

스트레스 반응(Stress response): 각 개인의 스트레스 인자에 대한 반응.

스트립핑(Stripping): 천천히, 특수적, 미끄러지듯이 활성 통증유발점을 감소시키려는 목적으로 근육의 기시부에서 정지부로 적용하는 신경근 기법.

구조적 통합(Structural integration): Ida Rolf에 의해 고안된 10개의 통합법으로 결합조직에 마사지하는 기법을 일컬음.

관리의 구조(Structure of care): 이완 관리를 가능하게 하는 신체적, 경제적 원천.

표층 에플루라지(Superficial effleurage): 심층 근막층으로 가벼운 구심성 압을 이용하여 미끄러지듯이 시행하는 기법.

표층 근막(Superficial fascia): 근육의 겉을 싸고 있는 결합 조직성의 옅은 막으로 깊은 근막은 근육을 덮는 것을 나타낸다. 근육의 활동을 돕고 과도한 근육의 수축을 막는 작용을 한다. 예로, 활경근.

표층 유동 기법(Super fluid techniques): 림프의 흐름의 복원을 증가시키는 표층 근육 조직에 적용하는 마사지 기법.

표층 림프 배농 기법(Superficial lymph drainage technique): 짧게, 리듬감 있는 스트로크를 가벼운 압으로 근육 조직을 변형시키지 않고 림프의 흐르는 방향에 미끄러지지 않게 시행하는 기법.

표층 반사 기법(Superficial reflex techniques): 통증의 지각 또는 해부학적 균형, 각성 수준에 주로 영향을 주고 피부를 촉진하는 기법.

표층 스트로킹(Superficial stroking): 넓은 부위에 피하 조직에 최소한 변형을 하면서 한쪽 방향으로만 압없이 미끄러지듯이 표층에 시행하는 표층 반사 기법.

지지물(Supports): 대상자를 마사지하는 동안 편안하게, 안정히게, 접근히기 쉽게 해주는 베개와 베개받이.

스웨디쉬 마사지(Swedish massage): Per Henrik Ling(1776-1839)이 고안한 에플루라지, 페트리사지, 마찰법, 경타법, 흔들기(또는 진동법)를 근거에 기초하여 마사지를 통합 시행한다.

부종(Swelling): 신체 일부분의 비정상적인 부피의 증가.

터포우트먼트(Tapotement): 타진법 참고.

건염(Tendinitis): 건조직에 염증이 생기는 것. 반복되는 기계적 손상에 의해 발생.

건초활막염(Tendinosis): 건의 윤활막에 생기는 염증. 병인은 불분명하다.

장력(Tension, or tensile force): 구조 또는 조직을 늘이는 효과가 있는 법선 방향으로 양쪽으로 끌어당기는 변형력.

이론(Theory): 관찰된 현상의 관계를 설명하는 사실들.

요변성(Thixotropy): 진탕 또는 교반에 의해서 액상으로 되고, 다시 반고체상으로 되는 성질.

조직 제거 기법(Tissues engaged by technique): 대상조직 또는 조직층을 스트로크로 압을 주어 기능적으로 변형시켜 조직내 장애를 제거하는 기법.

치료(Treatment): 병 또는 상처를 잘 관리해 낫게 함.

진동(Tremors): 불수의적인 길항근과 작용근의 수축의 결과로 관절에 리듬감 있는 움직임이 발생.

통증유발점(Trigger point): 근막 통증유발점 참고.

통증유발점 통증(Trigger point pain): 통증유발점 내에서 발생한 연관통이 통증의 근원지로부터 먼 원위부에서 느껴진다. 통증의 근원지에서 연관통이 진단된다. 통증유발점의 연관통이 말초신경 또는 피부분절에 분배되어 거의 동시에 발생하지는 않는다.

압으로 통증유발점 이완하기(Trigger point pressure release): 지속된 특정 압을 적용하여 통증유발점의 활동을 감소시킨다.

내장기관 통증(Visceral pain): 신경근에 의해 발생된 내장기관내 통증.

점착성 또는 유체 점착성(Viscosity, or fluid viscosity): 끈적끈적하게 유체 또는 반유체를 흐르지 못하게 함. 예로, 끈적거림.

점성 탄력성 변형(Visco-elast deformation): 탄력성도 갖고 있는 점착성 물질처럼 적용된 힘에 반응하는 변형. 스프링 또는 접합제처럼 행동.

건강 마사지(Wellness massage): 화, 스트레스 반응과 근육 잔여 긴장을 감소시키는 일반적인 마사지.

링잉(Wringing): 반대 방향에서 접촉면 사이에서 근육이 들어올려지는 페트리사지 기법.

부록 B: 연부조직 검사 기법 선택하기

통증의 평가(Assessment of Pain)

시각적 아날로그 척도들, 통증 그림들, 통증 면접들, 촉진 그리고 통각계로 통증을 평가하기 위해 사용된다.

시각적 아날로그 척도(VISUAL ANALOG SCALE)

시각적 아날로그 척도(그림. B-1)는 쉽게 시행되기에 임상에서 연구에서 둘 다에 사용되는 글씨로 쓰여진 평가척도이다.[1-3] 길이는 10cm 일직선이며 "통증 없음"은 왼쪽에 "통증 경험이 있음"은 오른쪽에 쓰여져 있다. 이 검사의 검사–재검사 신뢰도는 Scott[4]에 의해 $r = 0.99$라 보고되었다. 시각적 아날로그 척도와 수치통증평가 척도 범위는 $r = 0.77 \sim 0.91$[5]이다.

시각적 아날로그 척도에서의 단계들
(STEPS IN ADMINISTERING VISUAL ANALOG SCALE)

1. 대상자에게 각 통증의 평가 수준을 설명한다.
2. 통증 경험의 유 · 무를 표시하라고 지시한다.
3. 통증 정도에 따라 시작부에서 표시한 거리만큼 측정한다.
4. 환자의 이전 통증 평가 보다는 새로운 도표로 재검사한다.

통증 그리기(THE PAIN DRAWING)

통증과 연관 증상들을 그림으로 나타내어 사용한다. (그림 B-2)에 우선 증상을 상담한 후에 감각이상과 팽팽함, 통증, 연관 증상을 표시하는 간단하고 확실한 방법이다. 게다가 치료 계획과 환자의 치료에 대한 반응 자료로서 사용될 수 있다.

통증 그리기 사용 단계들
(STEPS IN USING PAIN DRAWING)

1. 신체 도표(그림 B-2)를 색이 있는 펜과 대상자에게 제공하시오.
2. 통증을 설명하기 위해 점선들과 정의된 상징으로 통증과 관련 증상을 표시하게 한다.
3. 몇 시에 통증이 나타나는지 대상자가 표시하게 한다. 예로, 24시간 이전에 경험된 통증과 증상인지, 이 기간은 대상자의 임상적 상태의 본질을 바꿀 수 있다.
4. 색이 있는 펜들과 미리 정해진 상징들로 특정 시간 기간에 대상자가 경험해 온 연관 증상과 통증의 위치를 도표 위에 표시하도록 요청한다. 대상자가 독립적으로 할 수 없다면, 임상의는 적절한 수준의 도움을 제공한다.
5. 통증 그림을 대상자가 끝냈을 때, 대상자가 제공한 정보를 명백하게 토론한다. 이것은 아래의 통증 면담(pain interview)에서 행해질 수 있다. 대상자의 임상적 상태에 주의하면서 통증 그림 위에 증상이 있는 부위 주위와 증상이 없는 부위를 명확히 분별하시오.

통증 면담(THE PAIN INTERVIEW)

통증은 주관적인 경험이다. 따라서 면담은 대상자의 통증 경험의 다른 구성요소들에서 정보를 이끌어내는 중요한 수단이다.[2,6] 면담을 통해서 24시간 기간 내에 대상자의 증상 양상과 증상의 본질을 결정할 수 있다. 통증 면담의 일반적인 지침은 아래와 같다; 대상자의 상태가 급성 어깨 통증에 의해서 인지 만성 배통(back pain)에

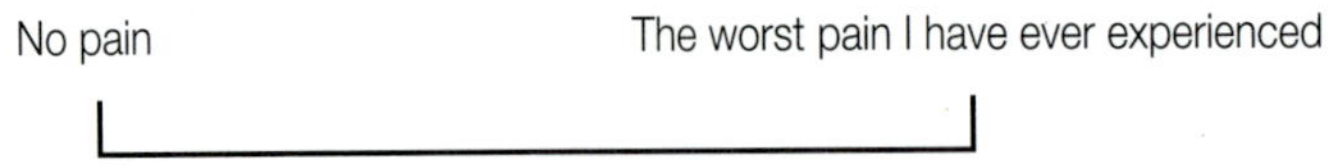

그림 B-1. 시각적 아날로그 척도

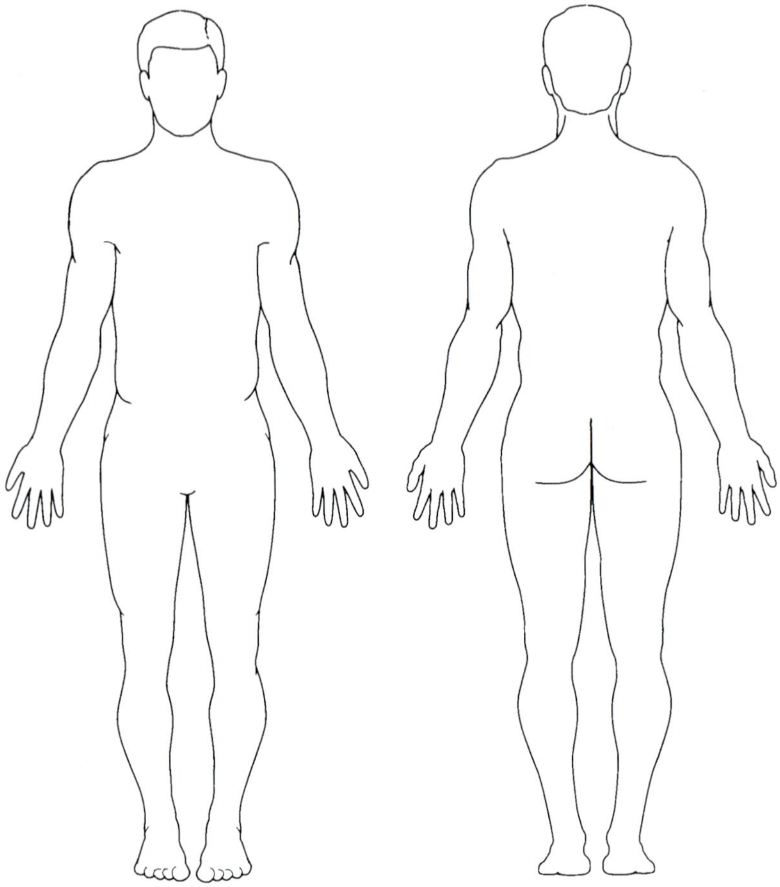

그림 B-2. 통증 그리기를 위한 신체 도표.

의한 것인지 좀 더 자세한 통증 면담을 시행한다. 통증 면담은 대상자에 대한 가설을 반박할 수 있고 대상자의 통증을 명확하게 하여 기능적 관리의 결과를 분명하게 하는 지침으로 사용될 수 있다.

통증 면담 수행 단계 (STEPS IN PERFORMING PAIN INTERVIEW)

통증의 위치와 24시간 통증 양상 (Pain의 위치와 24-Hour Pain Behavior)

24시간 동안 대상자의 통증 양상에 요점으로 다음 문제들을 토론하시오. 이 문제들은 대상자의 상태를 변화시킬 수 있다는 것을 명심하시오.

1. 증상 위치들 : 불분명한 표시는 대상자가 분명하게 표시한다.
2. 통증의 우선 순위 : 통증 그림 위에 표시된 주요 증상과 2차 증상을 대상자가 구별하게 한다.
3. 통증의 본질 : 특별한 위치에서 타는 듯한, 찌르는 듯한 통증으로 대상자가 선택한다.
4. 통증의 격렬함 : 특정 기간에 발생하는 통증의 격렬함을 0~10으로 나타나게 하며 0은 통증 없음, 10은 최고 통증을 나타낸다.[2]

5. 부수적인 증상들 : 대상자는 연관된 증상, 이상감각 등을 표시한다.
6. 증상들의 횟수와 지속성 ; 대상자는 통증이 만성인지 간헐적인지 나타낸다. 임상가는 또한 증상이 어느 정도 얼마나 자주 발생하는가를 나타낸다. 대상자의 상태에 따라 증상이 낮에 일어나고 밤에 일어나게 되다고를 구별한다. 증상의 횟수는 %로 표시하는데 "깨어있는 시간의 50% 또는 통증이 11시부터 잠자기 전까지 지속된다". 또는 "컴퓨터 키보드 작업 30분 후에 타는 듯한 통증이 발생한다"라고 명시한다.

통증을 악화시키는 자세 (Positions That Aggravate Pain)

1. 대상자에게 "앉거나 서"라고 지시한다. 그 동안 연관된 증상과 통증이 증가하는 것을 관찰한다.
2. 각각 자세에서 다음의 정보를 수집한다:
   a. 증상이 시작되기 전 대상자가 유지할 수 있는 기간은?
   b. 자세를 바꾸게 할 만큼 격렬한 통증 증상이 일어나는 기간은?
   c. 자세를 바꿨을 때, 증상의 격렬한 정도는 (0~10 척도 사용) 어느 정도인가?
   d. 자세를 바꿔 대상자가 통증과 다른 증상들이 악화되었다면, 예로, 자세, 기구, 운동과 약 처방 등으로 통증을 완화시킬 수 있는가?
   e. 자세를 바꾸고 통증 완화 수단들을 이용한 후 처음 통증 수준으로 돌아오는데 걸리는 시간은 어느 정도인가?

통증을 악화시키는 활동들 (Activities that Aggravate Pain)

1. 대상자에게 연관된 증상과 통증을 증가시키는 활동을 작성하라고 한다. 이것은 다음과 같다:
   a. 자가-관리 활동들, 예로, 기능적 운동, 식사하기, 머리 손질하기.
   b. 지역사회 내 활동들, 예로, 운전, 버스 타기, 식료품 사기.
   c. 작업과 관련 있는 활동들, 예로, 들어올리기, 키보드 작업하기, 전화 쓰기.
   d. 레져 활동들, 예로, 성생활, 걷기, TV 시청, 운동하기.
   e. 잠자기. 잠자는 동안 자주 대상자의 증상들은 악화된다. 잠자는 자세, 침대 유형, 잠잘 때 행동 등이 영향을 준다.
2. 각각 활동들에서 다음의 정보를 수집한다 :
   a. 활동을 수행했을 때 증상이 나타나는데 걸리는 기간은?
   b. 활동을 수행할 때 격렬한 통증 증상이 일어나는 기간은?
   c. 활동 수행을 바꿨을 때, 증상의 격렬한 정도는 (0~10 척도 사용) 어느 정도인가?
   d. 활동 수행을 바꿔 대상자가 통증과 다른 증상들이 악화되었다면, 예로, 활동들, 기구, 운동과 약 처방 등으로 통증을 완화시킬 수 있는가?
   e. 활동을 바꾸고 통증 완화 수단들을 이용한 후 처음 통증 수준으로 돌아오는데 걸리는 시간은 어느 정도인가?

자가-관리(Self-Management)

1. 대상자에게 증상을 관리하는데 방법들을 설명하도록 시키시오. 횟수, 기간, 활동들의 효과를 포함하시오.
2. 이전에 자가-관리 프로그램을 수행했는지 대상자에게 문의하시오. 횟수, 기간, 활동들의 효과를 토론하여 앞으로 더 수행할 지 결정한다.

인간공학(Ergonomics)

1. 대상자에게 다음을 설명하게 시키시오 :
   a. 대상자가 일할 때 자세.
   b. 대상자가 일할 때 연관된 반복적인 활동들.
   c. 대상자가 편안함을 느끼는 자세.
   d. 대상자가 통증을 느끼는 자세.
   e. 대상자 통증을 최소화하는 자세.
2. 대상자의 통증에 기여하는 장비와 기구의 위치를 문의하시오.
3. 공인된 전문가에 의해 작업장이 인간공학적으로 평가되었는지 문의하시오.

통증 촉진(PALPATION FOR PAIN)

대상자의 조직들의 민감도와 통증 위치에 좀 더 정보를 얻기 위한 방법으로 사용되었다.

통증 촉진을 하는 단계들
(STEPS IN PERFORMING PALPATION FOR PAIN)

1. 당신의 손이 따뜻하고 건조한 지 확인하시오.
2. 대상자가 편안한 자세를 취하고 있는 곳에 쉽게 다가갈 수 있는 위치에 있으시오.
3. 적절하게 대상자를 도포하시오(4장 참고).
4. 대상자에게 촉진의 과정과 목적을 설명하시오.
5. 대상자에게 압통, 연관통, 또는 다른 증상들을 느낄 때를 알려달라고 지시하시오.
6. 기능부전과 연관된 연관통 양상, 조직의 팽팽함, 통증의 위치를 선택해서 촉진한다.
7. 가벼운 압으로 시작하여 점차적으로 깊게 촉진하여 빠르게 변화를 주어 근방호를 일으키는 것을 피하시오.
8. 각 부위를 촉진할 때, 압통이 발생하고, 연관통이 일어나는 곳을 문의하시오.각 부위를 천천히 움직여 촉진하는 것은 통증 있는 경련을 일으키는 것을 피하기 위해서이다.
9. 연축과 혈관운동 반응과 호흡의 변화를 관찰하시오.
10. 촉진을 할 때, 단단한 띠 같은 비정상 조직을 식별한다.
11. 가벼운 압으로 촉진 시 대상자의 증상이 다시 나타나지 않는다면, 좀 더 깊게 시행하시오.
12. 대상자가 알려준 통증 부위를 촉진하면서 다음을 더 촉진한다:
    a. 통증유발점(통증 부위와 관계됨).
    b. 피부분절과의 관계.
    c. 뼈분절과의 관계.
13. 촉진에 의해 다시 발생된 대상자의 증상이 있는 촉진에 의해 발생한 연관통이 있는 모든 부위를 문서화한다.

주의: 촉진에 의한 압통 부위가 확실하지 않을 수 있다. 다른 임상적 검사와 기구들에 의해서 확실하게 할 수 있도록 한다.

통증 역치미터 또는 압력 알고미터를 사용하여 조직민감도 측정하기
(MEASURING TISSUE SENSITIVITY USING PRESSURE ALGOMETER 또는 PAIN THRESHOLD METER)

통증 역치미터를 사용하여 조직 민감도에 적용하는 압력을 측정할 수 있다. 또한 압력 알고미터도 가능하다. 다이얼 게이지는 in kg/cm² 또는 lb/cm²로 표시한다. Reeves 등[7]은 $r = 0.78$ 보다 더 큰 경우, 압력 알고미터는 신빙성이 있다고 하였고, 반면에 Delaney와 Mckee[8]는 $r > 0.82$ 이상인 경우라고 하였다. 압력 알고미터를 문서화하고 통증유발점 치료효과를 재평가하는 것은 대상자의 주관적인 호소를 수량화할 수 있는 방법으로 사용된다.

조직 민감도 검사 수행의 단계들
(STEPS IN PERFORMING TISSUE SENSITIVITY TESTING)

1. 대상자의 피부에 수직으로 압력 알고미터를 위치시킬 때, 대상자에게 고른 압을 적용할 수 있는 위치에 서 있는다.
2. 잘-지지된 자세와 이완된 상태로 대상자를 위치시킨다.
3. 대상자에게 전 과정을 설명하고 대상자에게 적용되지 않는 부위 위에서 압력 알고미터의 적용을 시연한다. 특히 대상자가 처음 불편함을 느끼면 압력 적용을 중지시킨다.
4. 조직 민감도 검사 부위를 명확히 하시오. 예로, 압통 부위, 단단한 띠, 통증유발점의 경우 검사한 후 표시해둔다.
5. 게이지가 0에 위치해 있는지 확인한다.
6. 대상자의 피부에 90° 위치에 압력 알고미터를 잡고 유지한다.
7. 다른 손으로 점차적으로 압력 알고미터로 대상자의 조직 위에 압력을 적용한다. 불편함을 이야기하기 전까지 압력을 증가시킨다.
8. 대상자가 불편함을 호소하자마자 압력을 중단하고 압력 알고미터를 읽는다.
9. 다음 검사를 위해 게이지를 복원하시오.

상처의 평가(Assessment of Scarring)

상처 평가에는 촉진, 사진, 직선의 도구(예, 자)가 사용된다.

상처의 촉진 수행 단계
(STEPS IN PERFORMING PALPATION OF SCARRING)

1. 상처가 신장되지 않기 위해 대상자를 접근할 수 있는 위치에 있는다.
2. 대상자가 수행할 과정과 촉진의 목적을 설명한다. 특히 불편을 호소하면 상처가 아픈 것이기에 중단한다.
3. 가벼운 압으로 시작하며 점차적으로 촉진을 깊게 시행한다.
4. 상처를 평가할 때, 상처 조직의 운동성의 차이를 분명히 한다. 상처는 주위 조직에 자유롭게 움직인다. 자세 시계(예: 3시와 6시)로 상처의 연관 자세를 설명한다.
5. 대상자에게 촉진 중 통증을 느끼는 부위를 알려달라고 한다. 상처의 움직임은 고통이 없어야만 한다.
6. 주름이 잡힌 상처의 부위들을 확인하시오. 그리고 이 정보를 문서화한다.
7. 자와 사진을 이용하여 상처의 깊이를 측정하여 촉진을 보강한다.

자세의 평가(Assessment of Posture)

연부조직은 골격계에 스트레스를 가한다. 필연적으로 근육과 결합구조에서의 긴장에서 생리적 변화들은 골격정렬에 영향을 준나. 사세 분석의 목적은 연부조직과 골격구조와 정렬을 문서화하는 것이다.

이러한 정보는 다른 검사법에 객관적인 데이터를 제공하고 대상자의 기능적 제한과 적절한 관리 결과를 명확히 하는데 도움을 준다(상자 B-1). 시각적 분석과 촉진은 주로 자세 분석에 접근으로 사용된다. 사진과 비디오 테잎은 또한 이러한 접근에 문서화하는데 유용하다.

자세분석을 위한 임상가의 위치
(CLINICIAN' S POSITION FOR THE POSTURAL ANALYSIS)

전면(ANTERIOR VIEW)

대상자가 앉아있거나 서 있는 위치에서 약 8~15피트 거리를 두고 앞에 위치한다. 대상자가 바로누운 자세인 경우 임상가는 치료대의 발쪽에 위치한다.

후면(POSTERIOR VIEW)

대상자가 앉아있거나 서 있는 위치에서 약 8~15피트 거리르 두고 뒤에 위치한다. 대상자가 엎드린 자세인 경우 임상가는 치료대의 발쪽에 위치한다.

측면(LATERAL VIEW)

대상자가 앉아 있거나 서 있는 위치에서 외측의 청각기관을 검사하기 위해 옆쪽에 위치한다. 대상자가 옆으로 누워있다면, 치료대의 옆쪽으로 위치한다. 치료대의 옆에 서 있는 경우 전면보다 시야가 더 확보된다.(신체 중 복부 또는 가슴이 큰 경우).

자세 분석을 위한 대상자의 위치
(CLIENT'S POSITION FOR THE POSTURAL ANALYSIS)

대상자의 자세 정렬을 더 이해하려면 다른 시각과 위치에서 관찰해야 한다. 예로, 서 있을 때와 바로 누웠을 때 자세 정렬이 다르다면, 골반의 부정렬을 갖고 있을 수 있다. 게다가 서 있는 지세와 앉아 있는 자세를 비교할 때, 다리 길이가 어긋나 있을 수 있다. 대상자가 보행할 수 없다면, 앉아 있는 자세와 바로누운 자세를 이러한 목적으로 이용할 수 있다.

자세 분석 수행을 위한 단계들
(STEPS IN PERFORMING A POSTURAL ANALYSIS)

1. 표식을 보기 위해 대상자에게 가운 또는 옷 그리고 신발을 벗으라 지시하시오.
2. 전면에서 관찰하든지, 적절한 위치를 선택하시오.
3. 연추선(plumb line) 위치하시오.
4. 연추선에 위치하는 것은 신중하게 관찰하는데 도움을 준다.

5. 대상자가 생각하는 좋은 자세보다는 이완된 자세를 생각하라고 지시한다. 대상자의 일상적인 자세를 몇 분간 취하도록 시킨다. 통증이 있다면, 취하는 시간을 줄이도록 한다.
6. 선택된 관찰위치에서 표식이 잘 관찰되는 위치를 생각하시오.
7. 선택된 관찰위치에서 검사를 할 때, 신체 등고선과 근육에 표식을 분명하게 한다.
8. 촉진으로 시각적 분석을 한 곳을 확인한다.
9. 시각적 분석한 곳을 문서화한다.
10. 다른 검사와 측정을 위해 기록한다.
11. 다음 평가를 위해 재위치한다.

자세 분석을 위한 표식 (LANDMARKS FOR POSTURAL ANALYSIS)

표식은 좌우가 균형이 잡혀야만 한다. 대상자가 서 있거나 누워 있어도 관찰될 수 있어야 한다. 앉아 있을 때, 고관절 외전 각도를 기록한다.

전면(ANTERIOR VIEW)

머리와 목(Head and Neck)

1. 복장뼈, 배꼽, 검사돌기와 코 끝의 방향
2. 머리의 수직상 정렬; 예로, 과대 외측굴곡 또는 회전
3. 눈의 수준
4. 턱의 수직상 정렬
5. 승모근

상지(Upper Extremities)

1. 팔꿈치 각도 수행(5~15° 범위가 정상)
2. 손의 수준(비대칭 어깨 수준을 확인)
3. 손바닥의 방향(비대칭 어깨 회전을 확인)

몸체(Trunk)

1. 수직 정렬에서 몸체 : 대상자 몸체에 대해 팔들의 거리 또는 피부 접힘의 비대칭을 주의하시오.
2. 견쇄관절의 수준
3. 쇄골의 길이와 수준
4. 흉골과 늑연골
5. 정렬된 갈비뼈들과 좌우 대칭인 갈비뼈들
6. 몸체의 위치에 따라 하지에 반영되는 체중 지지력의 차이들

하지와 골반(Lower Extremities and Pelvis)

1. 전상장골극의 수준
2. 경골의 비틀림
3. 무릎의 방향; 예로, 내번과 외번
4. 슬개골의 방향
5. 비골두의 수준
6. 외측 복사뼈의 수준
7. 중간 복사뼈의 수준
8. 발 각도(외회전 10° 또는 발끝으로 걷기는 정상)
9. 발의 궁의 방향 (예, 중앙, 내전, 회외, 휜발) 대상자가 보조기를 착용하고 있다면, 대상자가 신발을 신은 채로 적절한 발의 위치를 관찰한다.

외측 관찰(LATERAL VIEW)

1. 다음의 표식에서 벗어난 가정의 척추선: 귓볼, 경추, 견봉, 요추, 장골능의 가장 높은 지점 엉덩관절, 무릎관절에 대한 전면, 발목관절에 대한 전면
2. 상완관절의 위치
3. 흉골의 위치
4. 골반의 경사
5. 무릎의 정렬: 후굴 또는 과다 굴곡 주의

후면 관찰(POSTERIOR VIEW)

머리와 목(Head and Neck)

머리의 수직 정렬

상지(Upper Extremities)

어깨의 수준

체간(Trunke)

1. 척추의 정렬과 수준과 견갑골의 하위 각
2. 가슴에 대한 견갑골의 위치
3. 흉추로부터 견갑골의 척주 경계의 거리
4. 척추의 수직 정렬 : 외측 만곡 주의
5. 장골능과 12번째 갈비뼈 사이의 거리

하지와 골반(Lower Extremities와 Pelvis)

1. 장골릉의 수준
2. 후상장골극의 수준
3. 엉덩이 접힘의 수준
4. 무릎 관절의 수준
5. 아킬레스건의 각도(수직이어야 한다)
6. 평상 시 자세에서 후방 발의 위치와 엄지 발가락의 정렬. 보조기를 착용 시 대상자가 신발을 신은 상태에서 발의 위치를 적절하게 관찰한다. 후방 발이 내번 또는 외번 상태인지 주의

주의(Note)

앉아 있는 상태에서 흉추 정렬의 변화가 골반 부정렬 또는 작은 반엉치엉덩관절에 의해 나타날 수 있다. 좀 더 자세히 검사해 보면, 전상장골극 또는 후상장골극이 비대칭이라는 것을 알게 된다.

상자 B-1
관리 결과에 자세 데이터 추가

주관적인 발견 : 5분간 키보드 작업 후 대상자는 통증 호소

객관적인 발견 : 대상자는 전방 머리자세－귓볼은 견봉에 대해 2.5 cm 전방에 있다.

평가 : 대상자의 전방 머리자세는 인체공학적으로 비효율적이다. 경추와 어깨 근육의 후방에 과도한 부하가 통증의 원인이다. 연부 조직 제한을 교정하면, 통증이 감소하고 머리와 경추의 정렬을 강화 촉진하며 인체공학적으로 효율적이 되어 일에 대해 적응성을 향상시킨다.

관리의 기능적 결과 : 대상자는 30분 동안 연속적으로 키보드 작업을 견봉 넘어서 수직 정렬된 귓볼과 함께 통증 없이 수행할 수 있게 된다.

통증유발점의 평가 (Assessment of Trigger Points)

통증유발점은 근막통증증후군과 근골격계의 다양한 상태와 주로 관계가 있다(7장 참고).[15,16]

유발점들을 위해 실행할 수 있는 촉진의 단계[15,16] (STEPS IN PERFORMING PALPATION FOR TRIGGER POINTS)

1. 다음의 과정과 촉진의 목적을 대상자에게 설명한다.
2. 압통, 연관통, 다른 증상이 촉진에 의해 발생되는지 대상자에게 알려달라고 요청한다.
3. 통증유발점들이 존재하고 있는 근육의 촉진을 결정한다. 능동가동범위에서 검사 시 다른 잠재 통증 유발점이 있는 경우 제한된다.
4. 손을 따뜻하고 건조하게 유지하시오.
5. 약 2/3 정상 신장 자세에서 검사될 근육에 위치하시오.
6. 적절히 대상자를 도포하시오.(4장 참고).
7. 촉진되어서 근육이 이완되고 대상자가 따뜻한 상태인지 확인하시오.
8. 통증유발점의 위치를 분명히 하시오.
9. 다음의 촉진법 중 하나를 통증유발점 촉진에 사용하시오:
   a. 평편 촉진: 엄지 또는 손가락으로 단단한 띠를 최대 압통이 발생할 때까지 미끄러지듯이 촉진.
   b. 집게 촉진: 근육을 쉽게 들어올릴 수 있다 근복을 엄지와 손가락으로 쥔다. 근육조직을 손가락과 단단한 띠 사이를 짜내고 굴려서 시행한다. 이 기법은 근복을 따라 통증유발점이 있는 곳까지 반복한다.
   c. 스냅 촉진 : 집게 촉진을 단단한 띠에 시행한 후, 단단한 띠를 빠르게 굴려서 국소연축 반응을 손가락 밑에서 일으킨다.
10. 촉진 도중, 다음 사항의 위치를 결정하시오;
   a. 단단한 띠. 섬유 방향(또한 연관통 양상)이 이환된 근육의 위치를 알게 해준다.
   b. 국소 경직. 단단한 띠 내에서 통증유발점 자체는

매우 작은 부위에서 집중적인 단단한 형태(촉진 가능한 마디)로 존재한다.

c. 연축 반응. 표층 근육 내에서 촉진될 수 있다.

d. 점프 징후. 통증유발점을 너무 강하게 압을 주면 대상자가 불수의적 수축 반응을 일으키며 통증을 피하려고 몸을 움츠리거나 회피하는 반응.

e. 일반화된 경직. 겹쳐진 층, 예로, 견갑골 사이에서는 일반화된 경직 중에서 촉진하기 제일 어렵다.

11. 촉진 도중, 통증유발점에 의한 통증을 비교하게 한다. 대상자는 통증유발점에 의한 통증을 인식할 수 있다.

참고문헌(References)

1. Cole B, Finch E, Gowland C, Mayo N. Physical rehabilitation outcome measures. Ontario, Canada: Canadian Physiotherapy Association, 1994:80–81.
2. Ross RG, LaStayo PC. Clinical assessment of pain. In: Van Deusen J, Brunt D, eds. Assessment in occupational therapy and physical therapy. Philadelphia: WB Saunders, 1997.
3. Cohen H, Pertes R. Diagnosis and management of fascial pain. In: Rachlin ES, ed. Myofascial pain and fibromyalgia: trigger point management. St. Louis: Mosby–Year Book 1994:361–382.
4. Scott J, Huskisson E. Vertical or horizontal visual analogue scales. Ann Rheum Dis 1979;10:38–56.
5. Downie W, Leatham P, Rhind V, et al. Studies with pain rating scales. Ann Rheum Dis 1978;37:378–381.
6. Magee DJ. Orthopedic physical assessment. Philadelphia: WB Saunders, 1997.
7. Reeves J, Jaeger B, Graff-Radford S. Reliability of the pressure algometer as a measure of myofascial trigger point sensitivity. Pain 1986;24:313–321.
8. Delaney G, McKee A. Inter- and intra-rater reliability of the pressure threshold meter in measurement of myofascial trigger point sensitivity. Am J Phys Med Rehabil 1993;72: 136–139.
9. Swift T, Brescia N. Intra and inter-rater reliability of pressure algometer measurements taken by student physical therapists. Unpublished masters research paper. Oakland, CA: Samuel Merritt College, 1997.
10. Kisner C, Colby LA. Therapeutic exercise: foundations and techniques. 3rd ed. Philadelphia: FA Davis, 1996.
11. Greenman PE. Principles of manual medicine. 2nd ed. Baltimore: Williams and Wilkins, 1996:43.
12. Rolf IP. Rolfing®: the integration of human structure. New York: Harper and Row, 1977.
13. Hertling D, Kessler RM. Management of common musculoskeletal disorders. 3rd ed. Philadelphia: Lippincott-Raven, 1996.
14. DiGiovanna EL, Schiowitz S. An osteopathic approach to diagnosis and treatment. 2nd ed. Philadelphia: Lippincott-Raven, 1997.
15. Simons DG, Travell JG, Simons LS. Travell and Simons' myofascial pain and dysfunction: the trigger point manual vol. 2: lower half of body. 2nd ed. Baltimore: Williams and Wilkins, 1999.
16. Simons DG, Travell JG, Simons LS. Travell and Simons' myofascial pain and dysfunction: the trigger point manual vol. 1: upper half of body. 2nd ed. Baltimore: Williams and Wilkins, 1999.

찾아보기 (Index)